PFLAUM PHYSIOTHERAPIE
Herausgeberin: Ingeborg Liebenstund

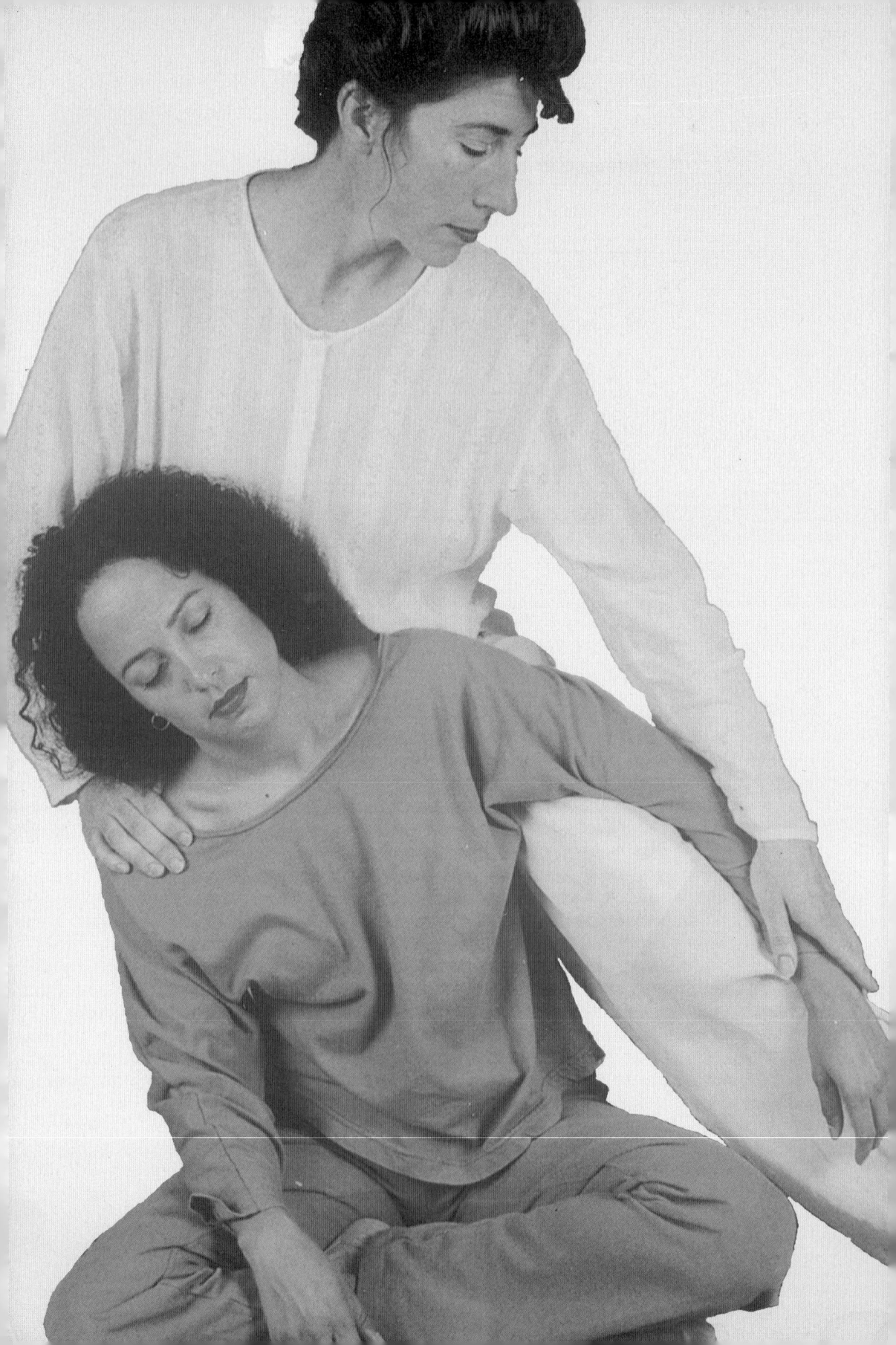

Ralf Dornieden

Wege zum Körper-Bewusstsein

Körper- und Entspannungstherapien

Mit Beiträgen von:

W. Amler • L. Benedict • P. Böker • E. Bürge • R. Dornieden • D. Ehl-Wilhelm
G.L.A.T. • K. Goldhamer • D. Gratza • M. Grossmann-Schnyder • A. Kehr-Burkhardt
W. Knörzer • J. Knoop • R. Krizian • M. Neuber • A. Olschewski-Hattenhauer
G. Rohrer-Kumlin • M. Sauerzapf • K. Schaefer • T. Schlote • P. Schneider • A. Schünemann
M. Steurich • A. Tabatabai • R. Vogelsang • A. Wieler-Hausamann

Mit 150 Abbildungen

PFLAUM

RALF DORNIEDEN war nach der Ausbildung zum Physiotherapeuten am Annastift in Hannover mehrere Jahre in der Rehabilitationsklinik Walenstadtberg/Schweiz (Pneumologie, Neurologie, Orthopädie-Geriatrie) tätig; seit 2001 arbeitet er in einer Privatpraxis in St. Gallen/ Schweiz (Orthopädie-Rheumatologie) und betreut eine Handballmannschaft.
Er ist Instruktor für Reflektorische Atemtherapie nach L.Brüne, Pulmologischer Rehabilitationstherapeut (CH), Sportphysiotherapeut des DFZ und hat eine Ausbildung in Manueller Therapie sowie diverse Kurse u. a. in F. M. Alexander, Middendorf und Bobath absolviert; außerdem ist er Student der Osteopathie.

Anschrift des Autors:

Ralf Dornieden
Benslistraße 11
CH-9034 Eggersriet

Die Deutsche Bibliothek – CIP-Einheitsaufnahme

Ein Titelsatz für diese Publikation ist bei Der Deutschen Bibliothek erhältlich.

ISBN 3-7905-0857-8

Copyright 2002 by Richard Pflaum Verlag GmbH & Co. KG
München • Bad Kissingen • Berlin • Düsseldorf • Heidelberg.
Alle Rechte, insbesondere die der Übersetzung, des Nachdrucks, der Entnahme von Abbildungen, der Funksendung, der Wiedergabe auf fotomechanischem oder ähnlichem Wege und der Speicherung in Datenverarbeitungsanlagen, bleiben, auch bei nur auszugsweiser Verwertung, vorbehalten. Die Wiedergabe von Gebrauchsnamen, Handelsnamen, Warenbezeichnungen usw. in diesem Werk berechtigt auch ohne besondere Kennzeichnung nicht zu der Annahme, dass solche Namen im Sinne der Warenzeichen- und Markenschutzgesetzgebung als frei zu betrachten wären und daher von jedermann benutzt werden dürften. Wir übernehmen auch keine Gewähr, dass die in diesem Buch enthaltenen Angaben frei von Patentrechten sind; durch diese Veröffentlichung wird weder stillschweigend noch sonstwie eine Lizenz auf etwa bestehende Patente gewährt.
Druck und Bindung: Schoder, Gersthofen

Informationen über unser aktuelles Buchprogramm finden Sie im Internet unter:
http://www.pflaum.de

Inhalt

	Vorwort	7
1	Ägyptischer Yoga Dieter Gratza	9
2	F.M. Alexander-Technik G.L.A.T.	32
3	Atementspannung Adalbert Olschewski-Hattenhauer	40
4	Autogenes Training heute Adalbert Olschewski-Hattenhauer	61
5	Breema Dorit Ehl-Wilhelm und Pari Schneider	81
6	Kleine Entspannungs-Massageformen Ralf Dornieden	90
7	Eutonie Gerda Alexander Karin Schaefer und Marianne Neuber	104
8	Die Feldenkrais-Methode Thomas Schlote	125
9	Sich vom Wasser tragen lassen – IPEG-Therapie Adalbert Olschewski-Hattenhauer	143
10	Körperwahrnehmungsübungen Wolfgang Amler und Wolfgang Knörzer	165
11	Kum Nye – Tibetisches Heilyoga Matthias Steurich	175
12	Kunsttherapie – Erkennen der eigenen Kreativität durch aktives Gestalten Lieselotte Benedict	191

13	**Der Erfahrbare Atem – Atemtherapie nach Middendorf** ••••••• 203 Astrid Schünemann	
14	**Phantasiereisen** ••••••••••••••••••••••• 223 Martina Sauerzapf und Adalbert Olschewski-Hattenhauer	
15	**Progressive Muskelentspannung** •••••••••••••• 250 Adalbert Olschewski-Hattenhauer	
16	**Psychotonik – Atem- und Bewegungslehre** •••••••• 263 Moia Grossmann-Schnyder und Annelies Wieler-Hausamann	
17	**Qi Gong** ••••••••••••••••••••••••••••• 274 Petra Böker	
18	**Die Rosen-Methode – Körperarbeit nach Marion Rosen** ••••••• 294 Gabriele Rohrer-Kumlin und Juliane Knoop	
19	**Sophrobiodynamische Entspannung** •••••••••••• 305 Elisabeth Bürge	
20	**Taijiquan – die elegante Entspannung** ••••••••••• 318 Rolf Krizian	
21	**Trager-Arbeit** •••••••••••••••••••••••• 330 Asitta Tabatabai und Renata Vogelsang	
22	**Universal Healing Tao – ein System zur Selbstheilung nach Meister Mantak Chia** •••••••••••••••••• 342 Annette Kehr-Burkhardt	
23	**ZILGREI – aktiv gegen den Schmerz** •••••••••••• 362 Karl Goldhamer	

Vorwort

Liebe Leserin, lieber Leser ...

was denken Sie, wenn Sie dieses Buch in den Händen halten und anfangen, das Vorwort zu lesen? Gefällt Ihnen das Bild auf dem Umschlag? Es ist ein Blick vom Mt. Lupo in der Toscana bei Sonnenaufgang. Nebel streicht wie ein riesiger Fluss durch das Tal.

Bevor Sie beginnen, in diesem Buch zu blättern, überlegen Sie, wo Sie sich gerade aufhalten. Im Buchladen? Zu Hause? Im Zug? Liegen, stehen oder sitzen Sie? Wie halten Sie das Buch? Mit einer Hand oder in beiden Händen? Ist es um Sie herum ruhig oder hören Sie Geräusche? Wenn ja, welche? Vielleicht ist Ihnen etwas an Ihrer Haltung oder Ihrem Umfeld aufgefallen, das Sie verändern möchten, bevor Sie weiterlesen.

Die Idee zu diesem Buch entstand vor einiger Zeit, als ich Referent für Entspannungsübungen in der Breitensportübungsleiterausbildung im Bezirkssportbund Hannover Süd war und Hintergrundmaterial gesucht habe. Ich musste feststellen, dass es nur wenig praxisbezogenes Übersichtsmaterial gab. Also trat ich mit verschiedenen Lehrern und Therapeuten in Kontakt, die in ihrem Bereich bekannt sind und deren Methoden für mich interessant waren. Aus diesen Bemühungen ist das vorliegende Buch entstanden.

Es freut mich, dass Ihnen in dem Buch die verschiedenen Methoden von A wie Atemtherapie bis Z wie Zilgrei vorgestellt werden. Die Beiträge enthalten Hintergrundwissen, wichtige Anmerkungen und Übungsanleitungen und/oder Fallbeispiele zu der jeweiligen Methode. So unterschiedlich und individuell jeder Einzelne von uns ist, so unterschiedlich sind auch die 23 Beiträge. Und doch gibt es einen gemeinsamen Nenner: das Interesse an dem körperlich-psychischen Wohlbefinden eines jeden, der diese Methoden erfährt bzw. in seinem Leben integriert und umsetzt.

Dieses Buch soll Therapeuten und Laien einen Einblick in verschiedene Methoden geben, andere Sichtweisen aufzeigen, Anregungen geben und dazu motivieren, etwas Neues auszuprobieren.

Ich hoffe, dass Sie in diesem Buch eine Anregung für Ihren »Weg« und für Ihre Arbeit mit Menschen finden.

Gerade heute ist es wichtig, das innere Gleichgewicht zu erhalten, um äußeren Einwirkungen, Störfaktoren und Stress gelassen begegnen zu können. Auf diesem Weg wünsche ich Ihnen alles Gute.

An dieser Stelle möchte ich mich bei allen Autoren bedanken, die mir so lange das Vertrauen geschenkt und den Glauben an das Projekt nie verloren haben.

Ganz besonders möchte ich mich bei der Herausgeberin der Fachbuchreihe Pflaum Physiotherapie, Frau Ingeborg Liebenstund, die dieses Projekt unermüdlich vorangetrieben hat, sowie beim Pflaum-Verlag bedanken.

Vielen Dank auch an Meike, die mich immer wieder unterstützt und mit Ideen weitergeholfen hat und an meine Familie.

Jetzt wünsche ich Ihnen Zeit zum Lesen, Hineinversenken und vor allem viele neue Impulse. Ich freue mich über konstruktive Kritik, Anregungen und neue Ideen.

Ralf Dornieden
Eggersriet, im Herbst 2001

1

Ägyptischer Yoga

DIETER GRATZA

»Ägyptischer Yoga« ist für viele ein weißes Feld auf der Landkarte der Entspannungs- und Körpertherapien. Zwar ist Yoga vielen bekannt, doch was ist »Ägyptischer Yoga«?

Die folgenden Seiten sollen zeigen, dass diese alte Methode kein Modetrend ist, sondern ein facettenreicher Weg mit viel Tradition und altem Wissen, der für nahezu alle Menschen begehbar und sinnvoll ist.

EINFÜHRUNG

Jeder Mensch trägt in sich die Möglichkeit, glücklich und frei zu sein, jeder hat ein unumstößliches Anrecht auf Glück und Freiheit. Menschen der westlichen Zivilisation sind zum großen Teil von materiellen Existenzproblemen entlastet. Wir haben damit die Chance, uns selbst zu entwickeln –, und diese Chance sollten wir nutzen.

Wir können uns aus einer gebeugten Haltung aufrichten und Schuldgefühle zurücklassen. Wir können unsere Lebensumstände ändern – allen durch Beruf, Freizeit und Beziehungen erzeugten Stress ablegen, wieder lernen, eigenen Empfindungen zu vertrauen und uns innerlich und äußerlich aufrichten mit dem Wissen: Ich habe ein unumstößliches Recht auf Freiheit und Glück!

Eine Hilfe, um eine erstarrte, gebeugte Haltung zu verlassen, finden wir im Yoga. Besonders die Ägyptische Yoga-Methode fördert Bewegung, einen tiefen Atem und speziell die Aufrichtung.

THEORIE DES ÄGYPTISCHEN YOGAS

Allgemeines zum Yoga

Yoga ist im allgemeinen Verständnis zunächst indisches Geisteserbe und eines der ältesten ganzheitlichen Systeme der Menschheit. Geschichtliche Entwicklung von Yoga im westlichen Sinne gibt es nicht.

Yoga, das möglicherweise älteste Wissen der Menschheit, wurde zunächst über einen sehr langen Zeitraum mündlich weitergegeben. Yoga – indischer oder ägyptischer Ausprägung – ist keine Glaubenssache, sondern ein *überprüfbarer Weg der Erfahrung.*

Im Yoga haben wir ein Mittel zur Arbeit an uns selbst, sowohl auf körperlich-materieller als auch auf psychischer, seelisch-geistiger Ebene. Leider wird die Möglichkeit des Rückgriffs auf altbewährtes Wissen der Menschheit, in Form von Lehre und praktischer Übung, immer wieder vergessen und von den ständig wechselnden Modetrends in der Gesundheitsbildung verdeckt, die leider allzu oft der Gesundheit nicht zuträglich sind.

Der Yogaweg stellt eine für die westliche Welt entwicklungsfähige und zeitgemäße Methode dar, wenn östliche Methoden an die Situation westlicher Menschen angepasst werden. Unabhängig von Alter, körperlicher und psychischer Verfassung, von Religion und Weltanschauung ermöglicht dann Yoga dem Einzelnen eine Entwicklung, die seinen jeweiligen Bedürfnissen entspricht.

Menschen im Westen sind durch Erziehung und Beruf oft »verkopft«, sie gebrauchen sogar vorwiegend nur eine Seite ihres Gehirns und damit ihres Daseins. Wer auch seine andere(n) Seite(n) aktivieren will, dem bietet (Ägyptischer) Yoga eine Möglichkeit zur Entfaltung körperlich-seelischer Ganzheit.

Beachten wir den yogischen Grundsatz der Gewaltlosigkeit ahimsha (siehe Yogasutras des Patanjali) – in Beziehung zu anderen Menschen ebenso wie zum eigenen Körper und Geist – so finden wir im Yoga eine Übungsweise, die auch von vielen Menschen mit Wirbelsäulenproblemen angewendet werden kann, denn Yoga ist ein Weg der angepassten sanften Übung.

Für Lernende und auch für Lehrende gilt: Wer mit Druck oder Gewalt arbeitet, muss äußerst kritisch geprüft werden.

Die Ausführung der Übungen entspricht in gewisser Weise dem Arndt-Schulz'schen Gesetz: »Schwache Reize heben die Lebenskraft, größere Reize hemmen sie, stärkste Reize zerstören sie.«

Zu oft sollen die sogenannten klassischen Yogapositionen (asanas) ohne Vorbereitung oder ohne die individuellen Bedingungen zu beachten eingenommen werden.

Der Mensch wird in eine Haltung, eine Form gepresst, die ihm vielleicht gar nicht entspricht: Die Übung dient nicht mehr dem Menschen, sondern der Mensch der Übung.

Wo bleibt bei solchen Yogawegen der yogische Grundsatz von Gewaltlosigkeit?

Nicht selten wird die Gesundheit geschädigt oder eine abschreckende Wirkung »Nie wieder Yoga!« ist die Folge solcher Vorgehensweisen, die letztendlich ein Spiegelbild der westlichen Leistungsgesellschaft sind oder die östliche Konstitution und Lebensweise mit der westlichen verwechseln.

Die dynamische Methode des Ägyptischen Yogas, besonders der ägyptischen Adlerübung und ihrer Varianten erfordert eine allmähliche Vorgehensweise.

Indischer und Ägyptischer Yoga im Vergleich

Die Gemeinsamkeiten beider Yoga-Methoden, der indischen und der ägyptischen, sind beachtlich.

Der Begriff »Yoga« leitet sich etymologisch von der Sanskritwurzel *»yug«* ab und bedeutet etwa »Anschirrung, Vereinigung, Verbindung«. Mit dem Yoga der Ägypter verbunden ist die Hieroglyphe »sma«, deren Bedeutung »vereinigen« ihre Entsprechung im Sanskritausdruck »yug« hat.

Auch der im Westen sehr bekannte Begriff *»Hatha«*-Yoga hat im Ägyptischen eine grundsätzliche Entsprechung. Das Wort »hatha« ist zusammengesetzt aus den Wörtern »ha« für Sonne und »tha« für Mond, drückt also die Verbindung beider Gestirne zu einer Einheit aus. Die Bedeutung des ägyptischen Begriffs »sema-taui« ist ähnlich: »sema« oder »sma« heißt »vereinigen«, »taui« meint etwa »beide Erden«. Auch hier sollen Gegensätze miteinander verbunden werden.

Die Tradition des Ägyptischen Yoga reicht genauso lange zurück, wie die des indischen Yogas. Etwa in der gleichen Zeit (vor ca. 4000 bis 5000 Jahren) entstanden in Ägypten und in Indien eine Vielzahl von Symbolen, die im späteren Tantrismus und in der Alchemie wieder auftauchen, sowie ein ganzer Komplex der ägyptischen Ikonographie mit Abbildungen von bekannten klassischen indischen Yoga-Stellungen. Als Beispiel soll das folgende Bild stehen *(Abb. 1.1).*

Der klassisch-indische Yoga wird oft in acht Bereiche aufgegliedert (»ashtanga«-Yoga nach Patanjali). Diese Übungsbereiche finden sich auch im Ägyptischen Yoga wieder (Körper- und Atemübungen, wobei der Atem als Trä-

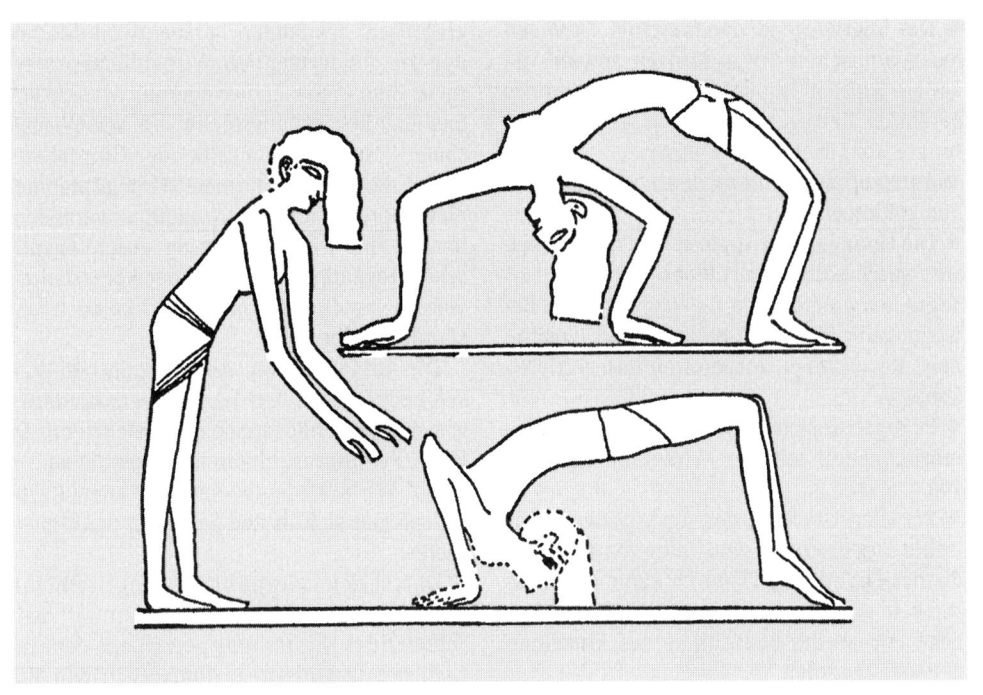

Abb. 1.1: Ausführung der »Brücke«. Grab von Amenemhat

ger der Lebensenergie zu verstehen ist, Übungen zur Verinnerlichung, Konzentration und Meditation; bestimmte Regeln sind einzuhalten). Ziel beider Methoden ist die Erkenntnis der letzten Wahrheiten, der Verbindung von Gegensätzen (Yoga wörtlich, hatha, sema-taui von Himmel und Erde.

Besonderheiten des Ägyptischen Yogas

Zu allen Zeiten ging eine erstaunliche Faszination vom Nahen Osten und besonders von Ägypten aus, doch was fehlte, war die praktische Umsetzung des ägyptischen Erbes in einer Übungsform. Hier setzt die Ägyptische Yoga-Methode an, indem sie *einfache, klar strukturierbare Übungen* anbietet, die dem westlichen Verstandesmenschen entsprechen. Dabei bleibt der Aspekt der Gesundheitsprophylaxe genauso enthalten wie das tiefe alte Wissen vom Streben des Menschen nach Aufrichtung, nach Verbindung und Einheit mit Wahrheit und Licht. *Aufrichtung, in körperlicher und in psychischer Weise,* ist von zentraler Bedeutung im Ägyptischen Yoga: Wie unendlich nötig hat der heutige Mensch das Ablegen von Schuldgefühlen und seiner gebeugten äußeren und inneren Haltung. Er muss sich wieder aufrichten und erkennen, dass seine Aufgabe nicht Abhängigkeit und Unterwürfigkeit ist.

● Ruhig ausgeführt harmonisieren die Bewegungselemente des Ägyptischen Yogas den Atemfluss und fördern die Konzentration. Die Dynamik der Bewegungen entspricht dem westlichen Menschen mehr als die vielen statischen Körperstellungen (asanas) des indischen Yogas. Auch liegt Ägypten uns geografisch näher als Indien. Die größere Nähe kommt u.a. in der Symbolik der Positionen des Ägyptischen Yogas zum Ausdruck, die in unsere religiös-christliche Tradition eingeflossen ist (z. B. das »Kreuz des Sieges« – die »KA«-Haltung – und »Kreuz des Leidens«).

- Die überwiegend *dynamischen Übungen* des Ägyptischen Yogas fördern sowohl die äußere Aufrichtung der Wirbelsäule und des gesamten Bewegungsapparates als auch die innere psychische Aufrichtung.
- *Konzentration und meditatives Üben* werden gefördert.
- Die Übungen des Ägyptischen Yogas lassen sich ausgezeichnet mit jenen des indischen Yogas *kombinieren,* da die »Ägyptischen Bewegungen« die statisch-indischen Positionen, die »asanas«, vorbereiten und vertiefen können.
- Es ergeben sich zahlreiche Kombinationsmöglichkeiten mit der Wirbelsäulengymnastik.
- Bei allen Übungen des Ägyptischen Yogas ist die *Einbeziehung des Atems* von entscheidender Bedeutung. Dadurch kann die Wirksamkeit der Übungen um ein Vielfaches erhöht und an die Bedürfnisse des Einzelnen angepasst werden.
- Der Ägyptische Yoga enthält eigene *Entspannungsmöglichkeiten,* die unter Zuhilfenahme des natürlichen Atemrhythmus und atembegleitender, vorgestellter Bewegungsfolgen in einen tiefen Ruhezustand führen.
- Unter dem Aspekt der Ganzheitlichkeit bietet Ägyptischer Yoga Möglichkeiten zur äußeren und inneren *Aufrichtung* sowie zur Harmonisierung / Ausgleich der vertikalen Achse (Himmel und Erde) und auf der irdisch-horizontalen Polaritätsachse.

Entwicklung und Rekonstruktion der Ägyptischen Yoga-Methode

Ägyptens Einfluss auf den Mittelmeerraum

Mit dem Erwerb des aufrechten Gangs konnte die Entwicklung des menschlichen Gehirns sprunghaft voranschreiten. Dadurch wurde die Wirbelsäule verstärkt beansprucht und ganz erheblichen Belastungen ausgesetzt. Um uns gesund zu erhalten, müssen wir uns in angemessener Weise Bewegung verschaffen. Ägyptischer Yoga beinhaltet eine Vielzahl von empirisch bestätigten, präventiven Methoden zur Linderung von Wirbelsäulenproblemen. Eine große Zahl moderner Manipulations- und Behandlungstechniken, wie Wirbelsäulen- und Heilgymnastik oder Chiropraxis sind Erbe der ägyptischen Wirbelsäulenmedizin, deren Wert und Aktualität unverändert fortbesteht. Die Vorbeugung durch Ägyptischen Yoga dient nicht nur der körperlichen Selbstbehandlung, sondern wirkt auch auf subtileren Ebenen.

Die Aufnahme von altem ägyptischen Wissen zeigt sich in den Werken verschiedener griechischer Philosophen und Gelehrter (z. B. Plato, Pythagoras, Plutarch, Hippokrates).

Die Wirbelsäulenmedizin der alten Ägypter spiegelt sich in den Schriften des Hippokrates.

Durch den »ägyptischen Eingeweihten« Moses trat der Monotheismus hinter dem Schleier des Mysteriums hervor, aus dem Innern des (ägyptischen) Tempels in den Bereich der Geschichte. Dies bestätigt u.a. die ägyptische Armhaltung, die Mose im Verlauf der Schlacht gegen die Amalekiter gebrauchte (Exodus 17, 8–13). Er gibt den Sieg an sein Volk, indem er eine typische Haltung des Ägyptischen Yogas, die *KA*-Haltung, ausführt und sich damit zum Kanal des Empfangs und Sendens der göttlichen Energie macht.

Yoga in Ägypten

In Ägypten wurde das Tempelwissen über Jahrtausende im Wesentlichen nur an wenige Auserwählte weitergegeben.

Yoga-Haltungen, die aus Indien bereits bekannt sind, aber auch Positionen, die dem indischen Yoga unbekannt, aber verwandt sind, tauchen überall in der altägyptischen Ikonographie, in Hieroglyphen, in bildlichen und plastischen Darstellungen auf. Zumeist sind es Darstellungen von rituellen Positionen ägyptischer Priester und Priesterinnen. Pharao und Priester/innen als Verkörperungen einer Gottheit oder als erleuchtete Meister erscheinen oftmals in einer hieratischen Haltung. (Yoga-)Positionen dieser Art wurden im religiösen Zusammenhang eingenommen oder ausgeführt, beim Opfer an die Götter, beim Gebet oder als Meditationsposition.

Die Möglichkeit, dass sich in den Darstellungen der ägyptischen Haltungen ein Übungssystem verbirgt, oder zumindest ein solches daraus hergeleitet werden kann, wurde lange Zeit nicht erkannt. Zu sehr war der Blick auf die indische Yoga-Tradition festgelegt.

Rituelle Tänze und Haltungen

Vor dem Einfall nordischer Nomadenhorden dehnten sich wahrscheinlich blühende matriarchalische Zivilisationen von Europa über den Nahen Osten bis nach Indien aus. Zahlreiche darauf hindeutende Symbole und Motive tauchen sowohl in Indien als auch im mediterranen und ägyptischen Raum auf. Oft hat die alte Symbolik einen Bezug zum dualistischen Prinzip und zu tantrischen Anschauungen (z. B. Lotusblüte, Schlangensymbole, Stier). Gemeinsamkeiten zeigen sich besonders in den hieratischen Positionen und Tänzen der alten Ägypter und Inder.

Ausgehend vom Tanz können weitere Gemeinsamkeiten und Wurzeln der indischen und der ägyptischen Yoga-Methode gefunden werden.

Zahlreiche Tanzfiguren aus der orientalischen Tanzkunst sind Schlangenbewegungen nachempfunden und oft erotische Positionen, die zum Emporströmen sexueller Energie, zur Vereinigung männlicher und weiblicher Energie führen können. Hier haben wir eine Parallele zur »Schlangenkraft« (»kundalini«), die häufig dem Yoga zugeordnet wird. Die Schlangensymbolik in Verbindung mit Energie findet sich nicht nur im alten Indien, sondern auch in der altägyptischen Kultur.

Das Bestreben nach körperlicher, geistiger und universeller Harmonie, um Vereinigung zu erreichen, ist kennzeichnend für alle Yoga-Systeme. Beide Kulturkreise entwickelten sich aus grundsätzlich übereinstimmenden erotischen, energetischen (Schlangenkraft) und spirituellen Wurzeln, die in den (rituellen) Positionen und Tänzen zum Teil erhalten geblieben sind.

Zahlreiche ägyptische Tanzfiguren (zum Teil noch in Elementen des Orientalischen Tanzes zu erkennen), hieratische Haltungen und selbst viele eher als alltäglich zu bezeichnende Haltungen (z. B. Sitzpositionen von Musikern und Schreibern) zeigen eine Übereinstimmung mit Haltungen (»asanas«) des indischen Hatha-Yogas.

Da das ägyptische Wissen zum großen Teil in Tempeln bewahrt und verborgen wurde, dürfte Ägyptischer Yoga vorwiegend dort ausgeübt worden sein, und nur Fragmente der äußeren Stellungen gelangten über Hieroglyphen, Symbole, bildliche oder plastische Darstellungen bzw. Tanzfiguren nach außen.

Obwohl einige Fragen noch nicht endgültig beantwortet werden können, zeigen doch Erfahrungen mit dem Ägyptischen Yoga, dass er nachweislich äußerst günstige Wirkungen zeigt im Hinblick auf die Aufrichtung des Körpers sowie auf Atmung und Psyche.

Yoga-Haltungen in Ägypten und Indien

Die Methode, mehrere Positionen in einem Fluss aufeinander folgend auszuführen, verbunden mit einem geregelten Atemrhythmus, ist uralt. Wir finden dieses dynamische Prinzip im indischen Yogasystem als »karanas«, im Qigong und Tai Chi, aber auch in der kraftvollen Kung-Fu-Yoga-Methode (die innere Übungsweise des Kung-Fu-Kampfsports). Auch Ägyptischer Yoga zeichnet sich durch seine feine Dynamik aus (z. B. der »Ägyptische Adler« und seine Variationen oder der »Ägyptische Sonnengruß«).

Typische, eher statisch anmutende indische Yoga-Haltungen wie »Brücke«, »Rad« oder »Kobra« finden sich auch im Ägyptischen Yoga. Oft werden Frauen und Mädchen in verschiedenen Variationen einer Yogastellung gezeigt. Sogar einzelne Stufen werden dargestellt, die schließlich zur Endhaltung führen. Manchmal sind Personen anwesend, die Hilfestellung oder Anleitung geben. Selbst

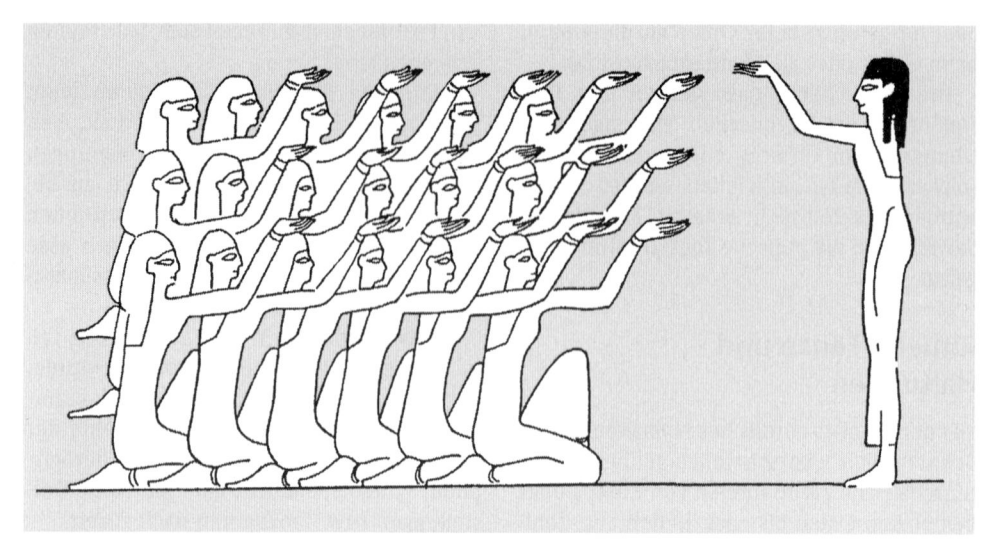

Abb. 1.2: Im »halben Diamantsitz« sitzende Frauen mit einer Adler-Variante der Arme. Grab von Oukhotep, um 2000 v. Chr.

Handmudras werden dargestellt. Vermutlich handelt es sich bei den Abbildungen um Darstellungen ägyptischer Einweihungs- und Yoga-Schulen *(s. Abb. 1.2)*.

Möglicherweise finden sich in den ägyptischen Stellungen und Bewegungsfolgen die Wurzeln vieler von den Griechen entwickelten Übungsformen und damit vielleicht sogar die Ursprünge der Gymnastik. Heutzutage fehlt den gymnastischen Übungen leider ein Aspekt, der rein körperliches Üben übersteigt.

Jegliches leistungsorientiertes Üben, wie im Sport meistens praktiziert, ist für die Wirkungen der indischen sowie auch der Ägyptischen Yoga-Praxis wenig förderlich. Weder mit dem Körper, noch auf mentaler Ebene darf mit Gewalt gearbeitet werden. Es geht bei den Stellungen und Bewegungen nicht um akrobatische Leistungen, sondern um das innere Erwachen. Das erklärt, warum sich entsprechende Darstellungen besonders in Tempeln und Gräbern finden.

Typische ägyptische Yoga-Stellungen

Die Darstellungen solcher Haltungen begegnen uns im profanen, im sakralen und symbolischen Umfeld. Dass die ägyptische Religion um eine Haltung der Demut bemüht war, zeigen die vielen (Gebets-)Stellungen und Gesten in der ägyptischen Kunst. Manche dieser Haltungen erinnern an die Gesten christlicher Priester während der Messe (z. B. die KA-Haltung). Dem Polaritätsprinzip und dem Wunsch nach Vereinigung, nach Einheit begegnen wir überall im alten Ägypten, sowohl auf der horizontalen (z. B. Ober- und Unterägypten) als auch auf der vertikalen Ebene (z. B. Himmel und Erde, Gott und Mensch).

Sitzhaltungen werden sowohl für die Verrichtungen alltäglicher Aufgaben als auch für die Meditation eingenommen. Musiker und Schreiber nehmen größtenteils die Position des halben (ein Fuß ist aufgestellt) oder vollständigen Fersensitzes ein. Auch ägyptische Götter- oder Kultbilder im Tempelhauptraum zeigen oftmals diese Positionen.

Die Eingliederung von derartigen Haltungen ins Innere des Hieroglyphensystems ent-

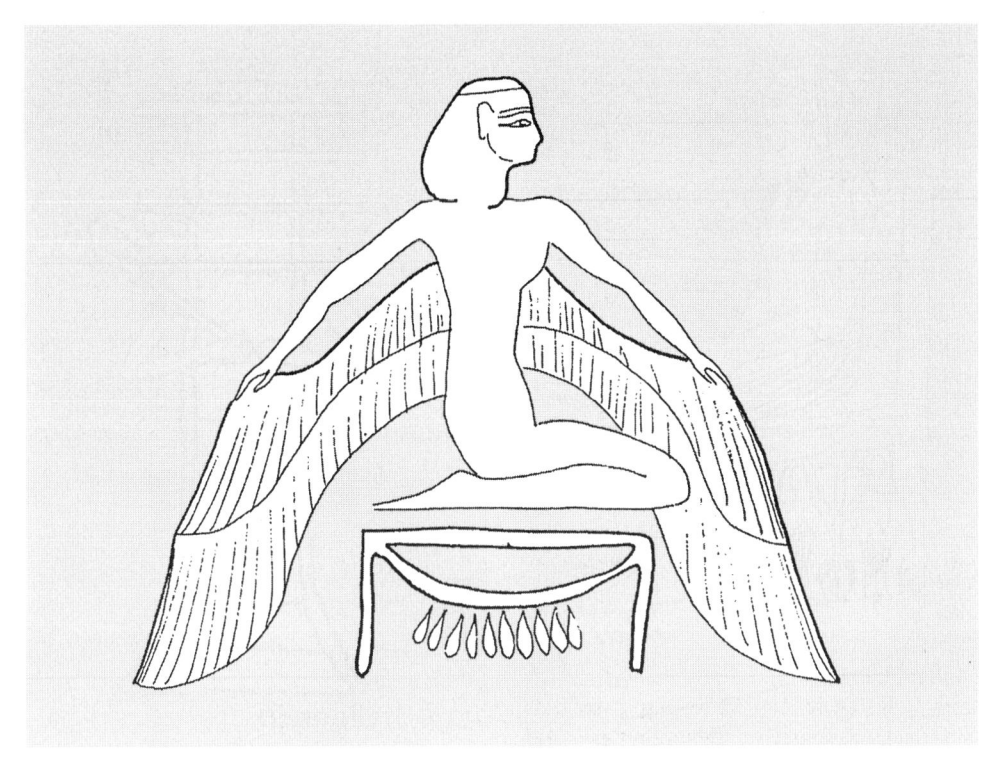

Abb. 1.3: Isis im »Diamantsitz« mit Drehung. Begräbnisstätte von Ramses III., 20. Dynastie

hüllt das hohe Alter und die Wichtigkeit dieser Stellungen in der altägyptischen Kultur. Noch in heutiger Zeit findet diese Position auf den Fersen ihre Entsprechung in der islamischen Gebetshaltung.

Besondere Beachtung verdient die Fußhaltung mit aufgestellten Zehen. Diese »ägyptische Fußposition« bewirkt einen aufgerichteten Rücken (ähnlich einem Sitzkeil), sie erwärmt kalte Füße und wirkt über Meridiane und Fußreflexzonen auf unseren ganzen Organismus. Diese Fußstellung ist im Ägyptischen Yoga von großer Bedeutung *(s. Abb. 1.3)*.

Jegliche Meditation erfordert den geraden Rücken. Manche fernöstlichen Yogis wie z. B. Yogananda empfehlen für an Stühle gewöhnte Menschen eine Sitzposition auf dem Stuhl. Auch den Ägyptern war eine (Meditations-) Haltung auf dem Sitz wohlbekannt: Sie sitzen mit geradem Rücken und auf den Knien ruhenden Händen *(s. Abb. 1.4)*.

Gerade die aufrechte Haltung fehlt dem heutigen Menschen – in vielfältiger Weise. Deformationen der Wirbelsäule aufgrund schlechter Haltungsgewohnheiten in Verbindung mit einseitigen Belastungen in Alltag und Beruf sind eher die Regel als die Ausnahme.

Die Übungen des Ägyptischen Yogas helfen, unseren Körper wieder aufzurichten und unseren Geist neu auszurichten. Wir begegnen der aufrechten Haltung nicht nur in den Sitzpositionen, sondern ebenso in allen anderen Positionen und Bewegungen des Ägyptischen Yogas. Gehen wir von einer Wechselwirkung von äußerer und innerer Aufrichtung aus und betrachten die »ägyptischen Positionen«, dann darf von einer hohen Ethik im alten Ägypten ausgegangen werden.

Die Verknüpfung von körperlicher und energetisch-spiritueller Wirkung wird auch in den verschiedenen Sitzhaltungen deutlich,

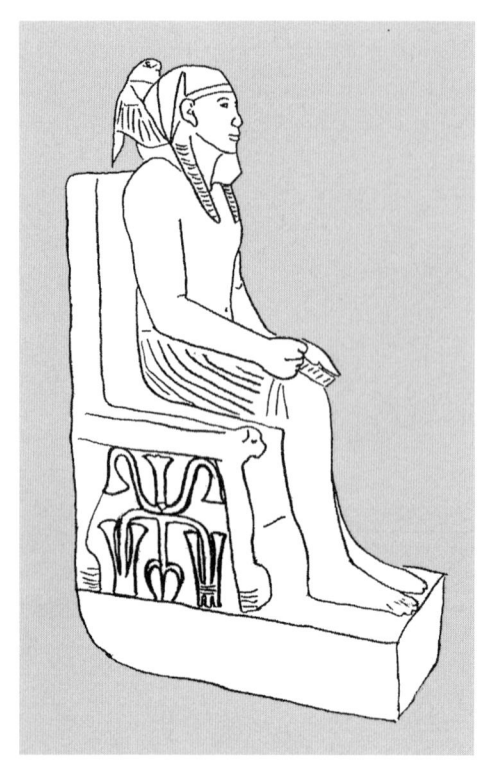

Abb. 1.4: Chefren-Statue mit »sema-taui«-Relief, ca. 2500 v. Chr., Ägyptisches Museum, Kairo

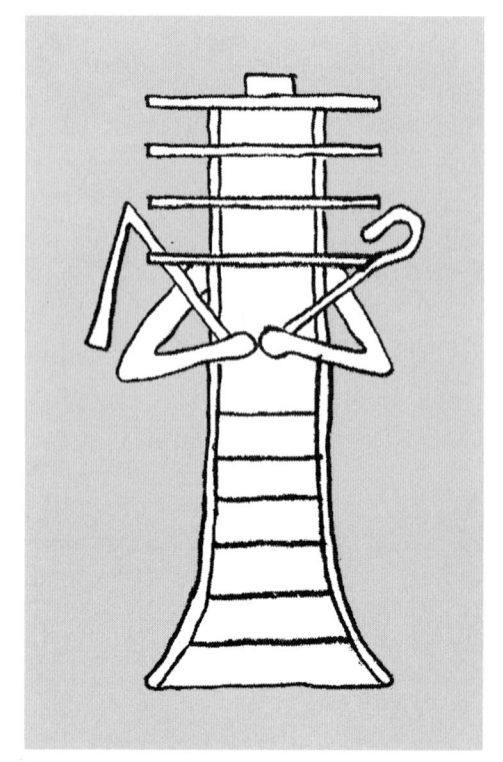

Abb. 1.5: »djed«-Pfeiler; dargestellt als die Wirbelsäule des Osiris[3]

die im alten Ägypten oftmals im sakralen Kontext eingenommen wurden.

Viele Ägyptische Yoga-Übungen lassen sich auf einem Stuhl ausführen. Das kommt unseren Gewohnheiten entgegen. Die Übungen lassen sich damit auch von älteren oder eingeschränkt beweglichen Menschen ausführen.

Besonders Drehungen tragen neben Vor-, Rück- und seitlichen Beugungen dazu bei, die verschiedenen »Stockwerke« der Wirbelsäule gewissermaßen zu »entriegeln« und Blockaden aufzuheben. Bei ihrer Ausführung erlebt man ein Gefühl von Befreiung und erneuerter Energie.

Zur Symbolik

Yoga im wörtlichen Sinn bedeutet »vereinigen« und »verbinden«. Im Osiris-Mythos, in der Alchemie und auch im tantrischen Yoga-System geht es um die Vereinigung des Getrennten, um das Zusammenführen zweier Pole zur Einheit.

Die Herstellung von Einheit auf horizontaler und vertikaler Ebene ist wesentlich in der altägyptischen Kultur. Dass Aufrichtung daher grundlegender Aspekt des Ägyptischen Yogas sein muss, leuchtet ein. Es geht also im Ägyptischen Yoga vorrangig um physische und psychische Aufrichtung und um die Verbindung der entgegengesetzten vertikalen und horizontalen Pole (s. Abb. 1.5).

Der »djed«-Pfeiler ist ein ägyptischer Ausdruck für das Aufrechte und damit für Unvergänglichkeit und Macht. Aufrechtes wird in Beziehung zur Wirbelsäule und zum Bewusstsein des Menschen gesetzt. Auch die Verbindung zu aufsteigenden Energien ist damit angesprochen. Dazu wiederum ist die Beherrschung, die Kontrolle des Atems notwendig.

Die Bedeutung des Atems in diesem Sinne war den Ägyptern bekannt, was zahlreiche Atemsymbole belegen. Es kann auch davon ausgegangen werden, dass die ägyptischen Einweihungsriten Atemtechniken enthielten.

Im Atem, so wussten die alten Ägypter, liegt eine Möglichkeit, sich in die Vertikale zu erheben. Der Atem ist mehr als ein Gemisch aus diversen Gasen, er ist der lebensspendende Odem, wie uns auch in der Genesis erzählt wird. Im Yoga indischer Prägung spricht man von »prana«, der Lebenskraft des Atems.

Der Atem ist ein Gleichnis für die Dualität alles Lebendigen (Einatmen ohne Ausatmen oder umgekehrt ist unmöglich). Der indische Yogi versucht mittels seiner »pranayama«-Techniken die Einheit zu meistern.

Betrachten wir Aufrichtung und Atem sowie die »Einheit beider Länder« (Ober- und Unterägypten) gleichzeitig, so haben wir in den »zwei Ländern« die Darstellung der horizontalen Polarität, in der Aufrichtung durch den Atem die Vertikale. Beides sind Polaritäten, die, miteinander dargestellt, ein Kreuz ergeben, an dessen Schnittpunkt der Mensch steht. Er ist Mittler: sowohl zwischen den irdischen Gegensätzen als auch zwischen dem geistig-göttlichen und dem irdischen Pol. Gelingt ihm diese doppelte Verbindung, kann er die Einheit erreichen, er wird zu einem »wahren Pharao«. Oder in christlicher Terminologie ausgedrückt: Er tritt die »Nachfolge Christi« an. In diesem Zusammenhang bringt das *»sema-taui«*-Relief am Thron der Pharaonen zum Ausdruck, dass der Pharao die Meisterschaft über den Atem und über die Polaritäten (symbolisch dargestellt durch die Wappenpflanzen Ober- und Unterägyptens neben dem Atemsymbol in der Mitte) erlangt hat: Er hat die Einheit, hat Yoga im wörtlichen Sinn erreicht.

PRAXISTEIL

Der »Ägyptische Adler«

Einführung

Der »Ägyptische Adler« ist in seinem grundlegenden Ablauf ein wesentlicher Schlüssel zum Ägyptischen Yoga. Im Unterschied zur statischen Adler-Stellung des indischen Yogas *»garudasana«* handelt es sich um eine dynamische Bewegungsfolge, die verschiedene Arm- und Handhaltungen beinhaltet.

Als Säugling verfügen wir über einen angeborenen Greifreflex. Mit unseren Händen begreifen wir die Welt. Über das Be-Greifen mit den Händen kamen wir zu Begriffen. Über das Bewusstsein der Hände machen wir einen Schritt hin zum allgemeinen Bewusst-Sein.

Ägyptische Statuen und Bilder zeigen verschiedene Stellungen der Arme und Hände. Geöffnete und in verschiedene Richtungen ausgerichtete Hände werden wie Antennen zum Senden und Empfangen dargestellt. Fäuste scheinen Energie festzuhalten und zu bündeln.

Dazu eine einfache Übung:
Entspannt stehend oder auch sitzend lassen wir Arme und Hände längs des Körpers hängen. Die Handinnenseiten sind zu den Oberschenkeln gerichtet, die Finger sind entspannt. Wenn wir die Hände nun weit öffnen und die Innenflächen nach vorne drehen, so richten wir uns unwillkürlich auf, und der Brustkorb weitet sich. Ändern wir unsere äußere Haltung, so wird sich gleichzeitig auch unsere innere wandeln.

Die Stellung der Hände beeinflusst also die gesamte (Körper-)Haltung.

Ägyptische Yoga-Übungen verbinden die Bewegungen von Händen und Armen mit dem Atem. Es ist zu empfehlen, sich zunächst mit dem Bewegungsablauf vertraut zu machen, ohne auf den Atem zu achten. Erst wenn der Bewegungsablauf keine Schwierigkeiten mehr bereitet, sollte der zugehörige langsame und gleichmäßige Atem dazukommen.

Ausführung der Basis-Übung

Die Übungsfolge kann stehend oder sitzend (auf einem Stuhl oder auf dem Boden) ausgeführt werden. Der Rücken bleibt stets aufgerichtet.

Beschreibung des Übungsablaufs

Ü 4: einatmend Ellbogen seitlich auf Schulterhöhe heben
Ü 5: ausatmend Unterarme nach vorn bewegen, bis sie einen rechten Winkel mit den Oberarmen bilden
Ü 6: einatmend Unterarme aufrichten, der rechte Winkel zwischen Unter- und Oberarmen bleibt erhalten
Ü 7: ausatmend Hände öffnen, Handinnenflächen einander zugewendet
Ü 8: einatmend Handinnenflächen nach vorn drehen (= »Ägyptischer Adler« mit »KA«)

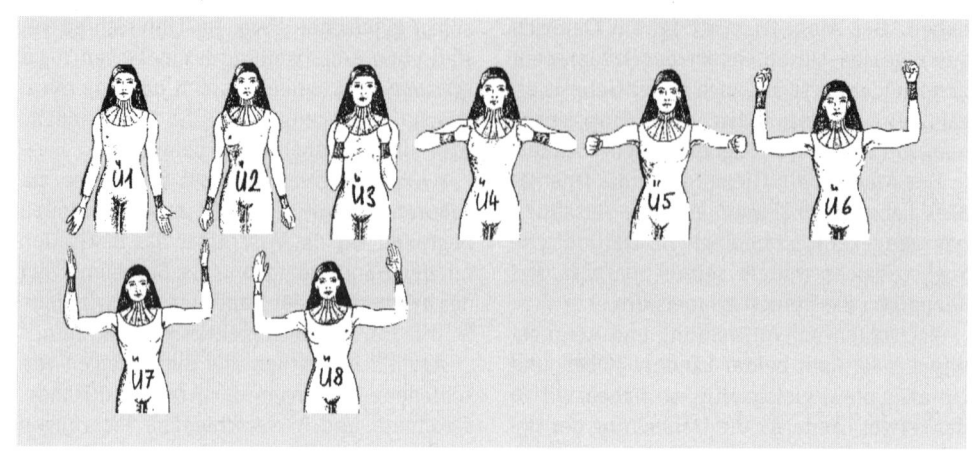

Abb. 1.6: Übungsablauf des »Ägyptischen Adlers«

1. Teil: Aufsteigende Armbewegungen

Ü 1: Arme längs des Körpers, Handinnenflächen nach vorn geöffnet, ausatmen
Ü 2: einatmend Hände zu Fäusten schließen
Ü 3: ausatmend Fäuste zu den Schultern

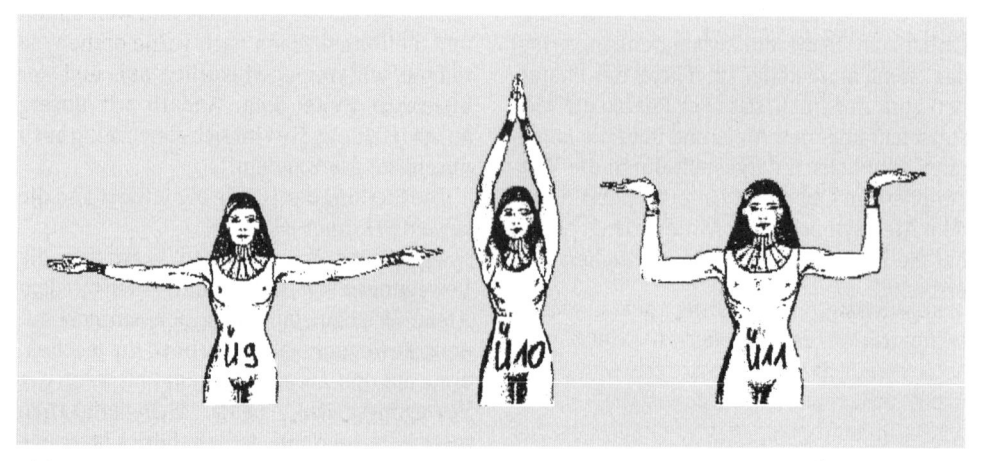

Abb. 1.7: Varianten

Verschiedene Varianten
Der Ablauf (Ü 1–7) bleibt jeweils gleich bei den folgenden Endvariationen:

Nach der Arm/Handhaltung mit zueinander gewandten Handinnenflächen (Ü 7) können die Arme auch seitlich ausgebreitet (Ü 9) oder nach oben gestreckt werden (Ü 10). Eine weitere Möglichkeit besteht darin, die Hände nach außen zu bewegen (Ü 11).

Nach einer der gewählten Endvariationen kann der Basisadler beendet, oder es können die absteigenden Bewegungen angeschlossen werden.

2. Teil: Absteigende Armbewegungen

Die absteigenden Bewegungen werden nun in umgekehrter Reihenfolge ausgeführt, wobei das Ein- und Ausatmen in gleicher Weise wie bei den aufsteigenden Bewegungen erfolgt.

Mögliche Wirkungsweisen
Die Adler-Bewegungen fördern die Beweglichkeit der Hand-, Arm- und Schultergelenke. Rheumatischen Beschwerden in Rücken und Schultern kann vorgebeugt werden.

Durch schlechte Haltung oder Fehlhaltung (z. B. durch einseitige berufliche Tätigkeit und zu wenig Bewegung) ist der Rücken oftmals gebeugt bzw. die Schultern hängen nach vorn. Durch solche Haltungen entstehen Schmerzen, der Atem ist behindert und verkürzt. Besonders der obere Teil der Lungen wird zu wenig durchlüftet.

Eine aufgerichtete und geweitete Haltung vertieft den Atem und verstärkt damit die Sauerstoffzufuhr im ganzen Körper.

Ständige Minus-Beatmung und gebeugte Haltung stehen auch im Zusammenhang mit Stress. Damit haben wir im »Ägyptischen Adler« einen Ansatz, um körperlichen Stress-Symptomen entgegenzuwirken.

Regelmäßige Ausführung des »Adlers« richtet Rücken und Schultern auf. Oft konnte beobachtet werden, dass Menschen, die ihre Arme nicht mehr heben konnten, dies nach regelmäßiger Übung des »Ägyptischen Adlers« wieder konnten.

Langsam und konzentriert ausgeführt ist der Adler eine Übung im Vorfeld von *pranayama,* die alle Phasen der (Yoga-)Vollatmung beinhaltet. Bei der (Yoga-)Vollatmung werden durch die intensive Bewegung des Zwerchfells alle drei Atemräume (Bauchregion, Brustregion, Schulterregion) angesprochen und dabei die gesamte Lunge durchlüftet.

Die Adler-Übungen lassen sich von nahezu allen Personen ausführen und sind trotz ihrer Einfachheit sehr wirksam. Kombiniert mit zusätzlichen Anspannphasen in den verschiedenen Armhaltungen mit der Ausatmung (!) eignen sie sich als präventive Osteoporose-Übungen. Allerdings dürfen Atemverhaltungen nur unter sachkundiger Anleitung von erfahrenen Übungsleiter/innen ausgeführt werden!

Ein weiterer Aspekt des »Ägyptischen Adlers«:
In Indien wird die Flut unserer Gedanken mit betrunkenen und zusätzlich vom Skorpion gestochenen Affen verglichen, die wild in ihrem Käfig herumturnen. Wie können sie zur Ruhe gebracht werden? Geben wir Bananen in den Käfig, so sind die Affen beschäftigt. Während der Ausführung des Adler-Übungsablaufs beschäftigen vermutlich nicht sehr viele Gedanken, da sie mit »Bananen« in Form von exakter Ausführung der Übung und der Koordination von Bewegung und Atem beschäftigt sind. Die ägyptische Übungsweise erfordert Konzentration, und Konzentration bringt innere Ruhe.

Mögliche Wirkungsweisen von KA- und Kerzenhalter-Position
Im *KA* (Ü 8) steht (oder sitzt) der Mensch wie ein Obelisk fest mit der Erde verbunden, die ihn hervorbringt und trägt. Die Hände als Antennen zum Himmel gerichtet, steht er in der Senkrechten als Mittler zwischen Himmel und Erde: eine Aufgabe des wahren Pharaos.

Es heißt, der Glaube versetze Berge. Blinder Glaube aber führt zumeist in die Irre. Daher sollte die Überprüfung von Vorschriften und anderen Vorgaben sowie die eigene Erfahrung in der Einschätzung alles Erlebten einen wichtigen Platz einnehmen. Dies gilt für den Alltag mit seinen Verführungen ebenso wie für das Üben des Ägyptischen Yogas.

Längeres Verharren in der *KA*-Stellung stärkt den Rücken und erzieht ihn zur aufrechten Haltung, es kräftigt die Muskulatur des Schultergürtels und erweitert den Atemraum.

Beim Ausüben ohne irgendwelche Erwartungen lässt sich zudem etwas von der allgegenwärtigen Kraft empfinden.

Die Position kann mit geschlossenen oder geöffneten Augen gehalten werden.

Sie lässt sich mit Visualisierungen verknüpfen: Wir können in der statischen Position Lebenskraft, Freude, Harmonie und Licht einatmen, aufnehmen und – da alles Ägyptische doppelt ist – auch senden.

Kerzenhalter-Stellungen sind Haltungen mit nach oben abgewinkelten Unterarmen. Zu den Kerzenhaltern zählt auch die *KA*-Variante, eine charakteristische Haltung des Ägyptischen Yogas – nachweislich eine sehr alte Stellung, die u. a. zahlreiche Hieroglyphen zeigen.

Auf physischer Ebene weiten die Kerzenhalter-Stellungen (und die Variante mit seitlich ausgebreiteten Armen) den Brustraum und bewirken damit eine Vertiefung und Ausdehnung des Atems. Bei regelmäßiger Übung kann sich der Rücken aufrichten. In Verbindung mit Drehbewegungen (besonders in der Rückenlage, da die WS so entlastet ist) können Wirbelsäulenprobleme gelindert oder sogar beseitigt werden.

Auf die körperliche Aufrichtung baut die Ausrichtung und Orientierung des Bewusstseins zu höheren Sphären auf. Deshalb finden wir die Kerzenhalter-Stellung bei vielen Ritualen. Häufig werden deshalb altägyptische Gottheiten in diesen Haltungen dargestellt.

Auf altägyptischen Darstellungen finden sich zudem zahlreiche Varianten von Arm- und Handstellungen. Die Hände sind wichtig für den energetischen Austausch zwischen dem Menschen und seiner Umgebung. In Händen und Füßen liegen Endpunkte energetischer Bahnen *(nadis, Meridiane)*. Bewegungen und Stellungen der Finger beeinflussen diese Bahnen in Verbindung mit der Ein- und Ausatmung. Dieses Wissen der Ägypter kommt in diversen Hand- und Fingerstellungen zum Ausdruck. Die sehr oft aufgestellten Zehen in Sitzhaltungen weisen in dieselbe Richtung. Die verschiedenen Arm- und Handhaltungen stellen einen wesentlichen Teil der Praxis des Ägyptischen Yogas dar.

Ohne Einatmen kann kein Ausatmen erfolgen und umgekehrt. Das Fehlen eines Poles macht das Ganze unmöglich Diese Polarität auf der horizontalen, irdischen Ebene drückt sich in Ägypten z. B. durch die Teilung in die beiden Gebiete Ober- und Unterägypten aus. In der Übungspraxis wird die horizontale Ebene durch seitlich ausgebreitete (Oberarme symbolisiert, das »Kreuz des Leidens«, im Unterschied zum »Kreuz des Sieges« (KA-Stellung). Die vertikale Polarität findet ihren Ausdruck z. B. in den nach oben gerichteten (Unter-)Armen.

Die *KA*-Stellung bietet dem Menschen die Möglichkeit, vitale Energie zu bündeln und zu fassen, sich mit ihr zu verbinden. Die Haltung symbolisiert die Orientierung des Bewusstseins zu den höheren Sphären des Universums. Sie diente den Ägyptern als Katalysator und Vermittler zwischen göttlicher und irdischer Welt (siehe z. B. Armhaltung des Mose).

KA ist eine Geste der Unterordnung des Menschen unter das Prinzip der Ewigkeit einerseits und eine Geste der Öffnung für höhere Sphären des Universums andererseits.

Entspannung: Der Basis-Adler mental
Immer wieder machen wir die Erfahrung, wie unruhig unsere inneren Bilder, Gedanken und Gefühle sind. In der Entspannungshaltung mit der Adler-Basisübung können wir unseren wild turnenden Gedanken, unseren »betrunkenen Affen«, ein Objekt zur Beschäftigung geben.

Ausführung: Wir liegen auf dem Rücken am Boden, die Arme längs des Körpers, die Handrücken am Boden. Die Füße sinken zu den Seiten. Während wir tief ausatmen, stellen wir uns vor, dass alle Spannungen und Belastungen aus uns hinausfließen. Danach führen wir die Adler-Übung im Geiste aus, wobei wir den Atem mit den zugehörigen (gedachten) Bewegungen begleiten. Anders ausgedrückt: Wir atmen und visualisieren während eines jeden Atemzugs die entsprechende Bewegung der oben gezeigten Adler-Basisübung.

Diese geistige Wiederholung führt nach Abschluss des Ablaufs zu einer tiefen Entspannung. Sie trägt auch dazu bei, dass wir schneller mit der Übung vertraut werden. Außerdem wird unsere Vorstellungskraft geschult, Gedächtnis und Konzentrationsvermögen verbessern sich.

Der »Ägyptische Adler« mit Zusatzbewegungen

Die folgenden Übungen werden auf der Grundlage der Adler-Basisübung ausgeführt, wie insgesamt ein großer Teil des Ägyptischen Yogas die Adlerbewegungen nutzt.

Ägyptischer Yoga ist nach Yogi Khane besonders ein Yoga der senkrechten Stellung. Ägyptische Kunst ist eine »Kunst des Senkrechten« (Pyramiden, Obeliske, Kolosse, Pylone usw.). Beides, Ägyptischer Yoga und ägyptische Kunst, sind Ausdruck des Aufstiegs, eines Dialogs zwischen zwei Polen.

Ein anderes Symbol, die Pyramide, veranschaulicht mit ihrer Festigkeit und ausgedehnten Basis, dass Bestand hat, was mit einer großen Basis auf dem Boden ruht. Auf den Menschen bezogen heißt dies, mit beiden Füßen fest auf der Erde zu stehen.

Ägyptische Stellungen sind Haltungen der Festigkeit *(stira),* eine Eigenschaft, die auch im indischen Yoga in Verbindung mit Leichtigkeit *(sukha)* erforderlich ist. Durch Stabilität kann dem Menschen sein Fundament bewusst werden – körperlich und geistig.

Es ist unmöglich, den zweiten Schritt vor dem ersten zu tun. Aus dieser grundlegenden Tatsache ergibt sich die Bedeutung des Übens mit dem physischen Körper, der nicht ignoriert oder gar missachtet werden darf. Fundament, Gleichgewicht und Beherrschung des physischen Körpers sind eine Voraussetzung für die Beherrschung des Geistes.

Erste Übungsweise (Adler-Bewegungen mit gleichzeitigen Zusatzbewegungen)

Rückbeuge
Bei der Ausführung der Rückbeuge sollte unbedingt beachtet werden, dass nur die Brustwirbelsäule nach hinten gebeugt wird. Dies zu beachten, ist sehr wichtig! Die Rückbeuge sollte nicht durchgeführt werden, indem man sich in der Lendengegend stark zurückbiegt, da dieser Bereich der Wirbelsäule der empfindlichste ist.

Die nachfolgenden Bewegungen der Arme und Hände und des Atems entsprechen der Adler-Basisübung (Ü 1–8):
– mit nach vorn geöffneten Händen (Ü 1) stehen (oder sitzen) und ausatmen
– mit der Einatmung die Hände zu Fäusten schließen und dabei gleichzeitig den Oberkörper nach hinten biegen
– ausatmend die Fäuste zu den Schultern bringen und gleichzeitig den Oberkörper wieder aufrichten (Ü 3)
– einatmend den Oberkörper zurückbiegen und dabei gleichzeitig die abgewinkelten Arme auf Schulterhöhe heben
– ausatmend den Oberkörper wieder aufrichten und gleichzeitig die Unterarme nach vorn abwinkeln (Ü 5)
– einatmend die Unterarme in die Senkrechte heben und gleichzeitig den Oberkörper zurückbiegen
– ausatmend die Hände öffnen und den Oberkörper dabei aufrichten (Ü 7)
– einatmend die Arme seitlich ausbreiten und den Oberkörper zurückbiegen
– mit der Ausatmung den Oberkörper wieder aufrichten und die Arme nach unten senken (Ü 1).

Der Bewegungsablauf in umgekehrter Reihenfolge kann sich anschließen.

Vorbeuge
Bei der Vorbeuge des Oberkörpers muss der Begriff Wirbel-Säule wörtlich genommen werden: Eine Säule ist nicht biegsam. Wirbelsäule

und Rücken bleiben während der Vorbeuge ganz gerade. Die Vorbeugen erfolgen aus den Hüftgelenken heraus.

Die nachfolgenden Bewegungen der Arme und Hände und des Atems entsprechen wieder der Adler-Basisübung (Ü 1–8):
- mit nach vorn geöffneten Händen (Ü 1) stehen (oder sitzen) und ausatmen
- mit der Einatmung die Hände zu Fäusten schließen (Ü 2)
- ausatmend die Fäuste zu den Schultern bringen und gleichzeitig den Oberkörper nach vorn beugen
- einatmend den Oberkörper aufrichten und dabei gleichzeitig die abgewinkelten Arme auf Schulterhöhe heben (Ü 4)
- ausatmend den Oberkörper nach vorn beugen und gleichzeitig die Unterarme nach vorn abwinkeln
- einatmend die Unterarme in die Senkrechte heben und gleichzeitig den Oberkörper aufrichten (Ü 6)
- ausatmend die Hände öffnen und den Oberkörper nach vorn beugen
- einatmend die Arme seitlich ausbreiten und den Oberkörper aufrichten
- mit der Ausatmung die Arme nach unten senken (Ü 1)

Der Bewegungsablauf in umgekehrter Reihenfolge kann sich anschließen.

Zweite Übungsweise
(Adler-Bewegungen mit eingeschobenen Zusatzbewegungen)

Die Kombination von Rück- und Vorbeuge:
Die Adler-Bewegungen können durchgeführt werden, indem zunächst nur die Rückbeugen jeweils nach den Stellungen Ü 2, 4, 6 und 8 oder 9 eingefügt werden. In einen weiteren Adler-Durchlauf werden nur die Vorbeugen eingefügt.

Nachfolgend wird die Kombination von Rück- und Vorbeuge mit dem Ägyptischen Adler beschrieben.

Jeweils nach den Stellungen Ü 2, 4, 6 und 8 werden Bewegungen eingeschoben. Zur Verdeutlichung sind die eingeschobenen Abläufe kursiv gedruckt.
- mit nach vorn geöffneten Händen (Ü 1) stehen (oder sitzen) und ausatmen
- mit der Einatmung die Hände zu Fäusten schließen (Ü 2)
- *während die Arm/Handstellung beibehalten wird: ausatmend den Oberkörper nach hinten neigen, einatmend zurück zur Mitte, ausatmend den Oberkörper nach vorn neigen, einatmend zurück zur Mitte (Ü 8).*
- ausatmend Fäuste zu den Schultern führen (Ü 3)
- einatmend die abgewinkelten Arme in Schulterhöhe bringen (Ü 4)
- *Rückbeuge wie (kursiv) beschrieben*
- ausatmend Unterarme nach vorn nehmen (Ü 5)
- einatmend Unterarme in die Senkrechte bringen (Ü 6)
- *Vor- und Rückbeuge wie (kursiv) beschrieben*
- ausatmend Hände öffnen (Ü 7)
- einatmend Handinnenflächen nach vorn drehen (Ü 8)
- *während die Arm/Handstellung beibehalten wird: ausatmend den Oberkörper nach hinten neigen, einatmend zurück zur Mitte (Ü 8), ausatmend den Oberkörper nach vorn neigen, einatmend zurück zur Mitte (Ü 8).*
- ausatmend die Arme sinken lassen (Ü 1) oder den absteigenden Adler anschließen oder die gesamte Bewegung in umgekehrter Reihenfolge anschließen.

Übungen aus dem Ägyptischen und dem klassisch-indischen Yoga in gegenseitiger Ergänzung

Im Indischen Yoga können mit den oben dargestellten dynamischen Abläufen bestimmte Haltungen (asanas) vorbereitet und dadurch erleichtert und ergänzt werden. An die Vorbeuge lassen sich beispielsweise Rumpfbeuge-Varianten anschließen. Die Adler-

Rückbeugen können zur Vorbereitung der Brustdehnung, von »Bogen«-Varianten, des »Rades« oder »Halbmondes« genutzt werden.

Auch andere Haltungen wie Seitbeugen, Drehungen, Umkehrpositionen oder vermischte Formen lassen sich sehr gut kombinieren.

Besondere Bedeutung kommt der Verbindung von Bewegung, Atem und Konzentration zu – oder anders ausgedrückt: Die drei Bereiche des klassischen Patanjali-Yogas Körper, Atem und Geist werden auf eine Weise beübt, die dem westlichen Menschen entspricht.

Drehungen
Übungen mit Drehungen der Wirbelsäule sind zahlreich im Ägyptischen Yoga. Richtig ausgeführt sind sie eine wirkungsvolle Wirbelsäulen-Selbsttherapie.

Erste Übungsweise (Adler-Bewegungen mit gleichzeitigen Zusatzbewegungen)

Die Ausführung der Drehungen sollte als angenehm empfunden werden, allerdings muss die Ausgangshaltung aufgerichtet sein. Intensiver werden die Drehungen, wenn das Becken unbewegt bleibt und nur der Oberkörper gedreht wird. Als weitere Steigerung kann noch die Drehung des Kopfes hinzugenommen werden. Welche Möglichkeit gewählt wird, sollte sich immer am eigenen Empfinden orientieren. Jegliche Leistungsorientierung ist der Gesundheit nicht zuträglich.

Die nachfolgenden Bewegungen der Arme und Hände und des Atems entsprechen der Adler-Basisübung (Ü 1–7 und 11):
- mit nach vorn geöffneten Händen stehen (Ü 1) und ausatmen
- ausatmend die Fäuste zu den Schultern bringen und gleichzeitig den Oberkörper nach rechts drehen
- einatmend den Oberkörper wieder zur Mitte zurückdrehen und dabei gleichzeitig die abgewinkelten Arme auf Schulterhöhe heben (Ü 4)
- ausatmend Oberkörper nach rechts drehen und gleichzeitig die Unterarme nach vorn abwinkeln
- einatmend die Unterarme in die Senkrechte heben und gleichzeitig den Oberkörper zur Mitte drehen (Ü 6).
- ausatmend die Hände öffnen und nach rechts drehen
- einatmend die Hände zu den Seiten hin abwinkeln und den Oberkörper dabei zur Mitte drehen (Ü 11)
- mit der Ausatmung Arme und Hände vor dem Gesicht zusammenbringen und gleichzeitig nach rechts drehen, den Kopf nach links drehen
- einatmend (mit Kopf und Armen) zurück zur Mitte
- Der rückläufige Bewegungsablauf kann sich anschließen
- Es folgt derselbe Übungsablauf mit Drehungen zur anderen Seite.

Zweite Übungsweise (Adler-Bewegungen mit eingeschobenen Zusatzbewegungen)

Jeweils nach Ü 2, 4, 6 und 9 werden Bewegungen eingeschoben. Zur Verdeutlichung sind die eingeschobenen Abläufe kursiv dargestellt.
- mit nach vorn geöffneten Händen (Ü 1) stehen (oder sitzen) und ausatmen
- mit der Einatmung die Hände zu Fäusten schließen (Ü 2)
- *während die Arm/Handstellung beibehalten wird: ausatmend den Oberkörper nach rechts drehen, einatmend zurück zur Mitte, ausatmend den Oberkörper nach links drehen, einatmend zurück zur Mitte*
- ausatmend Fäuste zu den Schultern hin bewegen (Ü 3)
- einatmend die abgewinkelten Arme in Schulterhöhe bringen (Ü 4)
- *Drehungen nach beiden Seiten mit Ausatmung, einatmend zur Mitte zurück*
- ausatmend Unterarme nach vorn strecken (Ü 5)
- einatmend Unterarme in die Senkrechte bringen (Ü 6)
- Drehungen nach beiden Seiten mit Aus-

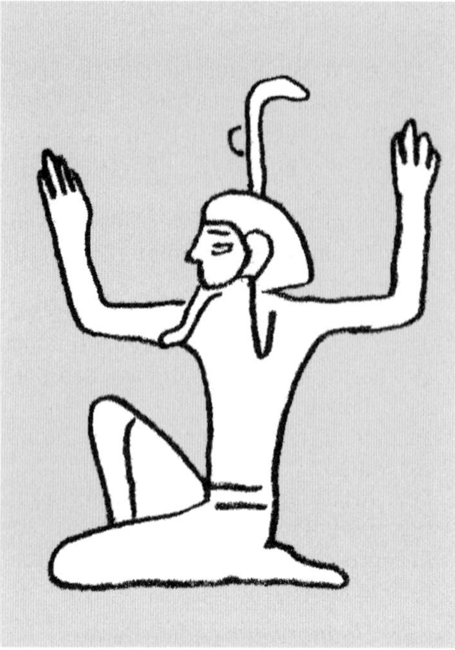

1 Ägyptischer Yoga

Abb. 1.8: Hieroglyphe »Heh«

atmung, einatmend zur Mitte zurück
- ausatmend Hände öffnen (Ü 7)
- einatmend Arme seitlich ausstrecken (Ü 9)
- *Drehungen nach beiden Seiten jeweils mit Ausatmung, einatmend zur Mitte zurück*
- ausatmend Arme sinken lassen (Ü 1) oder den Bewegungsablauf in umgekehrter Reihenfolge anschließen.

Drehungen mit dem »Kerzenhalter« (Ü 6, 7, 8) sind charakteristische Haltungen des Ägyptischen Yogas, die auch in der ägyptischen Kunst und in Hieroglyphen ihren Ausdruck finden *(s. Abb. 1.8)*.

Mögliche Wirkungsweisen
Die Verbindung von Adler-Bewegung und Drehung erlaubt die »Entriegelung aller Stockwerke« der Wirbelsäule sowie die Auflösung von Verspannungen, die sich in der umgebenden Muskulatur angesammelt haben. Übende erfahren bei der Ausführung ein angenehmes Gefühl von physischer und psychischer Befreiung und neuer Energie.

Die Haltung von Rücken und Becken wird bewusst, die Wirbelsäule richtet sich auf. Drehungen der Wirbelsäule fördern die Beweglichkeit und schaffen im Körper ein Gefühl von Flexibilität und Raum.

Auch ohne die angegebenen Atemempfehlungen wird sich bei den Übungen eine natürliche Verbindung von Atem und Bewegung einstellen, die heilsam auf Beweglichkeit und Atemgeschehen wirkt. Immer muss bei den Drehungen auf die aufgerichtete Wirbelsäule geachtet werden.

Der »Ägyptische Adler« in der Rückenlage

Alle Adler-Basisübungen lassen sich auch in der Rückenlage ausführen. Viele zusätzliche Bewegungen können eingebaut werden.

Drehung
In der Rückenlage kann mit der Wirbelsäule ohne die Belastung der aufrechten Haltung geübt werden.

Besonders groß ist diese Entlastung, wenn die Füße aufgestellt sind und die Lendenwirbelsäule dadurch flach am Boden liegt. Wird mit der Wirbelsäule geübt, so wirken wir nicht nur auf ihre Haltung und Beweglichkeit ein, sondern auch auf die Ursachen mancher Organerkrankungen. Mittlerweile ist auch in der modernen Medizin bekannt, dass die Wirbelsäule als Reaktionsfeld erkrankter Organe zu betrachten ist.

Die alten Ägypter wussten wohl von diesem Zusammenhang, weshalb ihre aufrechten Haltungen durchaus als Wirbelsäulen-Medizin bezeichnet werden können. Der Einfluss dieses Wissens auf die frühen griechischen Ärzte ist ebenfalls bekannt.

Auch bei den Drehübungen ist es wichtig zu beachten, dass ohne jegliche Gewalt geübt wird. Auf den eigenen Körper ist zu hören: Seine Grenzen und Möglichkeiten sind der einzig verbindliche Maßstab!

Drehübungen in der Rückenlage in Verbindung mit den Adler-Positionen eröffnen der Wirbelsäulen-Gymnastik neue Aspekte, da die sanft zu dosierenden Bewegungen in organischer Weise mit einem natürlichen Atem in Einklang gebracht werden.

»Adler-Krokodil«-Übungen

Während des gesamten Übungsverlaufs bleiben die Schultern am Boden.

Um sofort gleichmäßig mit beiden Seiten zu üben bietet sich die Übungsweise »Adler-Bewegungen mit eingeschobenen Zusatzbewegungen« an. Die Adler-Bewegungen werden durchgeführt, indem die Drehungen jeweils nach Ü 2, 4, 6 und 8 der Adler-Basisübung eingefügt werden.

- *Die Beine liegen nebeneinander*
- Hände zu Fäusten schließen (Ü 2)
- *ausatmend gleichzeitig den Kopf zur rechten, die Füße zur linken Seite drehen*
- *einatmend Kopf und Füße zurück zur Mitte*
- *ausatmend gleichzeitig den Kopf zur linken, die Füße zur rechten Seite drehen*
- *einatmend Kopf und Füße zurück zur Mitte*
- ausatmend die nächsten beiden Adler-Positionen (Ü 3 und 4) durchführen
- *es folgen die gegengleichen Drehbewegungen von Kopf und Füßen, wie (kursiv) beschrieben*
- ausatmend die nächsten beiden Adler-Positionen (Ü 5 und 6) durchführen
- *es folgen die gegengleichen Drehbewegungen von Kopf und Füßen, wie beschrieben.*
- Ausatmend die nächsten beiden Adler-Positionen: Hände öffnen (Ü 7) und danach Handrücken auf den Boden (»KA« in der Rückenlage, Ü 8) drehen
- *es folgen die gegengleichen Drehbewegungen von Kopf und Füßen, wie beschrieben.*

Nun kann der Übungsablauf in umgekehrter Reihenfolge weitergeführt oder eine statische Phase des Verharrens in der jeweiligen Drehung angeschlossen werden. In der Unbeweglichkeit wird ruhig und tief weitergeatmet, während in Körper und Geist physische und/oder psychische Anspannungen aufgespürt werden. Mit jeder Ausatmung stellt man sich vor, dass die Spannungen ausgeatmet werden, sich lösen und Gelassenheit sich einstellt.

»Fisch«-Entspannungsübung

Es hat sich bewährt nach den »Krokodil«-Übungen – aber auch nach vielen anderen Übungen – die sogenannte »Fisch«-Entspannung auszuführen: Aus der Rückenlage werden mit der Einatmung Unterarme und Hände wenige Zentimeter vom Boden gehoben, die Ellbogen bleiben am Boden, Hände hängen locker in den Gelenken. Gleichzeitig mit den Unterarmen heben sich auch die Knie ein wenig vom Boden ab, die Fersen bleiben am Boden.

Mit der Ausatmung »Alles fallen lassen«: Beine strecken sich, Füße fallen zu den Seiten, Arme fallen neben den Körper (Handrücken auf den Boden), der Kopf fällt zu einer Seite. Durch die leichte Erschütterung entspannt sich die Muskulatur.

Die »Fisch«-Entspannung sollte ein- bis dreimal durchgeführt werden, ehe mit der nächsten Übungsfolge begonnen wird.

Der beschriebene Übungsverlauf sollte mit verschiedenen Beinpositionen durchgeführt werden. In jeder Position wird ein anderer Teil der Wirbelsäule und des Körpers besonders angesprochen. Auf äußerst differenzierte Weise kann die gesamte Wirbelsäule beübt werden. Bei regelmäßiger Ausführung werden günstige Ergebnisse nicht ausbleiben.

Während der Übung wird sich allmählich ein ganz individueller Rhythmus von Drehung, Armbewegung und Atem einstellen, der über die Beobachtung dieses Geschehens zu einem sehr konzentrierten, meditativen Zustand führen kann. Allmählich sollte der Atem das Tempo des Übens bestimmen: der Atem soll zum Dirigent werden.

Nach jedem Übungsablauf sollte sich eine Entspannungsphase (z. B. »Fisch«-Entspannung) anschließen.

Nachstehend werden weitere mögliche Beinhaltungen genannt:
- ein gestrecktes Bein liegt über dem anderen
- ein Fuß ist auf das andere Knie gestellt
- beide Füße sind aufgestellt (auseinander oder Knöchel und Knie zusammen).

Viele weitere Bein-Haltungen sind möglich.

Auch die End-Armhaltung kann variieren: Kerzenhalterposition (Ü 8), Arme seitlich ausgebreitet (Ü 9), ...

Mögliche Wirkungsweisen
Vor allem Erkrankungen mit symptomatischen Kopf- und Armbeschwerden, Neuralgien, Brustbeschwerden, Magen- und Verdauungsstörungen, Ischiasprobleme, Durchblutungsstörungen u.a.m. können durch Wirbelsäulen-Schäden bedingt sein. Funktionsstörungen, die von der Wirbelsäule ausgehen, können schließlich zu ernsten Organerkrankungen führen.

Die Notwendigkeit vorbeugender und heilsamer Wirbelsäulen-Übungen liegt auf der Hand. Besonders die einfach auszuführenden spiraligen Drehungen der Wirbelsäule, im herkömmlichen indischen Yoga als Krokodil-Übungen bekannt, können hier erfolgreich eingesetzt werden. Je nach Bein- und Armstellung werden dabei die Lenden-, Brust- oder Halswirbel bewegt. Zusätzlich wird auch noch die ganze Hüft- und Beckenregion angesprochen.

Durch die besonderen Positionen des »Ägyptischen Adlers« werden sehr differenziert die einzelnen Teile der Wirbelsäule mobilisiert und angeregt. Beine und Arme werden mit ihren Abwinkelungen wie Hebel eingesetzt. Die verschiedenen Armhaltungen ermöglichen zusätzlich die Beatmung jeweils verschiedener Atemräume. Das damit gegebene Mehr an Sauerstoff und Lebensenergie (prana) kann durch bewusste Konzentration auf die jeweils beatmete Region und auf die jeweiligen Drehpunkte sehr wohltuende Wirkungen hervorrufen.

Mit der Drehung in der jeweiligen Beinstellung wird rhythmischer Druck auf Verdauungs- und andere innere Organe ausgeübt, was einer Innenmassage gleichkommt.

Mit den Übungen lassen sich allmählich Haltungsschäden korrigieren, Rückenschmerzen, Kopfschmerzen und Schulterverspannungen beseitigen sowie Bandscheibenerkrankungen, Ischiasprobleme und andere Leiden heilen oder zumindest bessern. Sind bereits Schmerzen aufgetreten, so führt nur Ausdauer und Geduld zum Ziel.

Dass solche Übungen ihre ganze Wirkung nur bei regelmäßiger Übung entfalten können, ist klar, ebenfalls einleuchtend ist die mögliche vorbereitende Wirkung der Übungen auf kompliziertere »asanas« wie z. B. den Drehsitz.

Beckenbodenübung

Wie vielseitig die Übungsweise mit dem »Ägyptischen Adler« anwendbar ist, zeigt die nachfolgende einfache Übung für den Beckenboden. Die Übung wirkt gegen Organsenkung und Harninkontinenz.

Ausgehend von der Rückenlage: Arme längs des Körpers, Hände nach oben geöffnet, Beine angezogen, Füße aufgestellt, Knöchel und Knie berühren sich,
- einatmend die Hände zu Fäusten schließen, die aufgestellten Beine aneinander pressen sowie Genital- und Afterbereich anspannen, als wollte man hier alle Öffnungen fest verschließen
- ausatmend die Fäuste zu den Schultern führen, dabei die Spannungen lösen, und die Knie locker zu den Seiten fallen lassen (die Füße berühren sich weiterhin)
- einatmend die Ellbogen seitlich in Schulterhöhe bringen (wobei die Oberarme am Boden bleiben), die Knie wieder heben und zusammenpressen, zusätzliche Anspannungen wie beschrieben.

Die Reihe wird mit den liegenden Adler-Basispositionen und den beschriebenen Anspannungen bei jeder Einatmung und der entsprechenden Entspannung bei jeder Ausatmung fortgesetzt.

Auch die nachfolgenden Beckenhebeübungen eignen sich zur Kräftigung des Beckenbodens. Werden Beckenhebungen als Beckenbodenübungen ausgeführt, so sollten bei der Hebung gleichzeitig Anus und andere Öffnungen fest verschlossen bzw. angespannt werden.

Becken- und Rückenhebeübungen

Die Ausführung der vielen Yogapositionen ist in zahlreichen Büchern nachzulesen. Auch die nachfolgenden Übungen können hier nur angedeutet werden, um auf ihre Verbindungsmöglichkeit mit dem »Ägyptischen Adler« hinzuweisen.

Kombination von Adler und Halber Rad-Stellung – Adler-Bewegungen mit gleichzeitigen Zusatzbewegungen

Die Übung beginnt, ausgehend von der Rückenlage (Ü 1):
Die Füße werden zum Körper herangezogen, wobei die Füße und die Beine ein wenig voneinander entfernt aufgestellt werden.

Die nachfolgenden Bewegungen der Arme und Hände und des Atems entsprechen der Adler-Basisübung (Ü 1–8).
- einatmend die Hände zu Fäusten schließen und gleichzeitig das Becken heben
- ausatmend das Becken zum Boden senken, während die Fäuste zu den Schultern geführt werden
- einatmend die Ellbogen zu den Seiten bewegen, während das Becken sich hebt.

Der weitere Übungsverlauf ergibt sich aus den bereits beschriebenen Übungsweisen.

Auch die Übung (dvi pada pitham) lässt sich als Beckenbodenübung einsetzen.

Zahlreiche weitere Varianten lassen sich mit den Beckenhebungen verbinden.

Die Rad-Stellung (im indischen Yoga »ardha chakrasana«) war in Ägypten gut bekannt. Allerdings handelt es sich um eine Haltung für fortgeschrittene Yoga-Übende.

Entspannung in der Pharaonen-Haltung

»Die Mumien des alten Ägypten sind lebendige Symbole der Wandlungsprozesse von Leben und Sterben«, schreibt Normandie Ellis

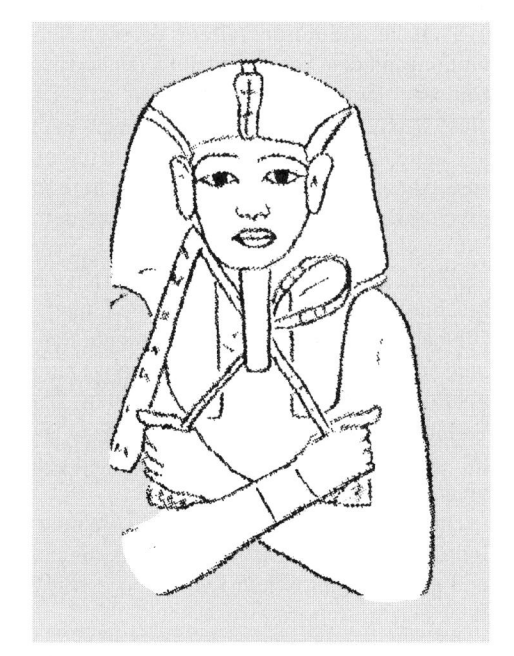

Abb. 1.9: Sarg Ramses' II. (Deckel). Theben, »Cachette« von Deir el-Bahari. Neues Reich, 19. Dynastie, 1290–1224 v. Chr.

(Return to Egypt). Für die Ägypter war der Körper göttlich wie der Geist. Göttliches und Menschliches betrachteten sie als im Körper vereint und anwesend.

Skarabäus, Schlange, Falke oder Geier symbolisierten die Verwandlung zum Göttlichen. Grabmale zeigen neben all den Lebenssymbolen den Tod als Übergang zu neuem Leben in strahlender Schönheit. »Wenn die Begräbnisriten einer Gesellschaft (…) ein Spiegelbild sind, was mögen dann künftige Generationen über die Zeit erfahren, in der wir leben?« (Naomi Ozaniec 1995).

Der Sarkophag sollte wie eine Schutzhülle das Keimen neuen Lebens im Innern ermöglichen.

Bei einer sehr großen Zahl von ägyptischen Statuen und besonders bei Mumien und auf Sarkophagen finden wir neben den Lebenssymbolen die Haltung der über der Brust gekreuzten Arme. Am bekanntesten ist diese Haltung wohl vom inneren Sarg des Tutanchamun.

Symbole und Körperhaltung drücken Verbindung mit dem Leben, mit der Kraft und der zeitlosen Ewigkeit des Göttlichen aus. Da diese Symbole und äußeren Haltungen auch bei Statuen, die Lebende darstellen, zu finden sind, kann auf eine konkrete physische und psychische Wirkung geschlossen werden. Hinter der geschlossenen Haltung mit den vor der Brust gekreuzten Armen verbirgt sich ein geschlossener Energiekreislauf, eine Einheit. Die beiden Körperseiten, unsere rechte Sonnenseite und unsere linke Mondseite, sind über die Hände miteinander verbunden. Die Verbindung von »ha« (Sonne) und »tha« (Mond) ist hergestellt also zur Einheit gebracht (Hatha-Yoga).

Die praktische Ausführung der Pharaonen-Haltung basiert auf traditionellen Haltungen und auf der empirischen Kenntnis günstiger Wirkungen:

Das gestreckte rechte Bein wird über das linke gelegt, die Füße berühren einander. Die Finger der linken Hand nehmen wir in die rechte Achselhöhle. Der rechte Arm wird auf den linken gelegt, die Finger der rechten Hand in die linke Achselhöhle. Wir lassen den Körper in dieser Position möglichst locker.

Die Position der Arme und Hände kann auch vertauscht eingenommen werden: Linkes Bein und linker Arm liegen oben. Auch die Variation rechter Arm und linkes Bein oben, also eine diagonale Positionierung ist möglich.

Die Pharaonen-Haltung sollte mindestens zehn Minuten lang eingenommen werden, empfehlenswert ist es, sehr viel länger in dieser Stellung zu ruhen.

Ägyptische Yoga-Übungen auf einem Sitz

Dass Yoga im Sitzen ausgeführt werden kann, ist bekannt. Meistens sitzt man in der Yoga-Stunde am Boden. Dies ist auch in Ordnung. Vielen Menschen fällt jedoch die Position auf dem Boden schwer. Eine große Zahl der Übungen des Ägyptischen Yogas – insbesondere Übungen mit den »Adlern« – eignen sich hervorragend zur Ausführung auf einem Sitz. Dazu zählen sowohl körperlich-statische Konzentrations- oder Meditationsübungen als auch dynamische Übungsabläufe. Wird sitzend geübt – ob direkt auf dem Boden oder auf einem Stuhl, so ist immer auf eine aufgerichtete Haltung zu achten.

Am besten setzt man sich aufgerichtet auf den vorderen Teil des Stuhles, ohne sich anzulehnen. Die Unterschenkel sind senkrecht, die Fußsohlen am Boden. Diese Position finden wir bei zahlreichen ägyptischen Statuen und auf bildlichen Darstellungen. Häufig sind auf dem Thron des sitzenden Pharaos Flachreliefs mit der »sema-taui«-Symbolik zu sehen.

Sehr viele »Ägyptische Übungen« können auf einem Sitz ausgeführt werden: Adler-Grundformen, Übungen für die Halswirbelsäule und die Nackenmuskulatur, Seit-, Rück-, und Vorbeugen, Drehungen. Adler-Übungen auf einem Sitz lassen sich z. B. auch mit Bewegungen der Füße und Beine kombinieren.

Übungen auf einem Sitz lassen sich auch von älteren Menschen und von Personen mit eingeschränkten Bewegungsmöglichkeiten ausführen.

Übungen im Stehen

Der »Ägyptische Gang«

Der »Ägyptische Gang« erfordert besondere Konzentration und Aufmerksamkeit, da gleichzeitig Arm- und Handhaltungen, die Bewegung der Beine, Atem und Gleichgewicht koordiniert werden müssen. Er ist, obwohl er einfach erscheint, eine ausgesprochene Konzentrationsübung. Haben wir die Übung erst einmal verinnerlicht, so dass die Ausführung »wie von selbst« abläuft, können die Bewegungen in meditativer Weise ausgeführt werden.

Der »Kleine ägyptische Gang«

Die nachfolgenden Bewegungen der Arme und Hände sowie des Atems entsprechen wieder der Adler-Basisform (Ü 1–8).

Schritte nach vorn
- mit nach vorn geöffneten Händen stehen, ausatmen (Ü 1)
- einatmend Fäuste ballen und gleichzeitig ein Bein heben
- ausatmend Fäuste zu den Schultern nehmen und gleichzeitig das Bein nach vorn auf den Boden stellen
- einatmend Ellbogen und Arme auf Schulterhöhe heben und gleichzeitig das andere Bein heben
- ausatmend Unterarme nach vorn und gleichzeitig das Bein nach vorn auf den Boden stellen

Je nach eigenem Empfinden bzw. im Hinblick auf die gewünschte Endhaltung kann eine der Adler-Endvarianten (Ü 8, 9, 10 oder 11) gewählt werden.

Schritte zurück
Nachdem mit den aufsteigenden Adler-Bewegungen nach vorn geschritten wurde, kann jetzt mit den absteigenden Bewegungen nach hinten geschritten werden. Der Weg nach hinten erfordert noch mehr Aufmerksamkeit und Konzentration als der Gang nach vorn.

Dreieckshaltungen
Abgesehen von der symbolischen Bedeutung des Dreiecks weisen Dreieckshaltungen auch günstige Wirkungen für die Wirbelsäule und die allgemeine Beweglichkeit auf. Wie bei allen Übungen darf man sich auch bei diesen Positionen nicht dazu verleiten lassen, mit Gewalt oder Leistungsdenken zu üben.

Erste Übungsweise
(Adler-Bewegungen mit gleichzeitigen Zusatzbewegungen)

Ausgangshaltung: Die Beine sind im Stand gegrätscht – nach eigenen Möglichkeiten und im angenehmen Bereich. Der linke Fuß ist um knapp 90° nach außen gedreht. Die Arme sind längs des Körpers, die Hände nach vorn geöffnet.

Die nachfolgenden Bewegungen der Arme und Hände sowie des Atems entsprechen der Adler-Basisform (Ü 1–8). Bei den Seitbeugen wird die Hüfte nicht gedreht. Der Oberkörper wird zur Seite des nach außen gedrehten Fußes gebeugt *(s. Abb. 1.10)*:
- einatmend Fäuste ballen
- ausatmend die Fäuste zu den Schultern und Seitbeuge nach links
- einatmend zur Mitte aufrichten und angewinkelte Arme auf Schulterhöhe heben
- ausatmend Unterarme nach vorn und Seitbeuge nach links.

Der weitere Bewegungsablauf erfolgt dementsprechend.

Der Ablauf sollte mit der umgekehrten Beinstellung zur anderen Seite wiederholt werden.

Zweite Übungsweise
(Adler-Bewegungen mit eingeschobenen Zusatzbewegungen)

Jeweils nach den Haltungen Ü 2, 4, 6 und der gewählten Endvariante der Adler-Basisübung werden Dehnbewegungen zur Seite eingeschoben. Die Hüfte wird bei den Seitbeugen nicht gedreht.

Es gibt noch weitere Dreieckshaltungen, die sich mit dem Adler vorbereiten lassen, bevor sie ausgeführt werden. Anleitungen können in Büchern über Yoga gefunden wer-

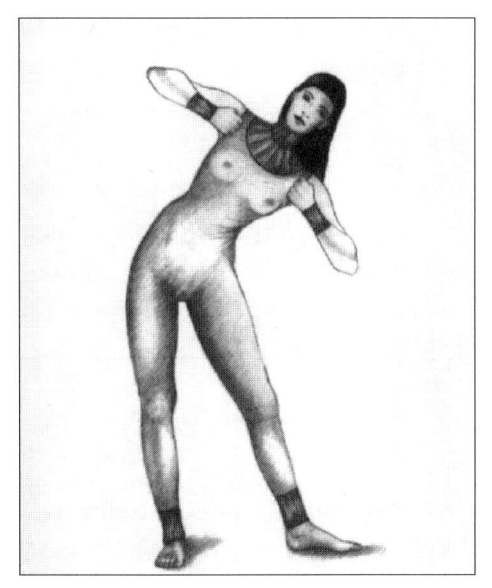

Abb. 1.10

den. Hier werden sie nicht beschrieben, da es in erster Linie um die Verdeutlichung des Übungsprinzips im Ägyptischen Yoga geht.

Mögliche Wirkungsweisen
Dreiecksstellungen und deren Übung nach den Prinzipien des Ägyptischen Yogas vereinen eine Vielzahl günstiger Wirkungen: Sie stärken die Muskulatur von Hüften, Waden, Knien, Beinen und Füßen. Beine und Hüften werden beweglicher. Rückenschmerzen und Verrenkungen im Halsbereich können gelindert oder beseitigt werden. Die Fußknöchel und Unterleibsorgane werden gestärkt, die Brust weitet sich. Fettansatz um Taille und Hüften wird gemindert. Ischias-Schmerzen und Arthritis bessern sich. Durch die Bewegung der Darmmuskeln wird auch die Verdauung angeregt.

Die »Ägyptische Statue«

Ägyptische Statuen und Bilder zeigen Personen in Schrittstellung. Alles Ägyptische ist stets in Bewegung. Dazu die Kurzdarstellung einer Übung, die in gewisser Weise mit isometrischen Übungen verwandt ist:

Aufrecht stehen. Schultern ein wenig nach hinten nehmen, Brustraum gedehnt. Kinn gerade, der Blick in die Weite gerichtet. Rechtes Bein vorn aufgestellt. Guter Bodenkontakt beider Fußsohlen: wie mit der Erde verwurzelt. Arme längs des Körpers hängen lassen, die Hände zu Fäusten schließen, Faustinnenseiten zu den Oberschenkeln richten.

Von unten nach oben beginnen wir nun, den gesamten Körper anzuspannen. Wir spannen zuerst die Zehen, die Füße, Waden, Kniegelenke usw., bis schließlich sämtliche Körperteile des Rumpfes und alle Gliedmaßen angespannt sind. Keine Spannung dagegen in Hals und Kopf – im Gegenteil: Hier sind wir entspannt und lächeln. Der Atem fließt trotz der Anspannung weiter. Immer wieder wird die Spannung ein wenig verstärkt oder an jenen Stellen wieder hergestellt, wo sie nachlässt.

Nach einer gewissen Zeit in dieser Spannungs-Entspannungshaltung wird ganz entspannt und dann die Übung mit umgekehrter Beinstellung wiederholt.

Weitere ägyptische Übungen

Es gibt eine Vielzahl weiterer ägyptischer Yoga-Übungen, typisch ägyptische Sitzpositionen, weitere Adler-Abwandlungen, den ägyptischen Sonnengruß, Speerwerfer und vieles mehr. Ein Teil der hier gezeigten Übungen und weitere Übungen werden im Buch »Ägyptisches Yoga« von Dieter Gratza (s. Literaturverzeichnis) ausführlich dargestellt.

Ägyptische Yoga-Übungen zur Vorbereitung klassisch-indischer Yoga-Positionen

Mit dem »Ägyptischen Adler« können Hatha-Yoga-Stellungen wie Seitbeugen, (z. B. Halbmond), Gleichgewichtshaltungen (z. B. Baum), Dreieckshaltungen, der Drehsitz, Zange, der »sitzende Winkel«, *»maha-mudra«* u. v. m. vorbereitet werden. Und damit ist das Ende der Möglichkeiten, den Ägyptischen Yoga mit dem klassisch-indischen zu verbinden, noch längst nicht erreicht.

ZUSAMMENFASSUNG

Der heutige Mensch hat sich eine oftmals gebeugte Haltung zu eigen gemacht: körperlich und psychisch. Hier setzt der Ägyptische Yoga an: In ganzheitlicher Weise verhilft er zur Aufrichtung von Körper und Geist.

Ägyptischer Yoga greift das alte Wissen der Ägypter über körperliche und geistige Gesundheit auf. Er liefert dem heutigen Menschen
- klar strukturierte und damit
- leicht erlernbare Übungen, die sich
- für alle Personen eignen, unabhängig von Alter, Beweglichkeit oder körperlicher Konstitution.

Ein weiteres Kennzeichen der Ägyptischen Yoga-Methode ist die dynamische Übungsweise, die sich für westlich geprägte Menschen besonders gut eignet – für manche Menschen sogar besser als die vorwiegend statischen Positionen des klassisch-indischen Hatha-Yoga-Systems.

Zusammenfassung

Die Bewegungen des Ägyptischen Yogas eignen sich ausgezeichnet zur Vorbereitung auf die klassischen statischen Yoga-Haltungen indischer Herkunft.

Ägyptischer Yoga ist eine ganzheitliche Übungsweise, die indischen Yoga, Gymnastik, Wirbelsäulengymnastik und Entspannungsübungen bereichern und miteinander verbinden kann.

Die einfach durchzuführenden Übungen des Ägyptischen Yogas steigern, wie die Übungen des indischen Yogas, das körperliche Wohlbefinden, sie verhelfen dem Menschen zu äußerer und innerer Aufrichtung und fördern seine geistig-seelische Entwicklung.

Die Verbindung von spezifischen Bewegungen mit dem zugehörigen Atem löst Verspannungen und fördert die Beweglichkeit. Mit der ägyptischen Yoga-Methode lassen sich viele Schwierigkeiten im Bereich der Wirbelsäule und am gesamten Bewegungsapparat vermeiden oder beheben.

Der Atem wird tiefer und regt damit auch die inneren Organe auf natürliche Weise an. Blockaden des Energieflusses können beseitigt werden.

Der symbolische Gehalt der ägyptischen Positionen kann verborgene Aspekte der eigenen Psyche bewusst machen. Die Symbolik bringt u. a. die Verwurzelung des Menschen mit der Erde und seine gleichzeitige Ausrichtung nach oben zum Ausdruck, verdeutlicht aber auch das Streben des Menschen nach Verbindung der irdischen Polaritäten.

Die Basisübungen des Ägyptischen Yogas bestehen zum großen Teil aus Bewegungen der Arme und Hände, die von der Atmung begleitet werden.

Kombinierte Übungen sind in verschiedenen Körperstellungen möglich, sie verbinden die Bewegungen der Arme und Hände mit zusätzlichen Bewegungen des Körpers. Daraus ergibt sich eine Vielzahl an einfachen und komplexen Übungsformen, die immer auch den zugehörigen Atem miteinbeziehen.

Wie der indische Yoga verbindet auch Ägyptischer Yoga körperliche Aspekte mit Atem und Geist, wobei auch Konzentration, Koordination und Symbolik eine wesentliche Rolle spielen.

Die Abbildungen wurden mit freundlicher Genehmigung des Karl F. Haug Verlags dem Buch »Ägyptischer Yoga« von Dieter Gratza übernommen.

Literatur

Dieter Gratza, Ägyptischer Yoga, Heidelberg, Haug 1998
Otto-Albrecht Isbert, Yoga – Arbeit am Selbst, Heidenheim, Goldmann 1960
Genevieve et Babacar Khane, Le yoga de la verticalité, Paris, Dervy-Livres 1987
André van Lysebeth, Tantra, München, Mosaik 1990
Naomi Ozaniec, Ägyptische Mysterien, Braunschweig, Aurum 1995
Edouard Schuré, Die großen Eingeweihten, Bern, 1976
Tatzki, Trökes, Pinter-Neise, Theorie und Praxis des Hatha-Yoga, Petersberg, Vianova 1995
J. Vandier, Manuel d'Archéologie Égyptienne, Paris, 1964, Edition A. et J. Picard
Swami Vivekananda, Raja-Yoga mit den Yoga-Aphorismen des Patanjali, Freiburg, Bauer 1981
Philipp von Zabern, Das Ägyptische Museum Kairo, Mainz, Philipp v. Zabern, 1986

Autor und Kontakte

Dieter Gratza
Schenkenwaldstr. 12
88273 Fronreute-Staig
Telefon 07502/911351
Fax 07502/911352

F.M. Alexander-Technik

G.L.A.T.

Die F.M. Alexander-Technik ist ein körperorientiertes pädagogisches Verfahren, das auf erfahrungswissenschaftlicher Grundlage das Wiedererlernen eines natürlichen und ausgewogenen Umgangs mit sich selbst ermöglicht.

Der aus Tasmanien stammende F.M. Alexander (1869–1955) ging davon aus, dass alle mentalen und körperlichen Prozesse in Zusammenhang stehen, unser Organismus also in jeder Aktivität eine Einheit darstellt. F.M. Alexander entdeckte, dass die Art und Weise unseres ›Gebrauchs‹ in großem Maße entscheidend ist für die Qualität aller körperlichen Funktionen. Streng erfahrungsorientiert forschte er jahrelang nach Möglichkeiten, die dem Menschen Mittel in die Hand geben, Reaktions- und Verhaltensweisen im täglichen Leben zu erkennen und gegebenenfalls zu verändern.

Er entdeckte ferner, dass für eine optimale körperliche Koordination die Beziehung zwischen Kopf, Hals und Rumpf vorrangige Bedeutung hat. Das ausbalancierte Verhältnis dieser drei Körperteile ist entscheidend für eine freie und gelöste Steuerung aller unserer Bewegungsabläufe.

Meistens schenken wir der Art und Weise, wie wir mit uns selbst umgehen, zu wenig Aufmerksamkeit. Wir überlassen uns automatisierten Bewegungen und unbewussten Verhaltensweisen.

Mit der Alexander-Technik können wir lernen, ungünstige Bewegungsmuster zu verändern. Durch bewusstes Innehalten zwischen Reiz/Impuls und Reaktion/Handlung werden alte Gewohnheiten gestoppt (inhibiert). Dadurch ergeben sich neue Wahlmöglichkeiten in der Art und Weise unseres Verhaltens.

HISTORISCHER HINTERGRUND – ENTSTEHUNG DER TECHNIK

Frederick Matthias Alexander wurde 1869 in Tasmanien als Ältester von acht Geschwistern geboren. Seit seiner Kindheit fiel er durch seine Fähigkeit auf, alles zu hinterfragen und auftretende Probleme selbst zu lösen. Da er an immer wiederkehrenden Atembeschwerden litt, wurde er von der Schule genommen und erhielt Privatunterricht. Er interessierte sich für Pferde, besonders für deren Fortbewegung, die er genau studierte.

Außerdem entwickelte er eine Vorliebe für das Werk Shakespeares.

Mit 17 Jahren nahm er seine erste Stelle in einem Büro der Bergwerkstadt in Mount Bischoff an und begann gleichzeitig in seiner Freizeit mit Musik- und Schauspielunterricht. Drei Jahre später zog er nach Melbourne, um seinem Interesse für Theater und Musik nachgehen zu können und seine Ausbildung als Rezitator und Schauspieler zu vervollständigen. Er hatte bald Erfolg, doch Atembeschwerden und zunehmende Heiserkeit führten beim Rezitieren zum Versagen seiner Stimme. Dieses Problem zeigte sich nur auf der Bühne, und da verschiedene Ärzte keine Diagnose stellen konnten, rieten sie zur Schonung der Stimme. Doch auch dies löste sein Problem nicht; selbst nachdem er 14 Tage vor einer Aufführung nicht gesprochen hatte, verließ ihn nach der ersten Hälfte seines Programms die Stimme.

Alexander beschloss, seinen Schwierigkeiten selbst auf den Grund zu gehen. Er fand heraus, dass er selbst durch die Art und Weise, wie er seinen Organismus beim Sprechen einsetzte, seine Stimmprobleme verursachte. Durch Selbstbeobachtung mit Hilfe mehrerer Spiegel stellte er fest, dass er den Kopf beim Rezitieren nach hinten und unten, die Schultern nach oben zog, dadurch den Brustkorb verengte und Druck auf den Kehlkopf ausübte. Auch wenn er sich schnell von seinen akuten Stimmproblemen befreien konnte, ließ ihn sein grundsätzliches Forschungsinteresse die Experimente jahrelang weiter fortführen. So entwickelte er auf erfahrungswissenschaftlicher Grundlage eine Methode, mit der Reaktions- und Verhaltensweisen im täglichen Leben erkannt und verändert werden können und ein ausgewogener und natürlicher ›Gebrauch des Selbst‹ möglich wird.

Während er weiterhin als Schauspieler und Rezitator arbeitete, wandten sich Kollegen immer häufiger wegen ihrer eigenen Stimm- und Atemprobleme an ihn, ebenso schickten ihm Ärzte ihre ›schwierigen Fälle‹. So entwickelte sich seine Arbeit allmählich dahin, Menschen in seiner Technik zu unterrichten. Man nannte ihn ›the breathing man‹. Zuerst in Melbourne, später als Direktor am ›Operatic and Dramatic Conservatorium‹ in Sydney und anschließend in London wurde seine Arbeit bekannt.

Während des ersten Weltkrieges ließ F.M. Alexander sich in New York nieder. Nach Kriegsende wirkte er bis 1929 halbjährlich wechselnd in den USA und London. In London gründete er 1924 eine Privatschule, in der neben dem normalen Lehrplan auch seine Technik unterrichtet wurde, da er davon überzeugt war, dass Erziehung der Schlüssel zur gesellschaftlichen Entwicklung ist.

1930 entstand die erste Ausbildungklasse für Lehrerinnen und Lehrer der Alexander-Technik in London. Zu Beginn des Zweiten Weltkrieges zog er wieder in die USA, kehrte aber 1943 endgültig nach London zurück.

1948, im Alter von 79 Jahren, erlitt er einen Schlaganfall, der eine linksseitige Lähmung nach sich zog. Durch ständige Arbeit an sich selbst erlangte er seine Körperkräfte zurück und war innerhalb eines Jahres wieder in der Lage, zu unterrichten. An seinem achtzigsten Geburtstag wurde die englische Gesellschaft für Alexander-Technik (STAT) gegründet.

F.M. Alexander starb 1955, 86-jährig, in London. Seine Methode beschrieb er in vier Büchern:
- *Man's Supreme Inheritance* (Des Menschen höchstes Erbe), 1910
- *Constructive, Conscious Control of the Individual* (Konstruktive, bewusste Kontrolle des Individuums), 1923
- *The Use of the Self* (Der Gebrauch des Selbst), 1932
- *The Universal Constant in Living* (Die universelle Konstante im Leben), 1940.

Heute gibt es weltweit etwa 3000 Lehrerinnen und Lehrer, die die F.M. Alexander-Technik unterrichten.

DIE PRINZIPIEN DER ALEXANDER-TECHNIK

Die Alexander-Technik basiert auf der Überzeugung F.M. Alexanders, dass der Mensch in seinem Potential ein perfekt funktionierender

Organismus ist. Körper und Geist verstand Alexander als ein untrennbares Ganzes. Er nannte die Art des Zusammenwirkens in allen Aktivitäten des alltäglichen Lebens den Gebrauch des Selbst.

In unserem Leben gibt es zahlreiche Faktoren, die ein harmonisches Funktionieren des Organismus störend beeinflussen. Das zeigt sich in vielen ungünstigen Bewegungs- und Verhaltensmustern, die in stereotyper Weise ablaufen. Jeder Mensch entwickelt Gewohnheiten, die sich für ihn ›richtig‹ und vertraut anfühlen, auch wenn sie tatsächlich einen ungünstigen Gebrauch mit sich bringen. Dies zeigt sich in körperlicher Überspannung bzw. Schlaffheit und in der Regel in einem übermäßigen Tun.

Der Sprachgebrauch weist in Aussagen wie z. B. »Reiß' dich zusammen«, »Zähne zusammenbeißen und durch!«, »hartnäckig« auf diesen Zusammenhang hin. Die Alexander-Technik bietet Möglichkeiten, die festgelegten Gewohnheiten und Muster zu erkennen und ungünstige Denk- und Bewegungsabläufe zu verändern.

Es ist kaum möglich, Gewohnheiten einfach dadurch zu verändern, dass man sich das vornimmt, denn die Macht der Gewohnheit bestimmt unser Sein. Jeder hat schon die Erfahrung gemacht, dass z. B. sich endlich gerade hinzusetzen nur für einen kurzen, konzentrierten Moment gelingt, bevor der Körper in das Alte, Vertraute zurückfällt. Allein der Gedanke: »Jetzt mache ich es anders« bewirkt keine bleibende Veränderung.

In der Alexander-Technik werden diese festgelegten Muster durch bewusstes Innehalten durchbrochen. Innehalten meint, sich jetzt in diesem Moment zu erlauben, erst einmal nicht auf einen äußeren oder inneren Reiz/Bewegungsimpuls zu reagieren, das heißt, nicht(s) zu tun und die Vorstellung zielfixierten Tuns loszulassen. Dadurch werden Möglichkeiten der Entscheidung frei, die mit Hilfe mentaler Anweisungen neue Bewegungsabläufe ermöglichen. Unter diesen Anweisungen sind die vorrangig, die das Zusammenwirken von Kopf, Hals und Rumpf betreffen. Alexander nannte dieses Zusammenwirken Primärsteuerung; so kann ein Prozess der Neuorientierung beginnen.

In den Alexander-Stunden kann der Schüler lernen, die Freiheit dieses feinen Zusammenspiels immer wieder zu erneuern und nicht zu stören. Das Loslassen von alten Gewohnheiten und die erlebte Erkenntnis, dass der Organismus optimal funktionieren kann, wenn wir ihn nicht stören und ihm die entsprechenden Ausrichtungen geben, vermittelt uns neue Möglichkeiten im gesamten Spektrum unseres körperlichen und geistigen Ausdrucks.

Eine wichtige Orientierung gibt dabei die Propriozeption (manchmal als sechster Sinn bezeichnet, neben den fünf Sinnen der Außenwahrnehmung), die Innenwahrnehmung unseres Körpers, des Muskeltonus und der Stellung der Gelenke. Die erforderlichen Informationen dazu erhält das Gehirn von den Rezeptoren in Gelenken, Muskeln und Bändern. Man spricht auch vom »kinästhetischen Sinn«. Dieser umfasst mehrere Wahrnehmungsmodalitäten und informiert uns über unsere Stellung und Lage im Raum und darüber, wieweit eine bestimmte Bewegung ausgeführt worden ist – hierbei ist auch die visuelle Wahrnehmung beteiligt sowie das Gleichgewichtsorgan im Ohr.

Da ständig extrem viele Informationen unser Gehirn erreichen, müssen diese verarbeitet und gefiltert werden. Die Kriterien für das Bewusstwerden einer Information richten sich z. B. danach, ob sie für uns wichtig oder neu ist. Für vertraute Situationen und bei erlernten Bewegungen haben bestimmte Gehirnzentren den Ablauf schon als Ganzes gespeichert, so dass die dazu notwendigen Informationen automatisch verarbeitet, d. h. praktisch nicht bewusst werden.

Wenn wir nur oft genug einen Bewegungsablauf nach einem bestimmten, gespeicherten Programm ausgeführt haben, verringert sich die Wichtigkeit dieser Information für das Gehirn. Wir nehmen den Ablauf als »normal« und richtig wahr, auch wenn er vielleicht nicht mehr angemessen ist (z. B.

Schonung einer Schulter nach einer Verletzung und, wenn die Verletzung ausgeheilt ist, Beibehalten der Schonhaltung).

Deshalb kann unsere Wahrnehmung in Bezug auf Bewegungsabläufe keine Richtschnur für die Angemessenheit einer Bewegung sein: Die gewohnte Bewegung, gleich in welcher Qualität ausgeführt, wird sich normalerweise richtig anfühlen.

Bewegungsmuster stellen sehr komplexe Vorgänge dar, die – sobald sie automatisiert sind – weitgehend ohne Bewusstheit ablaufen können. Sobald wir unsere Aufmerksamkeit auf diese Abläufe lenken, besteht die Möglichkeit einer Veränderung. Ist allerdings der Bewegungsablauf einmal in Gang gesetzt, ist eine Veränderung nur noch schwer möglich. Deshalb ist der Zeitpunkt zwischen Impuls und Beginn der Bewegung wichtig – diese Zeitspanne können wir gezielt nutzen. Hier können wir der normalerweise nichtbewussten Bewegungsabläufe gewahr werden und diese steuern, bewusst machen und gegebenenfalls auch ändern, wenn wir erkennen, dass sich ein Bewegungsmuster auf falschen oder nicht mehr gültigen Voraussetzungen gründet.

Kommt ein äußerer oder innerer Anreiz zu einer Aktivität, haben wir die Möglichkeit, nicht sofort zu reagieren und die Aktivität auszuführen, sondern uns durch Innehalten (inhibition) einen Raum zu verschaffen, der uns mehr Klarheit über die Ausführung der Aktivität bietet.

Dies ist Gegenstand des Unterrichts in der Alexander-Technik, wobei die mentale Ausrichtung durch die feine Stimulation mittels der Hände des Alexander-Lehrers begleitet wird.

FÜR WEN EIGNET SICH DIE ALEXANDER-TECHNIK?

Grundsätzlich ist die Alexander-Technik für alle nützlich, die ihre körperlichen und seelisch-geistigen Kräfte besser koordinieren und einsetzen möchten, speziell jedoch

- für Menschen, die unter Beschwerden leiden, die aus Fehlhaltungen und Störungen des Bewegungsapparates resultieren, wie Rücken-, Schulter- und Kopfschmerzen, Verspannungen oder Kreislaufstörungen
- für Menschen, die im Prozess ihrer persönlichen Entwicklung Unterstützung suchen
- für Menschen, die mit körperlichen Belastungen im Beruf besser umgehen möchten und einen
- bewussten Umgang mit dem Körper anstreben, z. B. Zahnärzte, Krankenschwestern oder Menschen, die viel am Bildschirm arbeiten
- für Menschen, die professionell (oder als Hobby) mit ihrem Körper arbeiten, wie Tänzer, Musiker, Schauspieler oder Sportler
- für Schwangere, die ihre Bewegungen den geänderten Umständen (Gewichtszunahme, Änderung des Schwerpunkts) anpassen müssen
- für Menschen, die Stress abbauen möchten
- für Menschen, die zur Lösung psychosomatischer Störungen einen körperorientierten Zugang suchen
- für Menschen, die sich in der Öffentlichkeit darstellen und dabei auf einen guten Körpergebrauch und eine gut funktionierende Stimme angewiesen sind, wie z. B. Manager, Politiker oder Lehrer.

Es bestehen keine prinzipiellen Einschränkungen, außer bei akuten Krankheitsbildern mit organischen Manifestationen (wie z. B. Bandscheibenvorfall mit Lähmungszeichen, Apoplexie etc.).

DIE ALEXANDER-TECHNIK IM KONTEXT ÄRZTLICHER BEHANDLUNG

Die Alexander-Technik ist eine Technik zur Veränderung von Bewegungsmustern und setzt dazu bei den entsprechenden mentalen Prozessen an. Der Schüler lernt einen wohlkoordinierten Umgang mit sich selbst, wodurch Verspannungen und Schmerzen, soweit sie durch schlechten Gebrauch entstanden sind, erfahrungsgemäß nachlassen oder verschwinden. Die Wirkung der Alexander-Technik hat auch eine indirekte Komponente: Es werden Prinzipien erlernt (Innehalten und Anweisungen/Ausrichtung), die auch für den Umgang mit psychischen Mustern wichtig sind. Zugleich werden Aufmerksamkeit, Selbstwahrnehmung und Körpersensibilität geschult, und die Eigenaktivität und Übernahme von Verantwortung werden gesteigert.

Einige Wissenschaftler haben über die physiologischen Grundlagen und die Auswirkungen der Alexander-Technik geforscht. Unter anderem wurde festgestellt, dass sie dazu beiträgt, den Blutdruck zu normalisieren, mit Stress besser umzugehen, die Atmung zu verbessern, den Muskeltonus und Körperhaltung in Balance zu bringen und Bewegungen ökonomischer zu gestalten.

Im Folgenden wird beschrieben, wie die Alexander-Technik bei Erkrankungen, die ärztlich behandelt werden, gerade dann erfolgreich eingesetzt werden kann, wenn die Symptome mit einem ungünstigen Körpergebrauch zu tun haben.

Gezielt eingesetzt werden kann die Alexander-Technik bei Störungen, die in den Bereich der Orthopädie fallen, wenn diese Störungen (wie Rücken-, Schulter- und Nackenbeschwerden, Tennisellenbogen oder Mausarm) durch Bewegungsmuster verursacht werden, die der Physiologie des Körpers entgegenstehen. Wird z. B. für einen bestimmten Bewegungsablauf zu viel Kraft aufgewendet, äußert sich das, wenn dieses Muster über Jahre hinweg beibehalten wird, häufig in Gelenk- und Spannungsschmerzen.

Ein Beispiel: Viele Menschen machen, wenn sie aus dem Sitzen aufstehen, überflüssige Bewegungen: Sie ziehen die Halsmuskeln fest zusammen, sie ziehen die Schultern hoch und spannen sie an, sie versteifen die Arme und ziehen den unteren Rücken ruckartig nach vorne. Durch einen verbesserten Umgang mit dem Körper mit Hilfe der Alexander-Technik verschwinden erfahrungsgemäß auch die Schmerzen, die bei einem derartig unzweckmäßigen Gebrauch auftreten.

Chronische Erkrankungen des Bewegungsapparates, insbesondere Gelenkerkrankungen, führen bei einigen Krankheitsbildern langfristig zu irreversiblen anatomischen Strukturveränderungen, die dann wieder zu Fehlstellungen und Fehlhaltungen führen. Schmerzbedingt entwickeln viele Patienten Schonhaltungen aus Angst, durch »falsche« Bewegungen den bestehenden Schaden zu vergrößern. Mit Hilfe der Alexander-Technik können schädigende Schonhaltungen abgebaut und ein optimaler Umgang mit dem Körper im Rahmen der Grunderkrankung erarbeitet werden.

Dies gilt sowohl für Zustände nach Unfällen, die mit knöchernen oder muskulären Verletzungen einhergegangen sind, als auch für eine angeborene Verkrümmung der Wirbelsäule oder Hüftgelenksfehlbildungen. Auch hier sind häufig neben den rein krankheitsbedingten Veränderungen sekundäre Fehlhaltungen zu beobachten.

Bestehende organische Erkrankungen lösen oft psychische Verarbeitungsreaktionen (z. B. Angst) aus, die wiederum zu somatischen Wechselwirkungen führen können.

Bei einer Asthmaerkrankung z. B. führt ein Anfall zu akuter Atemnot. Dazu kommen meistens noch muskuläre Angstreaktionen: Der Asthmatiker verkürzt den Hals, zieht die Schultern hoch und bewirkt dadurch eine Anspannung des Brustkorbs. So wird die freie Atmung noch mehr behindert und der Asthmaanfall verstärkt. Selbstverständlich kann die Alexander-Technik eine medizinische Behandlung nicht ersetzen. Sie kann aber durch Veränderung der oben beschriebenen Verhaltensmuster die Atemfunktion verbessern.

Eine freiere Atmung und dadurch auch weniger Angst im Asthmaanfall lässt eine beruhigende Rückwirkung auf die psychische Verfassung des Erkrankten erwarten. Die Erfahrung zeigt, dass die durch die Alexander-Technik erzielten körperlichen Veränderungen oft indirekt mit Verbesserungen im psychischen Befinden einhergehen.

Bei vielen von Patienten genannten Symptomen wie Rückenbeschwerden und Kopfschmerzen finden sich häufig keine organischen Ursachen. Dies wird in der Medizin als sogenannte »Funktionelle Störung« beschrieben. Das Synonym »Psychovegetative Erkrankung« deutet an, dass als mitauslösender Moment die Psyche in Frage kommt.

Bei diesen Erkrankungen mit psychogenem Anteil bietet sich die Alexander-Technik als Unterstützung der medizinischen Behandlung an, da die Veränderung der körperlichen Bewegungsmuster auf das psychische Befinden erfahrungsgemäß eine positive Auswirkung hat.

Ein weiterer Anwendungsbereich der Alexander-Technik sind psychosomatische Erkrankungen, die mit Körperbildstörungen einhergehen, wie Magersucht, Bulimie, chronisches Übergewicht, Neurodermitis oder Colitis. Hier kann die Alexander-Technik zu einem verbesserten Körperbild hinführen.

Sowohl beim gesunden als auch beim körperlich oder seelisch erkrankten Menschen führt die Alexander-Technik auf lange Sicht zu einer Verbesserung des Gesamtzustandes und kann daher sowohl prophylaktisch wie begleitend und ergänzend zu medizinischer Behandlung eingesetzt werden.

Die F.M. Alexander-Technik lässt sich im weitesten Sinn einer Gruppe von Verfahren zuordnen, die heute unter den Begriffen Körperarbeit oder Körpertherapie zusammengefasst werden. Der zugrunde liegende Körperbegriff schließt die psycho-mentalen Dimensionen des Organismus ein. Als pädagogisches Verfahren ist die F.M. Alexander-Technik präventiv und therapeutisch wirksam und als Maßnahme zur Gesundheitsbildung und Gesundheitserziehung relevant.

WAS GESCHIEHT IN EINER ALEXANDER-STUNDE?

Traditionell wird die Alexander-Technik in Einzelunterricht in Lektionen von 30–50 Minuten vermittelt. Da jeder Mensch den Unterricht mit anderen Voraussetzungen beginnt, kann anfänglich nicht genau festgelegt werden, wie viele Lektionen tatsächlich notwendig sind. Erfahrungsgemäß bedarf es ca. zwanzig bis dreißig Lektionen, bis bei einem Schüler ein fundiertes Erfahrungswissen aufgebaut ist, das ihn befähigt, unabhängig vom Lehrer die Prinzipien der Alexander-Technik in seinen Alltag zu integrieren.

Neben der Einzelarbeit wird auch Gruppenarbeit angeboten. Manche Alexander-Lehrerinnen geben Einführungsabende für Gruppen, andere bieten fortlaufende Kurse oder Wochenendseminare an, manchmal mit spezifischen Themen wie z. B. ›Alexander-Technik und Tanz‹ oder ›Alexander-Technik für Musiker‹.

Beide Arten des Unterrichts bieten besondere Schwerpunkte. Eine Gruppensituation hilft den Schülern, ihr visuelles Gewahrsein zu entwickeln und zu verfeinern, weil sie einander beobachten können. In einer Gruppe fällt es oft leichter, Probleme zu verstehen. Über Ähnlichkeiten und Unterschiede kann gesprochen werden, und dies führt zu einem umfassenden Verständnis körperlicher und geistiger Gewohnheiten sowie der Prinzipien der Alexander-Technik.

In der Einzelarbeit ist eine intensive persönliche Beschäftigung mit dem Schüler möglich. Der Lehrer ergänzt seine verbalen Erklärungen durch subtile Berührungen. Dadurch wird dem Schüler von Anfang an ermöglicht, einen günstigeren Körpergebrauch zu erfahren. Dieses neue Körpergefühl zu erleben, ist von elementarer Bedeutung.

In der Einzelstunde wird oftmals in Ruhepositionen wie z. B. Rückenlage und in alltäglichen Bewegungen wie z. B. Aufstehen und Hinsetzen gearbeitet. Obgleich viele Menschen bestimmte Arten des falschen Gebrauchs gemeinsam haben, erfordert jeder einzelne Schüler eine individuelle Vorgehensweise. So kann dies bedeuten, dass mit dem einen mit mehr Bewegung oder mehr im Liegen gearbeitet wird oder die Lehrerin möglicherweise spezifische detaillierte Anweisungen gibt.

Die Bewegungsarbeit geschieht mit sehr einfachen Grundbewegungen und ermöglicht dadurch bald, die Alexander-Prinzipien ins Alltagsleben zu integrieren: Gehen, Sitzen, Stehen, nach etwas greifen, sich bücken usw. Ebenfalls wird an spezifischen Bewegungsabläufen gearbeitet, wie z. B. Musizieren, Radfahren, Schreiben oder Bildschirmtätigkeit.

Alexander-Lehrerinnen und Lehrer sind darin ausgebildet, feinste Veränderungen im Körper des Schülers wahrzunehmen. Die Hände des Lehrers manipulieren nicht. Sie leiten sachte und führen den Schüler nicht weiter, als er zu gehen bereit ist. Sie weisen darauf hin, wo überflüssige Spannung losgelassen werden, der Körper so koordiniert werden kann, dass er als Ganzes besser funktioniert.

Was eine Schülerin oder ein Schüler im Laufe der Alexander-Arbeit empfindet, ist von Person zu Person sehr unterschiedlich. Manche Menschen fühlen sich nach den Stunden eher erschöpft, andere lebendiger, leichter und freier. Manche reagieren eher emotional, einige nehmen in den ersten Stunden kaum etwas wahr, andere hingegen sehr viel.

Im weiteren Verlauf der Sitzungen aber, wenn die bewusste Ausrichtung im Körper wirksam wird, kommt es zu einer kontinuierlichen Verbesserung der gesamten Funktionsweise des Körpers. Stets ist das Ziel eine Optimierung aller Bewegungen, wobei neben der Primärsteuerung (Relation von Kopf, Hals und Rumpf) auch die Durchlässigkeit der Gelenke sehr wichtig ist; insbesondere ein guter Gebrauch des Hüftgelenks ist vielfach ganz unvertraut.

»Sollte es einmal zu einer Untersuchung kommen, so wird sich herausstellen, dass alles und jedes, was wir in unserer Arbeit tun, genau das ist, was unter den richtigen Bedingungen in der Natur geschieht – mit dem Unterschied, dass wir lernen, es bewusst zu tun« (F.M. Alexander).

Kontakt:

Die Gesellschaft der Lehrer/innen der F.M. Alexander-Technik G.L.A.T. ist der Verbund der Lehrerinnen und Lehrer der F.M. Alexander-Technik in Deutschland. Die G.L.A.T. wurde 1984 gegründet und hatte im Jahr 2000 circa 300 Mitglieder. Der Verein ist gemeinnützig und hat das Ziel, die F.M. Alexander-Technik in Forschung und Praxis zu fördern.

Auf internationaler Ebene arbeitet die G.L.A.T. im Verbund mit dreizehn nationalen Gesellschaften u.a. aus England, den USA, der Schweiz, Israel und Dänemark. Dort werden Fragen der Aus- und Fortbildung, der wissenschaftlichen Forschung und der öffentlichen Information behandelt.

In Deutschland gibt es zurzeit zwölf von der G.L.A.T. genehmigte Ausbildungsinstitute. Die G.L.A.T. erstellt regelmäßig Listen der qualifizierten Lehrerinnen und Lehrer.

Die Gesellschaft verfügt über eine Bibliothek für ihre Mitglieder, in der neben der Primär- und Sekundärliteratur zur F.M. Alexander-Technik auch »graue« Literatur und Filmmaterial gesammelt wird.

Eine Liste der Lehrer/innen der F.M. Alexander-Technik in Deutschland (einschließlich der Adressen der Gesellschaften im Ausland) kann angefordert werden bei:

Gesellschaft der Lehrer/innen der F.M. Alexander-Technik e.V. (G.L.A.T.)
Postfach 53 12, D-79020 Freiburg.

Ausbildung

Die Ausbildung zur Lehrerin / zum Lehrer der F.M. Alexander-Technik dauert drei Jahre. Sie findet an privaten Ausbildungsinstituten statt und umfasst 1600 Stunden bei 15 Wochenstunden. Damit ist die Ausbildung so intensiv, dass sie in der Regel nur geleistet werden kann, wenn die berufliche Belastung ca. 20–30 Wochenstunden nicht überschreitet.

Voraussetzung für die Ausbildung sind Erfahrungen mit der Alexander-Technik durch Einzelstunden, sowie persönliche Eignung, die sowohl den Wunsch zur eigenen transformatorischen Arbeit als auch die Bereitschaft für einen Gruppenprozess beinhaltet.

Thema der Ausbildung ist die intensive Auseinandersetzung mit den Prinzipien der Alexander-Technik in praktischer und theoretischer Form, so dass im Laufe von drei Jahren die Befähigung erworben wird, selbständig die Alexander-Technik zu unterrichten.

Autor und Kontakte, s. S. 38

Literatur

Alexander, Frederick Matthias: Der Gebrauch des Selbst. München, Kösel 1988 (als Taschenbuch München, Goldmann 1993)

Die Universelle Konstante im Leben. Freiburg & Basel, Karger 1999

Barlow, Wilfred: Die Alexander-Technik. München, Kösel 1983 (als Taschenbuch: München: Goldmann 1993)

Bentley, Joni: Reiten ohne Stress und Angst. Lüneburg, Cadmos 1999

Brennan, Richard: Alexander-Technik. Die Wiederentdeckung der natürlichen Körperhaltung. Braunschweig, Aurum 1993

Drake, John: Alexander-Technik im Alltag. München, Kösel 1993

Gelb, Michael: Körperdynamik. Frankfurt, Ullstein 1999 (3. Aufl.)

Gray, John: Die Alexander-Technik. Bergisch-Gladbach, Bastei-Lübbe 1992

Lamprecht, Gerlinde: Die F.M. Alexander- Technik. Eine ganzheitliche Methode zur Wieder-Erlangung der natürlichen Körperkoordination und ihre Bedeutung in der sprachtherapeutischen Praxis. Frankfurt Peter Lang 1999

Leibowitz, Judith / Connington, Bill: Die Alexander-Technik. Körpertherapie für Jedermann, München, Scherz 1991

Macdonald, Glynn: Alexander-Technik – Das Praxisbuch zum Wiedererlernen der natürlichen Körperhaltung. Amsterdam, Time Life Books 2000

Park, Glen: Alexander-Technik. Paderborn, Junfermann 2000 (2. Aufl.)

Stevens, Chris: Alexander-Technik. Basel, Sphinx 1994

3

Atementspannung

DR. MED. ADALBERT OLSCHEWSKI-HATTENHAUER

ENTSTEHUNGSGESCHICHTE UND WEITERENTWICKLUNG DER ATEMENTSPANNUNG

Atemübungen, die zur Entspannung, zur Verbesserung der eigenen inneren Verfassung und zur Gesundheitsvorsorge dienen sollen, gibt es schon seit Jahrtausenden. Oft gehörten sie zu rituellen religiösen Praktiken. Bereits im alten China gibt es Formen von Atementspannung, die ganz bewusst im Rahmen der allgemeinen Gesundheitsvorsorge eingesetzt wurden. Im westlichen Abendland war man im Rahmen der Entwicklung der naturwissenschaftlichen Medizin fast ausschließlich an den funktionellen Aspekten der Atemtherapie interessiert. Man setzte sie zur Behandlung von Atemwegserkrankungen ein. Ebenso wandte man sie an, um die Erholung von Schwerkranken zu beschleunigen oder um eine allgemein vitalisierende Wirkung zu erzielen. Erst in den letzten 20 Jahren haben ganzheitliche Formen der Atemtherapie wieder an Bedeutung gewonnen, bei denen es auch um innere Entwicklungsschritte geht.

VORÜBUNG ZUM KENNENLERNEN UND AUSPROBIEREN

Suchen Sie sich eine bequeme Sitz- oder Liegeposition. Dehnen, strecken und räkeln Sie sich. Lassen Sie nun den Atem aus dem Körper heraussinken. Lassen Sie los. Werden Sie ganz locker. Lassen Sie mit dem Ausatmen zugleich das Gewicht Ihres Körpers nach unten auf die Unterlage heruntersinken. Lassen Sie nun eine kleine Pause entstehen, in der Sie nichts tun. Warten Sie ab, ob der Impuls zum Einatmen von selbst kommt. Seien Sie ganz passiv. Lassen Sie die Einatmung von selbst kommen.

Achten Sie beim Einatmen darauf, welche Körperregionen sich ausdehnen und beim Ausatmen wieder in die Ausgangsstellung zurücksinken.

Achten Sie darauf, wie Sie den Augenblick erleben, wenn nach der Ausatmung und der anschließenden Pause die Einatmung beginnt. Welche inneren Bilder tauchen auf?

An welche angenehmen Erlebnisse werden Sie erinnert? Was nehmen Sie sonst noch wahr?

GESCHICHTLICHES

Qi Gong, eine körperliche Atmungs- und Bewegungsform, die auch als das »Chinesische Heilatmen« bezeichnet wird, entstand etwa um 2500 v. Chr. Damals kam es durch regelmäßige Überschwemmungen des gelben Flusses in der Ebene Nordchinas zu vermehrtem Auftreten von Gelenkleiden bei der Bevölkerung. Körper- und Atemübungen, die von Priestern entwickelt wurden, führten zur Verbesserung der Gesundheit.

Das bisher älteste schriftliche Dokument zur Atemtherapie stammt aus der Zeit des *sechsten Jahrhunderts* vor unserer Zeitrechnung und besteht aus zwölf in China entdeckten *Jadeplättchen,* auf denen Grundprinzipien der Atemtherapie beschrieben werden.

Auch taoistische, zenbuddhistische, ayurvedische und Yoga-Traditionen, die meist in Klöstern gepflegt und weiterentwickelt wurden, enthielten Atemübungen. Ein wichtiger Aspekt dieser Übungen war und ist die Meditation, die innerliche Versenkung und das Entdecken und Entwickeln innerer Kräfte und von Zuständen der Ruhe und Kraft.

Das Lehrsystem des *Buddhismus,* entstand im *sechsten Jahrhundert* vor unserer Zeitrechnung in Indien gleichsam als Gegensatz zum alten indischen patriarchalischen Kastensystem (Gauthama Siddhartha Buddha, 560–483 v. Chr.). Buddha schuf ein religiös-philosophisches System, bei dem es um ganzheitliche leibseelische Gesundheit, die Entwicklung von Ehrlichkeit und Authentizität sich selbst und seinem Umfeld gegenüber ging. Um den dabei angestrebten physischen und psychischen Ruhezustand zu erreichen, sind Atemübungen und körperliche Bewegungsübungen erforderlich.

Die zwischen dem *vierten und dritten Jahrhundert* vor unserer Zeitrechnung entstandene Geistesrichtung des *Taoismus* lehrte eine mit der »allumfassenden Gesetzmäßigkeit in Einklang« stehende Lebensweise, die die »Allgültigkeit des Kosmos in sich selbst wirksam« werden lassen sollte. Um dies zu erreichen, sollten regelmäßig bestimmte körperliche Übungen und Atemübungen durchgeführt werden, da man glaubte, dass die angestrebte geistige und körperliche Verfassung nur in Verbindung mit der regelmäßigen körperlichen Übung zu erreichen war. Eine Abfolge von täglich auszuführenden Übungen sollte die Menschen gesund und leistungsfähig erhalten.

Die 2500 v. Chr. entstandenen *Yoga*traditionen, die in Richtung innere Befreiung durch Kontrolle und Herrschaft über die physischen Funktionen des Körpers durch Körperhaltungen (Asana) und Atemübungen (Pranajama) angelegt waren, wurden später in veränderter Form in die Lehren des Buddhismus übernommen.

Ursprünglich stand im Gegensatz zu den chinesischen Atemübungstradititonen der spirituell-religiöse Aspekt noch vor dem medizinischen. Die heute bei uns praktizierten Yogaformen finden sich in dem breiten Spektrum zwischen Yoga als reiner Gesundheits- und Fitnessgymnastik bis hin zu teilweise in religiösen Sekten angesiedelten Yogaformen, bei denen der spirituelle Überbau den Schwerpunkt bildet.

Tai-Chi-Chuan, entstanden aus dem Qi Gong in der Zeit der Ming-Dynastie um *1500 v. Chr.,* ist heute wieder allgemein bekannt. Auch Tai-Chi ist eine ganzheitliche Gesundheitsübung durch Schulung des Körperbewusstseins, durch meditative Bewegung und Atmung.

Im Jahr *526* brachte *Bodhidarma,* den indischen Buddhismus nach China und gründete dort die sogenannte *Chan-Schule,* aus der später in Japan die Tradition des »Zen« entstand. Er ging davon aus, dass richtige Atemführung und gute Konzentration zu einer guten psychischen und physischen Verfassung führten.

Tibetische Priesterärzte beginnen auch heute erst nach Absolvierung einer spirituellen und priesterlichen Ausbildung mit der eigentlichen medizinischen Ausbildung. Neben geistigen Aspekten geht es bei den Meditations- und Atemübungen auch um einen gesundheitsprophylaktischen Aspekt.

Die Ärzte in China wurden zur Zeit der Han-Dynastie (im Jahr 220 unserer Zeitrechnung) nicht für die Heilung der Kranken bezahlt, sondern bekamen nur von den Gesunden einen regelmäßigen Beitrag. Zur Gesundheitsvorsorge brachten sie den Bürgern Atem- und meditative Körperübungen zur Schulung der inneren Achtsamkeit und Konzentration bei. Dadurch sollten diese besser in der Lage sein, im Einklang mit ihrem Umfeld und den Kräften in Natur und Kosmos zu leben und gesund zu bleiben.

Auch im Islam gab es in der Urform viele der Meditation und auch der Gesundheitsprophylaxe dienende Bewegungs- und Atemübungen. Diese Dinge sind im heutigen Sufismus weiter lebendig.

Die nur in mündlicher Überlieferung an Vertrauenspersonen weitergegebene und deswegen noch wenig erforschte druidische Wydaphilosophie, die bei keltischen Druidenpriestern in Irland und in der Bretagne verbreitet war, beinhaltete auch Atem- und Körperübungen, die neben einer religiös-spirituellen Dimension auch Gesundheitsvorsorgecharakter hatten. Sie sollten die Menschen dazu befähigen, sich des materiellen Leibes voll bewusst zu werden und den Körper in seinem natürlichen Funktionszustand gesund zu erhalten.

Wyda und andere naturphilosophische Systeme wurden in der Zeit des römischen Imperiums und der anschließenden Verbreitung des Christentums verdrängt. Die meisten der ohnehin wenigen Aufzeichnungen und die Kultstätten und Kultgegenstände wurden in dieser Zeit zerstört.

Die uns besser bekannten und näherstehenden abendländisch humanistischen Traditionen haben auch im Bereich der Heilkunde nicht immer nur kurative, sondern vor allem auch (mens sana in copore sano) gesundheitsprophylaktische Aspekte vertreten. Schon in den Hochkulturen der Griechen, Ägypter und des Fernen Ostens wurde das Erleben des Atems in der Einheit von Körper, Seele und Geist als Grundlage für die Entfaltung der Lebenskraft, für leib-seelische Erneuerung und für die geistige Reife im Menschen angesehen. Dies setzt sich in der Kultur der Römer weiter fort. Das lateinische Wort Spiritus, auf deutsch »Geist« und »Atem«, bedeutet zugleich auch Seele und Geist. Das römische Ideal des »mens sana in corpore sano« hatte also auch etwas mit dem Atem zu tun. Gerade in dieser Zeit wurde der Stellenwert der Verantwortung für die eigene Gesundheit und das aktive Bemühen darum betont.

»Die Menschen erbitten sich ihre Gesundheit von den Göttern, dass sie aber selbst Einfluss auf ihre Gesundheit haben, wissen sie nicht« (Demokrit 1460 v. Chr.).

Prof. W. Hollmann aus Köln sagt dazu: »Ärzte im Altertum und Mittelalter wiesen u.a. auf die gesundheitliche Bedeutung regelmäßig betriebener Körperübungen ... hin. Mit dem Einzug naturwissenschaftlicher Methoden in die Medizin des 19. und speziell zu Anfang des 20. Jahrhunderts traten jedoch ärztliche Erfahrungswerte in den Hintergrund gegenüber den genau erhobenen Daten naturwissenschaftlichen Vorgehens.« Biophysikalische und biochemisch fundierte Aussagen, ... mussten erst in jahrzehntelanger Kleinarbeit erstellt werden, um den früher selbstverständlich gewesenen Aussagen eine erneute wissenschaftliche Bestätigung zu verschaffen. Die innere Haltung, die Art des Denkens sowie die Lösung bestimmter Probleme und Fragen der Menschen hatten sich verändert. Mit dem Beginn des naturwissenschaftlichen Denkens zur Zeit der Aufklärung wurde in unserem Kulturkreis das Bewusstsein von der Ganzheit des Menschen »vergessen«. Insbesondere kam es nach Rolf D. Koll zur Zeit von Descartes (1596–1650) zu einer »Abqualifizierung des Leiblichen ... «. Den Ausspruch von Descartes »cogito ergo sum«, d. h. »ich denke, also bin ich« (und nicht etwa wie Dr. Yvonne Maurer provokativ sagt »ich atme, also bin ich«), kommentiert Koll so, dass bei Descartes »Gefühl, Körper und Materie, also alles nicht Geistige und nicht Denkende ... « zu » ... Seinsgrößen zweiter Ordnung abqualifiziert« würden. Da der Mensch das »einzig verstandesbesitzende Wesen« sei, ergibt sich nach Koll in unserer Zivilisationsentwicklung die Legitimation für die Ausbeutung der Tier- und Pflanzenwelt auf dieser Erde in den letzten 2 Jahrhunderten, die logischerweise zu folgenden Problemen und Missständen in unserem Zeitalter geführt hätten: » ... systematische Zerstörung der Natur, ... Technisierung und Materialisierung der Welt, ... Abqualifizierung von Andersdenkenden, Abwertung von Gefühlen als unvernünftig ... « usw. Aufgrund dieses Denkens und Handelns hat sich der westliche

Mensch in den letzten 200 Jahren auch von seiner eigenen Natur entfremdet. Dies gilt auch für den Bereich der Medizin und speziell für die Gesundheitsvorsorge.

Im 17. Jahrhundert brachten jesuitische Wissenschaftler und auch holländische und deutsche Ärzte von ihren Forschungsreisen aus China und Japan Kenntnisse insbesondere über Akupunktur und Atemtherapie in den Westen. Wegen der vorwiegend kurativen Orientierung der damaligen medizinischen Schulen in Europa geriet dieses Wissen wieder in Vergessenheit. Französische Sinologen brachten dann im vorigen Jahrhundert als Missionare, Botschafter oder Privatgelehrte dort tätig auch Material über die chinesischen Atemtherapiesysteme in den Westen. Daraus entstanden die heutigen Atemtherapieschulen beispielsweise die von Prof. Ilse Middendorf, die auch atemtherapeutische Übungen enthaltende Leibtherapie nach Prof. Graf Dürckheim oder die IPEG-Atemtherapie, die als Entspannungsmethode aber auch als Körperpsychotherapiemethode eingesetzt wird.

Aus heutiger Sicht (nach Aussage des ungarischen Prof. Pálos) bieten Atmung und Meditation einen Zugang zur Beeinflussung des oft unbewussten gesundheitsschädigenden Verhaltens, das in unserer Zeit ein großes Problem darstellt.

ENTSPANNUNGSTRAINING IN DER SCHULE

Aus Modellversuchen in der Schule und im Kindergarten wissen wir, dass sich Atemtherapie günstig auf den Lernerfolg auswirkt. Auch eine Verbesserung des Gesundheitszustandes der Schüler und des gesundheitsbezogenen Verhaltens konnte festgestellt werden. Schülern sollte in der Schule nicht nur Wissen vermittelt werden, um sie auf ihr späteres Leben vorzubereiten, sie sollten auch lernen, wie sie im späteren Leben Stress und Belastungssituationen meistern und innerer und körperlicher Anspannung vorbeugen können.

EINSATZBEREICHE DER ATEMENTSPANNUNG

Die Atementspannung kann bei allen Indikationen, die für das Autogene Training und die Progressive Muskelentspannung gelten, angewendet werden (siehe dort). Man kann Atementspannung insbesondere bei Atemwegserkrankungen und auch beim Asthma bronchiale anwenden, um in der nicht akuten Phase der Erkrankung die Atemwegsfunktion zu verbessern und erneuten Asthmaanfällen vorzubeugen. Es liegen inzwischen wissenschaftliche Hinweise vor, dass durch regelmäßige Atementspannung die Medikamentendosis bei Asthmapatienten gesenkt werden kann. In Baden-Württemberg gibt es eine Präventionsvereinbarung zwischen Krankenkassen und der Kassenärztlichen Vereinigung, nach der Asthmapatienten unter anderem von Ärzten und Physiotherapeuten spezielle Atementspannungsübungen lernen sollen, um bei den betroffenen Kranken auf Dauer die Medikamentendosis zu senken.

Andere Entspannungsverfahren nutzen andere Zugänge zur Entspannung als die Atementspannung. Bei der Progressiven Muskelentspannung wird ein rein körperlicher, beim Autogenen Training ein rein mentaler Zugang angewendet. Durch zusätzliches Beachten der Atmung kann eine Ergänzung und Erweiterung dieser Verfahren stattfinden. Durch Kombination von verschiedenen Methoden wird die Wirksamkeit der einzelnen Methode deutlich gesteigert.

WANN MAN ATEMTHERAPIE NICHT ANWENDEN SOLLTE

- bei bestimmten Neurosenformen, bei denen ein Spannungsverlust vermieden werden soll
- bei Psychosen (Anmerkung: Die offiziell noch bestehende Kontraindikation soll Pychosekranke vor einer Verschlimmerung schützen. So wie manche Behandlungszentren Hypnose und Autosuggestion heute zur Be-

handlung einsetzen, könnte man sich auch die Atemtherapie als sinnvoll vorstellen. Die Kontraindikation ist also umstritten.).

VORSTELLUNGEN ZUR WIRKUNGSWEISE DER ATEMTHERAPIE

Durch Atementspannung kommt es zu einer generellen Entspannung der (Willkür-) Muskulatur des gesamten Körpers. Diese Entspannung wird im Mittelhirn über die sogenannte Formatio reticularis an das vegetative Nervensystem und das limbische System (für die Stimmungslage zuständig) gemeldet, sie führt auf diese Weise zur Umstimmung des gesamten Systems in Richtung Entspannung. Im Bereich des Brustkorbs gibt es eine Reihe von Rezeptoren für Bewegungen und Muskeltonus. Sie geben diese Informationen vor allem an Zentren im Bereich der Medulla oblongata weiter. Von dort werden eine Reihe von Körperfunktionen wie Herzfrequenz, Blutdruck usw. beeinflusst. Ebenso werden Atemwegsbewegungen und Weite der Bronchien eingestellt. Weitere Signale gehen an Mittelhirn und Großhirn, von wo aus auch Muskelspannung und das limbische System adaptiert werden.

AUSWIRKUNGEN DER ATEMTHERAPIE

Wenn man regelmäßig Atemübungen durchführt, wird man mit der Zeit eine Vielzahl von neuen Erfahrungen sowohl im körperlichen als auch im psychischen Bereich machen.

Körperliche Auswirkungen

Bei den meisten Menschen kommt es oft schon beim ersten Üben zu einem Gefühl der Belebung und Vitalisierung. Dieses Gefühl von Aktivierung kann in manchen Körperregionen stärker ausgeprägt sein als in anderen. Als Folge der Übungen erleben sich die Übenden insgesamt als fit und im Alltag zunehmend wohlig entspannt und ruhig. Im weiteren Verlauf des regelmäßigen Übens kommt es zu intensiven Entspannungszuständen. Dies ist für viele Menschen völlig neu.

Die Atementspannung führt zu einem verbesserten Körperbewusstsein. Manche Übenden beschreiben ihre Erfahrungen als ein Gefühl, den eigenen Körper endlich zu spüren und ihn jetzt richtig wahrzunehmen. Ebenso entwickelt sich eine bessere Bewusstheit für das Atmen.

Die Atemtherapeutin Elena Cardas beschreibt diesen Prozess wie folgt: »Der unbewusste Atem reagiert auf Eindrücke von außen und innen ... unmittelbar und sensibel. Es geht bei der Atementspannung darum, den Atem aus dieser unbewussten Labilität zu befreien.« Hierbei kommt es darauf an, » ... die innere Haltung reinen Beobachtens einzunehmen – nicht um zu bewerten, sondern um mit geöffneten Sinnen wahrzunehmen« und dadurch »die ordnende und harmonisierende Kraft unseres Atems zu erfahren« .

Es geht darum » ... den natürlichen Atemrhythmus wieder zuzulassen und den Atem in sich hineinhörend und erspürend zu erfahren und zu beobachten«, bis wir » ... das natürliche Fließen des Atems wieder zulassen können, das für uns als Kind so selbstverständlich war«.

Unnatürliche Atemmuster wie die reine Brustatmung, die Cardas als gepresste »Krampf- oder Flachatmung«, die Schlüsselbeinatmung, die sie als »Angstatmung« beschreibt, und die aus diesen Atemmustern folgenden muskulären Verspannungen vor allem im Brust- Schulter- und Nackenbereich, jedoch auch im gesamten restlichen Körper, werden durch eine natürliche Art des Atmens aufgelöst.

Die vor allem in Stresssituationen übliche durch den Willen und durch bewusste Anstrengung bestimmte hektische Brustatmung (Mundatmung) wird durch Nasenatmung, die vom Körper gelenkt wird und zu entspannter Zwerchfell- und Bauchatmung führt, abgelöst.

Wenn der Atem wieder frei fließen kann, werden nicht nur Muskelverspannungen, Fehlhaltungen und verkrampfte Bewegungsmuster, sondern auch innerliche Verspannungs- und Erschöpfungszustände behoben. Man gewinnt Zugang zu inneren Kräften und Potentialen. Dr. Martin Parkinson spricht (in Pálos, Atem und Meditation) von der Atemtherapie als der höchsten individuellen Kraftmöglichkeit. »Wenn man lernt, vollkommenen Atemrhythmus zu gewinnen und zu erhalten, entfernt man nicht nur das Hindernis schlechter Funktionen (Krankheit), sondern das Ich lässt sogar die quälende Subjekt-Objekt-Dualität fallen, die das Bewusstsein beherrscht und die Lebensenergien in Konflikte treibt.«

Atementspannung hat also nicht nur körperliche Auswirkungen. Viele Menschen stellen sich unter Atementspannung eine Art Gymnastik vor, die als eine »rein« medizinische Therapie z. B. für Asthmakranke eingesetzt wird. Schon im alten China war Atementspannung weit mehr, nämlich Mittel zur Selbsterziehung und zur Findung der eigenen Mitte. Atem und Sich-bewegen hatten von jeher in China körperliche *und* seelische Bedeutung.«

Hier lag nach E. und I. Stiefvater eine » … harmonische Verbindung von geistiger *und* körperlicher Bewegung« vor, um die es uns in den Atemtherapieformen heute wieder geht.

Psychische Auswirkungen

Im psychischen Bereich geht es insbesondere darum, zu sich selbst zu finden und durch den in der Atementspannung stattfindenden Erfahrungsprozess ein Gefühl der inneren Ruhe und Kraft zu entwickeln. Den heute so verbreiteten Burn-out-Zuständen wird dadurch entscheidend entgegengewirkt.

Im Verlauf eines solchen Übungs- und Erfahrungsprozesses können auch eindrucksvolle psychische Entwicklungsschritte, sog. Quantensprünge, auftreten.

Es gibt kleine und große »*Quantensprünge*« wie Maria Hippius es ausdrückt (persönliche Mitteilung). Unter kleinen Quantensprüngen verstehe ich eine unerklärliche Veränderung in der aktuellen Befindlichkeit des Betroffenen, wie beispielsweise die Auflösung eines Zustandes von tiefer Trauer und Depression durch eine neue Erfahrung, wie z. B. durch das erstmalige Erleben eines intensiven Entspannungszustandes oder auch durch eine besonders intensive Verstärkung der Entspannungserfahrung.

Auch wenn jemand nach einem solchen Quantensprung scheinbar wieder in den Ausgangszustand z. B. in die Depression zurückfällt, hat er sich in Wirklichkeit doch bis in tiefste Persönlichkeitsschichten hinein weiterentwickelt und wird nicht mehr »hinter diese Erfahrung zurückfallen«. Die Potentiale, um einen schwierigen Zustand, z. B. den einer Depression, zu überwinden, hat diese Person für sich erworben.

Große Quantensprünge sind oftmals bedingt durch mehrere kleine, die zuvor stattfinden. Sie können in der Entwicklung eines Menschen jedoch auch scheinbar ohne Vorzeichen spontan auftreten. Die Betroffenen erleben es so, als hätten sie zuvor in einer Pappkartonrealität gelebt und plötzlich entdeckt, dass man den Karton verlassen und eine unendlich große, weite, zuerst vielleicht teilweise auch beängstigende, aber dann freudvolle begeisternde neue Welt entdecken kann.

Man sollte sich, wenn man mit der Atemtherapie beginnt oder während des Übens, bewusst mit Fragen der Erweiterung des eigenen Weltbildes und der Veränderung der eigenen Sichtweisen beschäftigen, denn wie John C. Lilly es ausdrückt »nur das ist wahr oder wird wahr, was wir innerhalb der Grenzen unserer eigenen Vorstellungsmöglichkeit auch als wahr zulassen können«. Wenn wir neue Erfahrungen, z. B. von intensiven Entspannungszuständen machen, verändert sich in der Regel auch unser gesamtes Erleben in anderen Bereichen. Es finden innere Wachstumsschritte statt.

»Vielleicht können das Luftpotential und das ganze Spektrum seiner Bestandteile ein

Instrument sein für die ausgedehnte Erforschung der Welt des erweiterten Bewusstseins, für Reisen in den inneren Raum.« (Dr. Martin Parkinson in Pálos, Atem und Meditation).

MERKBLATT FÜR TEILNEHMER AN ATEMENTSPANNUNG-ÜBUNGSGRUPPEN

Bei der Atementspannung handelt es sich um ein Übungsverfahren, das meistens in der Gruppe unter Anleitung eines Therapeuten erlernt wird. Es kann auch nach einer schriftlichen Anweisung selbst erlernt werden. Ziel von Atementspannungsübungen ist eine Steigerung der Sensibilität für innere Anspannungszustände sowie das Erlernen der Fähigkeit, sich bewusst z. B. auch in angespannten Situationen zu entspannen. Durch selbständiges Üben zu Hause soll sich der Übende die Technik »einverleiben«. Mit der Zeit erreicht man bei regelmäßigem Praktizieren der Übungen eine innere Grundverfassung der Gelassenheit.

Viele Übungsteilnehmer berichten, dass bereits in der ersten Sitzung und vielleicht sogar bei der ersten Übung, ein Zustand der inneren Ruhe auftritt. Auf Dauer kann sich im Alltag ein Zustand von innerer Ruhe einstellen und der subjektiv empfundene Stress kann immer mehr abnehmen. Auch Erlebnisqualitäten, die in anderen Entspannungsverfahren zugänglich sind wie Ruhe, Schwere und Wärme beim Autogenen Training oder muskuläre Entspannung bei der Progressiven Muskelentspannung können sich durch Atementspannungsübungen in kurzer Zeit einstellen. Gleichzeitig wird in der Regel eine Abnahme der Herzfrequenz, der Atemfrequenz und oftmals auch des Blutdrucks beobachtet.

Menschen mit niedrigem Blutdruck erleben in der Regel eine Verbesserung ihrer Kreislaufsituation.

Viele Menschen bemerken im Verlauf des Übens das Vorhandensein von innerer Anspannung im Alltag und stellen fest, wie körperlich angespannt sie gleichzeitig auch sind. Es wird den Übenden bewusst, dass diese Anspannung vorher immer schon vorhanden war, aber dass man sie zuvor nicht wahrgenommen hat. Bereits in den ersten Übungssitzungen wird von den meisten Übungsteilnehmern eine angenehme psychische Befindlichkeit in Form eines inneren Gelöstseins, eines »Sich-Befreitfühlens«, eines »Ganz-ruhig-Seins«, eines sich »Ganz-bei-sich-Fühlens« usw. beschrieben, die dann durch längeres Üben weiter gefestigt wird.

Anfangs geht es darum, zu lernen, die inneren Empfindungen wahrzunehmen, die während der Entspannungsübungen auftreten. Dadurch erreicht man im Verlauf des Übens eine verbesserte Sensibilität für körperliche und emotionale Anspannungszustände.

Später gewöhnt man sich, auch im Alltagsleben das Auftreten von inneren Spannungszuständen und die zugehörigen Empfindungsqualitäten bewusst wahrzunehmen und diesen Zuständen entgegenzuwirken.

Wichtig hierfür ist es, zunächst die Technik der Atementspannung zu erlernen und sie zu üben. Die Fähigkeit zur Entspannung setzt einen Lernprozess voraus.

THEORIE

Unsere Atmung ist mit körperlichen und geistig-seelischen Vorgängen verbunden. So wie die Atmung unsere seelische Verfassung beeinflusst, wirkt sich unser Seelenzustand auf die Atmung aus. Wenn wir etwas an der Atmung verändern, verändert sich auch unsere Verfassung. Es ist häufig zu hören, dass wir in einer schnelllebigen Zeit mit atemberaubenden Entwicklungen leben, in der uns manchmal »die Luft wegbleibt«, und wir uns eine Verschnaufpause wünschen oder erst einmal durchatmen wollen. Diese umgangssprachlichen Aussagen zeigen, wie wichtig der Atem für uns ist.

»Der Atem des Menschen ist ein Spiegelbild unseres westlichen Lebensrhythmus, und er verdeutlicht den Zeitgeist unserer Zivilisation« schreibt die Atem- und Körpertherapeutin *Karin Schutt*.

Bei verschiedenen modernen Körpertherapierichtungen, bei denen die Beachtung des Atems eine wesentliche Rolle spielt, geht es um die Erlangung der Einheit von Körper, Seele und Geist. »Die Kunst des Zusammenführens von Seele und Körper... ist es, welche in besonderem Maße unser Interesse erregen sollte« *(Stiefvater)*.

Die Theorien der körperorientierten Psychotherapien gehen davon aus, dass sich psychische Störungen nicht nur in bestimmten Verhaltensweisen, sondern auch in Körperhaltung, Stimme und besonders in der Art und Weise, wie man atmet, ausdrückt.

Man kann sich vorstellen, dass ruhiges und entspanntes Atmen zu einer entspannten und gelassenen Grundhaltung führen kann.

Durch regelmäßige Atemübungen erfolgt ein Erleben, Bestätigen, und Einüben neuer Wahrnehmungsqualitäten und Erfahrungen. Ein vertieftes Bewusstsein für die eigene körperliche und psychische Situation und Verfassung sowie für die in der gegebenen Situation bestehenden inneren und äußeren Bedürfnisse ist die Folge.

Es kommt darauf an, zu erkennen, dass Atemtherapie und Atementspannungstherapie nicht nur Auswirkungen auf die körperliche Verfassung, sondern auch die seelisch-geistige Grundverfassung und somit auch auf den Gesundheitszustand insgesamt haben.

Durch diese Prozesse finden Persönlichkeitswachstumsschritte in Richtung auf die eigene ganzheitliche Gesundheit statt.

PRAXISTEIL

ZEN-ÜBUNG IM LIEGEN

(Tragen Sie bequeme Kleidung, z. B. Jogginganzug. Benötigt werden zusätzlich zwei Decken oder eine weiche Unterlage. Legen Sie die zwei Decken übereinander auf den Boden oder benutzen Sie eine weiche Unterlage. Achten Sie darauf, dass Sie im Liegen noch genug Platz haben werden, um sich allseitig zu strecken.)

Schließen Sie die Augen und stellen Sie sich (ohne Schuhe) auf die Matte und strecken und dehnen Sie Ihren Körper genüßlich durch. Möglicherweise möchten Sie auch etwas gähnen, gähnen Sie so intensiv und so lange Sie möchten.

Legen Sie sich nun auf die Matte, suchen Sie sich eine bequeme Liegeposition und strecken und dehnen Sie sich erneut nach Herzenslust durch etwa wie eine Katze nach dem ersten und vor dem zweiten Mittagsschlaf. Lassen Sie sich Zeit für diesen Vorgang. Schließen Sie die Augen.

Legen Sie nun die Arme auf der Unterlage ab. Die Hände liegen neben den Oberschenkeln.

Lassen Sie sich locker auf die Unterlage sinken, geben Sie Ihr Gewicht mehr und mehr an die Unterlage ab.

Lassen Sie sich zu Beginn des Ausatmens in den Schultern los ....

Stellen Sie sich vor, Sie seien im Beckenbereich von einer riesigen Schale umgeben, in die Sie sich hineinsinken lassen, geben Sie Ihr Gewicht noch mehr ab und lassen Sie Ihren Körper noch tiefer sinken ...

Lassen Sie nach dem Ausatemvorgang eine kleine Pause entstehen. Stellen Sie fest, ob es nicht möglich ist, dass die Einatembewegung mehr und mehr von selbst erfolgt, ohne dass Sie willentlich etwas dazu beitragen müssen.

»Es atmet von selbst, ich brauche nichts dazu zu tun.«

Stellen Sie fest mit welchem Gefühlszustand dieses Loslassen und Geschehenlassen verbunden ist, welche Bilder tauchen in Ihnen auf, welche Erinnerungen, spüren, sehen und hören Sie in sich hinein.

Nehmen Sie den Beckenboden wahr, wie er sich mit der Einatembewegung nach unten zu den Füßen hin ausdehnt und eine leichte Spannung aufnimmt, und wie er mit der Ausatembewegung wieder zurückfedert.

Versuchen Sie, diese Erlebnisqualität mit Worten für sich zu beschreiben. Können Sie mit Ihrem Erleben ähnliche Begriffe verbinden wie: Ort der Ruhe und der Kraft, ganz bei sich sein, in der eigenen Mitte ruhen, frei fliegen? Oder sind ganz andere Erlebnisqualitäten bei Ihnen angesprochen worden?

Stellen Sie fest, ob Sie die Atembewegung als ein sich Ausdehnen und wieder Zurücksinken des Körpers erleben. An welchen Stellen dehnt sich der Körper aus? Kommt es Ihnen so vor, als würde die Ausatembewegung über das Becken hinaus in die Oberschenkel oder in die Unterschenkel, die Füße sinken?

Inwieweit dehnt sich der Brustkorb aus und sinkt wieder zusammen; setzt sich diese Bewegung auch bis in die Schultern, Oberarme oder sogar die Unterarme fort? Erleben Sie sogar, dass sich der gesamte Körper ausdehnt?

Ist die mit der Atmung verbundene Ausdehnung der Körperräume noch mit anderen Phänomenen verbunden? Vielleicht fühlen Sie sich als würden die Arme oder Beine oder der Kopf noch weiter in die Unterlage hineinsinken, sodass es Ihnen vorkommt, als ob Sie unterhalb des Bodenniveaus lägen.

Sind Sie in Ihrer Vorstellung von einer leuchtenden weißen oder farbigen Hülle umgeben, die sich mit der Atembewegung verändert?

Nehmen Sie ein Magnet- oder ein Wärmefeld um sich herum wahr, die sich mit der Atembewegung verändern? Befinden Sie sich in einer Klangwolke, die den Körper umgibt, und wie nehmen Sie die dazugehörigen Töne wahr?

Lassen Sie die einzelnen Wahrnehmungen und Wahrnehmungsqualitäten ohne sie zu kommentieren stehen. Beobachten Sie wach und gleichzeitig absichtslos. Kommen Sie dazu, nichts verändern zu wollen; werden Sie zum wachen Beobachter. Sollten einzelne Gedanken, Bilder, Sätze, Worte, Gefühlswahrnehmungen vor Ihrem Bewusstsein auftauchen, lassen Sie sie kommentarlos stehen, Sie brauchen die Gedanken jetzt nicht weiterzudenken, innere Dialoge und Kommentare lassen Sie vor sich ablaufen ohne aktiv einzugreifen. Lassen Sie zu, dass neue Gedanken, Bilder, Worte, Kommentare vor Ihrem Bewusstsein auftauchen ... Allmählich ziehen diese inneren Eindrücke wie Wolken an Ihrem Bewusstsein vorbei, vielleicht wird es allmählich immer ruhiger, während Sie wach beobachtend und wahrnehmend und gleichzeitig immer ruhiger auf der Unterlage liegen.

Rücknahme:
Verharren Sie in diesem Zustand, solange Sie möchten, nehmen Sie angenehme Gedanken, innere Bilder, innere Musik und Gefühle wahr.

Wenn Sie wieder zurückkommen möchten, beginnen, Sie Ihren Körper wieder zu bewegen und zu spannen.

Bewegen Sie zuerst die Finger und die Zehen, schließlich die Arme und Beine, sowie die Schultern. Nehmen Sie Spannung in Ihren Körper auf, strecken und räkeln Sie sich erneut, wie nach einem langen erholsamen Schlaf, gähnen Sie, wenn Sie möchten, setzen Sie sich, noch mit geschlossenen Augen, auf; umfassen Sie mit den Armen die Knie und ziehen sie zum Brustkorb heran, während Sie gleichzeitig die Beine vom Körper wegdrücken und eine Gegenspannung erzeugen.

Ziehen Sie ein paar Grimassen, kneifen Sie die Augen fest zusammen, blinzeln anschließend ganz locker und öffnen die Augen. Sehen Sie sich im Raum um, bleiben Sie zunächst etwas in dem Zustand, in dem Sie sich jetzt befinden, und beginnen Sie in Ihrem eigenen Rhythmus sich nochmals zu strecken, zu dehnen, aufzustehen, ein paar Schritte zu gehen, vielleicht etwas auf den Boden aufzustampfen, bis Sie wieder frisch und wach aus der Übung zurückgekehrt sind.

Atementspannung im Liegen I

Legen Sie sich bequem auf den Rücken, lassen Sie sich während des Ausatmens auf die Unterlage heruntersinken, lassen Sie Ihren Körper noch schwerer werden und die Ausatmung noch tiefer aus Ihnen heraussinken. Vielleicht müssen Sie Ihre Wirbelsäule noch etwas strecken, beugen Sie dazu die Knie und ziehen Sie die Füße an den Körper heran, stützen Sie sich mit den Füßen auf, heben das Becken an und ziehen es etwas weiter fußwärts. Legen Sie anschließend das Becken ab. Sie werden bemerken, dass die Wirbelsäule beim Langmachen der Beine gestreckt und gedehnt wird. Beobachten Sie/nehmen Sie wahr, wie der Atem auch die Beckengegend erreicht und den Beckenboden beim Einatmen nach unten ausdehnt. Nehmen Sie wahr, wie der Beckenboden beim Ausatmen wieder zurückfedert. Lassen Sie nach dem Ausatmen eine kleine Pause, und stellen Sie fest, ob und wie stark die Einatembewegung von selbst erfolgt. Warten Sie auf den Einatemzug. Seien Sie lediglich als Beobachter anwesend, während Ihr Körper von selbst einatmet.

Sie können sich bei dieser Übung noch weiter unterstützen, indem Sie eine Hand auf den Rippenbogen (Magengegend) und die andere Hand auf den Unterbauch legen. Achten Sie hierbei wieder besonders auf den Beckenboden, sowie auch auf einen Punkt etwa $1/3$ Handbreit unterhalb des Nabels.

Beugen Sie die Knie und ziehen Sie die Füße zum Becken heran (bis sich ein etwa 60°-Winkel zwischen Ober- und Unterschenkel bildet), stellen Sie die Füße unmittelbar nebeneinander auf den Boden auf.

Während Sie tief ausatmen, lassen Sie die Knie langsam zur Seite auseinander sinken. Während der Einatembewegung bewegen Sie die Knie langsam wieder aufeinander zu.

Achten Sie darauf, möglichst wenig Muskelkraft aufzuwenden und insbesondere auch an dieser Bewegung nicht beteiligte Muskelgruppen entspannt zu lassen. Versuchen Sie, ein eventuell auftretendes Zittern zu genießen, bzw. die angenehmen Aspekte dieser ansonsten ungewöhnlichen Erfahrung wahrzunehmen. Lassen Sie dann die Knie in Mittelstellung, und lassen Sie den Atem ruhig und frei fließen. Vielleicht erfolgt die Atembewegung ganz von selbst, ohne dass Sie bewusst Luft holen brauchen. »Es« atmet mich. Achten Sie auf angenehme innere Gefühlszustände, innere Bilder, innere Klänge, Musik.

Rücknahme wie oben.

Atementspannung im Liegen II

Verfahren Sie bis zum Heranziehen der Knie wie bei der obigen Übung. Atmen Sie dann tief aus, und führen Sie währenddessen beide Knie zur linken Seite bis zum Boden nach unten, die linke Hüfte berührt den Boden, die rechte Hüfte wird bei dieser Bewegung vom Boden abgehoben. Atmen Sie ganz tief aus. Verweilen Sie für einige Atemzüge in dieser Stellung. Heben Sie dann die Knie zusammen mit einem langen Einatemzug wieder in die Mitte, und atmen Sie dann, während Sie die Knie nach rechts ablegen mit einem langen Atemzug wieder aus, verweilen Sie ebenfalls einige Atemzüge und heben Sie anschließend die Knie wieder in die Mitte zurück. Nach mehrmaligem Wiederholen dieses Vorgangs stellen Sie die nebeneinander stehenden Füße etwas auseinander, so dass die Beine ohne weitere Muskelanstrengung mit gebeugten Knien von selbst in der gleichen Stellung verbleiben.

Lassen Sie den Atem jetzt wieder tief aus sich heraussinken, überprüfen Sie, ob und wie stark die Einatembewegung von selbst erfolgt. Lassen Sie nach dem Ausatmen eine kleine Pause.

Nehmen Sie den Einatemvorgang als wacher Beobachter wahr. Lassen Sie den Körper die Einatembewegung von selbst ausführen. Konzentrieren Sie sich auf die angenehmen Erfahrungen, die möglicherweise durch diese Übung ausgelöst worden sind (angenehme innere Bilder, Gefühle, Naturgeräusche, Musik usw.).

Rücknahme wie oben (siehe bei »Zen-Übung im Liegen«).

Ki-Bewegungsübung (im Stehen)

Stellen Sie die Füße etwa schulterbreit auseinander und gehen Sie leicht in die Knie. Stellen Sie jetzt den rechten Fuß eine Fußlänge weiter nach vorne und den linken Fuß etwa eine Fußlänge nach hinten. Suchen Sie sich einen stabilen Stand, wobei das Gewicht auf die gesamte Fläche verteilt sein soll. Federn Sie etwas in den Knien, um diesen Stand zu überprüfen, kippen Sie Ihr Becken leicht noch vorn, sodass in der Lendenwirbelsäule eine leichte Hohlkreuzstellung entsteht, so wie es sich angenehm anfühlt. Richten Sie Ihre Wirbelsäule gerade auf, so dass Sie sie nur mit wenig Muskelanstrengung gerade halten brauchen, balancieren Sie den Kopf auf der Wirbelsäule wie einen Ball auf einer Stange. Überprüfen Sie die Stellung der Wirbelsäule und des Kopfes durch leichtes Seitwärtsneigen des Oberkörpers, anschließend durch leichtes nach vorne und hinten Neigen des Oberkörpers und schließlich durch ganz leichtes Kreisen. Lassen Sie diese Bewegung immer feiner werden, bis die Wirbelsäule und der Kopf fast anstrengungslos aufrecht stehen. Überprüfen Sie in dieser Stellung nun Ihren Atem. Können Sie während des Ausatmens zunächst Ihre Schultern loslassen? Lassen Sie dann Ihr Becken los und lassen Sie sich wie in einen Sattel nach unten nieder.

Gelingt es Ihnen, zum Ende der Ausatmung in dieser Stellung den Körper noch weiter locker zu lassen, noch tiefer auszuatmen und nach einer Ausatempause die Einatembewegung von selbst entstehen zu lassen?

Suchen Sie sich mehrere Meter von Ihnen entfernt einen Punkt an der Wand, auf den Sie jetzt zulaufen werden. Beachten Sie beim Laufen, dass sich dieser Punkt in Ihrem Gesichtsfeld möglichst wenig auf und ab oder zur Seite bewegt, während Sie gehen. Lassen Sie dazu die Knie gebeugt und den Körper gerade aufgerichtet und stellen Sie sich beim Gehen vor, Sie würden von einem Seil, das etwa $1/3$ handbreit unterhalb Ihres Nabels um den Körper gelegt ist, vorwärts gezogen werden.

Experimentieren Sie, während Sie gehen, mit verschiedenen inneren Haltungen. Stellen Sie sich z. B. vor, Sie könnten sich mit Ihrem Willen so gut kontrollieren, dass Sie die Aufgabe perfekt bewältigen.

Stellen Sie sich anschließend vor, Sie würden der Ausführung dieser Übung lediglich absichtslos beiwohnen, absichtslos zusehen, ohne es besonders perfekt machen zu wollen. Wiederholen Sie die Übung in der Haltung der inneren Absichtslosigkeit mehrmals.

Welche Unterschiede stellen Sie fest? In welcher Haltung gelingt es »besser« die Übung auszuführen?

Strandfußball mit dem Badeball

Liegen Sie am Boden. Lassen Sie Ihr Gewicht möglichst locker auf die Unterlage sinken. Lassen Sie sich möglichst schwer sein. Atmen Sie tief aus. Lassen Sie die Ausatembewegung ganz lang werden. Lassen Sie dann, wenn es geht, eine kleine Pause entstehen. Erspüren Sie, ob und wie stark der Einatemimpuls von selbst kommt. Versuchen Sie, den Beckenboden möglichst locker zu lassen, so dass er sich auch mit kleineren Atembewegungen beim Einatmen nach unten wölbt und beim Ausatmen wieder nach oben zurückfedert.

Heben Sie das rechte Bein an, und beugen Sie gleichzeitig das Knie, so dass der Oberschenkel senkrecht zur Unterlage steht und der Unterschenkel etwa senkrecht zum Oberschenkel. Ziehen Sie vielleicht das Bein noch ein klein wenig weiter an. Stellen Sie sich vor, dass jetzt gleich ein großer, weicher, leichter Badeball auf Sie zugeflogen kommt. Stoßen Sie diesen Ball zugleich mit der Ausatmung mit dem Fuß nach unten von sich weg.

Führen Sie diese Bewegung einige Male aus. Legen Sie dann das Bein wieder auf den Boden zurück, und vergleichen Sie zwischen dem rechten und dem linken Bein. Vielleicht kommt Ihnen das rechte Bein jetzt schwerer vor als das linke, vielleicht auch ein bißchen länger, auch ein bißchen weiter in die Unterlage eingesunken. Vielleicht machen Sie auch ganz andere Feststellungen. Achten Sie besonders auf Gedanken, die Ihnen jetzt gerade zufällig kommen, oder innere Bilder, die Ihnen begegnen, wenn Sie die Augen schließen, oder vielleicht auch Töne, Musik und Naturklänge, die Sie innerlich wahrnehmen.

Üben Sie nun auch mit dem linken Bein.

Lassen Sie anschließend eine kleine Pause entstehen. Hören Sie in sich hinein. Lassen Sie innere Bilder auftauchen. Wie fühlen Sie sich?

Kommen Sie anschließend zurück, indem Sie sich dehnen, räkeln, strecken und auch Gähnen zulassen, wenn es von selbst kommt. Räkeln Sie insbesondere auch Nacken und Schultern, und kommen Sie ganz zurück.

Beckenboden-Entspannung

Liegen Sie ruhig und entspannt auf Ihrer Unterlage. Nehmen Sie eine angenehme Liegeposition ein.

Spannen Sie die Gesäßmuskeln fest an und halten Sie diese Spannung für 3–5 Sekunden. Lassen Sie sie dann los.

Wie verändert sich jetzt Ihre Atmung? Atmen Sie tiefer in den Bauch? Ist der Beckenboden locker? Wölbt er sich mit dem Einatmen nach unten, und federt er mit dem Ausatmen wieder nach oben zurück? Wie fühlt sich das an? Was nehmen Sie noch wahr?

Führen Sie die Übung nochmals aus.

Spannen Sie die Gesäßmuskeln jetzt ganz fest an. Die gespannten Beckenmuskeln heben den Körper etwas vom Boden ab. Lassen Sie die Muskeln ganz hart werden. Halten Sie die Spannung eine Weile. Vielleicht können Sie jetzt noch fester anspannen. Lassen Sie dann augenblicklich wieder los.

Achten Sie nun darauf, wie Sie die Beckenregion wahrnehmen. Was geht sonst noch in Ihnen vor? Es kann gut sein, dass es Ihnen so vorkommt, als sei der Beckenbereich jetzt etwas schwerer geworden. Vielleicht haben Sie die Vorstellung, Sie seien mit Ihrer Beckenregion etwas mehr in den Boden eingesunken. Vor allem gelingt es jetzt möglicherweise besser als vorher, den Beckenboden locker zu lassen und zu spüren, wie er sich mit der Atembewegung zugleich nach unten verschiebt und beim Ausatmen wieder nach oben zurückfedert.

Welche Gefühlszustände löst das aus? Stellen Sie eine besondere Leichtigkeit, ein Ganz-bei-sich-selbst-Sein, ein innerliches Ruhig-Werden fest?

Spüren Sie jetzt erneut nach, hören Sie in sich hinein und stellen Sie fest, ob und welche inneren Bilder auftauchen.

Strecken Sie die Zehen ganz weit nach unten. Lassen Sie die Unterschenkelmuskeln ganz hart werden, indem Sie die Füße nach unten strecken.

Strecken Sie gleichzeitig die Knie, so dass die Oberschenkelmuskeln angespannt werden. Heben Sie beide Beine leicht vom Boden ab, so dass sich die Bauchmuskeln anspannen und vielleicht sogar ein leichtes Zittern entsteht. Achten Sie darauf, die Lendenwirbelsäule zu stabilisieren. Wenn Sie körperlich nicht sehr geübt sind, heben Sie die Beine nicht vom Boden ab. Sie können das Anheben auch nur andeuten. Versuchen Sie das eventuelle Zittern auszuhalten und vielleicht auch ein wenig zu genießen. Nach einer gewissen Zeit des Haltens (5–20 Sekunden je nach eigenem körperlichem Übungszustand) lassen Sie die Beine wieder nach unten sinken. Atmen Sie aus, und lassen Sie die Spannung der Muskulatur los.

Vielleicht müssen Sie jetzt gähnen oder erneut tief einatmen. Betonen Sie das Loslassen und Fallenlassen des Körpers.

Führen Sie diese Übung nochmals durch.

Nehmen Sie den Unterkörper und die Beine noch einige Augenblicke bewusst wahr. Vielleicht verstärkt sich die Entspannung noch weiter. Wie atmen Sie jetzt? Verweilen Sie noch ein paar Augenblicke in diesem Zustand. Achten Sie auf Ihre inneren Wahrnehmungen.

Kommen Sie dann wieder zurück, indem Sie sich dehnen, räkeln und gähnen. Führen Sie die Bewegungen durch, die Sie benötigen, um wieder wach und entspannt im Hier und Jetzt anzukommen.

Ausatmen durch Beckenboden und Beine

Legen Sie sich entspannt auf die Unterlage. Strecken Sie sich vielleicht noch etwas und gähnen Sie, wenn Sie möchten. Lassen Sie

Ihren Körper anschließend immer entspannter und lockerer auf der Unterlage ruhen. Geben Sie mit jedem Ausatemzug mehr Gewicht an die Unterlage ab. Lassen Sie sich tiefer sinken und lassen Sie sich los. Lassen Sie den Atem immer tiefer aus sich heraussinken. Lassen Sie eine kleine Pause nach dem Ausatmen entstehen und warten Sie, bis der Einatemimpuls von selbst kommt.

Möglicherweise brauchen Sie diesen Atemimpuls nur ein wenig zu unterstützen und können bei den nächsten Atemzügen die gesamte Einatembewegung vollständig Ihrem Körper überlassen. Stellen Sie sich vor, dass Sie durch den Beckenboden ausatmen. Vielleicht entwickelt sich allmählich von selbst auch die Vorstellung, dass Sie auch nach unten in die Beine hinein atmen oder durch die Beine ausatmen.

Wie erleben Sie die Veränderungen, die durch diese Übung ausgelöst werden? Was nehmen Sie wahr? Wie atmen Sie jetzt?

Kommen Sie dann wieder zurück, indem Sie sich dehnen, räkeln, strecken und auch Gähnen zulassen. Führen Sie die Bewegungen durch, die Sie benötigen, um wieder wach und entspannt im Hier und Jetzt anzukommen.

Lichtdurchatmung nach unten

Sitzen Sie entspannt und mit aufgerichtetem Oberkörper auf einer bequemen Unterlage. Sitzen Sie breitbeinig. Bilden Sie ein angedeutetes Hohlkreuz im Bereich der Lendenwirbelsäule. Richten Sie die Brust– und Halswirbelsäule so nach oben auf, dass Ihre Haltemuskulatur möglichst entspannt und locker bleibt. Balancieren Sie den Kopf auf der Wirbelsäule wie einen Ball auf einer Stange.

Lassen Sie den Atem möglichst locker und frei fließen. Lassen Sie sich mit dem Ausatmen locker auf die Unterlage sinken, und bleiben Sie gleichzeitig aufrecht sitzen. Lassen Sie nach einem langen Ausatemzug eine kleine Pause entstehen. Warten Sie auf den Impuls zum Einatmen. Nehmen Sie wahr, ob und wann ein solcher Einatemimpuls von selbst entsteht und ob die Einatembewegung spontan vom Körper ausgeführt wird.

Stellen Sie sich vor, Sie würden Licht in Ihren Körper einatmen und die verschiedenen Körperabschnitte damit ausfüllen. Stellen Sie sich beim Ausatmen vor, Sie würden das eingeatmete Licht durch den Beckenboden oder durch die Beine nach unten ausatmen.

Wie gut gelingt es Ihnen, sich dies vorzustellen? Wie verändert sich Ihr Körpergefühl? Wie verändert sich Ihre Muskelspannung? Werden Sie innerlich und körperlich immer lockerer und entspannter?

Während Sie die Augen geschlossen halten ergibt sich vielleicht eine visuelle Vorstellung von diesem Licht. Stellen Sie fest, welche Farbe das eingeatmete Licht hat. Nehmen Sie wahr, ob sich die Farbe des Lichts während der Übung weiter verändert. Wie verändert sich das Licht durch das Einatmen und Verteilen im Körper? Nehmen Sie wahr, ob sich die Farbe des Lichtes während der Übung erneut weiter verändert. Besteht dieses Licht in Ihrer Wahrnehmung aus Lichttröpfchen, wie aus einem Wasserfall, aus einer angenehmen weichen Wolke oder aus klarer lichthaltiger Luft? Welche Vorstellung und Wahrnehmung haben Sie? Möglicherweise nehmen Sie auch noch andere Strukturen wie Lichtpunkte, Lichtkreise, Lichtkegel o. Ä. wahr.

Nehmen Sie noch weitere Qualitäten wahr? Ist es ein warmes, ein angenehm kühlendes, ein weiches Licht? Nehmen Sie wahr, was geschieht, während Sie Atem und Licht durch sich hindurchfließen lassen. Beenden Sie nach einigen Minuten diese Übung durch Strecken, Dehnen, Räkeln und möglicherweise Gähnen.

Lichtkugel

Nehmen Sie eine entspannte Sitz- oder Liegehaltung ein.

Räkeln und dehnen Sie sich. Strecken Sie sich und gähnen Sie, wenn Sie möchten. Nehmen Sie eine bequeme Körperhaltung ein. Wenn Sie diese gefunden haben, lassen Sie sich auf die Unterlage sinken und geben Sie mehr und mehr Ihr Gewicht an die Unterlage ab. Verändern Sie ihre Liege- oder Sitzposition, falls es eine noch behaglichere Position gibt.

Lassen Sie sich insbesondere während des Ausatmens ganz bewusst innerlich los, und lassen Sie sich zunehmend lockerer auf die Unterlage sinken. Lassen Sie Ihre Muskeln in allen Körperabschnitten immer lockerer werden und beobachten Sie, wie sich dadurch der Körper immer schwerer anfühlt und die Ausatemzüge immer länger werden. Es mag Ihnen so vorkommen, als könnten Sie mit jedem Atemzug tiefer ausatmen.

Stellen Sie sich vor, dass Sie eine kleine Lichtkugel von der Größe einer Murmel oder eines Tischtennisballes in Ihrem Kopf haben, die ein angenehmes sanftes Licht ausstrahlt, Sie entspannt und innerlich ruhig werden lässt. Lassen Sie die Lichtquelle etwas größer oder kleiner werden, und lassen Sie das ursprünglich vielleicht weiße Licht eine andere Farbschattierung annehmen, wenn es angenehm für Sie ist. Vielleicht versuchen Sie es auch mit einem bunten Regenbogenspektrum.

Lassen Sie nun die Lichtquelle langsam nach unten in den Hals wandern, Nacken und Hals sanft entspannend von diesem Licht durchstrahlen. Möglicherweise nimmt das Licht jetzt einen leicht bläulichen Farbton an. Vielleicht nehmen Sie innerlich auch einen anderen Farbton wahr. Wie fühlt sich die Halsregion jetzt an? Sind die Muskeln locker? Was nehmen Sie sonst noch innerlich wahr?

Lassen Sie die Lichtkugel nun in den Schulterbereich wandern und die Schultern sanft entspannend mit Licht durchstrahlen.

Lassen Sie die Lichtkugel dann durch das rechte Schultergelenk weiter zum Oberarm wandern und diese Körperregion sanft lockernd und entspannend vom Licht durchströmen.

Die Lichtkugel wandert durch den Ellbogen zum rechten Unterarm, durch das rechte Handgelenk in die rechte Hand. Lassen Sie jeden Finger von diesem Licht erreichen und durchstrahlen. Spüren Sie, wie Ihr rechter Arm ruhig und locker auf dem Boden liegt?

Welche Gedanken nehmen Sie jetzt wahr? Welche inneren Bilder nehmen Sie wahr? Vielleicht nehmen Sie auch innere Klänge oder Töne wahr, die Sie mit diesem Zustand assoziieren.

Lassen Sie die kleine Lichtkugel durch das linke Schultergelenk in den linken Oberarm wandern und angenehm lockernd entspannend den Oberarm mit Licht durchströmen. Lassen Sie das Licht nun weiter nach unten durch das Ellbogengelenk in den linken Unterarm wandern und auch dort ein Gefühl der Ruhe und Entspannung von diesem Licht hervorrufen.

Lassen Sie das Licht durch das Handgelenk in die linke Hand hinunterwandern und von dort auch in die einzelnen Finger hineinstrahlen. Wie fühlt sich der linke Arm jetzt an? Locker, entspannt, von Ruhe durchströmt? Welche Gedanken, inneren Bilder, inneren Klänge tauchen auf?

Lassen Sie das kleine Licht in den Brustkorb wandern und diesen innen angenehm entspannend mit dem Licht erfüllen. Lassen Sie die Lichtkugel ihre Größe und auch Farbe möglicherweise etwas ändern, so wie es angenehm für Sie ist. Wenn Sie möchten, können Sie mit der Farbe Grün experimentieren. Nehmen Sie die angenehmen Veränderungen, die dort auftreten, innerlich wahr.

Lassen Sie die Lichtkugel bis unterhalb des Zwerchfells etwa in die Magengegend wandern und wandeln Sie, wenn Sie möchten, die Größe der Kugel und die Farbe des ausgestrahlten Lichtes weiter ab. Lassen Sie die Lichtkugel eine für Sie angenehme Größe und das ausgestrahlte Licht eine für Sie angenehme Farbe annehmen. Stellen Sie sich vor, das Licht wird gelb. Wie fühlen Sie sich? Was nehmen Sie sonst noch innerlich wahr?

Die Kugel wandert nun in die Gegend unterhalb des Nabels (etwa ein Drittel Handbreite unterhalb des Nabels). Die Farbe der Kugel wird angenehm orange. Dehnt sich der Unterbauch und der Beckenboden beim Einatmen aus und sinkt er beim Ausatmen entspannt zurück? Was nehmen Sie sonst noch innerlich wahr?

Ihre Lichtkugel wandert bis tief in die Beckenschale. Das Licht wird zum tiefen Rot, oder, wenn Sie mögen, auch zu einer anderen Farbe.

Sind Sie jetzt wohlig entspannt? Lassen Sie jetzt die kleine Lichtkugel in den rechten Oberschenkel wandern, in das Kniegelenk, den rechten Unterschenkel, das Sprunggelenk, den Fuß, und lassen Sie es von dort bis in die einzelnen Zehen strahlen. Nehmen Sie jeden Zeh nacheinander einzeln wahr, wie er vom Licht durchstrahlt wird. Ihr rechtes Bein ist jetzt ganz entspannt. Nehmen Sie deutlich den Unterschied zwischen dem rechten und linken Bein wahr. Welche Gedanken, inneren Bilder, Klänge kommen Ihnen zu Bewusstsein?

In gleicher Weise auch mit dem linken Bein üben.

Atmen Sie ruhig und locker, »ganz wie von selbst«.

Verweilen Sie so lange Sie möchten in diesem Zustand.

Rücknahme.

Licht- und Energieatmen

OPTION: Körperlicher Impuls
Schließen Sie die Augen. Spüren Sie nach, ob Sie, wenn Sie an Probleme oder problematische Personen oder Umstände denken, körperliche Impulse verspüren. (Wegschieben, auf den Tisch schlagen ...) Führen Sie einen solchen Impuls mehrmals aus.

Alternative: Progressive Muskelentspannung mit allen Muskeln (Beine nach innen drücken, Zehen krallen, Gesäß anspannen, Arme nach innen gegeneinander drükken, Augen zusammenkneifen, Mund breit ziehen, Nacken steif machen, 5 Sekunden anspannen, lösen).

Dehnen

Dehnen, strecken und räkeln Sie sich intensiv.

Licht einatmen

Atmen Sie tief ein, und lassen Sie dann den Ausatem aus sich heraussinken. Lassen Sie sich auf die Unterlage heruntersinken. Lassen Sie eine kleine Pause entstehen und warten Sie ab, ob der Körper nicht ganz von selbst einatmet. Stellen Sie sich vor, dass Sie weißes Licht einatmen. Stellen Sie sich vor, dass Sie innerlich, auch wenn Sie nur wenig einatmen, ganz vom Licht erfüllt werden. Vielleicht ändert sich die Farbe des Lichts noch einmal. Vielleicht gibt es unterschiedliche Farbnuancen in verschiedenen Körperregionen.

Licht ausatmen

Atmen Sie aus. Stellen Sie sich vor, dass Sie durch jede Pore Licht ausatmen und sich um Sie herum ein Lichtei, eine Kugel, eine Wolke oder auch eine ganz anders geformte Hülle bildet, die Sie schützt.

Das Umfeld tritt nun ein wenig zurück und wird immer weniger wichtig. Sie sind bei sich selbst. Sie ruhen in sich.

Schöner Ort

Stellen Sie sich einen angenehmen Ort vor, den Sie einmal erlebt haben, oder den Sie sich innerlich vorstellen. Vielleicht haben Sie einen Reiseprospekt bekommen oder einen Film über diesen Ort gesehen und träumen nun davon.

Stellen Sie sich Ihren angenehmen Ort intensiv vor.

Was sehen Sie, welche Farben, welches Licht?

(Kraft-)Quelle

Stellen Sie sich dort an dem schönen Ort eine (Kraft-)Quelle vor oder einen Umstand, der diesen Ort so wertvoll und besonders macht. Vielleicht ist es eine besondere Energie, die Sie dort bekommen können. Vielleicht liegt es in der Luft.

Denken Sie nun wieder an das Atmen, und erleben Sie es mit allen Sinnen.

Sich innerlich regenerieren/aufladen

Stellen Sie sich ein Bild vor, wie Sie sich wieder aufladen, regenerieren, Energie tanken. Vielleicht stellen Sie es sich so vor als würde ein Speicher aufgefüllt, eine Batterie geladen, ein Reservoir z. B. mit Wasser gefüllt. Atmen Sie Licht und nehmen Sie wahr, wie Sie sich dabei fühlen und was Sie sonst noch innerlich erleben.

Verweilen/genießen

Bleiben Sie innerlich an diesem angenehmen Ort und nehmen Sie mit allen Sinnen wahr, wie es für Sie ist, was Sie wahrnehmen.

Rücknahme

Bewegen Sie zuerst sanft die Finger und die Zehen, anschließend Hände und Füße, und gehen Sie dann zum Strecken, Räkeln und Dehnen über, bis Sie wieder wach und entspannt sind.

PARTNERÜBUNGEN

Bei Atemübungen kann die Entspannungstiefe durch Mitwirkung eines Partners ähnlich wie bei der passiven Progressiven Muskelentspannung verstärkt werden. Nachfolgend werden einige Übungen dargestellt, die auch kombiniert werden können.

Begleiten und Führen des Atems (Schultergegend)

Liegender Partner

Liegen Sie locker auf der Unterlage, strecken Sie sich und räkeln Sie sich etwas, kneifen Sie die Augen fest zusammen und blinzeln Sie anschließend ein wenig. Schließen Sie die Augen anschließend.

Lassen Sie Ihr Gewicht möglichst locker auf die Unterlage sinken, lassen Sie sich möglichst gut von der Unterlage tragen, atmen Sie tief aus, lassen Sie die Ausatembewegung ganz lang werden, lassen Sie dann eine kleine Pause entstehen, warten Sie ab, ob und wie stark der Einatemimpuls von selbst kommt. Versuchen Sie den Beckenboden möglichst locker zu lassen, so dass er sich auch mit kleineren Atembewegungen beim Einatmen nach unten wölbt und beim Ausatmen wieder nach oben zurückfedert.

Lassen Sie Ihren Körper immer lockerer und entspannter, während ein aktiver Partner Ihre rechte (linke) Schulter berührt und vorsichtig beginnt, während Ihrer Atembewegung den Druck, den er mit der Hand ausübt, zu steigern und wieder nachzulassen.

Achten Sie bewusst auf innere Bilder, Gefühle und andere Wahrnehmungen, die während der Übung auftreten.

Aktiver Partner

Sitzen Sie seitlich des liegenden Partners (Sie können z. B. in der Hocke am Boden sitzen).

Umgreifen Sie mit sanftem Druck die rechte oder die linke Schulter (Sie können später auch einmal versuchen, beide Schultern zugleich zu umfassen).

Nehmen Sie zunächst für einige Atemzüge lang die Ein- und Ausatembewegungen Ihres liegenden Partners wahr, indem Sie sie mit den Händen erfühlen und unterstützen Sie sie anschließend wie folgt.

Steigern Sie parallel zur Einatmung Ihres liegenden Partners sanft und allmählich den Druck, den Sie auf die Schultermuskulatur ausüben. Achten Sie darauf, dass Sie den Druck bis zum Ende des Einatmens beibehalten und dann, wenn die Ausatembewegung begonnen hat, wieder locker lassen.

Wenn die Ausatembewegung abgeschlossen ist, warten Sie noch eine kleine Weile, bis möglicherweise nach einer kleinen Pause die Einatembewegung beginnt, und beginnen Sie dann erneut wieder mit Ihrer Hand einen leichten zusätzlichen Druck aufzubauen.

Beenden Sie die Übung, indem Sie über mehrere Atemzüge die Hand allmählich wieder von der Schulter lösen.

OPTION: Berühren und halten Sie den liegenden Partner noch für einige Augenblicke am Schultergelenk, bevor Sie sich wieder ein wenig weiter von ihm wegsetzen und ihm Zeit lassen, zurückzukommen.

Der liegende Partner soll sich die Zeit, die er braucht, um zurückzukommen, nehmen und sich räkeln, strecken, dehnen und Bewegungen wie nach einem langen erholsamen Schlaf ausführen.

Begleiten und Führen des Atems (Lendengegend)

Nehmen Sie zunächst für einige Atemzüge lang die Ein- und Ausatembewegungen Ihres liegenden Partners wahr, indem Sie sie mit den Händen erfühlen und unterstützen Sie sie anschließend wie folgt.

Liegender Partner

Liegen Sie locker auf der Unterlage, strecken und räkeln Sie sich; lassen Sie Ihr Gewicht möglichst locker auf die Unterlage sinken, atmen tief aus, lassen die Ausatembewegung lang werden, lassen Sie den Ausatem aus sich heraussinken, lassen Sie dann eine kleine Pause entstehen, warten Sie ab, ob und wie stark der Einatemimpuls von selbst kommt. Versuchen Sie den Beckenboden möglichst locker zu lassen, so dass er sich auch mit kleineren Atembewegungen beim Einatmen nach unten wölbt und beim Ausatmen wieder nach oben zurückfedert.

Lassen Sie Ihren Körper immer lockerer und entspannter werden, während ein aktiver Partner seitlich neben Ihnen sitzt, Ihren Körper umfasst und vorsichtig beginnt, parallel zu Ihrer Atembewegung Druck auf die Muskeln neben Ihrer Lendenwirbelsäule auszuüben.

Die nun auftretenden Erfahrungsqualitäten können Bildwahrnehmungen, Erinnerungen an angenehme Erlebnisse, Musik oder andere Klänge beinhalten, es können aber auch Flugerlebnisse, Visionen vom Schweben in einer Umlaufbahn um einen Planeten usw. auftreten.

Aktiver Partner

Sitzen Sie seitlich des liegenden Partners (Sie können z. B. in der Hocke oder im Schneidersitz auf dem Boden sitzen).

Legen Sie, wenn Sie auf der rechten Körperseite des liegenden Partners sitzen wollen, den rechten Arm etwas zur Seite und sitzen Sie seitlich des Partners nahe an dessen Körper.

Umgreifen Sie den Körper des liegenden Partners von beiden Seiten im Bereich des Übergangs von der Brustwirbelsäule zur Lendenwirbelsäule. Suchen Sie mit Ihren Fingerkuppen die Muskelbäuche, die seitlich neben den Dornfortsätzen der Wirbelsäule liegen, auf. Üben Sie beim Einatmen Ihres liegenden Partners einen sanften Druck auf diese Muskeln aus, indem Sie die Finger leicht krümmen und die Fingerkuppen gegen die Muskeln drücken. Behalten Sie diesen Druck bei bis Ihr Partner mit der Ausatmung beginnt, und lassen Sie dann allmählich mit dem Druck nach. Warten Sie bis nach dem Ausatmen vielleicht eine kleine Pause verstrichen ist und der liegende Partner mit dem Einatmen begonnen hat, und üben Sie erneut einen Druck mit den Fingerkuppen auf die Muskelstränge seitlich der Wirbelsäule aus.

Beenden Sie die Übung, indem Sie zum Ende des Ausatmens die unter dem Rücken liegenden Hände wieder nach außen ziehen, und legen Sie Ihre Hände noch für ein paar Atemzüge seitlich im unteren Brustkorbbereich am Körper des Partners an. Berühren und halten Sie den Partner noch für einige Augenblicke, bevor Sie sich wieder ein wenig weiter von ihm wegsetzen und ihm Zeit lassen, um zurückzukommen.

Der liegende Partner soll sich die Zeit, die er braucht, um zurückzukommen, nehmen und sich räkeln, strecken, dehnen und Bewegungen wie nach einem langen erholsamen Schlaf ausführen.

Begleiten und Führen des Atems (Schulter- und Steißbeingegend)

Aktiver Partner

Der aktive Partner ergreift den linken Arm des liegenden Partners und legt ihn seitlich außen auf der Unterlage ab. Auf der linken Seite neben dem liegenden Partner sitzend oder kniend ergreift er dann das rechte Handgelenk des Partners mit seiner rechten Hand und umfasst mit seiner linken Hand von außen das rechte Knie des Partners. Ziehen Sie den Körper Ihres Partners zu sich, bis er auf der linken Seite liegt. Finden Sie in dieser Stellung für den Liegenden (er/sie kann dies zurückmelden) eine bequeme und entspannte Körperposition. Sie können dazu die Arme und den Kopf noch ein wenig umlagern und auch Kissen oder Polster verwenden, um Ihren Partner bequem und stabil zu lagern.

Liegender Partner

(Sollte diese Übung ohne vorheriges »Lifting« durchgeführt werden, gehen Sie wie folgt vor.)

Liegen Sie locker in Seitenlage links (Embryohaltung oder andere bequeme Position) auf der Unterlage, strecken und räkeln Sie sich etwas; lassen Ihr Gewicht möglichst locker auf die Unterlage sinken. Lassen Sie sich möglichst gut von der Unterlage tragen, atmen tief aus, lassen die Ausatembewegung lang werden, lassen Sie die Ausatemluft ganz aus sich heraussinken, lassen Sie dann eine kleine Pause entstehen und warten Sie ab, ob und wie stark der Einatemimpuls und die Einatembewegung von selbst kommen, ohne dass Sie aktiv Luft holen müssen. Versuchen Sie den Beckenboden möglichst locker zu lassen, so dass er sich auch mit kleineren Atembewegungen beim Einatmen nach unten wölbt und beim Ausatmen wieder nach oben zurückfedert.

Lassen Sie Ihren Körper zunehmend locker und entspannt werden. Geben Sie sich dann auch den oben beschriebenen inneren Erfahrungsqualitäten hin.

Sie können diese Partner-Atem-Übungen auch unmittelbar an die passive Progressive Muskelentspannungsübung »Lifting« durchführen.

Behalten Sie in diesem Fall den entspannten körperlichen und inneren Zustand aus der »Lifting – Übung« möglichst bei. Lassen Sie Ihren eigenen Körper weiter möglichst locker und entspannt sein. Achten Sie auf den Beckenboden und lassen Sie ihn möglichst locker und entspannt sein , so dass er sich auch noch bei kleineren Atembewegungen beim Einatmen nach unten wölbt und beim Ausatmen wieder nach oben zurückfedert.

Der aktive Partner sitzt hinter Ihnen und übt sanften Druck auf Ihre Steißbeinregion und die Gegend zwischen den Schulterblättern aus.

Aktiver Partner

Sitzen Sie nun im Bereich des Rückens Ihres liegenden Partners. Legen Sie Ihre linke Hand zwischen den Schulterblättern und dem Nacken auf den Rücken des Partners und die rechte Hand in die Gegend zwischen den Beckenschaufeln (Kreuzbeingegend).

Beginnen Sie vorsichtig parallel zur Atembewegung sanft steigernd Druck mit Ihren Händen auszuüben. Steigern Sie diesen Druck fast unmerklich beim Einatmen, warten Sie dann bis Ihr Partner eingeatmet hat, und lassen Sie mit dem Druck nach, wenn die Ausatembewegung des Partners begonnen hat. Warten Sie bis die Ausatmung beendet und vielleicht eine kleine Pause vergangen ist. Beginnen Sie erst wieder den sanften Druck aufzubauen, wenn die Einatembewegung begonnen hat.

Üben Sie nun zusätzlich mit Ihren Händen auch einen sanften Zug aus, indem Sie die Schulterregion nach oben und die Beckenregion nach unten verschieben bzw. dehnen.

Beenden Sie die Übung wie die Übungen zuvor.

Partnerentspannung – Hand auf den Bauch legen

Passiver, liegender Partner

Nehmen Sie als liegender Partner auf einer angenehmen Unterlage Platz. Strecken Sie sich, kneifen Sie die Augen fest zusammen, und blinzeln Sie hinterher locker. Lassen Sie die Augen, wenn Sie möchten, zufallen. Dehnen Sie die Gesichtsmuskeln, wenn Sie möchten noch durch einige Grimassen. Dehnen Sie Hals und Schultergürtel sowie auch die Arme. Strecken Sie sich in den Beinen. Spüren Sie kurz nach, ob Sie noch an anderen Körperstellen Dehn- und Räkelbewegungen brauchen und führen Sie sie aus. Geben Sie Ihrem Partner ein Zeichen, dass Sie bereit sind, mit der Übung zu beginnen. Während der Partner Ihre rechte Hand mit seiner linken umfasst und seine rechte Hand auf dem Rippenwinkel liegt, versuchen Sie sich mit der Ausatembewegung locker fallen zu lassen und Ihr Gewicht auf die Unterlage abzugeben. Lassen Sie den ganzen Körper immer lockerer werden und schwer auf die Unterlage sinken. Atmen Sie tief aus. Vielleicht wird die Atembewegung immer ruhiger. Lassen Sie nach dem Ausatmen eine kleine Pause entstehen, und beobachten Sie, ob der Körper von selbst einatmet, ohne das Sie bewusst Luftholen müssen.

Versuchen Sie, bewusst an etwas Angenehmes an einen Ort der Ruhe wie einen Urlaubsort zu denken!

Nehmen Sie vor Ihrem inneren Auge wahr, wie es damals ausgesehen hat, oder wie es an einem idealen Urlaubsort aussehen würde. Stellen Sie sich vor, was Sie hören würden (Naturgeräusche, Stimmen, Musik …). Wie fühlen Sie sich dabei? Spüren Sie die Unterlage auf der Sie sitzen oder liegen, nehmen Sie die Luft (z. B. frische Meerbrise) wahr?

Aktiver Partner

Setzen Sie sich auf die rechte Seite des liegenden Partners, sodass Sie mit Ihrer linken Hand die rechte Hand des Partners bequem halten und die rechte Hand bequem auf den Rippenwinkel (Magengegend) des liegenden Partners legen können. Sie sollten darauf achten so zu sitzen, dass Sie locker und entspannt mit gerade aufgerichtetem Oberkörper sitzen können. Wenn Sie den Eindruck erhalten, Sie müssten sich anstrengen, um gerade zu sitzen, rücken Sie einfach etwas näher an den liegenden Partner heran.

Räkeln und strecken Sie vor Beginn der Übung Ihren Rücken und den Schultergürtel. Strecken Sie vielleicht die Arme noch einmal nach oben und außen, spreizen Sie die Finger, und strecken Sie sich so wie morgens nach dem Aufstehen. Drehen Sie den Kopf ganz nach links und nach rechts. Strecken Sie den Nacken nach hinten und oben, sodass sich das Kinn dem Brustbein nähert, und lockern Sie alle Hals- und Nackenmuskeln.

Setzen Sie sich gerade aufgerichtet möglichst locker neben den passiven Partner, und ergreifen Sie mit Ihrer linken Hand die rechte Hand des Partners und legen Sie Ihre rechte auf den Rippenwinkel.

Geben Sie dem liegenden Partner folgende Anweisung:

Lassen Sie sich von der Unterlage tragen, geben Sie Ihr Gewicht an die Unterlage ab. Lassen Sie die Ausatemluft aus sich heraussinken und den Körper dabei immer lockerer werden. Vielleicht wird die Ausatembewegung noch länger, und es sinkt noch mehr Luft aus dem Körper heraus. Lassen Sie eine Pause entstehen. Beobachten Sie, ob die Einatembewegung wie von selbst entsteht, ohne dass Sie aktiv Luft holen müssen.

Spüren Sie, wie die Atembewegung vor sich geht, wie die Atemluft aus dem Körper des liegenden Partners herausströmt und wieder in ihn hineinströmt. Achten Sie darauf, ob und in welcher Weise sich die Atembewegung allmählich verändert. In den meisten Fällen stellt sich allmählich mehr und mehr die Bauchatmung ein.

Achten Sie darauf, locker zu sitzen und sich insbesondere in den Schultern loszulassen. Atmen Sie möglichst ruhig. Beobachten Sie, wie die Atembewegung von selbst immer länger und ruhiger wird, während Sie bequem und locker sitzen.

OPTION: Sie können während des Ausatmens den Auflagedruck Ihrer Hand leicht verstärken. Lassen Sie während des Einatmens den Auflagedruck Ihrer Hand auf dem Rippenwinkel leichter werden, bis Sie den Körper des liegenden Partners nur unmerklich berühren. Warten Sie, bis er eingeatmet hat, und steigern Sie den Auflagedruck Ihrer Hand erst nach dem die Ausatembewegung schon begonnen hat. Steigern Sie den Auflagedruck dann bis die Ausatembewegung vollendet ist, und erwarten Sie den Einatemzug (oftmals entsteht bei guter Entspannung bis zum Beginn des Einatmens eine Pause). Wenn Sie möchten, können Sie sich vorstellen, dass Sie sich im Sitzen während des Ausatmens immer schwerer auf die Unterlage sinken lassen so wie beim Reiten in einen Pferdesattel und dabei die Muskeln immer entspannter und locker werden. Lassen Sie nach jedem Ausatemzug vielleicht auch eine Pause entstehen, und warten Sie ab, ob der Körper von selbst einatmet.

Sie können jetzt die Augen schließen und sich einen angenehmen Ort vorstellen.

Nachdem Sie in dieser Weise für längere Zeit mit Ihrem Partner geübt haben, können Sie auch mit Vorstellungen arbeiten, die mit Ihrem Partner zu tun haben. Sie können sich z. B. vorstellen, Ruhe auf den liegenden Partner zu übertragen oder Wärme. Ebenso könnten Sie sich vorstellen, dass Sie dem Partner innere Spannungen abnehmen, während Sie selbst gleichzeitig immer entspannter, lockerer, wohliger, kräftiger werden.

Nachdem Sie die Übung zunächst einige Minuten (anfangs zunächst 3–5 Min.) mit dem aktiven Partner auf der rechte Körperseite sitzend durchgeführt haben, sollte der aktive Partner anschließend auf die linke Körperseite des liegenden Partners wechseln und die Übung in gleicher Weise nochmals durchführen.

Wenn Sie zu Hause auf einer Couch üben, müsste sich der liegende Partner umdrehen, damit der aktive Partner Zugang zur anderen Seite bekommt. Dies kann den Entspannungszustand des liegenden Partners unterbrechen. Es kann in diesem Fall angenehmer sein, nur auf einer Seite zu üben und vielleicht beim nächsten Mal erst die Seite zu wechseln.

Begleiten und Führen des Atems (Hüft-, Knie- und Sprunggelenke)

Aktiver Partner

Sitzen Sie seitlich des liegenden Partners etwa in Höhe seines Oberschenkels.

Legen Sie Ihre linke Hand der rechten Hüfte Ihres Partners und die rechte Hand seiner linken Hüfte an.

Nehmen Sie zunächst für einige Atemzüge lang die Ein- und Ausatembewegungen Ihres Partners wahr, indem Sie sie mit den Händen erfühlen und unterstützen Sie sie anschließend wie folgt.

Passiver, liegender Partner

Liegen Sie locker auf der Unterlage, strecken Sie sich etwas und räkeln Sie sich; lassen Ihr Gewicht locker auf die Unterlage sinken, lassen Sie sich möglichst gut von der Unterlage unterstützen und sich auf sie heruntersinken, atmen Sie tief aus, lassen die Ausatembewegung ganz lang werden, lassen Sie den Ausatem ganz aus sich heraussinken, lassen Sie dann eine Pause entstehen, warten Sie ab, ob und wie stark der Einatemimpuls von selbst kommt. Versuchen Sie, den Beckenboden möglichst locker zu lassen, so dass er sich auch bei kleineren Atembewegungen beim Einatmen nach unten wölbt und beim Ausatmen wieder nach oben zurückfedert.

Lassen Sie Ihren eigenen Körper immer lockerer und entspannter werden, während ein aktiver Partner seitlich neben Ihnen sitzt, Ihren Körper umfasst, und vorsichtig beginnt parallel zu Ihrer Atembewegung Druck auf Muskeln auszuüben.

Nehmen Sie, während der aktive Partner seine Hände von außen an die Hüftgelenke anlegt, bewusst wahr, wie Sie atmen.

Versuchen Sie durch möglichst intensives Loslassen, durch sich Fallenlassen den Atem bis nach außen in Richtung auf die Hände dringen zu lassen.

Aktiver Partner

Der aktive Partner soll versuchen zu erspüren, wann er den Atem an seinen Händen »ankommen« spürt. Vielleicht erleben Sie diesen Punkt als Auftreten von Wärme oder »magnetartigen« Wahrnehmungen in Ihren Händen.

Legen Sie nach einer gewissen Zeit des Einspürens, in der Sie den Atem des Partners erleben die rechte Hand anschließend auf das rechte Knie (auch von außen gegen die Außenseite des Kniegelenks möglich). Erspüren Sie den Veränderungsprozess bei Ihrem Partner mit Ihren Händen.

Legen Sie die rechte Hand auf das Sprunggelenk des liegenden Partners, und gehen Sie in gleicher Weise vor.

Wechseln Sie zur anderen Seite, legen Sie die rechte Hand über das linke Hüftgelenk von außen an, und legen Sie die linke Hand auf das linke Knie des liegenden Partners.

Legen Sie nun die linke Hand über das Sprunggelenk des liegenden Partners.

Sitzen Sie am Fußende des liegenden Partners. Berühren Sie zunächst beide Sprunggelenke, und umgreifen Sie nach einigen Atemzügen anschließend den Fußrücken des liegenden Partners.

Lösen Sie anschließend langsam die Hände vom liegenden Partner. Geben Sie ihm Zeit, in seinem eigenen Tempo wieder aus dieser Übung zurückzukommen.

Atementspannungsübung für Kinder

Lege Dich bequem hin. Lege eine Hand oberhalb vom Nabel auf den Bauch (etwa in der Magengegend) und eine Hand unterhalb vom Nabel. Lass' die Augen zufallen.

Lasse Dich einfach ganz schwer werden. Dein Körper wird jetzt getragen. Du kannst ganz locker lassen.

Spüre mit Deinen Händen, wie Du atmest und wie sich der Bauch hebt und senkt. Stelle Dir vor, dass Du jetzt eine Wolke bist, die sich mit dem Einatmen ausdehnt und größer und mit dem Ausatmen wieder kleiner wird. Stell' Dir vor, dass Du einfach so dahinschwebst und unter Dir eine schöne Landschaft siehst. Vielleicht kannst Du eine Wiese sehen und einen kleinen See. Du atmest einfach so ein und aus, ein und aus, immer weiter. Stelle Dir vor, dass auf dem kleinen See zwei Kinder mit einem Boot zu sehen sind. Sie sind ganz müde vom Rudern. Es ist ein heißer, sonniger Tag. Atme ganz ruhig und ganz lang aus und stelle Dir vor, dass Dein Atem, den Du als Wolke ausatmest, das Segel auf dem kleinen Boot etwas aufbläht. Das Boot beginnt ganz langsam und ruhig durchs Wasser zu fahren. Du kannst vielleicht sehen, wie sich auch eine kleine Flagge im Wind bewegt. Sie steht am Rand des Sees in einem Garten. Der Großvater der beiden Kinder bereitet dort schon Saft und Kuchen für die Kinder vor. Sie werden bald bei ihm ankommen.

Stell Dir vor, dass die Kinder jetzt am Ufer ankommen. Du kannst, wenn Du möchtest, jetzt ganz locker weiteratmen. Spüre Deinen Körper. An was denkst Du jetzt?

Literatur

Olschewski, A.: Atementspannung, Abbau emotionaler und körperlicher Anspannung durch Atemtherapie, Haug 1995

Olschewski, A.: Stress bewältigen, ein ganzheitliches Kursprogramm, Pflaum 2002

Autor und Kontakte

Dr. med. Adalbert Olschewski-Hattenhauer
Bergstraße 152
69121 Heidelberg
Tel.: 06221/413279

Autogenes Training heute

Dr. med. Adalbert Olschewski-Hattenhauer

EINLEITUNG

Entstehungsgeschichte und Weiterentwicklung des Autogenen Trainings

Das Autogene Training wurde von J.H. Schultz entwickelt. Er hat sich zunächst mit der Hypnose beschäftigt. Ihn interessierte besonders die Entstehung und Behandlung von Krankheiten, die durch psychosomatische Mechanismen (körperliche und seelische Überforderungen) entstehen. Schultz experimentierte mit verschiedenen Techniken und hypnotisierte auch seine ärztliche Kollegen, die sich für Hypnose interessierten. Nachdem er als Rückmeldung immer wieder übereinstimmend hörte, dass seine Versuchspersonen während des Hypnosezustandes Empfindungen von Ruhe, Schwere und Wärme hatten, kam er auf die Idee, dass man sich diese Empfindungen auch ohne Anwesenheit eines Hypnotiseurs innerlich selbst vorgeben könnte, um zum gleichen Ergebnis zu kommen. Gleichzeitig – so war in wissenschaftlichen Untersuchungen festgestellt worden – kommt es während eines solchen inneren Ruhezustandes zur Entspannung der Muskeln, zur Erweiterung der Blutgefäße und zur »organismischen Umschaltung« des gesamten vegetativen Nervensystems in Richtung auf Erholungs- und Regenerationszustände. Das dafür zuständige System des sogenannten Parasympathikus wird angeregt. Schultz war, wie sein Lehrer Oskar Voigt, der Meinung, dass man der bei seinen Zeitgenossen bereits verbreiteten inneren Anspannung und Erregung und der im »Zeitalter der Technik erzwungenen Extraversion« durch »prophylaktische Ruhepausen« begegnen müsse, um Krankheiten zu verhindern.

Schultz entwickelte daraufhin die heute bekannte Form des Autogenen Trainings. Am besten bekannt und auch heute noch praktiziert ist die Grundstufe des Autogenen Trainings. Sie beginnt mit der Konzentration auf innere Ruhe, die sogenannte Ruhetönung. Unmittelbar danach folgt die Konzentration auf Ruhe und Schwere. Bei den anschließenden Organübungen geht es darum, Organfunktionen willentlich zu beeinflussen.

Erst in den siebziger Jahren fanden Weiterentwicklungen statt. Neben Versuchen, das Autogene Training sprachlich zeitgemäßer zu formulieren, ging es darum, den Teilnehmern bei der Überwindung der immer auftretenden Anfangsschwierigkeiten beim Erlernen des Autogenen Trainings besser zu helfen. Neue Weiterentwicklungen, beispielsweise aus dem IPEG-Institut in Heidelberg, bestehen in der Verbindung des Autogenen Trainings mit Atemtspannung und körperlich wirksamen

Methoden wie der Progressiven Muskelentspannung oder körperpsychotherapeutischen Methoden. Die Vertiefung der Wirkung der Autosuggestionen des Autogenen Trainings durch Erkenntnisse aus dem »Neurolinguistischen Programmieren« hat zum Einsatz des Autogenen Trainings im Rahmen der Arbeit mit Krebskranken nach Simonton oder mit Herzkranken nach Ornish geführt. Bei beiden Verfahren werden teilweise erstaunliche Änderungen im Verlauf einer Erkrankung erreicht, die bisher nicht vollständig erklärt sind, und die mit den bisher verfügbaren Behandlungsmethoden nicht erreicht werden konnten.

Vorübung zum Kennenlernen und Ausprobieren

Die folgende Kurzübung soll Ihnen die Möglichkeit geben, sich auf das Verfahren des Autogenen Trainings einzustimmen, falls Sie es noch nicht kennen, oder einen ersten Eindruck von neuen, zeitgemäßen Formen des Autogenen Trainings zu bekommen.

Setzen oder legen Sie sich entspannt hin.

Stellen Sie sich vor, wie es wäre, einen wunderschönen Moment in der Natur zu erleben. Stellen Sie sich vor, dass Sie auf einer Sommerwiese liegen. Wenn Sie möchten, liegen Sie auf einer Decke oder einfach auf dem weichen Gras. Genießen Sie die angenehme Ruhe, die von diesem Augenblick ausgeht. Vogelgezwitscher ... das Rauschen eines kleinen Baches in der Nähe ... die Sonne, die Sie angenehm durchwärmt. Sie können sich vielleicht entspannen, loslassen, sich fallenlassen und spüren, wie angenehm es ist, alles Gewicht abzugeben und den Körper schwer auf dem Untergrund ruhen zu lassen. Nehmen Sie sich Zeit, um die Ruhe zu spüren, die Wärme und die Schwere zu genießen, die Sie vielleicht deutlicher wahrnehmen können.

Kommen Sie nun zurück, indem Sie sich dehnen, strecken und räkeln.

Spüren Sie ein wenig nach. Wie ist es Ihnen gelungen, mit Hilfe dieser kurzen Übung Ihr inneres Erleben im Vergleich zur üblichen Alltagssituation zu verändern? Haben Sie Ihren Körper anders wahrgenommen als sonst? Was fällt Ihnen noch auf?

Geschichtliches

Hypnose wird seit Jahrtausenden in rituellen Praktiken und in der Heilkunde der Naturvölker angewandt.

In unserer abendländischen Tradition war es Agrippa von Nettesheim (1468–1535), der als Erster mit wissenschaftlichen Begriffen über Suggestion und Autosuggestion schrieb. Der Begriff Hypnose stammt vom englischen Augenarzt James Braid (1795–1860), der Behandlungen in Hypnose durchführte. Innerhalb der wissenschaftlichen Medizin war es insbesondere die erste Schule von Nancy, die die Hypnose zur anerkannten Behandlungsform werden ließ. Neben Bernheim und Charcot gehörte dieser Schule auch Sigmund Freud an. Man erforschte systematisch die Bewusstseinsstadien, die es bei der Hypnose gibt. Die therapeutischen Mittel und Einsatzmöglichkeiten wurden weiterentwickelt. In der ersten Schule von Nancy wurden die Interventionen des Therapeuten als wichtigste Voraussetzung für den Erfolg der Behandlung angesehen. Die Vertreter der zweiten Schule von Nancy nahmen an, dass die Patienten die vom Therapeuten vorgegebenen Suggestionen zuerst innerlich in eigene, bei sich selbst wirksame, Suggestionen übersetzen müssen, damit die Effekte der Hypnose eintreten können. Emile Coué, einer der Begründer der zweiten Schule von Nancy, hatte im Rahmen seiner Arbeit als Apotheker beobachtet, wie Patienten, die ein wirkstofffreies Medikament erhalten hatten, dennoch gesundeten und die erwartete Wirkung des Medikaments an sich erlebten. Wir bezeichnen dies heute als Placebo-Effekt.

Somit war es denkbar, dass sich der Patient selbst positive innere Vorgaben machen konnte, um ein bestimmtes Ziel zu erreichen. Coué entwickelte eine Reihe von positiven Selbstformulierungen. Die Bekannteste ist der Satz: »Es geht jeden Tag in jeder Hinsicht immer besser und besser«. Oskar Voigt, der Lehrer von J.H. Schultz, beschäftigte sich mit den körperlichen und vegetativen Reaktionen von Hypnose und Autosuggestion. Er entwickelte die Idee einer täglichen selbst durchgeführten Selbstversenkung, die zur Gesundheitsvorsorge und zur Persönlichkeitsentwicklung führen sollte. Schultz hat diese Idee weitergeführt und daraus das Autogene Training entwickelt. Es erlebte besonders in Deutschland in den fünfziger Jahren seine Blüte. Es gab damals an Volkshochschulen wegen der großen Nachfrage Übungsgruppen mit bis zu 200 Teilnehmern. In den achtziger Jahren verlor das Autogene Training an Bedeutung. Gesundheitsvorsorgecurricula, z. B. ein Gewichtsabnahmekurs der Bundeszentrale für gesundheitliche Aufklärung, enthielten das Autogene Training als Entspannungsmethode. Nachdem bis 1970 etwa 2000 Studien zur Wirksamkeit durchgeführt worden waren, bescheinigte der Therapieforscher Grawe dem Autogenen Training eine nur mäßige oder sogar fragliche Wirksamkeit. Dies ist sicherlich durch die beim Autogenen Training immer auftretenden Anfangsschwierigkeiten zu erklären. Neue Entwicklungen führen dazu, diese Schwierigkeiten zu vermindern.

ZIELE UND PRAKTISCHE UMSETZUNG

Indikationen

- allgemeine Gesundheitsprophylaxe
- Stressbewältigung, Rückenschule, Raucherentwöhnung, Gewichtsreduktion
- Verbesserung der eigenen Leistungsfähigkeit. (Wer sich vor Situationen, in denen man Höchstleistungen erbringen möchte, kurz einmal tief entspannen kann, wird anschließend besser konzentrationsfähig, wacher, reaktionsfähig und leistungsfähiger sein.)
- Sport: – Beschleunigung im Erlernen und Abrufen von Techniken und Bewegungsabläufen
  – moments of excellence-Technik im Wettkampf
  – Verbesserung von Konzentration und innerer Grundverfassung im sportlichen Wettkampf
- allgemeine Spannungsgefühle und Nervosität
- Schlaflosigkeit (bestimmte Formen)
- frei flottierende Angst
- Prüfungsangst
- andere Formen von Phobien und Ängsten (als alleinige oder als zusätzliche Therapie)
- zusätzliche (adjuvante) Therapie bei Stressulkus und bei anderen durch innere Anspannung bzw. durch diverse Stressfaktoren begünstigten Erkrankungen
- adjuvante Therapie bei Asthma bronchiale
- Spannungskopfschmerz
- Migräne cephalaea, adjuvante Therapie
- adjuvante Therapie während der Reduktion oder beim vollständigen Absetzen von Schmerzmitteln und Tranquilizern.

Bei den genannten Indikationen kann das Autogene Training teilweise als alleiniges oder als zusätzliches Therapieverfahren eingesetzt werden. Man kann durch das Autogene Training beispielsweise auch massive Schmerzen lindern. Deswegen sollte man, um zu vermeiden, dass Symptome von Zusatzerkrankungen, wie z. B. Tumorschmerzen durch den Entspannungszustand weniger deutlich wahrgenommen und dadurch verschleiert werden, eine medizinische Untersuchung dem Entspannungstraining voranstellen.

Mentales Training zur Behandlung von:
- Herzkranzgefäßerkrankungen *(nach Dr med. Dean Ornish)*
- Krebserkrankungen *(nach Dr. med. Carl O. Simonton)*
- Rheuma
- Asthma bronchiale *(beispielsweise IPEG-Atemtherapie)*
- neurologischen Erkrankungen *(IPEG-Verfahren im Wasser, Meditations- und Selbstversenkungstechniken)*
- Mentales Training im Rahmen neuer Formen der Psychotherapie *(Neurolinguistisches*

Programmieren, Erickson-Hypnotherapie, Psychosynthese)
- Verbindung mit anderen Entspannungsverfahren. Zur Verbesserung der Effektivität von Entspannungsverfahren dienen verschiedene Verfahren mit unterschiedlichen Zugängen zur Entspannung *(körperlich z. B. PM, durch Atmung: Atemtherapie).*

Kontraindikationen

- Bestimmte Neuroseformen, bei denen ein Spannungsverlust vermieden werden soll (wenn man anschließend Aktivierungsübungen einsetzt, kann man auch bei diesen Neurosen das Autogene Training durchführen).
- Psychosen (Anmerkung: Die offiziell noch bestehende Kontraindikation soll Psychosekranke vor einer Verschlimmerung schützen. Manche Behandlungszentren setzen Hypnose und Autosuggestion heute jedoch auch zur Behandlung ein. Die Kontraindikation ist also umstritten.).

Entspannungstraining in der Schule

Aus Modellversuchen in der Schule und im Kindergarten wissen wir, dass es sich nicht nur für den Lernerfolg, sondern auch für die Gesundheit der Schüler günstig auswirkt, wenn sie ein Entspannungsverfahren lernen. Es wäre wichtig, die Schüler nicht nur durch die Vermittlung von Wissen auf ihr späteres Leben vorzubereiten, sondern ihnen auch Möglichkeiten aufzuzeigen, wie sie mit Stress und Belastungssituationen umgehen können.

Vorstellungen zur Wirkungsweise des Autogenen Trainings

Ausgelöst durch Stressfaktoren kann es zu Zuständen von innerem Angespanntsein kommen. Gleichzeitig findet auch körperliche Anspannung statt. Durch die psychische und die körperliche Situation werden Veränderungen im Bereich des vegetativen Nervensystems ausgelöst. Der Parasympathikus wird stimuliert. Der Sympathikus wird gehemmt. Das für Gesundheit und Wohlbefinden wichtige Wechselspiel zwischen Spannung und Erholung ist gestört. Die stressbedingte körperliche und nervliche Daueranspannung kann zu den verschiedensten Erkrankungen führen. Zuerst treten im Allgemeinen Schlafstörungen und Verspannungen auf. Das Gefühl von Erschöpfung und Leistungsschwäche ist meist die Folge. Später treten sogenannte funktionelle Störungen auf. Dies sind Organstörungen, die zu noch nicht bleibenden Schäden führen. Wenn die Stressfaktoren jetzt weiter wirken, ohne dass etwas unternommen wird, können Organschäden und Krankheiten auftreten.

Psychisches Angespanntsein, körperliche Verspannungen und vegetative Reaktionen auf Stressoren im eigenen Umfeld sollen durch Entspannungsmethoden abgemildert und für den Übenden beherrschbar werden. Ziel des Autogenen Trainings ist nach Langen das »Erreichen des Zustandes der psychovegetativen Gesamtumschaltung durch die konzentrative Selbstentspannung des Autogenen Trainings«. So sollen chronische Schäden und organische Krankheiten, die als Folge von psychischen und somatischen Daueranspannungen entstehen können, durch Entspannungsverfahren verhindert werden.

Körperliche und psychische Effekte

Die körperlichen Effekte sind Entspannung und Vitalisierung.

Auf der geistig-seelischen Seite wird eine innere Harmonisierung und Stabilisierung angestrebt. Schultz sprach von einer »Resonanzdämpfung überschießender Affekte«. Es soll also ein Zustand der inneren Gelassenheit und Ausgeglichenheit erreicht werden. Auch im psychischen Bereich soll so wie im körperlichen eine allgemeine Vitalisierung und eine Steigerung des psychischen Energieniveaus durch das Autogene Training zustande kommen.

Unterschiede des Autogenen Trainings zu anderen Entspannungsverfahren

Das Autogene Training nach Schulz ist ebenso wie die Progressive Muskelentspannung nach Jacobson oder verschiedene bekannte Atementspannungstechniken ein Entspannungsverfahren, das zu einer Intensivierung der körperlichen Wahrnehmungsfähigkeit führen soll.

Anfangs sind mit der Progressiven Muskelentspannung schneller als mit dem Autogenen Training Entspannungserfahrungen zu erreichen. Die Übungsfortschritte sind zu Beginn deutlicher. Die Progressive Muskelentspannung ist leichter erlernbar als das Autogene Training und auch als andere Entspannungsverfahren (siehe Kapitel PM). So verwundert es auch nicht, dass die Progressive Muskelentspannung vom Psychotherapieforscher Grawe als das effektivste Entspannungsverfahren bezeichnet wurde. Das Autogene Training erhält von Grawe schlechte Noten. Dies steht im Gegensatz zu tausend Studien, die die Effektivität des Autogenen Trainings beweisen. Diese Diskrepanz könnte mit dem Umstand erklärt werden, dass heute bis zu 80% der Teilnehmer in den ersten drei Sitzungen wegen der anfänglichen Schwierigkeiten den Kurs abbrechen. Bei diesen Teilnehmern kann das Autogene Training natürlich auch nicht wirken. Wenn es gelingt, den Teilnehmern über die Anfangschwierigkeiten hinwegzuhelfen, profitieren sie mindestens in gleicher Weise vom Autogenen Training wie von der Progressiven Muskelentspannung. Neue innovative Behandlungsverfahren zur Behandlung von Krebs, Herzkranzgefäßverengung und Rheuma arbeiten mit mentalen Vorstellungen von der bei einem Patienten vorliegenden Erkrankung. Diese Behandlungsverfahren setzen die Fähigkeit zum mentalen Training voraus, die im Autogenen Training erlernt wird.

PRAXISTEIL I

ÜBUNGSPHASEN DER UNTERSTUFE DES AUTOGENEN TRAININGS

Die Unterstufe des Autogenen Trainings besteht aus sechs Übungen. Zunächst wird daran gearbeitet, sich bewusst innerlich in eine ruhige Stimmung und eine ruhige innere Verfassung zu bringen. Schultz nannte dies die »Ruhetönung«. Der Übende soll zuerst eine möglichst entspannte Sitz- oder Liegehaltung einnehmen. Der Übungsleiter spricht dem Übungsteilnehmer mehrfach den Satz »Ich bin vollkommen ruhig« vor. Indem sich der Übende innerlich mit dieser formelhaften Vorgabe beschäftigt, soll sich die innere Ruhe auch immer mehr einstellen.

Um zu verdeutlichen, wie und warum ein solcher Vorgang funktionieren kann, möchte ich Ihnen als Leser ein Experiment vorgeben.

> Bitte denken Sie jetzt nicht an ein rosarotes Nilpferd.
> Denken Sie nun auch möglichst nicht an einen kleinen grünen Elefanten.

Sie werden vielleicht bemerken, dass es schwierig ist an etwas, das von außen zunächst vorgegeben wird, nicht zu denken. Auf diese Weise soll die Beschäftigung mit den formelhaften Vorgaben dazu führen, dass die beschriebenen Dinge innerlich erlebt werden und sich die Entspannung mehr und mehr einstellt. Angenehme Erfahrungen und Erlebniszustände, die bei den Patienten von Schultz in der Hypnose auftraten, wurden mit den Begriffen Ruhe, Schwere und Wärme beschrieben. Im Rahmen des Autogenen Trainings sollen die Patienten diese Erfahrungen zunächst von außen vorgegeben bekommen und dann lernen, sich die Formeln selbst innerlich vorzusprechen und von selbst (autogen) zur Entspannung zu kommen. Mit Hilfe der formelhaften Vorgaben wird, nachdem es gelungen ist zur Ruhetönung zu kommen, anschließend daran gearbeitet, Schwere und später auch Wärme im rechten Arm einzustellen. Diese beiden Erlebnisqualitäten dehnen sich im weiteren Verlauf des regelmäßigen Übens automatisch auf den restlichen Körper aus. Nach Erreichen dieses Stadiums kann die Formel des Autogenen Trainings dann abgeändert werden *(»beide Arme sind ruhig und schwer«, bzw. »Arme und Beine ruhig und schwer«, »Ruhe, ... Schwere«)*. Das Gefühl und die Erfahrung der Qualität von Ruhe und Schwere sind nun mit dem gesamten Körper erfahrbar.

Übungshaltung

Schultz hat vor allem die bei Droschkenkutschern beobachtete entspannte Sitzhaltung favorisiert, die diese einnehmen, während sie im Halbschlaf vor sich hindösend auf Kunden warteten. Er hielt diese Übungshaltung für besonders günstig, da sie auch zu vielen Gelegenheiten im tagtäglichen Alltag praktiziert werden kann. Leider ist diese *Droschkenkutscherhaltung* aus orthopädischen Gründen nicht zu empfehlen, da sie auf Dauer rückenschädigend wirkt.

Als gute Alternative hierzu hat sich die *Lehnstuhlhaltung* bewährt, bei der man von einem Sessel mit hoher Lehne und Armstützen in stabiler Sitzhaltung gehalten wird. Auch wenn man körperlich locker lässt, kann man nicht nach hinten oder zur Seite sinken.

Zum Entspannen ist die *Liegeposition* sicher am besten. Als Schultz begann, das Autogene Training zu entwickeln, war es noch sehr ungewöhnlich, sich in einer Gruppe auf den Boden zu legen und sich zu entspannen. Heute ist dies auch in einem ländlichen Umfeld üblich. In Fernsehsendungen und Zeitschriften wird schon seit vielen Jahren über verschiedene Entspannungsverfahren berichtet und gezeigt, wie man sich am Boden liegend entspannen kann. Wer in seinem Arbeitsbereich einen eigenen Raum zur Verfügung hat, kann in einer Pause die Tür abschließen und auf einer mitgebrachten Decke oder Matte üben.

Die Formeln des Autogenen Trainings:

Die Ruheformel:

»Ich bin vollkommen ruhig.«

Es empfiehlt sich am Anfang des Übens eine Kurzübung nur mit der Ruheformel durchzuführen. Wenn möglich, kann man diese Ruheübung im Liegen durchführen. Die Ruheformel wird vom Übungsleiter langsam und mit ruhiger Stimme etwa sechsmal hintereinander mit einem zeitlichen Abstand von vielleicht 30 bis 40 Sekunden gesprochen. Danach folgt die bewusste Rückkehr aus der Entspannung, die sogenannte Rücknahme. Es gibt für die Rücknahme verschiedene Möglichkeiten.

Die Rücknahme:

»Arme beugen und strecken – tief atmen – Augen auf« (nach Faller).

Hierbei wird zuerst eine kraftvolle Beugung der Arme und dann eine Streckung durchgeführt. Dann soll bei der Streckung einmal tief eingeatmet werden. Anschließend werden die Augen geöffnet.

»Arme fest – Augen auf – ausatmen« (nach Dogs).

> »Ich werde gleich langsam bis fünf zählen
> bei eins werden die Beine leicht und frei
> bei zwei werden auch die Arme ganz leicht und frei
> bei drei wird der ganze Körper leicht und frei
> bei vier ist der Kopf leicht und frei
> bei fünf sind sie wach und entspannt wie nach einem erholsamen Schlaf
> Augen auf – strecken«
>
> *(nach Jäger).*

»Beginnen Sie nun in Ihrem eigenen Rhythmus zuerst die Finger und Zehen allmählich zu bewegen. Beginnen Sie dann die Hände und Füße zu bewegen. Beginnen Sie dann die Arme und Beine zu bewegen. Beginnen Sie sich zu strecken, zu dehnen und zu räkeln wie nach einem langen erholsamen Schlaf.

Dehnen und räkeln Sie den ganzen Körper. Lassen Sie auch Gähnen zu, wenn es von selbst kommt. Führen Sie all die Bewegungen aus, die Sie nach einem langen erholsamen Schlaf ausführen, um wieder wach und entspannt zurückzukommen. Ziehen Sie mit dem Gesicht Grimassen. Kneifen Sie die Augen zusammen. Blinzeln Sie anschließend und kommen Sie so wach und entspannt wieder zurück ins Hier und Jetzt« (nach Olschewski-Hattenhauer).

Nachbereitung:
Nach jeder Entspannungsphase ist es sinnvoll, einen kurzen Erfahrungsaustausch in der Gruppe zu machen. Jeder Teilnehmer soll frei über sein Erlebnis in dieser Übungsphase sprechen. Alles, auch Störungen, sollen vom Gruppenleiter und der Gruppe ohne Wertung angenommen werden.

In der nächsten Übungsphase wird etwa fünf bis sieben Minuten und anschließend zehn bis zwölf Minuten geübt. Es folgt jeweils eine Phase des Austauschs in der Gruppe.

Die Schwereübung:
Die Schwereübung beginnt mit der Ruheformel. Anschließend wird die Formel *»Der rechte Arm ist ganz schwer«* etwa sechsmal gesprochen. Danach wird einmal die Ruheformel wiederholt. Dieser Ablauf wird dreimal wiederholt. Anschließend erfolgt die Rücknahme.

»Ich bin vollkommen ruhig«.
»Der rechte Arm ist ganz schwer
(dieser Satz wird etwa sechsmal wiederholt).
»Ich bin vollkommen ruhig«.
»Der rechte Arm ist ganz schwer«
(dieser Satz wird etwa sechsmal wiederholt).
»Ich bin vollkommen ruhig«.
»Der rechte Arm ist ganz schwer«
(dieser Satz wird etwa sechsmal wiederholt).
»Ich bin vollkommen ruhig«
Rücknahme.

Ruhe- und Schwereübung führen zu einer nachweisbaren Muskelentspannung. Dies ist durch mehrere wissenschaftliche Studien belegt worden.

Wärmeübung:
»Ich bin vollkommen ruhig«.
»Der rechte Arm ist ganz schwer«
(dieser Satz wird etwa sechsmal wiederholt).
»Ich bin vollkommen ruhig«.
»Der rechte Arm ist ganz warm«
(dieser Satz wird etwa sechsmal wiederholt).
»Ich bin vollkommen ruhig«
»Der rechte Arm ist ganz warm«
(dieser Satz wird etwa sechsmal wiederholt).
»Ich bin vollkommen ruhig«
»Der rechte Arm ist ganz warm«
(dieser Satz wird etwa sechsmal wiederholt).
Rücknahme.

Die Wärmeübung führt vor allem zur Gefäßentspannung und zur Verbesserung der Durchblutung.

Professor Dietrich Langen, Mainz, beschränkte das Autogene Training auf die Ruhe-, Schwere- und Wärmeübung, da er in einer Reihe von klinischen Untersuchungen nachweisen konnte, dass es auch ohne die weiteren Organübungen zur Weitstellung der Blutgefäße, zur Entspannung der Muskeln und zur vegetativen Gesamtumschaltung kam. Auf der anderen Seite hatte er beobachtet, dass durch das Weglassen der Herz-, Bauch- und Stirnübungen die »Konzentrationskette« wesentlich kürzer geworden war, was dazu führte, dass wegen des nun geringeren Zeitaufwandes eine größere Anzahl seiner Probanden auch nach dem Kurs weiter regelmäßig übte (Langen 1980). Zusätzlich bleibt bei diesem Vorgehen mehr Zeit für innere Vorsatzbildungen (siehe später).

Bei entsprechendem Übungsfortschritt nehmen die Übenden die Ruhe Schwere und Wärme zunächst in beiden Armen, dann in Armen und auch Beinen und schließlich im ganzen Körper gleichmäßig wahr. Die Formeln können deshalb leicht abgewandelt und dem Erleben der Übenden angepasst werden.

Beispiele:
»Die Arme sind ruhig« und *»die Arme sind schwer«*.

»Arme und Beine sind ruhig« und »Arme und Beine sind schwer«.
»Mein Körper ist ganz ruhig« und »Mein Körper ist ganz schwer«.
»Ich bin ganz ruhig« und »ich bin ganz schwer«.
Später tritt dann das Erleben von Ruhe, Schwere und Wärme mehr und mehr gleichzeitig auf. Hier sind folgende Formulierungen möglich:
»Arme und Beine sind ruhig, schwer und warm«.
»Mein Körper ist ganz ruhig, schwer und warm«.
»Ich bin ganz ruhig, schwer und warm«.
»Ruhe Schwere, Wärme«.

Herzübung:

»Ich bin vollkommen ruhig«.
»Der rechte Arm ist ganz schwer«
(dieser Satz wird etwa sechsmal wiederholt).
»Ich bin vollkommen ruhig«.
»Der rechte Arm ist ganz warm«
(dieser Satz wird etwa sechsmal wiederholt).
»Ich bin vollkommen ruhig«.
»Das Herz schlägt ruhig und regelmäßig«
(dieser Satz wird etwa sechsmal wiederholt).
»Ich bin vollkommen ruhig«.
»Das Herz schlägt ruhig und regelmäßig«
(dieser Satz wird etwa sechsmal wiederholt).
»Ich bin vollkommen ruhig«.
»Das Herz schlägt ruhig und regelmäßig«
(dieser Satz wird etwa sechsmal wiederholt).
Rücknahme.

Es gibt verschiedenen Möglichkeiten die Herzformel abzuändern:
Von Schultz und anderen wurde beobachtet, dass sich die Herzformel speziell bei Vorliegen von Neurosen oder Phobien ungünstig auswirken kann. Schultz hat deswegen vorgeschlagen sie abzuändern. Statt der klassischen Formel werden folgende Formeln verwendet:
»Das Herz schlägt ruhig und kräftig«
(bei niedrigem Blutdruck einzusetzen).
»Das Herz arbeitet ganz ruhig«
(bei innerer Unruhe).
»Der Puls schlägt ruhig und regelmäßig«
(bei Herzneurose, Herzphobie).
»Der Puls schlägt ruhig und kräftig«
(bei niedrigem Blutdruck, Herzneurose).

Die Atemübung:

»Ich bin vollkommen ruhig«.
»Der rechte Arm ist ganz schwer«
(dieser Satz wird etwa sechsmal wiederholt).
»Ich bin vollkommen ruhig«.
»Der rechte Arm ist ganz warm«
(dieser Satz wird etwa sechsmal wiederholt).
»Ich bin vollkommen ruhig«.
»Das Herz schlägt ruhig und regelmäßig«
(dieser Satz wird etwa sechsmal wiederholt).
»Es atmet mich«.
»Die Atmung ist ruhig und regelmäßig«
(dieser Satz wird etwa sechsmal wiederholt).
»Es atmet mich«.
»Die Atmung ist ruhig und regelmäßig«
(dieser Satz wird etwa sechsmal wiederholt).
»Es atmet mich«.
»Die Atmung ist ruhig und regelmäßig«
(dieser Satz wird etwa sechsmal wiederholt).
Rücknahme.

Die Sonnengeflechtsübung:
(etwa ab der sechsten Kurswoche)

»Ich bin vollkommen ruhig«.
»Der rechte Arm ist ganz schwer«
(dieser Satz wird etwa sechsmal wiederholt).
»Ich bin vollkommen ruhig«.
»Der rechte Arm ist ganz warm«
(dieser Satz wird etwa sechsmal wiederholt).
»Der rechte Arm ist ganz warm«.
»Ich bin vollkommen ruhig«.
»Das Herz schlägt ruhig und regelmäßig«
(dieser Satz wird etwa sechsmal wiederholt).
»Es atmet mich«.
»Die Atmung ist ruhig und regelmäßig«
(dieser Satz wird etwa sechsmal wiederholt).
»Ich bin vollkommen ruhig«.
»Das Sonnengeflecht ist warm durchströmt«
(dieser Satz wird etwa sechsmal wiederholt).
»Ich bin vollkommen ruhig«.
»Das Sonnengeflecht ist warm durchströmt«
(dieser Satz wird etwa sechsmal wiederholt).
»Ich bin vollkommen ruhig«.

»Das Sonnengeflecht ist warm durchströmt«
(dieser Satz wird etwa sechsmal wiederholt).
Rücknahme.

Weitere Formulierungen für die Sonnengeflechtsformel können sein: *»Der Bauch ist strömend warm«*, *»Der Magen wird warm durchströmt«*.

<u>Stirnkühleübung:</u>

»Ich bin vollkommen ruhig«.
»Der rechte Arm ist ganz schwer«
(dieser Satz wird etwa sechsmal wiederholt).
»Ich bin vollkommen ruhig«.
»Der rechte Arm ist ganz warm«
(dieser Satz wird etwa sechsmal wiederholt).
»Ich bin vollkommen ruhig«.
»Das Herz schlägt ruhig und regelmäßig«
(dieser Satz wird etwa sechsmal wiederholt).
»Es atmet mich«.
»Die Atmung ist ruhig und regelmäßig«
(dieser Satz wird etwa sechsmal wiederholt).
»Ich bin vollkommen ruhig«.
»Das Sonnengeflecht ist warm durchströmt«
(dieser Satz wird etwa sechsmal wiederholt).
»Ich bin vollkommen ruhig«.
»Die Stirn ist angenehm kühl«
(dieser Satz wird etwa sechsmal wiederholt).
»Ich bin vollkommen ruhig«.
»Die Stirn ist angenehm kühl«
(dieser Satz wird etwa sechsmal wiederholt).
»Ich bin vollkommen ruhig«.
»Die Stirn ist angenehm kühl«
(dieser Satz wird etwa sechsmal wiederholt).
»Ich bin vollkommen ruhig«.
Rücknahme.

Die Stirnkühleübung ist die schwierigste Übung aus dem Autogenen Training. Viele Übungsteilnehmer können die Stirnkühle ohne weitere Hilfsmittel nicht erzielen. Man kann, um die Stirnkühle zunächst erfahrbar zu machen, mit einem angefeuchteten Tuch über die Stirn streichen. Das vom Übenden jetzt wahrgenommene Gefühl der Stirnkühle kann er anschließend meist besser innerlich einstellen.

Dies sind die Übungen der Grundstufe des Autogenen Trainings. Während des gesamten Übungsvorgangs sollte der Übungsleiter durch die Rückmeldung der Übenden Informationen darüber erhalten, inwieweit es gelungen ist, die Empfindung von Ruhe, Schwere und Wärme auf den ganzen Körper auszubreiten. Entsprechend des Übungsfortschrittes können die Formeln leicht abgewandelt werden. Später kann man dazu übergehen, die gesamte Übungsformel noch weiter abzukürzen:

»Ruhe – Schwere – Wärme«.
»Herz und Atmung ruhig und regelmäßig«.
»Sonnengeflecht strömend warm, Stirn angenehm kühl«.
Rücknahme.

Üblicherweise wird das Übungsprogramm der Grundstufe des Autogenen Trainings in 10 Sitzungen absolviert.

Wie schon von J.H. Schultz, dem Begründer des Autogenen Trainings, gefordert und später von Langen bestätigt wurde, ist die persönliche Vermittlung des Autogenen Trainings ein zentrales Element dieser Methode, das nicht verlassen werden sollte.

Die Vermittlung des Autogenen Trainings durch eine Kassette bezeichnet Langen als »Heterosuggestion …, die den Übenden in eine nicht gewollte Abhängigkeit bringt.«

Wenn der Übungsleiter eine Einzelperson oder eine Gruppe im Autogenen Training anleitet, finden in der Übungssituation selbst bereits gegenseitige Einstellungs- und Feinabstimmungsprozesse statt. Auch ohne dass dies bewusst geschieht, wird der Übungsleiter Modifikationen im Sprachausdruck, Sprechtempo und anderen Qualitäten vornehmen. Dadurch wird für jede Gruppe bzw. jede Einzelperson eine neu auf die Situation und Person spezifisch abgestimmte Form des Autogenen Trainings entwickelt.

Wenn man das Autogene Training in einer Gruppe erlernt, ergeben sich einige wichtige Vorteile im Vergleich zur Einzelsituation. Über Rückmeldungen und Erfahrungsaustausch der Anderen werden für jeden einzelnen Teilnehmer zusätzliche Erfahrungsqualitäten zugänglich. Wenn in der Gruppe über

Erfahrungsqualitäten berichtet wird, die man selbst bei sich noch nicht erlebt hat, können vergleichbare Erfahrungen durch gezieltes Beobachten dieser Bereiche erschlossen bzw. zugänglich gemacht werden.

All dies ist bei Kassettenprogrammen nicht möglich.

Nach Langen ist es auch möglich, das Autogene Training selbständig nach einer schriftlichen Anleitung zu erlernen. Wer sich terminlich nicht für die üblicherweise zum Erlernen des Autogenen Trainings erforderlichen 10 Abende festlegen kann, muss deshalb nicht auf das Autogene Training verzichten. Die genannten Vorteile des Lernens in der Gruppe entfallen dann aber.

Eigene Vorsatzformeln:

Wenn das Autogene Training in dieser Weise geübt wurde und beherrscht wird, kann man zusätzliche eigene Vorsatzformeln bilden, die nun an die abgekürzte Gesamtformel angehängt werden.

Beispiel:
»*Ruhe – Schwere – Wärme*«.
»*Herz und Atmung ruhig und regelmäßig*«.
»*Sonnengeflecht strömend warm, Stirn angenehm kühl*«.
»*Es geht jeden Tag besser und besser*«
(Eigene Formel).

Im Sinne einer positiven Selbsthypnose werden »formelhafte Vorsatzbildungen« (Schultz) oder »wandspruchartige Leitsätze« (Langen) verwendet, um die Störungen oder Probleme, die der Übende bearbeiten möchte, aufzulösen. Ziel dieser Selbsthypnose ist es, Störreize abzustellen und positive Einstellungen zu gewinnen (oder zu mobilisieren) und im körperlichen und psychischen Bereich innere Kräfte zu wecken.

Es können allgemeine Vorsätze verwendet werden. Die formelhaften Vorsätze können aber auch mit einem Patienten auf dessen Leiden hin abgestimmt werden. Sie wirken im Zustand der inneren Versenkung völlig anders, als wenn wir sie uns einfach nur gesagt oder energisch mit aller Willenskraft vorgenommen hätten, also ähnlich wie ein posthypnotischer Auftrag.

Die Wirkung solcher inneren Vorsatzformeln wurde sogar für schwere Erkrankungen wie Krebs und Rheuma nachgewiesen.

Aufbau eines wandspruchartigen Leitsatzes:

Der Aufbau wandspruchartiger Leitsätze erfolgt in drei Schritten. Zunächst soll gegenüber der Störung, einem eigenen Symptom, das bekämpft werden soll, oder einem Reiz von außen, eine innere Haltung von Indifferenz erreicht werden. Diese Indifferenz soll generell gültig sein und »immer« und »in jeder Situation« bestehen. Deswegen kann »immer« und »in jeder Situation« für die Formulierung verwendet werden.

Als zweite Stufe soll sich der Patient innerlich auf ein Ziel hin ausrichten. Schließlich werden dann persönliche Eigenschaften, die für die Erreichung dieses Ziels günstig sind, benannt und innerlich vergegenwärtigt.

Nachfolgend wird dieses Vorgehen an den Beispielen Stottern und Schlafstörungen erklärt.

1. Aufbau einer inneren Haltung der Gleichgültigkeit gegenüber einer Störung oder einem Reiz.
   Symptom Stottern: »*Sprechen in jeder Situation gleichgültig*«.
   Symptom Schlaflosigkeit: »*Schlafen in jeder Situation gleichgültig*«.
2. Ausrichten auf ein Ziel.
   Symptom Stottern: »*Inhalt wichtig*«.
   Symptom Schlaflosigkeit: »*Ruhe wichtig*«.
3. Situationen werden verbunden mit Eigenschaften, die man sich wünscht, aber bisher nicht realisieren konnte, knapp und bildhaft in positiver Weise formuliert.
   Symptom Stottern: »*Mut, Sicherheit und Selbstvertrauen*«.
   Symptom Schlaflosigkeit: »*Gelassenheit und Abstand*«.

Denken Sie an dieser Stelle einmal über die Dinge nach, die Sie in Ihrem Leben, beispielsweise am Verhalten in bestimmten Situationen, verbessern wollen, und machen Sie sich jetzt Notizen zur Erstellung eigener Vorsatzformeln bzw. wandspruchartiger Leitsätze.

Innere Vorsatzbildung nach Coué:

Der Apotheker Coué entdeckte, wie stark das Unterbewusstsein und damit der gesamte Organismus durch innere Leitsätze beeinflusst werden kann. Mit Hilfe von Wachsuggestionen soll nach der von ihm begründeten Methode der positiven Autosuggestion das Alltagsleben umgestaltet und Ziele leichter erreichbar gemacht werden. Als Beispiele für allgemein gültige Leitsätze, die Coué seinen Patienten zur Autosuggestion vorschlug, sollen die folgenden Sätze dienen:

> Die Kraft, Berge versetzen zu können, liegt in uns.
>
> Es geht mir mit jedem Tag in jeder Hinsicht immer besser und besser.
>
> Ich kann es, es fällt mir leicht, ich schaffe es.
>
> Ruhe, Gelassenheit, Gelöstheit durchdringen mein ganzes Sein.

Allgemeine Hinweise zur Verwendung der Formeln des Autogenen Trainings

Beim klassischen Verfahren dauert es einige Tage bis Wochen, bis eine einzelne Übungen beherrscht wird (nach Langen). Dies hat folgenden Grund:
Die im Autogenen Training verwendeten Begriffe »Ruhe«, »Schwere« und »Wärme« müssen für die Übenden nicht unbedingt immer nur von positiven Assoziationen begleitet sein. Es kommt durchaus vor, dass einem Übenden als Assoziation zu diesen Begriffen auch spontan unangenehme innere Bilder oder Erlebnisse einfallen. Ferner können auch unangenehme Erinnerungen oder Assoziationen zu einem negativen Selbstbild durch die Formeln des Autogenen Trainings hervorgerufen werden.

Beispiele:
Unangenehme Assoziationen zum Begriff »Ruhe«:
Totenstille, Einsamkeit, alleingelassen werden, Freudlosigkeit, Ruhe vor dem Sturm, unangenehmes Schweigen, innere Leere.

Unangenehme Assoziationen zum Begriff »Schwere«:
bleischwer, tonnenschwer, Übergewicht, Kraftlosigkeit, Schwäche, Belastung, Überlastung, Niedergedrücktsein, innere Schwere, Schwierigkeit eines Problems.

Unangenehme Assoziationen zum Begriff »Wärme«:
Gluthitze, Wüste, Vulkanausbruch, Dürre, Sonnenbrand.

Aus diesem Grund sollte man zwischen den Übungsphasen des Autogenen Trainings darüber sprechen, welche inneren Bilder, Gefühle und sonstige Wahrnehmungen durch die Formeln des Autogenen Trainings ausgelöst wurden. Sollten unangenehme oder sogar belastende Assoziationen auftauchen, kann man diese durch Vorgaben von außen ersetzen, die die Aufmerksamkeit des Übenden in eine andere Richtung lenken.
Mit Hilfe moderner Übungsvarianten, in denen statt der Begriffe »Ruhe«, »Schwere« und »Wärme« Beschreibungen von positiven Erlebnissen verwendet werden, kann man die auftretenden Schwierigkeiten beheben. So ist es in der Regel gut möglich in den ersten Übungsstunden mit Naturbildern und Urlaubsphantasiereisen von vornherein positive Assoziationen zu wecken und dadurch die Übenden auf die Formeln des Autogenen Trainings vorzubereiten.

Merkblatt für das Autogene Training

Beim Autogenen Training handelt es sich um ein Übungsverfahren, das in der Regel in der Gruppe unter Anleitung eines Therapeuten erlernt wird. (Es kann auch für den Einzelnen nach einer schriftlichen Anweisung in Form des Selbststudiums erarbeitet werden.) Ziel der Übung ist die Steigerung der Sensibilität für innere Anspannungszustände sowie das Erlernen der Fähigkeit, sich bewusst auch in »angespannten« Situationen zu entspannen.

Durch selbständiges Üben zu Hause soll ein »Sich-Einverleiben« der Übungstechnik und dadurch mit der Zeit eine innere Grundverfassung der Gelassenheit erreicht werden.

In den ersten Übungssitzungen beschäftigt man sich innerlich mit den Begriffen »Ruhe, Schwere und Wärme«, die vom Übungsleiter vorgegeben werden. Viele Übungsteilnehmer berichten, dass bereits nach den ersten Sitzungen, nachdem sie die üblicherweise auftretenden Anfangsschwierigkeiten überwunden haben, ein Zustand der inneren Ruhe auftritt. Im Alltag kann sich das in der Abnahme von subjektiv empfundenem Stress äußern. Auch die Erlebnisqualitäten Schwere und Wärme können sich in kurzer Zeit einstellen. Gleichzeitig wird in der Regel eine Abnahme der Herzfrequenz, der Atemfrequenz und oftmals auch des Blutdrucks beobachtet.

Menschen mit zuvor niedrigem Blutdruck erleben in der Regel eine Verbesserung ihrer Kreislaufsituation.

Als interessante Beobachtung erkennen die meisten Menschen bei Beschäftigung mit dem Autogenen Training, dass man erst im Verlauf des Übens das Vorhandensein von innerer Anspannung im Alltag und des oft damit einhergehenden körperlichen Angespanntseins bemerkt. Es wird den Übenden bewusst, dass diese Anspannung immer schon vorhanden war, aber von ihnen zuvor nicht wahrgenommen wurde. Bereits in den ersten Übungssitzungen wird von den meisten Übungsteilnehmern eine angenehme psychische Befindlichkeit in Form eines inneren Gelöstseins, eines »Sich-Befreitfühlens«, eines »Ganz-ruhig-Seins«, eines sich »Ganz-bei-sich-Fühlens« beschrieben.

Indem man lernt, sorgfältig die inneren Empfindungen wahrzunehmen, die während der Entspannungsübungen auftreten, erreicht man im Verlauf des Übens eine verbesserte Sensibilität für körperliche und emotionale Anspannungszustände.

Später gewöhnt man sich daran, auch im Alltagsleben das Auftreten von inneren Spannungszuständen und die zugehörigen Empfindungsqualitäten bewusst wahrzunehmen und diesen Zuständen entgegenzuwirken.

Wichtig hierfür ist es, zunächst die Technik des Autogenen Trainings sorgfältig zu erlernen, und sie dann immer wieder zu üben. Die Fähigkeit zur Entspannung setzt in der Regel einen Lernprozess voraus.

Wer das Autogene Training erlernt hat, kann andere Entspannungsverfahren leicht erlernen. Auch die grundlegenden inneren Voraussetzungen für neue Behandlungsverfahren gegen Schmerz, Krebs, koronare Herzkrankheit und Rheuma erwirbt man durch das Erlernen des Autogenen Trainings.

PRAXISTEIL II

RUHE

Stellen Sie sich vor, Sie seien an einem sehr schönen angenehmen Ort, beispielsweise in einem Tessiner Bergdorf oberhalb des Lago Maggiore, und Sie säßen auf einer bequemen Bank im Schatten und würden das herrliche Bergwiesenpanorama an einem Spätsommertag mit einem klaren, wolkenlosen Himmel genießen.

Wenn Sie möchten, stellen Sie sich vor, wie es wäre, wenn ein netter alter Bauer oder eine Bäuerin neben Ihnen auf der Bank säße. Stellen Sie sich vor, wie er/sie das Panorama genießt:
- der kristallblaue, spiegelglatte ruhig daliegende See;
- die Blumenwiese, auf der die Sonne, langsam, ganz langsam weiterwandernd, den Schatten der kleinen Holzhütte zeichnet, vor der wir sitzen;
- die Katze, die vor uns in der Sonne ruht – der Kopf ruht auf den verschränkten Pfoten – und leise vor sich hin schnurrt;
- die angenehm klare, reine Luft;
- die wunderbare angenehme Ruhe.

Es ist Nachmittag in den Bergen des Tessin.

Vielleicht haben Sie gerade eben eine Geschichte gehört, die der alte Bauer/Bäuerin erzählt hat. Lassen Sie sie nachklingen, während Sie einfach so mit den Händen im Schoß bequem auf Ihrer Bank sitzen und genießen.

Ganz in Ruhe und ganz mit sich selbst.

Schwere

Stellen Sie sich vor, Sie seien im Urlaub auf einer griechischen Insel. Sie liegen bequem ausgestreckt auf Ihrer Decke am Strand im Schatten eines alten Fischerbootes.

Geben Sie das Gewicht Ihres Körpers an den Boden ab, und lassen Sie sich von der Unterlage tragen. Lassen Sie sich mit jedem Ausatemzug mehr und mehr auf die Unterlage herunter sinken. Es kann auch sein, dass Sie sich um so leichter fühlen, je mehr Gewicht Sie abgeben.

Sie hören, wie sich die Wellen sanft und schwer gegen den Strand fallen lassen, ruhig auslaufen, über den Sand hinwegstreichen und wieder ins Meer zurück sinken.

Ein paar Meter weiter liegt ein schwerer, alter Stein im Sand, Moos ist auf ihm gewachsen, und die Sonne durchwärmt ihn angenehm.

Der alte Hund des Fischers hat sich neben dem Stein im Sand niedergelassen und hält dort gerade seinen Mittagsschlaf.

Etwas weiter weg steht ein kleiner Tempel von Blumen und Sträuchern umwachsen vor dem Berg, der den Mittelpunkt der Insel bildet. Die jetzt von der Sonne rotgold erleuchteten Säulen tragen das uralte Dach schon seit langer, langer Zeit.

Ein Fischer hält dort Mittagsschlaf. Mit dem Rücken gegen eine Säule gelehnt, lässt er die müden, schweren Glieder ausruhen.

Lassen auch Sie sich von der Unterlage tragen, lassen Sie los, ruhen Sie sich aus. Genießen Sie die Beschaulichkeit des Ortes und des Momentes und das angenehme Nichtstun.

Genießen Sie die angenehme Schwere.

Wärme

Stellen Sie sich vor, Sie seien auf einer Südseeinsel und liegen am Strand. Genießen Sie den weißen, warmen Sand. Die Sonne durchwärmt angenehm Ihren Körper.

Auch das Wasser hat die Sonne angenehm erwärmt. Es ist ganz windstill, die Wasseroberfläche ist spiegelglatt. Genießen Sie die Farben des Meeres und den klaren wolkenlosen Himmel.

Betrachten Sie die gelben, orangefarbenen und leuchtend roten Hibiskusblüten, helle leuchtende und rot violette Orchideen und andere duftende exotische Blüten. Vielleicht hören Sie liebliche Vogelstimmen und sehen die Vögel in ihren paradiesisch farbigen Gewändern.

Sonne – Ruhe – angenehme Wärme – genießen Sie die angenehme Wärme.

Zusätzliche Suggestionen

Auch mit Suggestionen aus der Hypnoseinduktion, die zu Entspannungserlebnissen führen können, beispielsweise mit Bildern aus der Natur, kann man den Übenden über die ersten Anfangsschwierigkeiten mit den Formeln des Autogenen Trainings hinweghelfen.

Beispiele:
- Stellen Sie sich vor, Sie lassen sich auf den Grund eines tiefen Sees hinuntersinken … (Beispiel 1).
- Stellen Sie sich vor, Sie lassen sich auf dem Gras nieder und geben das Gewicht an den weichen von der Sonne angenehm durchwärmten Boden ab … (Beispiel 2).
- Stellen Sie sich vor, oben auf einem Baumwipfel plustert ein Vogel seine Federn auf und lässt eine seiner Flaumfedern davonschweben … wie sie sich langsam schwebend nach unten senkt, hin und her tanzt, wieder nach oben schwebt, mal hierhin und dorthin … bis sie sich mehr und mehr weiter nach unten sinken lässt und schließlich auf einem Grashalm niedersinkt, von dort wieder nach oben federt und ganz langsam nach unten zum Boden heruntersinkt (Beispiel 3).
- Eine wunderschöne Landschaft, ein Tal, in das Sie hinuntersteigen, mehr und

mehr, Schritt für Schritt nach unten auf eine schöne Blumenwiese zu, auf der Sie Platz nehmen, sich hinlegen und ausruhen werden (Beispiel 4).

Sie können nun vielleicht mehr und mehr die Ruhe genießen und die innere Wärme spüren, sich schwer werden lassen und innerlich immer mehr loslassen, genießen, ... was Sie hier empfinden und genießen können, ... und all das für sich behalten, ... was Sie den ganzen Tag ... die ganze Woche ... die ganze Zeit über für sich gebrauchen können ... in die ganze Zukunft hinein, ... lassen Sie alles, was gut tut, noch intensiver werden ... und genießen Sie, ... und gönnen Sie sich, was Ihnen gut tut, ... Ihnen Kraft gibt, ... und was Sie mitnehmen, oder was immer Sie brauchen.

(An dieser Stelle können *weitere Suggestionen von außen vorgegeben oder auch Autosuggestionen durchgeführt werden. Es ist auch möglich, einfach den eingetretenen Entspannungszustand zu genießen.*)

Rücknahme

Genießen Sie alles, ... und gönnen Sie sich alles, was Ihnen gut tut, ... Ihnen Kraft gibt, ... und was Sie mitnehmen, was immer Sie brauchen, ... wenn Sie später wieder aus dieser Entspannung zurückkehren, ... und während Sie angenehme, wohlige Entspannung genießen, ... können Sie sich vielleicht daran erinnern, ... wie Sie an diesen Ort, ... an diesen inneren Platz ... gelangt sind, ... und können Sie nun in Ihrer eigenen Zeit diesen Weg wieder zurückgehen, ... vielleicht, indem Sie sich vorstellen, dass Sie von Null bis Zehn aufwärts zählen und dabei sich innerlich vorstellen, wie Sie ...
- vom Grund Ihres Sees wieder auftauchen ...
- aus dem schönen Lager im Gras wieder aufstehen und ....
- sich vorstellen, wie die Flaumfeder wieder aufsteigt zurück in das Gefieder des Vogels, der auf dem Baumwipfel sitzt ...
- aus dem Tal, der wunderschönen Landschaft, wieder hinaufsteigen.

Stellen Sie sich vor, dass Sie wach, entspannt und geistig frisch sind, und beginnen Sie nun, sich zu dehnen, zu räkeln, zu strecken wie nach einem langen, erholsamen Schlaf, und tun Sie all das, was Sie nach einem solchen Schlaf tun, um wieder wach und entspannt ins Hier und Jetzt zurückzukommen.

Eine ähnliche Vorgehensweise liegt den modernen Umsetzungen des Autogenen Trainings zugrunde, die die Begriffe »Ruhe«, »Schwere« und »Wärme« nur noch andeuten, dafür aber zusätzlich Elemente aus der modernen Bewusstseinsforschung und der Lernpsychologie hinzunehmen. Es wird beispielsweise ein Naturerlebnis beschrieben und darauf geachtet, dass Informationen für alle Sinne vorgegeben oder die inneren Wahrnehmungen aller Sinne abgefragt werden. Zusätzlich können Elemente aus anderen Entspannungsverfahren hinzugenommen werden, um den Entspannungsvorgang zu erleichtern und den Entspannungszustand zu vertiefen

Weitere Beispiele finden Sie im Beitrag »Atementspannung«.

Autogenes Training, Tiefenentspannung und Selbstheilungskräfte

Dehnen, strecken und räkeln Sie sich herzhaft. Lassen Sie auch Gähnen zu. Suchen Sie sich dann eine angenehme Körperhaltung.

1. Loslassen, sich innerlich tiefer sinken lassen.

Schließen Sie die Augen. Gehen Sie mit Ihrem Bewusstsein nach innen. Schalten Sie ab. Lassen Sie innerlich los. Lassen Sie den Gedanken freien Lauf. Lassen Sie Raum für den nächsten Gedanken, das nächste innere Bild. Lassen Sie Ihren Körper immer entspannter und lockerer werden. Lassen Sie sich auch innerlich los, und stellen Sie sich vielleicht vor, dass Sie immer weiter nach innen gehen und auch Ihr Bewusstsein tiefer nach innen sinken lassen.

2. Das Ausatmen betonen.

Atmen Sie aus. Betonen Sie die Ausatembewegung. Lassen Sie sich zugleich mit der

Ausatembewegung immer mehr nach unten sinken. Lassen Sie nach dem Ausatmen eine kleine Pause entstehen. Warten Sie ab, ob die Einatembewegung anschließend wie von selbst entsteht. Stellen Sie fest, ob der Körper wie von selbst einatmet, ohne, dass Sie selbst bewusst Luft holen müssen. Wie fühlt es sich an?

3. *Das Umfeld zurücktreten und immer weniger wichtig werden lassen.*
Vielleicht stellen Sie bereits fest, dass alles um Sie herum weiter weg ist als sonst. Vielleicht ist das Umfeld jetzt einfach weniger wichtig geworden. Kommen Sie innerlich immer mehr zu sich selbst. Alles um Sie herum ist jetzt immer weniger und weniger wichtig.

4. *Im Körper angenehme Entspannungszustände einstellen.*
Achten Sie auf Ihren Beckenboden. Vielleicht ist er viel lockerer und entspannter als sonst. Wenn Sie einatmen, wird er nach unten geschoben. Wenn Sie ausatmen, federt er wieder langsam nach oben. Erleben Sie einmal, wie angenehm es ist, wenn Sie nach einer kleinen Pause nach dem Ausatmen wieder einatmen. Wie fühlt es sich an? Was nehmen Sie sonst noch wahr? Wann haben Sie eine solche angenehme Erfahrung schon einmal gemacht? Ist der Körper lockerer, entspannter? Fühlt er sich schwerer oder vielleicht leichter an? Vielleicht fühlen Sie sich angenehm durchwärmt an, vielleicht ganz ruhig oder vielleicht vital und frisch. Nehmen Sie es wahr.

5. *Innerlich mit allen Sinnen einen schönen, angenehmen Ort erleben.*
Stellen Sie sich vor, Sie seien jetzt an einem schönen angenehmen Ort, an dem Sie sich einfach nur wohlfühlen. Was sehen Sie dort. Wie ist das Licht? Welche Farben sehen Sie? Lassen Sie das innere Bild von diesem schönen Ort immer deutlicher entstehen. Was hören Sie an Ihrem angenehmen inneren Ort? Welche Naturgeräusche und Klänge fallen Ihnen auf? Was spüren Sie? Wärmt die Sonne angenehm Ihren Körper oder genießen Sie Schatten? Berühren Sie vielleicht eine Blüte oder ein Blatt? Nehmen Sie es bewusst wahr. Nehmen Sie auch einen angenehmen Duft wahr? Lassen Sie sich innerlich von Ihren Eindrücken verwöhnen. Gibt es auch etwas Angenehmes zu schmecken, vielleicht eine schöne Frucht oder ein Getränk? Genießen Sie es jetzt.

6. *Die Zeit relativieren, sich vorstellen, man sei schon lange dort.*
Stellen Sie sich vor, Sie seien an diesem schönen angenehmen Ort schon länger, vielleicht drei oder vier Wochen, vielleicht noch länger. Stellen Sie sich vor, wie sich das anfühlt und was sich innerlich ändert, wenn Sie so viel Zeit haben, wie Sie es selbst wollen.

7. *Immer mehr bei sich selbst ankommen ganz innen, ganz bei sich selbst sein.*
Vielleicht bemerken Sie, dass Sie nun ganz bei sich selbst ankommen, ganz innen sind, ganz für sich und bei sich selbst. Alles, was sonst wichtig war, ist weit weg und weniger wichtig geworden. Alles hat einen anderen Stellenwert bekommen. Sie sehen klar vor sich, was für Sie selbst wichtig, was weniger wichtig ist.

8. *Kontakt haben zu eigenen Vorlieben, inneren Potentialen und Kräften.*
Stellen Sie sich nun vor, dass Sie wieder Zeit gefunden haben zu sich selbst zu kommen und sich selbst intensiv zu erleben. Ihre Wünsche, Ihre inneren Vorlieben werden Ihnen bewusst. Was Sie selbst von innen heraus wollen, wird Ihnen bewusster. Sie haben jetzt immer mehr Zugang zu Ihren inneren Kräften und Potentialen. Sie können sich genau erinnern an all die Dinge, die Sie erreicht und sich erarbeitet haben. An alles, was Ihnen gut gelungen ist und an schöne Erlebnisse und Momente in Ihrem Leben. Stellen Sie sich eine besondere Fähigkeit (ein Potential) vor, zu der Sie jetzt Kontakt aufnehmen möchten, die Sie weiterentwickeln möchten. Stellen Sie sich vor, Sie könnten mit diesem Potential, mit dieser Energie den ganzen Körper an-

füllen, ihn angenehm durchdringen lassen. Wie fühlt es sich an?

Rücknahme.

In den letzten Jahren hat es einen deutlichen Rückgang der Teilnehmer am Autogenen Training gegeben. Dies hängt vor allem damit zusammen, dass fast überall auch in den ersten Sitzungen die klassischen Formeln verwendet und keine Hilfestellungen zum Überwinden der Anfangsschwierigkeiten gegeben werden.

Durch Übungen wie die oben dargestellten und auch durch Hinzunahme anderer Entspannungsverfahren wie der Progressiven Muskelentspannung gelingt es in der Regel, in der ersten Sitzung allen Kursteilnehmern die Erfahrung eines Entspannungszustandes zugänglich zu machen. Dadurch werden sie motiviert weiterzumachen und auch das Entspannen mit den klassischen Formeln des Autogenen Trainings zu erlernen. Beispiele für Übungen dieser Art finden Sie in den anderen Kapiteln dieses Buches über Progressive Muskelentspannung und Atemtherapie und im Buch »Stress bewältigen – ein ganzheitliches Kursprogramm«, Pflaum Verlag, 2002.

Autogenes Training Oberstufe

In der Regel wird nur die Unterstufe des Autogenen Trainings praktiziert. Die Oberstufe wird seltener durchgeführt.

In der Unterstufe erfolgt eine Autosuggestion bzw. Autohypnose, die zur Entspannung und Anregung des Parasympathikus führt.

Es erfolgt die Heraufsetzung der Wahrnehmungsschwelle für Außenreize und für die »Tätigkeiten des rational verarbeitenden Gehirns« (Rosa). Folgerichtige Denkprozesse werden aufgehalten (Resonanzdämpfung). Es entsteht ein mit Wohlbefinden verbundenes nach innen Gerichtetsein, eine Reduktion des Wachbewusstseins. Wir sind empfänglich für sogenannte innere Vorsatzbildungen (s. o.).

In der Oberstufe geht es nun um ein Kommenlassen innerer Bilder und anderer Wahrnehmungen. J.H. Schultz hat schon sehr früh die Entdeckung gemacht, »dass in Autogener Versenkung optische und andere Erscheinungen vor dem geistigen Auge erscheinen.« Ihm war bekannt, dass Übungsanweisungen, wie er sie für den Beginn der Oberstufe des Autogenen Trainings verwandte, auch im Rahmen vieler meditativer Versenkungstechniken (Yoga, Do In, Kum Nye) und Hypnosetechniken (Fixationsmethode der klassischen klinischen Hypnose) verwendet wurden.

Auch nach der Auffassung von Schultz ist die Oberstufe nicht unbedingt »oberhalb« der Unterstufe oder wertvoller, besser oder weniger anfängerhaft.

Schultz sah die Farberlebnisse, die als erstes bei der Oberstufe durchgeführt werden, als eine Erfahrung an, die jedem Menschen zugänglich sei. Er sah Analogien zu den optischen Wahrnehmungen beim Nachttraum. Der Übende soll beim Autogenen Training bestimmte Aufgaben erfüllen, andererseits soll er innerlich loslassen und seine Aufmerksamkeit, wie in der Psychoanalyse, frei schweben lassen und inneres Material spontan kommen lassen. Die spontanen Aussagen des Unbewussten können verarbeitet werden. In der Regel wird man auch in der Oberstufe das Erlebte eher stehen und es für sich selbst wirken lassen.

Voraussetzungen zur Teilnahme an der Oberstufe des Autogenen Trainings (nach Schultz):

- Motivation, sich mit Aussagen des eigenen Unbewussten zu konfrontieren
- Erfahrungen mit der Unterstufe des Autogenen Trainings
- Erfahrungen mit anderen meditativen Verfahren
- evtl. Erfahrungen mit der psychoanalytischen Arbeit
- evtl. Erfahrungen mit Traumarbeit
- Aufnahmebereitschaft für Material aus dem eigenen Unbewussten
- Reflexionsfähigkeit, Fähigkeit zur Verbalisation des Erlebten
- Ausschluss von floriden Psychosen
- Mindestalter 14 Jahre (umstritten)
- ausreichend Vorstellungskraft

- Selbstvertrauen
- ausreichender innerer Antrieb
- Ausschluss von Hypochondrie, zwangsneurotischer Abwehrhaltung, extrem narzisstischer Störung.

Die Oberstufe des Autogenen Trainings

Es gibt sieben Stufen bei der Oberstufe des Autogenen Trainings:
1. Spontane Farberfahrung (»Eigenfarbe«)
2. Einstellen einer bestimmten Farbe
3. Wahrnehmung eines Objektes
4. Abstrakte Gegenstände/Begriffe
5. Frei gewählter Gefühlszustand (Eigengefühl)
6. Andere Personen, Visualisation
7. Antworten aus dem Unbewussten.

Für die ersten vier Stufen sind nachfolgend Textbeispiele aufgeführt, die als Übungsanleitung dienen können.

Einführungsübung der Oberstufe des Autogenen Trainings

Schließen Sie Ihre Augen. Drehen Sie Ihre Augen nach innen und nach oben. Blicken Sie mit geschlossenen Augen die Stirnmitte (oder die Nasenwurzel) von innen her an. (Übermäßige Anspannungen im Bereich der Augenmuskeln sollen jedoch vermieden werden.)

Gehen Sie ganz nach innen, lassen Sie die Außenwelt um sich herum mehr und mehr zurücktreten.

Seien Sie ganz bei sich selbst. Das Umfeld ist jetzt immer weniger wichtig. Lassen Sie sich die Zeit, immer weiter nach innen zu gehen.

Was erleben Sie? Was nehmen Sie wahr? Sehen Sie innere Bilder? Welche Bilder tauchen auf?

Rücknahme.

Eigenfarbe

Schließen Sie die Augen. Drehen Sie Ihre Augen nach innen und nach oben. Blicken Sie mit geschlossenen Augen die Stirnmitte (oder die Nasenwurzel) von innen her an.

Gehen Sie ganz nach innen, lassen Sie die Außenwelt um sich herum mehr und mehr zurücktreten. Seien Sie ganz bei sich selbst. Achten Sie auf Ihr Innerstes. Das Umfeld ist immer weniger wichtig. Lassen Sie sich ein wenig Zeit ...

Stellen Sie sich vor, dass Sie eine Farbe vor dem inneren Auge wahrnehmen. Haben Sie noch weitere innere Wahrnehmungen (Kälte, Wärme)? Wie ist Ihre innere Stimmung?

Rücknahme:
Die Farbe tritt mehr und mehr zurück – mehr und mehr.

Vorgegebene Farbe

Schließen Sie die Augen. Drehen Sie Ihre Augen nach innen und nach oben.

Gehen Sie ganz nach innen, lassen Sie die Außenwelt um sich herum mehr und mehr zurücktreten. Lassen Sie sich ein wenig Zeit ...

Lassen Sie als Farbe Rot auftauchen. Stellen Sie sich vor, dass Sie die Farbe Rot vor dem inneren Auge wahrnehmen. Wie ist Ihre innere Stimmung?

Rücknahme.

(Es werden nach und nach die Regenbogenfarben vorgegeben. Um sich besser darauf einzustellen, können Farbtafeln, Obst, Naturbilder und anderes visuelles Material den Gruppenteilnehmern zur Verfügung gestellt werden.)

Wahrnehmung eines Objekts

Arme und Beine sind ruhig, schwer und warm durchströmt.
Ruhe – Schwere – Wärme.
Herz und Atmung sind ganz ruhig.
Sonnengeflecht ist strömend warm – Stirn ist angenehm kühl,

die Ruhe vertieft sich.
In mir entsteht ein Bild.
Es erscheint immer deutlicher vor meinem inneren Auge, vor meinem inneren Auge entsteht ein Bild.
Es wird immer deutlicher – es wird immer farbiger.

Rücknahme:
Das innere Bild zieht sich zurück, es wird undeutlicher und verblasst, die Farben werden schwächer, jetzt ist das innere Bild mehr und mehr verschwunden.

Wahrnehmung abstrakter Begriffe

Arme und Beine sind ruhig und schwer und warm durchströmt.
Ruhe – Schwere – Wärme.
Herz und Atmung sind ganz ruhig.
Sonnengeflecht ist strömend warm – Stirn ist angenehm kühl,
die Ruhe vertieft sich.
In mir entsteht ein inneres Bild von Gerechtigkeit.

(Oder von: Freiheit, Friede, Glück, Zufriedenheit, Harmonie ...)

Es erscheint immer deutlicher vor meinem inneren Auge, vor meinem inneren Auge entsteht ein Bild, ein Eindruck, ein Erleben von Gerechtigkeit. Es wird immer deutlicher –, es wird immer klarer und farbiger.

Rücknahme:
Das innere Bild zieht sich zurück, es wird undeutlicher und verblasst, die Farben werden schwächer, jetzt ist das innere Bild mehr und mehr verschwunden.
Dehnen, strecken, räkeln.

AUTOGENES TRAINING FÜR KINDER

Es gibt eine Reihe von Übungsanleitungen für Kinder. Hierbei kommt es darauf an, die relativ abstrakten Begriffe des Autogenen Trainings in eine der Erfahrung von Kindern zugänglichen, anschaulich, begreifbar und eindrücklich formulierten Sprache zu übersetzen. Je nach sozialem Umfeld und Vorerfahrung der Kinder wird vom Übungsleiter eine bestimmte Anleitung ausgewählt und modifiziert werden müssen. Es kommt jedoch zusätzlich auch darauf an, dass der Übungsleiter sich mit der jeweiligen Anleitung subjektiv wohlfühlt, und er auch seinen eigenen Sprachgebrauch anpasst. Die bekanntesten Übungsanleitungen zum Autogenen Training stammen von Else Müller. Bei ihren Übungen muss in der Regel sprachlich Einiges abgestimmt werden, da nicht alle Übungsteile von den Kindern als entspannend empfunden werden. Ebenso fehlen Aspekte aus der modernen Psychotherapie und Lernpsychologie, die für den Entspannungsvorgang sehr sinnvoll sind.

Die Abfolge der Entspannungsformeln kann beim Autogenen Training für Kinder unterschiedlich zu der im Autogenen Training für Erwachsene sein. Die Formeln werden zwar verwendet aber mit Bildern, kinästhetischen Erfahrungen, Klängen oder Geräuschen und anderen Sinneseindrücken verbunden.

Übungsanleitung zum Autogenen Training für Kinder

Leg' Dich jetzt gemütlich in Dein Bett und strecke, dehne und räkele Dich noch ein wenig, dehne auch den Rücken. Stell' Dir vor, Du bist eine Katze, die auf dem Rücken liegt und sich ganz gemütlich streckt, räkelt und dehnt. Du liegst in der Sonne. Die Sonne wärmt Deinen ganzen Körper. Wenn Du gähnen willst, dann gähne herzhaft und genieße es.

Leg' Dich unter Deine Bettdecke und stelle Dir vor, wie Du angenehm entspannt auf Deiner Sonnenwiese liegst. Die Sonne scheint auf Deinen Bauch, und der Bauch wird bald angenehm warm werden. Vielleicht spürst Du schon, wie er schön warm wird.

Deine Füße und Deine Beine haben Dich den ganzen Tag lang getragen, lass sie jetzt ausruhen. Lass' sie los und lass' sie locker werden und schwer auf dem Bett ruhen. Das Bett trägt Deine Beine jetzt. Auch die Arme haben den ganzen Tag über viel getan. Lass' sie jetzt ausruhen. Die Arme und Beine liegen ruhig und angenehm schwer auf dem Bett. Fühl' mal, wie schwer sie sind.

Atme ganz ruhig vor Dich hin ...
... ein ... und aus ... ein ... und aus ...
... ein ... und aus ... ein ... und aus ...

Stell' Dir vor, Du hast ganz viel Zeit. Die Gedanken wandern hierhin und dorthin.

Du döst einfach vor Dich hin.

Du liegst auf der Blumenwiese in der Sonne, ganz Du, angenehm wohlig entspannt. Deinen Rücken hast Du den ganzen Tag gerade und aufrecht gehalten. Lass' ihn jetzt ausruhen und sich erholen. Lass' ihn ganz schwer ins Bett sinken. Das Bett trägt Deinen Rücken. Dein Rücken kann jetzt entspannen, ganz wohlig und angenehm entspannen. Deine Arme und Deine Hände haben den ganzen Tag so viel getan. Jetzt dürfen sie ausruhen. Lass' Deine Hände und Arme ganz schwer sein. Lass' sie herunter ins Bett sinken.

Deine Augen haben den ganzen Tag so viel gesehen, jetzt kannst Du gleich einschlafen, und die Augen können sich ausruhen. Lass' die Augenlider schwer werden und zufallen. Vielleicht wirst Du später mit den inneren Augen einen schönen Traum sehen. Dein Mund hat den ganzen Tag über vielleicht viel gesprochen oder ist vor Staunen offen gestanden, und gegessen und getrunken hast Du mit Deinem Mund bestimmt auch. Der Mund darf sich jetzt ausruhen. Das ganze Gesicht darf sich jetzt ausruhen. Auch der Kopf darf jetzt schwer werden und nach unten ins Bett sinken. Lass' Deinen Kopf locker werden und spüre, wie er schwer wird und nach unten sinkt. Lass' Deinen ganzen Körper locker nach unten sinken und ganz schwer sein. Lass' Deinen Körper los und lass' Dich vom Bett tragen. Stell' Dir einfach vor, Du bist auf Deiner Sonnenwiese. Dort gibt es bunte Wiesenblumen, Gräser, vielleicht siehst Du ein paar kleine Vögelchen, die munter vor sich hin zwitschern. Vielleicht spürst Du die angenehme Frühlingsluft. Stell' Dir vor, Du riechst, wie die Blumen duften.

Die Sonne scheint angenehm auf Deinen Körper. Vielleicht ist Dein Bauch schon warm. Vielleicht sind die Arme und Beine auch warm. Der ganze Körper ruht sich aus und liegt schwer und entspannt auf dem Bett.

Wenn Du vollkommen entspannt bist, kannst Du vielleicht mit Deinen inneren Augen den Regenbogen sehen, der auf Deiner Traumwiese beginnt. Er führt weit nach oben bis zu den kleinen Schäfchenwölkchen, die am Himmel stehen. Wenn Du möchtest, stell' Dir vor, dass Dein Körper ganz leicht wird. Du schwebst angenehm leicht hin zum Regenbogen. Schaue seine schönen Farben einmal genau an. Dunkelrot, hellrot, orange, gelb, grün, hellblau, dunkelblau, violett. Wenn Du möchtest, kannst du Dich vom Regenbogen weit nach oben tragen lassen, bis Du zu einem Wolkenschäfchen kommst. Mit dem kannst Du ins Traumland fahren.

Stell' Dir vor, wie Du über die Wiese hinweg schwebst, einen Wald von oben ansiehst und ein Tal. Stelle Dir vor, Du siehst von oben Kühe und Schafe auf der Wiese, dann wieder Wälder, Täler, Bächlein und größere Flüsse. Dann bist Du bis ins Traumland gereist.

Literatur

Beyer: Die sieben Sinne abschalten, in Vorbereitung

Dogs, Wilfried: Autogenes Training, Haug Verlag Heidelberg 1988

Faller, Rolf: Autogenes Training. Falken Verlag Niedernhausen 1993

Hoffmann, B.: Handbuch des Autogenen Trainings, DTV München 1977

Jäger, Gerhard: Selbsthilfe durch Autogenes Training, Humboldt Taschenbuch Verlag München 1981

Knörzer, W. (Hrsg): Ganzheitliche Gesundheitsbildung in Theorie und Praxis, Haug Verlag 1994 Heidelberg

Langen, Dietrich: Autogenes Training für jeden, Gräfe und Unzer München 1988

Müller, E.: Du spürst unter deinen Füßen das Gras. Autogenes Training in Phantasie- und Märchenreisen. Frankfurt 1983

Olschewski, A.: Autogenes Training für Kinder (Arbeitstitel), Haug Verlag

Olschewski, A.: Atementspannung, Abbau emotionaler und körperlicher Anspannung durch Atemtherapie, Haug Verlag Heidelberg 1995

Olschewski, A.: Progressive Muskelentspannung, 3. überarb. und erw. Aufl., Haug Verlag 1996

Olschewski, A.: Wassertherapie, Entspannung Bewegung Heilung, Kösel Verlag München 1997

Olschewski, A.: Stress bewältigen, ein ganzheitliches Kursprogramm, Pflaum Verlag 2002

Rosa, R.: Das ist das Autogene Training, Fischer 1983

Rosa, R.: Das ist die Oberstufe des Autogenen Trainings, Fischer 1983

Schultz, J.H.: Das Autogene Training. Konzentrative Selbstentspannung. Versuch einer klinisch praktischen Darstellung, 14. Auflage Thieme Verlag Stuttgart 1973

Tietzmann, R.: Hypnose und Hypnotherapie. In Vorbereitung

Autor und Kontakte

Dr. med. Adalbert Olschewski-Hattenhauer
Bergstraße 152
69121 Heidelberg
Tel.: 06221/413279

5

Breema

DORIT EHL-WILHELM UND PARI SCHNEIDER

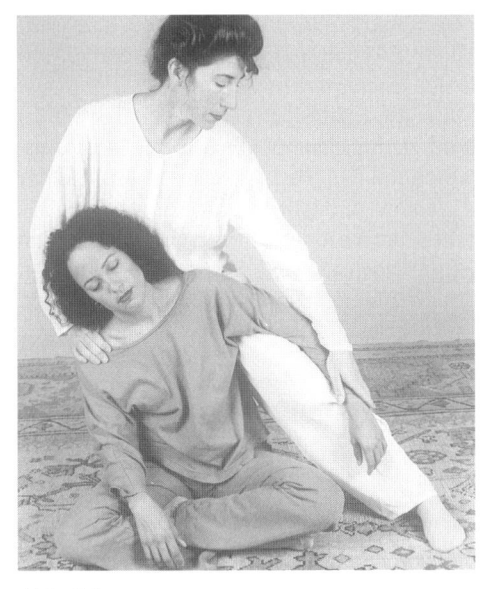

Abb. 5.1

Ein kleiner Junge ging mit dem Großvater für einige Tage Ziegen hüten. Zu ihrer Verpflegung nahmen sie Wasser mit, Mehl, Butter, Eier, Honig und so weiter. Abends machte der alte Mann ein Feuer und auf einem Stein einen Fladen, den er mit Butter und Honig bestrich. Zu seinem Enkel sagte er: »Siehst Du, das ist das Mehl, das aus dem Getreide gemacht wird, wofür wir täglich arbeiten. Hier ist die Butter von den Kühen und der Honig von den Bienen, und jetzt streue ich noch ein bißchen Salz auf den Fladen. Das kommt von weit her, es ist sehr wertvoll.« Dann rollte er den Fladen zusammen, aß ihn und fragte den Kleinen: »Na, wie hat es Dir geschmeckt?« Der antwortete: »Wieso? Du hast mir doch davon überhaupt nichts abgegeben!« Worauf der Großvater meinte: »Aber ich habe Dir doch alles Wichtige darüber erzählt«.

Die eigene Erfahrung ist das Einzige, was zählt, will diese Geschichte sagen.

DER URSPRUNG VON BREEMA

Breema entstand in einer abgelegenen Region zwischen Afghanistan und Russland. Der Name geht auf ein Dorf namens Breemava zurück. Für die Menschen dort war Breema Teil ihres Alltags. Es diente ihnen als Stärkung ihres körperlichen, sozialen und persönlichen Wohlbefindens. Sie hielten dieses über Jahrhunderte überlieferte Wissen durch das tägliche, selbstverständliche Praktizieren von gegenseitigen Behandlungen und Selbst-Breema-Übungen in seiner Ursprünglichkeit lebendig.

Von Malichek Mooshan wurde diese Körperarbeit in den Westen gebracht. Vor gut 20 Jahren gründete er in Zusammenarbeit mit Dr. Jon Schreiber, einem Chiropraktiker und Leiter der Klinik: »The Breema Health &

Wellness Center«, das Breema Zentrum in Oakland/Kalifornien. Dort wird das Wissen über diese Körperarbeit nicht nur gesammelt und veröffentlicht, sondern auch in Seminaren und Ausbildungslehrgängen an eine ständig zunehmende Zahl von Interessierten vermittelt. Da inzwischen auch in Europa das Interesse an dieser Arbeit gewachsen ist, wurde das Breema-Zentrum in den USA durch die Gründung von Seminarhäusern in Bühl/Deutschland und Graz / Österreich erweitert. Die enge Zusammenarbeit innerhalb des gesamten Breema-Zentrums ermöglicht nicht nur gegenseitige Unterstützung und Weiterentwicklung, sondern auch ein weltweit vielfältiges Angebot an Workshops und Ausbildungsseminaren.

BESCHREIBUNG DER VERSCHIEDENEN FORMEN

Wie bereits erwähnt, wird Breema in Form von Partnerbehandlungen und Selbst-Breema-Übungen praktiziert. Der deutsche Begriff »Behandlung« ist die Übersetzung des in der englischen Literatur über Breema benutzten Begriffs »treatment« und ist insofern nicht genau zutreffend, als er den Eindruck erweckt, im Zusammenhang mit einer vorangegangenen Diagnose zu stehen. Das Fundament der Breema-Körperarbeit ist jedoch die Begegnung mit dem Anderen ohne Diagnose und ohne einengendes Konzept. Damit wird die Asymmetrie, die in der Regel in der klassischen Beziehung zwischen Klient und Therapeut[1] entsteht, aufgehoben. Auf diese Weise wird der Empfangende nicht unter dem Blickwinkel des Defizitären wahrgenommen. Der Praktizierende wiederum hat durch die Behandlung die Möglichkeit, die eigene Körpererfahrung in den Mittelpunkt zu stellen, also für sich selbst etwas zu tun, mit sich selbst in Kontakt zu kommen. Bezogen auf den beruflichen Kontext ist zu sagen, dass es immer mehr Menschen aus sozialen, medizinischen und therapeutischen Berufen gibt, die in Breema eine Möglichkeit gefunden haben, beruflicher und privater Überforderung (»Burnout«) entgegen zu wirken.

Sowohl die Selbst-Breema-Übungen als auch die Partner-Behandlungen basieren auf einem ganzheitlichen Selbst- und Weltverständnis und auf konkreten, praktischen Prinzipien. Mit dieser Grundlage ist die Breema Körperarbeit Ausdruck eines sehr ursprünglichen, natürlichen Zuganges zum eigenen Körper, zum Gegenüber und letztlich zu einer gelingenden Beziehungs- und Lebensgestaltung, denn sie macht das universelle Gesetz der Balance von Spannung und Entspannung, von stimulierender Aktivität und Rezeptivität, von Aktion und Reaktion auf der körperlichen Ebene wahrnehmbar.

Unsere Erfahrung ist es, dass durch die innere Haltung des Bei-Sich-Bleibens im Austausch mit dem Partner eine Atmosphäre der Akzeptanz entsteht, die nicht nur bei spezifischen Indikationen angebracht ist. Letztlich ist uns noch nie eine Situation begegnet, in der die innere Haltung von Breema nicht anwendbar und wirksam gewesen wäre.

Selbst-Breema

Selbst-Breema-Übungen sind rhythmische Bewegungsabläufe, die mit dem eigenen Körper gemacht werden. Sie ermöglichen es, sich selbst gleichzeitig als Praktizierender und als Empfangender zu erleben. Die Übungen haben eine vitalisierende und entspannende Wirkung. Darüber hinaus hat die Stimulierung beider Körperhälften durch die lehnenden, klopfenden, öffnenden, beugenden, ausstreichenden, haltenden Bewegungen auch einen ausgleichenden Effekt.

Nicht zuletzt beinhaltet Selbst-Breema für jeden die Möglichkeit, die Ausdrucksformen des eigenen Körpers wahrzunehmen und auf diese Weise die häufig vorhandene Dominanz des Verstandes zu Gunsten einer stärkeren Verbundenheit mit dem eigenen Körper zu

---

1 Um die Leichtigkeit des Leseflusses zu erhalten, haben wir auf die geschlechtsspezifische Differenzierung im gesamten Text verzichtet und verwenden die männliche Form für Therapeut und Patient.

verändern. Diese Ausdrucksformen des Körpers sind:

Der Körper hat Gewicht, der Körper atmet, der Körper hat eine Haltung, der Körper bewegt sich, der Körper hat einen »Gesichtsausdruck«, der Körper hat den Klang der Stimme.

Durch einfaches Registrieren dieser körperlichen Lebensäußerungen ohne vergleichende Beurteilung wird Gegenwärtigsein erfahrbar.

Es gibt unendlich viele Selbst-Breema-Übungen in ganz verschiedenen Positionen, z. B. im Stehen, Sitzen, Liegen, Knien. Da nur der eigene Körper und eventuell noch eine weiche Unterlage benötigt werden, kann Selbst-Breema – sei es zu Hause, unterwegs, im Büro, im Unterricht oder in Beratungssettings – spontan ausgeführt werden.

Die Selbst-Breema-Übungen haben ausdrucksvolle Bezeichnungen, die auf ihre Ursprünglichkeit hinweisen, z. B.:

»Aufsprudelnde Quelle«
»Den Berg berühren«
»Den Regen wertschätzen«
»Den Tag begrüßen«.

Breema Partnerübungen

Während der Partnerübungen liegt diejenige Person, die eine Behandlung empfängt, in bequemer Kleidung auf einem weichen Untergrund, z. B. einem Teppich oder einer Decke. Es gibt eine große Anzahl von Breema Partnerbehandlungen. Eine jede besteht aus einer Reihe von harmonischen Bewegungen wie sanftes und doch spürbares Dehnen, allmähliches Lehnen und rhythmisches Streichen. Einige dieser überlieferten Behandlungen haben Namen, die übersetzt etwa »Die Verbindung zum Körper vertiefen«, »Der Himmel und Du sind eins« oder »Die Wiege schaukeln« heißen *(Abb. 5.2)*.

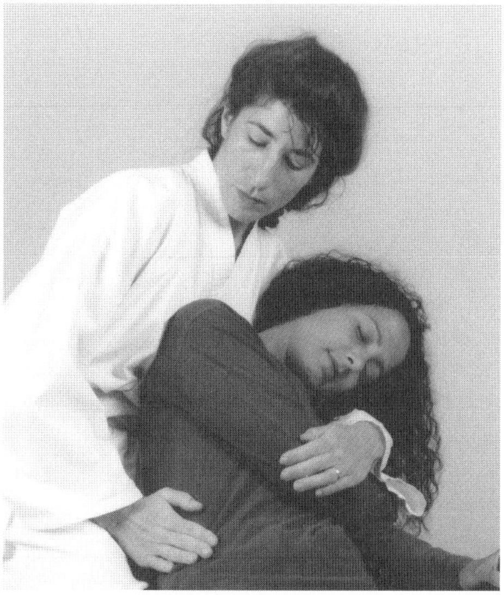

Abb. 5.2

DIE BREEMA PRINZIPIEN

Die ganz besondere Qualität der Breema Körperarbeit entsteht durch die Anwendung der ihr innewohnenden Prinzipien. Diese haben eine zentrierende und harmonisierende Wirkung und sorgen für einen ausgeglichenen Anteil des Körpers, des Verstandes und der Gefühle an unseren Aktivitäten.

Zugleich sind diese Prinzipien universell, denn sie können in anderen Techniken und Methoden der Körperarbeit, in der Gesundheitsvorsorge und -pflege und bei jeder sonstigen Aktivität im Leben angewandt werden.

Im Körper bequem sein

Die Bequemlichkeit desjenigen, der behandelt, ist das erste Prinzip. Dieser Prozess beginnt bereits, bevor Sie den Körper des Partners berühren. Sie atmen tief ein und aus, registrieren, dass Ihr Körper atmet und Gewicht hat. Der Körper sucht sich seinen natürlichen Atemrhythmus und eine bequeme Position. Dies geschieht nicht als intellektuelle Leistung (z. B. »weil ich Breema mache, muss/will ich mich wohl fühlen ... «), sondern über einen ständigen inneren Einstellungsprozess, der ein Zusammenwirken der Gefühle mit dem Körper und dem Verstand sucht. Dies hilft dabei, dass nicht eines der beteiligten Elemente – Verstand, Gefühl oder Körper – einen unverhältnismäßig großen Raum einnimmt. Das heißt, dass die jeweilige Aktivität nicht nur eine sehr rationale, sehr emotionale oder sehr mechanische Ausrichtung bekommt.

Mit dem Wunsch nach einem Höchstmaß an eigenem körperlichen Wohlbefinden während der Behandlung eines Anderen bekommt der Behandelnde also die Gelegenheit, sich dieser inneren Ausrichtung anzuvertrauen und dadurch die Verbindung zum eigenen Körper zu halten.

An einem praktischen Beispiel soll dieses Prinzip verdeutlicht werden:

Viele Partnerübungen beginnen mit einem Halten im Bereich der Fußinnenseiten bzw. der Fersen des Partners. Die Antwort auf die Frage, wo genau die Hände die Fersen berühren sollen, würde lauten, seine Hände genau dort hin zu legen, wo es sich für denjenigen, der behandelt, am angenehmsten anfühlt. Das wird dadurch erreicht, dass sich die Hände ohne Spannung den besten Platz auf den Fersen des Partners suchen, in dem sie sich langsam den vorhandenen Formen anpassen und dabei vollen Kontakt herstellen. Sich entspannt Zeit dafür zu nehmen, ist aber nur dann möglich, wenn man für die eigene Bequemlichkeit gesorgt hat. Dies wiederum vermittelt sich dem Partner, so dass auch er sich die Zeit nehmen kann, die Berührung wahrzunehmen und anzunehmen.

Trotz seiner Einfachheit ist dieses Prinzip dynamisch. Immer wieder zum eigenen Wohlbefinden auch bei körperlich anspruchsvollen Positionen zurück zu finden, bewirkt darüber hinaus noch Folgendes:
- Durch die Entspannung wird die Energie erneuert und erfrischt.
- Derjenige, der für seine eigene Bequemlichkeit gesorgt hat, wird weniger abgelenkt und kann daher präsenter sein in dem, was er tut. So wird er auch registrieren, ob er z. B. ein Lehnen intensiver oder weniger intensiv gestalten kann. Dadurch erhalten der Praktizierende und der Empfangende die Sicherheit, die sie brauchen, um Spannungen loszulassen.

Keine Beurteilung

Im Allgemeinen orientieren wir unser Verhalten an Erfahrungen aus der Vergangenheit einerseits und Ideen und Fantasien über die Zukunft andererseits. Diese Perspektive fördert ein Verhalten auf der Grundlage bloßer Konzepte. Sie verhindert die Öffnung für neue Erfahrungen und damit auch lebendige Veränderung, da sie uns aus der komplexen Qualität eines jeden Augenblicks das schon Vertraute bzw. Antizipierte handlungsleitend auswählen lässt. Dieses Messen, Vergleichen, Bewerten gibt dem Verstand eine dominierende Position und macht aus dem lebendigen Dasein ein vermeintlich getrenntes Objekt außerhalb seiner selbst. Hingegen können wir Offenheit und Akzeptanz für alles, was wir erleben, entwickeln, wenn der Verstand nicht nur – auf der Grundlage von Konzepten – assoziative Gedanken und die daraus resultierenden reaktiven Gefühle zur Kenntnis nimmt, sondern alle Lebensimpulse als Ausdruck des gegenwärtigen Seins wahrnimmt. Von einer beurteilenden, klassifizierenden Instanz wird der Verstand so zu einem registrierend-dienenden Werkzeug.

Das Prinzip, sich ohne Bewertungen und Vergleiche d. h. ohne innere Konzepte auf die jeweils gegebene Situation einzulassen, bedeutet auch, bezogen auf die Breema Körperarbeit, dass eine akzeptierende, offene Atmosphäre entstehen kann.

Bestimmtheit und Sanftheit

Wer eine Breema Behandlung bekommt oder jemandem dabei zuschaut wird bemerken, dass die Hände des Praktizierenden entspannt sind und ohne Zögern vollen Kontakt mit dem Partner herstellen. Dieses Unmittelbare der Berührung entsteht durch das Prinzip der Bestimmtheit und Sanftheit. Die Bestimmtheit der Berührung kommt aus dem Kontakt mit der eigenen Körpermitte. Gleichzeitig bleibt die Berührung entspannt und ohne mechanischen Druck, da allein das Gewicht der Hand und des Armes oder auch des Körpers eingesetzt wird. Die Gefahr einer verkrampften oder schmerzhaften Berührung besteht insofern nicht, als der Behandelnde durch das Prinzip des körperlichen Wohlbefindens und aller übrigen Breema Prinzipien Achtsamkeit und Sensibilität gegenüber den Grenzen des Partners und den eigenen Grenzen entwickelt. Die Beteiligung der Gefühle bringt den Grad der stimulierenden Aktivität und den Grad der sanften Rezeptivität in ein harmonisches Gleichgewicht. So entsteht in Verbindung mit einer mentalen Haltung der Absichtslosigkeit ein wohltuender Austausch zwischen Praktizierendem und Empfangendem durch das Mittel der Berührung.

Keine Kraftanwendung

Das Prinzip »Keine Kraftanwendung« ist ein Ausdruck des Einklangs mit dem Dasein. Wir brauchen dazu nur die Annahme aufzugeben, wir wären vom Dasein getrennt. Wenn wir diese Annahme aufgeben, werden wir präsent, und unser Wesen nimmt in natürlicher Weise an allem teil. So auch unser Körper, der sich ständig neu manifestiert und uns dabei hilft, präsent zu werden, wenn wir irgendeine dieser Manifestationen registrieren. Wenn wir so zum Wissen und zum Geschmack unserer körperlichen Existenz kommen, benötigen wir keine Kraftanwendung. Der Verstand und die Gefühle werden empfänglich für eine innere Instanz, die Vertrauen in unsere wahre Natur hat.

Einziger Augenblick – Einzige Aktivität

In dem Augenblick einer Aktivität gibt es keine Vergangenheit und keine Zukunft, kein vorweggenommenes Ergebnis und keine Vorbereitung auf eine andere Aktivität. Vielmehr ist jede Aktivität in sich abgeschlossen und dadurch jeder Augenblick eine neue, frische und lebendige Erfahrung. Für die Breema Körperarbeit bedeutet das Prinzip »Einziger Augenblick – einzige Aktivität«, dass jede Berührung, jeder Schritt innerhalb einer Behandlung oder einer Selbst-Breema-Übung eine abgeschlossene, in sich vollständige Behandlung ist, die keine Absicht verfolgt.

Keine Eile – Keine Unterbrechung

Alles im Universum – die Zyklen, die wir beobachten können und die organischen Funktionen unseres Körpers – drückt in seinem natürlichen Zustand eine innere Harmonie aus. Diese Harmonie ist zeitlos und entsteht in einem fortlaufenden, zusammenhängenden Veränderungsprozess von Augenblick zu Augenblick, ohne Eile und ohne Unterbrechung, immer wieder neu.

Für die Praxis der Breema Körperarbeit bedeutet dies, sich dem natürlichen Rhythmus des eigenen Körpers, dem Fluss des Atems, dem Spiel mit der Schwerkraft des Körpergewichts zu überlassen und dem Ablauf der Behandlungen oder der Selbst-Breema-Übungen ohne Eile und ohne Unterbrechung zu folgen. Den Atem und das Gewicht des Körpers zu registrieren, erhöht die innere Präsenz. Dies vermindert die Identifikation mit der Vergangenheit und der Zukunft und damit die Ablenkung durch mechanische Gedanken und Gefühle. Das unterstützt uns darin, alles, was wir tun, in einem lebendigen und ausgeglichenen Rhythmus zu tun.

Nichts Extra

Wenn wir auf innere Konzepte, die unser Verhalten strukturieren und ständig Erwartungen an uns selbst und andere auslösen, verzichten, erfahren wir in der Breema Berührung Unvoreingenommenheit und Klarheit. Sie hat »nichts Extra«, denn sie ist weder Ausdruck einer persönlichen Absicht des Gebenden noch Mittel, bei dem Empfangenden etwas verändern oder erreichen zu wollen. In Verbindung mit den anderen Prinzipien kann sich durch das Loslassen jeden Extras die Zugehörigkeit zum Leben verkörpern und für beide Beteiligte spürbar werden. Dies gibt der Breema Berührung eine Qualität, die Angenommensein vermittelt und zutiefst berührt.

Gegenseitige Unterstützung

Auf dem Prinzip der gegenseitigen Unterstützung basiert das natürliche Gleichgewicht allen Seins. Das gilt auf der körperlichen Ebene z. B. für das Ein- und Ausatmen oder für die Nahrungsaufnahme und die Verdauung; es gilt auf der sozialen Ebene für den Lernenden und den Lehrenden. Es hat Gültigkeit auf der Entwicklungs-Ebene für die Beziehung zwischen Frau und Mann oder zwischen Mutter und Kind.

Aus diesen Beispielen wird deutlich, dass eine selbstverständliche Wechselwirkung allen Ausprägungen des Seins innewohnt und für einen ständigen, lebendigen Veränderungsprozess sorgt. Dasselbe gilt in der Breema Körperarbeit, denn derjenige, der behandelt, bekommt für sich durch die Berührung des anderen Körpers eine Gelegenheit, seinen Körper wahrzunehmen und dadurch sich seiner selbst zu erinnern. Damit haben Abhängigkeits- und einseitige Dankbarkeitsgefühle keine Grundlage mehr, und es kann sich eine gleichwertige Beziehung entwickeln. Während der Behandlung wird die gegenseitige Unterstützung auch insofern ganz praktisch wirksam, als viele Halte-, Lehn- und Zurücklehnpositionen ohne die Unterstützung des anderen Körpers und dessen Gewicht gar nicht ausführbar wären.

Beteiligung des ganzen Körpers

Das Prinzip, »den ganzen Körper« einzusetzen, steht in einer natürlichen Wechselbeziehung zum Prinzip »körperliches Wohlbefinden«. Jede Bewegung des Breema Praktizierenden wird mit dem ganzen Körper ausgeführt. Ein Beispiel:

Bei vielen Behandlungen werden die Füße des Partners in den Schoß des Behandlers gelegt. Den ganzen Körper einsetzen bedeutet dann, die Fersen zu umfassen, sich aus der Körpermitte heraus vorzulehnen und wieder zurückzulehnen und mit dem sanften Schwung des Zurücklehnens die Füße mühelos im Schoß abzulegen. Bei einem Anheben unter Einsatz von Kraftaufwand könnten sich die Schultern verspannen. Dadurch würde eine Energieblockade entstehen, die den Arm vom Energiefluss des restlichen Körpers trennt. Vielmehr genießt der Körper jede Bewegung, solange sie mit dem ganzen Körper aus der Mitte heraus ausgeführt wird. Diese natürliche Erdung in Verbindung mit körperlichem Wohlbefinden unterstützt die eigene Vitalität und gibt beiden Beteiligten Sicherheit für die Behandlung.

Das Zusammenspiel der Prinzipien

Jedes in Anwendung gebrachte Prinzip öffnet gleichzeitig auch die Möglichkeit für die Wahrnehmung der anderen Prinzipien. Ihre Anwendung im Alltags- und Berufsleben, begleitet von einer Haltung der Einfachheit, Ernsthaftigkeit und Ehrlichkeit fördert Gelassenheit und Lebensfreude. Gelassenheit resultiert aus der Bereitschaft, weder von seiner Umwelt noch von sich selbst fixierte Vorstellungen zu entwickeln. Lebensfreude entsteht durch die Freiheit, neue Erfahrungen machen zu können. Durch Breema wird dieser Prozess unterstützt, da auch auf der körperlichen Ebene neue Erfahrungen möglich werden. Der Körper findet zurück zu einem bewegungsfreudigen, natürlichen Ausdruck.

FALLBEISPIELE

DREI PERSÖNLICHE ERFAHRUNGEN MIT BREEMA

● Meine erste Breema Erfahrung hat mich zutiefst berührt, weil die Atmosphäre während der Breema Übung frei war von jeder Idee, von jeder Erwartung. Ich fühlte mich nach langer Zeit zum ersten mal wieder vollkommen angenommen. In diesem Augenblick begegnete das Leben dem Leben. Diese Atmosphäre von Achtsamkeit ermöglichte es mir, meine eigene Wirklichkeit, so wie sie ist, vollkommen zu akzeptieren. Da war nur diese bewusste und reine Seinserfahrung, in der es nichts gibt, außer Bewusstsein und Liebe, die dieses Sein füllt.

● Der Breema-Praktizierende geleitet mich in einen harmonisch ausgestatteten Raum, ausgelegt mit weichen Teppichen. Er bittet mich, mich hinzulegen und ganz der Breema-Behandlung zu überlassen. Der Praktizierende kniet sich zu meinen Füßen und beginnt, sich rhythmisch vor und zurück zu lehnen, während seine Handflächen sich auf meine Fersen stützen. Seine Hände streichen meine Beine aus, einmal, zweimal, dann ein drittes Mal. Er steht auf, nimmt meine Beine mit und lehnt sich zurück. Die Dehnung ist lange und langsam. Wir verharren so einige Augenblicke lang, und dann beginnt das Spiel, der improvisierte Tanz von Breema. Wir werden zu zwei Körpern, die sich nach einem Rhythmus bewegen. Füße, Hände, Schultern, Unterarme, alles scheint sich im einen oder anderen Moment in Bewegung zu befinden. Ich habe den Eindruck, dass ein Strom von Berührungen und Bewegungen über mich fließt. Ich wundere mich – und das nicht nur einmal –, dass sich Hände wie Wasser anfühlen können. Als seine Hände auf meinem Bauch, dem Zentrum meines Körpers, zur Ruhe kommen, fühle ich plötzlich meinen Pulsschlag, und Energie und Wärme breiten sich überall aus.

● Physiotherapeuten haben in meinem Leben immer eine große Rolle gespielt, sie waren Begleiter und Unterstützer, Helfer und Ermutiger. Im Alter von 16 Jahren durch einen Unfall querschnittsgelähmt, wird man im Laufe der Jahre – ich bin heute 55 Jahre alt – zu einem Experten für Physiotherapie. Buchstäblich am eigenen Leibe erfährt man die unterschiedlichsten krankengymnastischen Ansätze, die hier aufzuzählen den Rahmen sprengen würden. Allen Ansätzen war eines gemein, sie lösten – neben der Tatsache, dass sie allesamt hilfreich waren – auf meiner Seite Mit- und Schuldgefühle gegenüber der behandelnden Person aus, die darin bestanden, dass ich mich oft fragte, ob es für den Anderen nicht zu schwer, zu belastend sei, mich so oft und ohne wirkliche Heilungschance zu behandeln, ob er die Behandlung nicht als Bürde, als Überanstrengung oder als einfach zu ermüdend empfände. Gefühle, wie sie jeder kennt, der sich selbst als chronisch krank, als »schweren Fall« ansieht, das ist ein Querschnittgelähmter mit Sicherheit. Mit an-

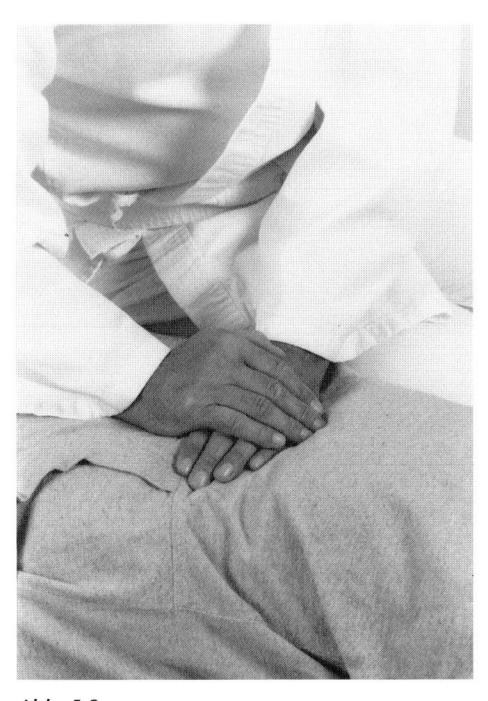

Abb. 5.3

deren Worten: Ich hatte oft die Vorstellung, meine jeweiligen Therapeuten »auszunutzen«, »in deren Schuld zu stehen«, obwohl ich nie einen Vorwurf in diese Richtung gehört habe. Auch wenn ich auf meine diesbezüglichen Nachfragen keine Bestätigung für meine Sorge fand, so erlebte ich doch, dass die Physiotherapeuten sich bemühten, sich anstrengten, sich aus meiner Sicht oft überanstrengten. Seit ca. einem Jahr werde ich von einem Therapeuten behandelt, der Breema praktiziert. Diese Behandlungsweise irritierte mich zu Beginn etwas, weil sie gerade den Aspekt des gegenseitigen Gebens und Nehmens erfahrbar macht. Der Therapeut gab nicht nur, er nahm auch, er machte sich zu Nutze, dass ich auch geben konnte. Die Bewegungsmuster, die therapeutisch zum Tragen kamen, waren oftmals ungewöhnlich und überraschend, waren einfach und verblüffend und nach einer Doppelstunde fühlte ich mich und auch der Therapeut sich voll neuer Energie, wobei ungewöhnliche Körperkontakte eine wichtige Rolle spielten. Die Kontakte waren insofern ungewöhnlich, weil man den Eindruck hat, auch der Therapeut sorgt für sich, sucht Entspannung oder Anspannung, Entlastung oder Belastung, man fühlt sich gehoben und hebt gleichzeitig, man wird bewegt und bewegt den Anderen ... Und trotzdem wird die Patientenseele zufrieden gestellt, denn die Behandlung der Symptome, z. B. die schmerzende Schulter, das Ziehen in Lendenwirbelbereich kommen nicht zu kurz, eine ewige Sorge des Experten-Patienten, der sich konkrete Linderung wünscht, wenn es schon keine Heilung geben kann. Ich fühle mich in der Behandlung freier als in jeder anderen Physiotherapieform, vor allem, weil ich erlebe, dass sie meinem Therapeuten gut tut und mich bereichert.

SCHLUSSBEMERKUNG

Breema ist eine Methode, die sich langsam entfaltet und vertieft. Aber letztendlich ist es mehr als eine Methode. Es ist eine natürliche, freudige und harmonische Begegnung mit dem Dasein. Wir sind sicher, dass die immer größer werdenden Herausforderungen, die das heutige Leben an unsere Gesundheit stellt, zur Entdeckung weiterer therapeutischer Anwendungsmöglichkeiten von Breema führen werden. Wir hoffen, zunehmend mehr Menschen die Möglichkeit zu bieten, die körperliche, geistige und emotionale Unterstützung von Breema zu erfahren und die Gesetze zu verstehen, die uns ein wesentliches und harmonisches Leben ermöglichen.

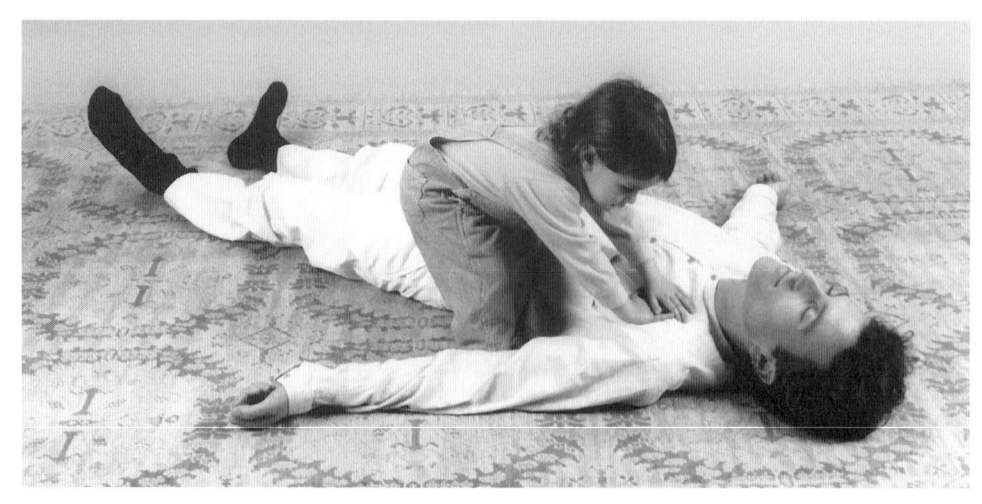

Abb. 5.4

Literatur

Dalichow, I.: Breema-Körperarbeit, Esotera (1994) 9: 86–90 und 12/2000)
Klasmann, J.: Breema-Körperarbeit, Esotera (2000) 12: 20–23
Klasmann, J.: Breema-Körperarbeit, Magazin Gesundheit (2000) 6: 28–31
Krigisch, W.: Breema-Körperarbeit, Krankengymnastik (2000) 7: 1185–1191
Schneider, P.: Breema-Körperarbeit, Heilpraxis-Magazin (1999) 5: 34–36
Schreiber, Jon: Breema – Essenz des harmonischen Lebens, Verlag Neue Erde, 2001

Autoren und Kontakte

Pari Schneider
Panoramastraße 24
77815 Bühl

Dorit Ehl-Wilhelm
Siekerwall 11
33602 Bielefeld

Breema Deutschland
Panoramastr. 24, D-77815 Bühl
Tel. (0049) 07223/250460
Fax (0049) 07223/250181
E-Mail: paribreema@t-online.de

Breema Österreich
Grillparzerstr. 4, A-8010 Graz
Tel: (0043) 0316/347257
Fax: (0043) 0316/386417
E-Mail: breema@styria.com

Verein für Breema Körperarbeit e. V.
Siekerwall 11
D-33602 Bielefeld
Tel: (0049) 0521/177066
Fax: (0049) 0521/5216850

6

Kleine Entspannungsmassageformen

Ralf Dornieden

EINLEITUNG

Dieser Beitrag stellt eine Sammlung unterschiedlichster Übungen zur Kontaktaufnahme, Vorbereitung, Beruhigung und Entspannung dar, wie sie auch in der Physiotherapie praktiziert werden.

Entstanden sind die Übungen aus den Grundbedürfnissen nach Körperkontakt und danach, verschiedene Dinge und Materialien spüren und erfahren zu wollen. Die positiven und physiologischen Wirkungen machen wir uns als Therapeuten in der Arbeit mit Menschen auf unterschiedlichste Weise zu Nutze.

Gedacht sind die Übungen als Anregung für die Partner- und Einzelarbeit. Sie sollen ferner zum Ausprobieren, Modifizieren und Anwenden in eigener Regie animieren.

THEORETISCHER HINTERGRUND

Vorbereitende Maßnahmen für eine Entspannungstherapie

Einführung

Unser heutiges Gesellschaftssystem ist auf Leistung ausgerichtet. Der Mensch muss »funktionieren«. Damit verbunden ist ein hohes Maß an physischer, psychischer und mentaler Anspannung, die den menschlichen Körper auf Hochtouren arbeiten lässt.

Entspannungsübungen liegen nicht im Trend der Leistungsgesellschaft. Sie sollen, wie es der Name ausdrückt, den Menschen zur Ruhe bringen und ihm eine Pause vermitteln. Er soll sich wohl fühlen und »abschalten« können.

Räumliche Bedingungen, Übungskleidung und Lagerung

Der Übende sollte die äußeren Gegebenheiten als wohltuend empfinden und auf die Entspannungsübungen vorbereitet werden, was eine psychische, physische und mentale positive Grundeinstellung bewirkt. Das positive Erleben des Übenden (auch durch die äußeren Bedingungen) steht dabei im Vordergrund. Die Atmosphäre, die der Übende bereits vor Übungsbeginn aufnimmt, ist für das subjektive Wohlbefinden und für das Gelingen der Entspannungsübungen von großer Bedeutung. Um das Gelingen der Entspannungsübungen zu gewährleisten, sind einige Vorüberlegungen nötig, die die räumlichen Bedingungen, die Übungsbekleidung und die Lagerung (Ausgangsstellungen) betreffen.

Der Übungsraum

Der Übungsraum sollte beim Übenden beim Betreten einen positiven Eindruck und ein Gefühl der Geborgenheit hervorrufen.

Besonders geeignet sind freundlich wirkende, nicht allzu große, helle Räume, die eventuell mit Teppichboden, Vorhängen und einigen Grünpflanzen ausgestattet sind. Textile Materialien in Übungsräumen haben den Vorteil für eine gute Akustik zu sorgen.

Der Übungsraum sollte so groß sein, dass sich die Übenden nicht beengt fühlen, was besonders bei Gruppenentspannungen eine wichtige Rolle spielt. Die Teilnehmer einer Entspannungsgruppe können sich gegebenenfalls bei zu großer Nähe zu ihrem Nachbarn unwohl fühlen. Als Übungsleiter sollte man daran denken, dass sich die Übungsteilnehmer einer Gruppe fremd sind. Auch laut atmende oder motorisch unruhige Nachbarn können bei zu geringer Distanz bewirken, dass andere Übende abgelenkt werden und sich schlecht auf den Übungsablauf konzentrieren können.

Ist der Übungsraum zu groß, können sich die Teilnehmer darin schnell verloren vorkommen, besonders bei Einzelentspannungen oder wenn die Akustik schlecht ist, so dass die Stimme des Übungsleiters nicht in allen Bereichen des Raumes gleich gut zu hören ist.

Bei Selbstentspannungen zu Hause wird der Übende automatisch einen Ort in seinem häuslichen Bereich wählen, an dem er sich wohl fühlt. Erwähnt sei, dass aufgeräumte Räume dem Übenden nicht nur ein positives Gefühl vermitteln, sondern auch einen positiven Eindruck von dem Übungsleiter bzw. von dem Institut.

Die Klimatisierung

Der Raum sollte vor Beginn der Entspannungsübungen gut gelüftet werden, um eine ausreichende Sauerstoffzufuhr zu gewährleisten. Bei Gruppenentspannungen ist das besonders wichtig, da viele Menschen in kurzer Zeit viel Sauerstoff verbrauchen.

Da sich die Teilnehmer bei Entspannungsübungen häufig wenig bewegen und eventuell auf dem Boden liegen, ist eine warme Raumtemperatur wichtig. Teilnehmer, die frieren, sind unkonzentriert und in Gedanken auf das Gefühl des Frierens fixiert.

Zugluft während des Übungsablaufes sollte aus Gründen der Erkältungsgefahr vermieden werden.

Eine zu hohe Raumtemperatur ist ebenfalls nicht angebracht, da sie die Übenden müde und unkonzentriert macht.

Die Unterlage

Wenn die Entspannungsübungen im Liegen auf dem Boden stattfinden, sollte der Übende aus Gründen der Wärmeisolierung und der Bequemlichkeit auf einer Wolldecke bzw. Gymnastikmatte liegen. Eine zusätzliche Teppichbodenunterlage, die bei kühlen Außentemperaturen ggf. noch durch eine Fußbodenheizung erwärmt werden kann, empfinden die Übenden als sehr wohltuend.

Für Entspannungsübungen zu Hause bieten sich als Unterlage dicke Teppiche an. Kostspielige Gymnastikmatten sind unnötig und können durch Teppichbodenreste leicht ersetzt werden.

Die Beleuchtung

Die Beleuchtung des Übungsraumes sollte nicht zu hell bzw. grell sein. Besonders störend wirken sich grelle Neonröhren, Strahler oder direkte Sonneneinstrahlung auf die Entspannung aus. Möglichkeiten zur Abdunkelung des Raumes (Dimmer, Rollos) sind deshalb von Vorteil.

Die Lautstärke

Der Übungsleiter sollte Ruhe ausstrahlen und den Übenden in diese Ruhe mit einbeziehen. Störende Außengeräusche (Straßenlärm, Musik, Stimmen, Türglocke), die den Übenden wiederum vom Übungsablauf und ggf. von der Stimme des Therapeuten ablenken, müssen deshalb vermieden werden.

Besonders hingewiesen sei in diesem Zusammenhang auf die häufig störenden Kommunikationsmedien wie Telefone und Handys.

Die Übungsbekleidung

Generell sollte der Übende die Kleidung tragen, in der er sich wohl fühlt.

Gut geeignet sind bequeme, warme Jogginganzüge und eventuell Wollsocken. Enge Hosen und enge Bundgummis an Hosen und Socken sind zu vermeiden. Kleidungsstücke aus Naturmaterialien sind aufgrund der besseren Körperklimafunktion solchen aus Kunstfasern vorzuziehen.

Die Lagerung (Ausgangsstellungen)

Allgemeine Vorüberlegungen

Die Wahl der Ausgangsstellung bzw. Lagerung des Übenden ist von der Art der Entspannungsübungen bzw. von der Entspannungsmethode abhängig.

An dieser Stelle wird auf die Art der Lagerung eingegangen. Es stellt sich die Frage: Wie soll der Übende in der jeweiligen Ausgangsstellung gelagert werden, damit die Entspannungsübungen am wirkungsvollsten sind?

Alle Lagerungen haben das Prinzip der Bequemlichkeit gemeinsam. Die Körperabschnitte des Menschen sollen so gelagert werden, dass sie auf einer Unterlage abgelegt sind und keinen Zug auf andere Körperabschnitte bzw. Muskeln, Sehnen und Gelenke ausüben. Der Übende würde darauf mit muskulären Anspannungen, die dem Prinzip der Bequemlichkeit widersprechen und außerdem ablenken, reagieren. Oder der Übende verändert seine Position, um sich dem Gefühl der Unbequemlichkeit zu entziehen. Nachfolgend werden einige Lagerungen bzw. Ausgangsstellungen in Bezug auf das oben genannte Prinzip stichpunktartig erläutert.

Die Rückenlage:
- Flache Rückenlage, das heißt flachgestelltes Kopfteil (wenn möglich)
- unter den Kopf ein kleines Kissen
- Unterlagerung der Unterschenkel mit einem großen Kissen bzw. mit einer mehrfach gefalteten Decke
- bei Rundrückentendenz: Unterlagerung der Ellenbogen bzw. der Unterarme und Hände mit kleinem Kissen.

Die Seitlage:
- Auf der »Schokoladenseite« liegen (= bevorzugte Seite des Übenden)
- ein großes oder mehrere kleine Kissen unter den Kopf, so dass er in Verlängerung der Wirbelsäule liegt
- unter den oberen gebeugten Arm ein großes Kissen legen
- Lagerung beider Beine in leichter Beugung mit einer gefalteten Decke zwischen den Beinen oder wie bei der stabilen Seitlage (= unteres Bein gestreckt, oberes Bein gebeugt und mit mehreren großen Kissen bzw. gefalteten Decken unterlagert).

Die Bauchlage:
- Lagerung in Bauchlage nicht auf einer zu weichen Unterlage (Bett, weiche Matratze)
- der Kopf ist zur Seite gedreht oder die Stirn auf den übereinander liegenden Händen abgelegt
- Arme gebeugt beidseitig neben dem Kopf (U-Halte) oder neben dem Rumpf
- Unterlagerung der Sprunggelenke (Füße) mit einer kleinen Rolle
- bei Lendenwirbelsäulenbeschwerden: Unterlagerung des Unterbauches mit einem kleinen Kissen.

Der Sitz:
- Sitz auf einem Stuhl oder Sessel
- Rücken und wenn möglich Kopf angelehnt (z. B. an eine Wand)
- Füße stehen auf dem Boden
- Arme und Hände liegen auf den Oberschenkeln.

Indikationen

Die Indikationen stellen sich aus den Wirkungsweisen der jeweiligen Übung.

Die nachfolgenden Übungen sind in jeder Form individuell modifizierbar und in verschiedenen Bereichen einsetzbar wie z. B. in der Klinik, im Sportverein, in Praxen und im Kindergarten.

Kontraindikationen

Bei kranken Menschen werden die Übungen dem jeweiligen Krankheitsbild angepasst.

Wirkungsweise

Die Wirkungsweisen sind so unterschiedlich wie die Übungen selbst. Zusätzlich sind sie abhängig von der Ausführung oder Anleitung des Therapeuten, von den psycho-physischen Voraussetzungen des Patienten und vom Patienten-Therapeuten Verhältnis.

Alle Übungen sollen jedoch die Ruhe, das Besinnen auf den eigenen Körper und das Spüren der Hände des Therapeuten oder der Gegenstände, die den Körper berühren, gemeinsam haben.

Angewendet werden können die Übungen zur Kontaktaufnahme, als Vorbereitung auf eine Therapieeinheit, zur Wahrnehmungsförderung (z. B. Körper-Körper; Körper-Raum), zur Entspannung und/oder Ablenkung und nicht zuletzt als Ausklang oder Auflockerung einer Übungsstunde. Lassen Sie die Übungen einmal an sich ausprobieren, so dass Sie die Wirkung selbst spüren und herausfinden können.

PRAXISTEIL

VERSCHIEDENE MASSAGE-FORMEN IN PARTNERARBEIT

Das Rollen der Extremitäten

Partner/in:
Ausgangsstellung (ASTE) und Lagerung: Rückenlage (RL), auf einer Matte oder breiten Behandlungsbank, den Kopf mit einem Kissen unterlagert.

Behandler/in:
Durchführung: Legen Sie flächig Ihre Hände mit angelegten Daumen auf den Unter- und Oberarm und rollen Sie langsam den gesamten Arm nach innen und außen. Wichtig ist ein großes Bewegungsausmaß *(Abb. 6.1)*.

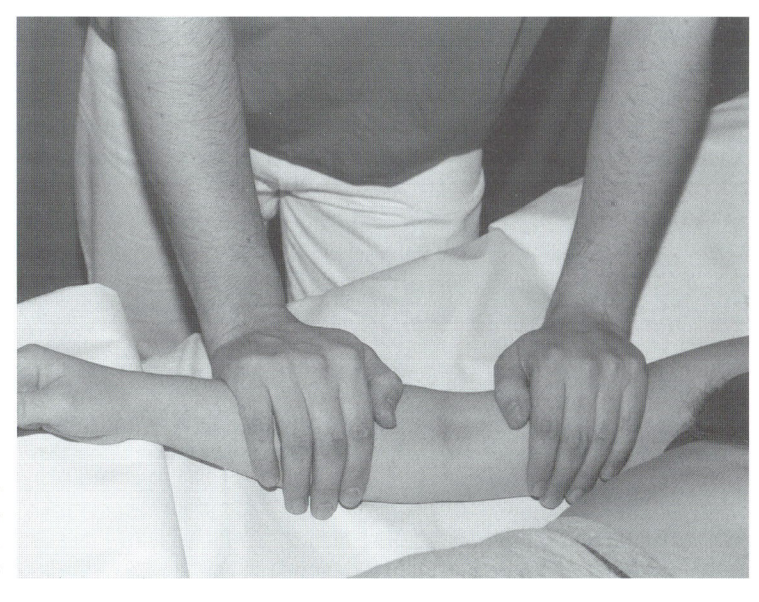

Abb. 6.1: Rollen der oberen Extremität: Innenrotation

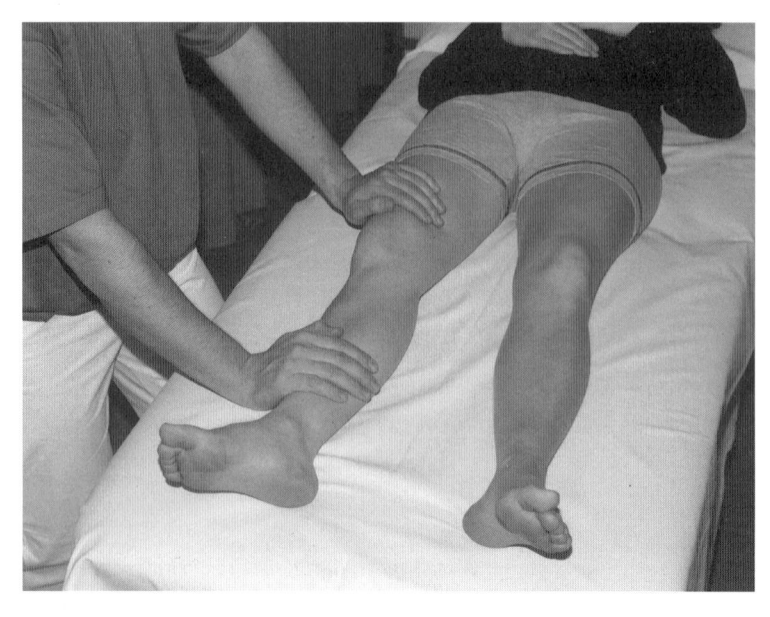

Abb. 6.2: Rollen der unteren Extremität: Außenrotation

Die gleiche Vorgehensweise können Sie am Bein wiederholen, indem Sie Ihre Hände wieder flächig auf den Ober- und Unterschenkel legen und das gesamte Bein nach innen und außen rollen *(Abb. 6.2)*.

Wirkung und Anwendung: Bei Personen, die schlecht entspannen und abschalten können, kann diese Übung als Vorbereitung auf eine Therapieeinheit oder eine andere Übung durchgeführt werden.

Behandler/in:
Bei der unteren Extremität besteht die Möglichkeit, beide Beine gleichzeitig durch feines Rollen in leichte Schwingungen zu bringen, die sich bis in den Oberkörper ausbreiten. Durch kleine Gewichtsverlagerungen die Beine leicht hin- und herrollen *(Abb. 6.3)*.

Ausstreichungen der Extremitäten

Partner/in:
ASTE und Lagerung: RL; den Kopf mit einem Kissen unterlagern; bei Bedarf eine Lagerungsrolle unter die Knie.

Behandler/in:
Durchführung: Legen Sie flächig Ihre Hand unter das rechte Schulterblatt und streichen

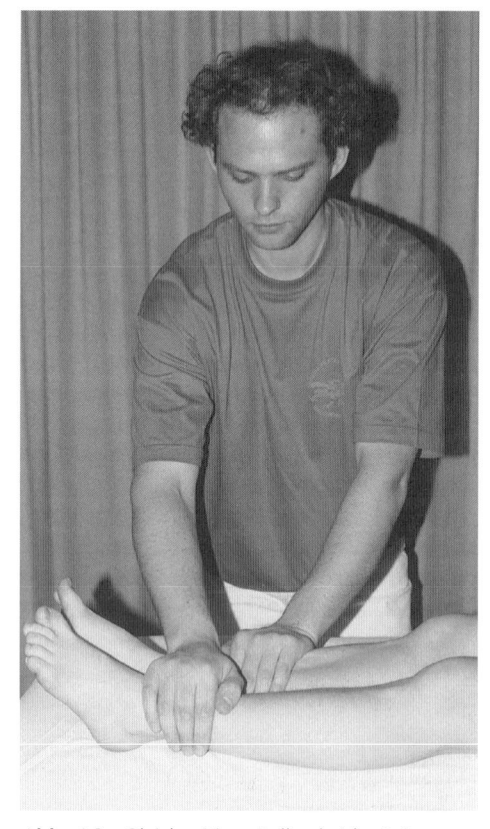

Abb. 6.3: Gleichzeitiges Rollen beider Beine

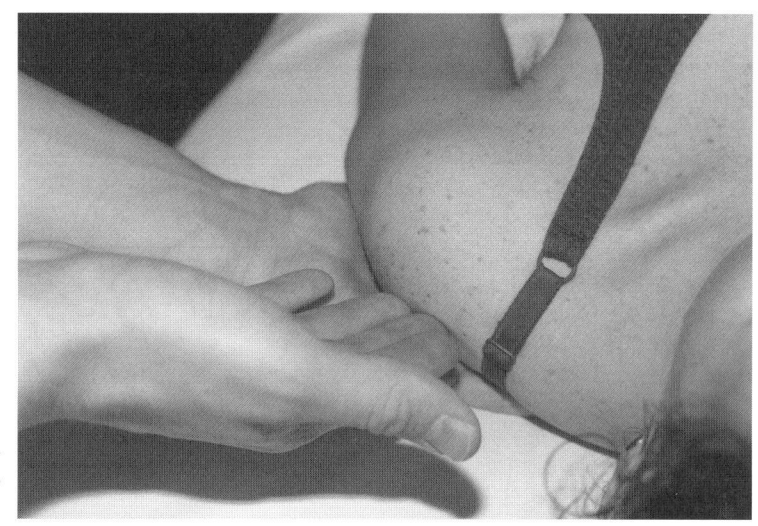

Abb. 6.4: Unter das linke Schulterblatt greifen, und die Schulter ausstreichen

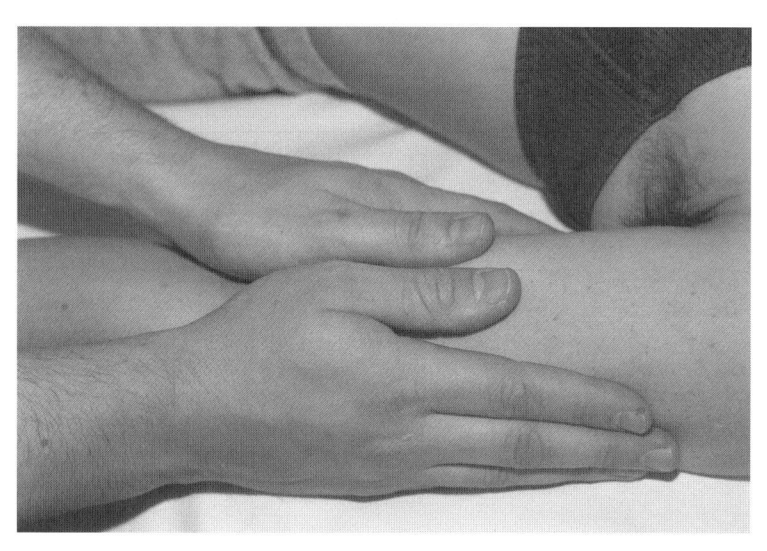

Abb. 6.5: Ausstreichen des linken Arms

Sie im Wechsel mit der anderen Hand die Schulter von innen nach außen aus. Dabei können Sie die Schulter im Streichrhythmus leicht anheben oder, ohne zu streichen, die Schulter leicht abheben und wieder senken. Nach einigen Wiederholungen streichen Sie mit beiden Händen den rechten Arm von der Schulter bis zu den Fingern flächig aus.

Wiederholen Sie die Streichung auf der linken Seite *(Abb. 6.4, 6.5 und 6.6).*

An der rechten Beckenseite eine Hand leicht unter das Gesäß schieben und wieder im Wechsel nach außen oder auch leicht nach oben ausstreichen. Das Becken kann leicht auf der rechten Seite angehoben und gesenkt werden. Nach einigen Wiederholungen das gesamte Bein bis zu den Zehen ausstreichen. Sehr angenehm ist es, wenn Sie die Füße umgreifen und etwas in Verlängerung ziehen. Diese Ausstreichungen mehrmals wiederholen, und dann zur linken Beckenseite wechseln *(Abb. 6.7 und 6.8).*

Jede Extremität sollte 2 bis 4 Minuten ausgestrichen werden.

6 Kleine Entspannungsmassageformen

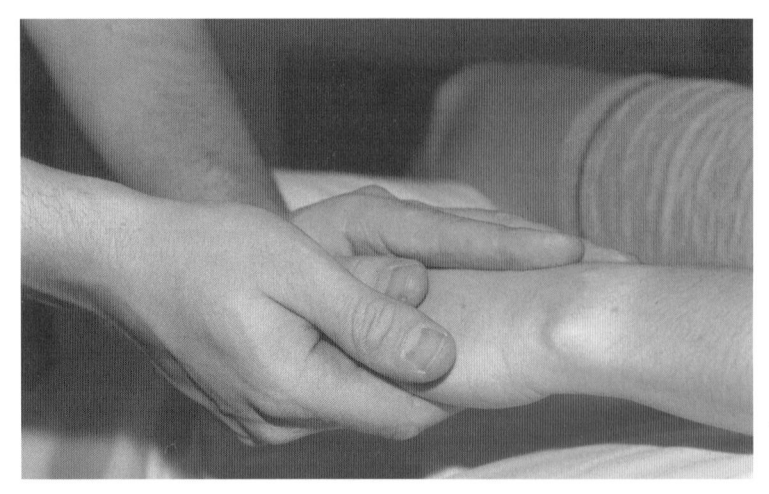

Abb. 6.6: Ausstreichen der linken Hand

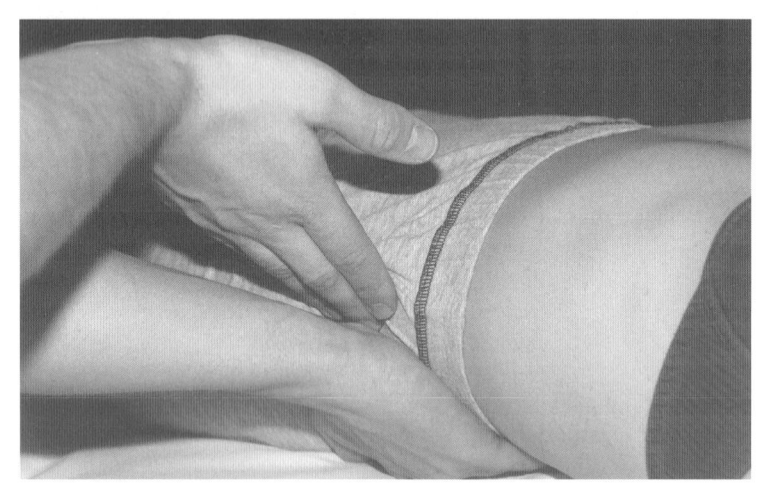

Abb. 6.7: Becken ausstreichen

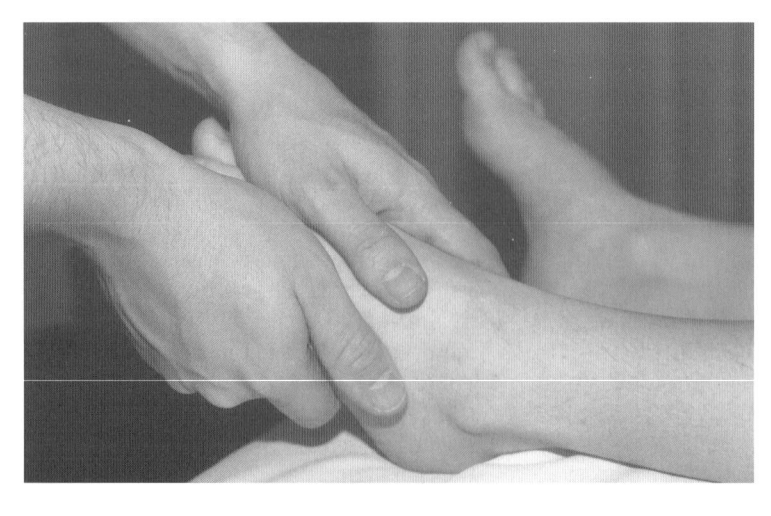

Abb. 6.8: Bein und Fuß ausstreichen

Wirkung und Anwendung: Wahrnehmung der Körpergrenzen (z. B. bei sedierten Patienten); Entspannung und Körperwahrnehmung (Verstärkung durch Druck).

Variation: Es wird als sehr angenehm empfunden, die jeweilige Extremität flächig zwischen beide Hände zu nehmen und einen gleichmäßigen Druck aufzubauen. Dabei beginnen Sie nah am Rumpf und arbeiten sich langsam zu den Händen bzw. Füßen vor. Diese Übung kann sehr gut im Sitzen, Stehen und in RL durchgeführt werden.

Ausstreichen des Hals-Kopfbereiches

Partner/in:
Lagerung: RL; Knie mit einer großen Rolle unterlagern.

Behandler/in:
Durchführung: Der Therapeut sitzt oder kniet am Kopfende. Eine Hand unter den Kopf legen, so dass der Patient sich sicher fühlt und seinen Kopf ruhig in Ihre Hand abgeben kann. Abwechselnd mit den Händen den Nacken bis zum Kopf nach oben ausstreichen. Die Übung muss sehr ruhig ohne Wackelbewegungen durchgeführt werden.

Anwendung und Wirkung: Hervorragend bei Verspannungen im Hals-Nackenbereich und zur allgemeinen Entspannung.

Voraussetzung: Vertrauen zum Behandler, sichere Handhabung.

Ausstreichung der Interkostalmuskulatur

Partner/in:
Lagerung und ASTE: SL (Seitenlage), das obere Bein anwinkeln und vor dem Körper ablegen, das untere Bein gestreckt, den oberen Arm entweder vor dem Brustbein mit der Faust aufstützen oder einfach ablegen. Das Hemd bis zum Schulterblatt hochziehen, damit die unteren Rippenabschnitte frei werden. Der Behandler steht hinter dem Liegenden.

Behandler/in:
Durchführung: Die Finger neben der Wirbelsäule fächerförmig aufsetzen und im Verlauf der Rippen nach vorne ausstreichen. Rechte und linke Hand wechseln sich dabei Hand-über-Hand ab *(Abb. 6.9)*.

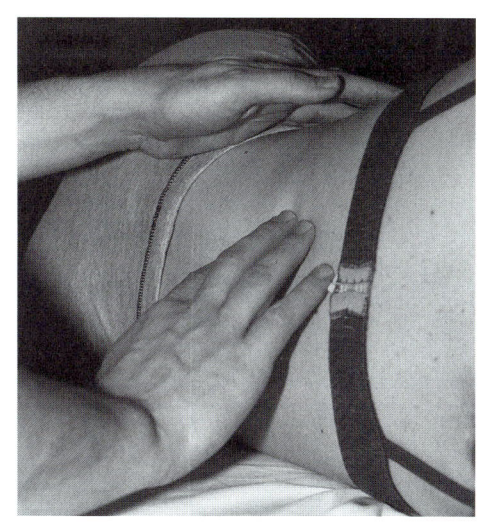

Abb. 6.9: Ausstreichung der Interkostalmuskulatur

Anwendung und Wirkung: Allgemeine Entspannung der Zwischenrippenmuskulatur bei Atemwegs- und Lungenerkrankungen; wirkt sehr beruhigend.

Brustkorbschüttelung

Der/die Partner/in liegt auf dem Rücken. Sie umgreifen beide Schultern mit den Händen im Gabelgriff, sodass die Finger hinten auf dem Schulterblatt liegen und der Daumen vorne. Schütteln Sie den Brustkorb gleichmäßig und feinschlägig.

Variation: Beckenschüttelungen werden auch als sehr angenehm empfunden.

Massage mit verschiedenen Bällen

(Igelbälle; Tennisbälle; Tischtennisbälle; Softbälle; Gymnastikbälle ...)

Igelballmassage

Partner/in:
ASTE und Lagerung: Am angenehmsten ist die BL auf einer Matte, eventuell ein kleines Kissen unter den Unterbauch und eine kleine Rolle unter die Füße legen.

Behandler/in:
Durchführung: Beginnen Sie z. B. an den Füßen und rollen Sie die Bälle in kleinen oder großen Kreisen, schneller oder langsam, mit viel oder wenig Druck über das Gesäß, den Rücken, die Schultern, die Arme bis zu den Händen.
Anwendung und Wirkung: Zur Entspannung und Körperwahrnehmung.
Achtung: Ohne Druck auf der Wirbelsäule rollen.

Variationen

Fußbelebung: Die Füße mit dem Igelball massieren. Da viele Personen kitzlig sind, empfiehlt es sich mit etwas stärkerem Druck zu arbeiten.

»Autofahren«: Derjenige, der massiert wird, gibt Start und Ziel des Balls an, z. B. rechte Hand bis linker Fuß.

Gruppenmassage: Hintereinander im Kreis sitzen, und jeder massiert den Rücken seines Vordermannes.

Selbstmassage: Sich mit dem Rücken auf einen oder mehrere Bälle legen und durch Vor- und Zurückbewegen des Körpers die Muskulatur massieren.

Variation: Mit unterschiedlichen Bällen massieren.

Aufwachen (Einzel- oder Partnerarbeit)

In stehender Position sich selbst die Arme, Beine, den Rücken, Bauch und leicht den Kopf abklopfen. Dabei sehr behutsam vorgehen. Am besten mit einer leichten Hohlhand oder lockerer Faust.

Diese Übung kann auch in Partnerarbeit durchgeführt werden. Nach dem Abklopfen alle bearbeiteten Körperbereiche noch einmal vom Kopf bis zu den Füßen mit den Händen abstreichen (Behandler/in).

Anwendung und Wirkung: Diese Übung wirkt sehr erfrischend und belebend, z. B. nach Vorträgen, am Ende einer Behandlung, zur Wahrnehmung von Körpergrenzen oder als Vorbereitung zur Entspannung nach einem anstrengendem Arbeitstag.

Klopfmassage

Ihr/e Partner/in sitzt oder liegt bequem vor Ihnen. Sie fangen an, sie mit leichten klopfenden Bewegungen zu massieren. Beginnen Sie mit den Fingerkuppen, und probieren Sie anschließend z. B. die Kleinfingerkante, die locker geschlossene Faust, die feste Faust, die Fingerknöchelchen und die Daumen als Klopfmittel aus.

Es bietet sich an, in der Nackengegend zu beginnen und die Klopfungen über die Schultern und den Rücken Richtung Gesäß auslaufen zu lassen.

Bitte achten Sie darauf, den Druck auf der Wirbelsäule gering zu halten. Fragen Sie Ihren Partner/in nach der für ihn/sie angenehmsten Dosierung.

Anwendung und Wirkung: Wirkt sehr erfrischend und aktivierend. Je nach Intensität und Tempo auch beruhigend.

Schüttelungen

Der/die Partner/in liegt bequem auf dem Rücken, Arme und Beine gestreckt.

Behandler/in:
Feine Schüttelungen: Umfassen Sie mit der gleichseitigen Hand das Handgelenk, mit der gegenseitigen Hand den Oberarm, oder legen Sie Ihre Hand auf das Schultergelenk *(Abb. 6.10)*. Den Arm unter leichtem Zug anheben und durch leichte Schüttelungen in Schwingungen versetzen. Danach den Arm wieder langsam ablegen.

Grobe Schüttelungen: Umgreifen Sie den Daumen, den Arm anheben und leicht im Ellenbogen gebeugt hängen lassen. Den Ellenbogen zum Körper hin- und herschwingen.

Dabei kann der Arm weiter nach außen und innen bewegt werden.

Am Bein mit den Händen die Knöchel flächig umgreifen und unter leichtem Zug mit Schüttelungen in Schwingungen bringen. Dabei kann das Bein in verschiedene Richtungen bewegt werden.

Ganzkörperschüttelung: Beine anstellen lassen und durch leichtes rhythmisches Zie-

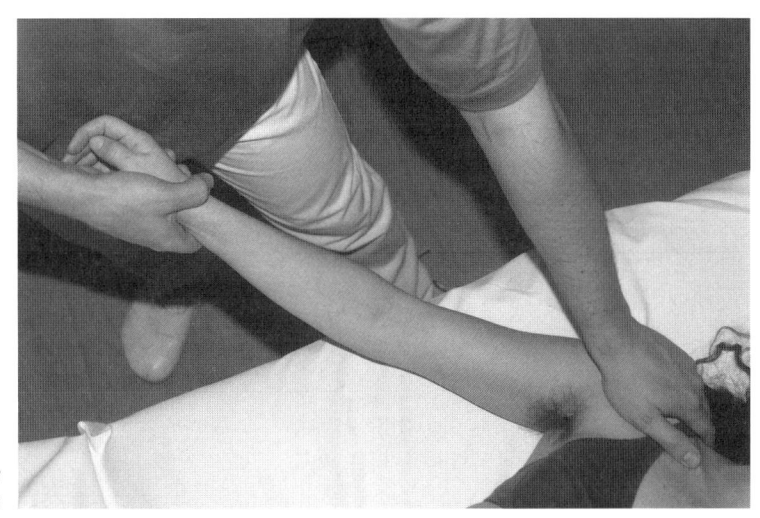

Abb. 6.10: feine Schüttelung des Arms

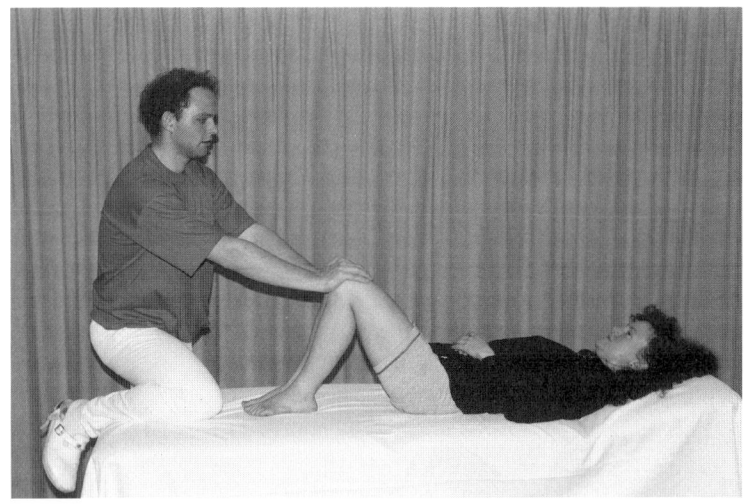

Abb. 6.11: Ganzkörperschüttelung

hen und Schieben an den Knien den Körper in Schwingung bringen *(Abb. 6.11)*.

Füßelmassage

Sie setzen sich mit nackten Füßen hinter den/die Partner/in auf den Boden und massieren mit Ihren Füßen den Rücken. Sie können den Rücken mit Ihren Füßen ablaufen, leichte Knetungen mit den Zehen, Zirkelungen mit den Fersen und Streichungen mit der Fußsohle ausführen. Achten Sie auf die Angaben Ihrer/s Partner/in bezüglich Intensität und Tempo. In der Gruppe sollte diese Übung nur mit feinfühligen Personen durchgeführt werden.

Stille Post

Alle Teilnehmer sitzen in einem Kreis und haben die Augen geschlossen. Ein vorher bestimmter Teilnehmer schreibt seinem Vordermann mit einem Finger durch einzelne Buchstaben eine Botschaft auf den Rücken. Dieser gibt sie seinem Vordermann weiter und so weiter ..., bis die Nachricht einmal herum ist und bekanntgegeben wird.

Tipp: Besonders geeignet, um am Schluss einer Stunde eine Nachricht zu verbreiten.
Variation: Einzelübung: Erraten der Anzahl von drückenden Fingern, von Gegenständen, (in BL) der Anzahl von z. B. Kirschkernsäckchen.

Wettermassage

Die Wettermassage wird in Partnerarbeit durchgeführt. Der/die Partner/in liegt in Bauchlage auf einer Decke. Sie knien neben seinem/ihrem Rücken. Bei der Übung ist es nicht ganz so wichtig, dass die Griffe exakt, sondern der Geschichte angepasst ausgeführt werden (s. u.).

Stell' Dir vor, der Rücken Deines/r Partners/in ist ein Berghang auf den das ganze Jahr das Wetter einwirkt. Und Du darfst nun das Wetter sein:

Es ist Winter. Der Berghang ist von einer warmen Schneedecke bedeckt.
Handflächen langsam flächig auflegen.
Langsam wird es Frühling, und die ersten Sonnenstrahlen treffen auf die Schneedecke.
Mit den Fingerkuppen ganz leicht antippen.
Der Schnee schmilzt und fließt ab.
Mit den Handflächen oder Fingerkuppen vom Hals in Richtung Gesäß streichen.
Ein kräftiger warmer Wind trocknet den Boden.
Ganze Handflächen streichen der Länge nach und im Kreis mit kräftigem Druck über den Rücken.
Nun kann der Bauer den Boden umpflügen und Kornsamen säen.
Knetende Bewegungen; danach gleichmäßige einzelne Fingerabdrücke.
Damit der Samen wachsen kann, braucht die Erde Regen, Sonne und Wind.
Regen – Fingerkuppentippen
Sonne – Handflächen auflegen
Wind – mit den Handflächen im Kreis streichen.
Das alles geschieht im Sommer, und das Korn wächst kräftig und wird groß. Ab und zu gibt es Gewitter.
Abwechselnd kleine Stellen von der Kleidung hochzupfen, kräftige Klopfungen mit der Hohlhand.
Es wird Herbst, das Korn ist reif und wird geerntet.
Knetbewegungen mit beiden Händen.
Bevor der Winter kommt, fegen noch Herbststürme über den Berghang.
Quer über den Rücken mit den Handflächen schnell hin- und herstreichen.
Regen fällt sanft.
Mit allen Fingern sachte auf den Rücken trommeln.
Der Regen wird heftiger, platscht nur so hernieder.
Mit flachen Händen trommeln.
Als der Regenschauer zu Ende ist, steigt Herbstnebel auf.
Hände schweben über dem Rücken.
Es wird kälter, und der Boden gefriert.
Mit flachen Händen im Zickzack über den Rücken.
Ganz langsam fallen die ersten Schneeflocken, und der Winter kündigt sich an.
Behutsame Berührungen mit den Fingerkuppen.
Der Berghang wird von einer warmen Schneedecke zugedeckt. Er kann sich nun ausruhen und auf den nächsten Frühling freuen.
»Schneefall« mit den Fingerkuppen leitet über in »Zudecken« mit beiden Handflächen und »warmes« Andrücken.
Abschlussstreichung.

Kuchen backen

Kuchen backen wird in Partnerarbeit durchgeführt. Der/die Partner/in liegt in Bauchlage auf einer bequemen Unterlage. Sie knien neben seinem/ihrem Rücken. Bei der Übung ist es nicht wichtig, dass die Griffe exakt, sondern der Geschichte angepasst durchgeführt werden.

Stell' Dir vor, Du backst auf dem Rücken Deines/r Partners/in einen Kuchen:
Zuerst müssen alle Zutaten zusammengesucht werden, um einen Schokoladenkuchen zu backen.

Kleine Häufchen mit den Handflächen bilden.
Die Zutaten werden vermischt und miteinander verknetet.
Knetbewegungen mit beiden Händen.
Um den Teig etwas weicher zu machen, geben wir noch etwas Milch dazu. Das Ganze noch einmal durchkneten.
Mit den Fingern auf den Rücken tippen und nach außen ziehen. Knetbewegungen mit beiden Händen.
Damit der Teig nicht in der Form festklebt, wird die Form eingefettet.
Streichende Bewegungen beider Hände über den ganzen Rücken.
Jetzt wird der Teig in die Form gekippt und gleichmäßig verteilt.
Mit der Kleinfingerseite hin- und herfahren.
Damit der Kuchen besonders lecker schmeckt, werden mit dem Finger Schokoladenstückchen in den Teig gedrückt.
Mit den Fingern abwechselnd auf den Rücken drücken.
Oben auf den Kuchen wird Schokolade zerbröselt und verstreut.
Leicht mit der Kleinfingerseite klopfen.
Nun kommt der Kuchen in den Ofen. Es wird richtig warm, und der Kuchen wird gut durchgebacken.
Handflächen auflegen und sanft über den Rücken streichen. Abschlussstreichung.

Zoo

Die Geschichte »Der Zoo« wird in Partnerarbeit durchgeführt. Dazu liegt der/die Partner/in in Bauchlage auf einer bequemen Unterlage. Sie knien neben seinem/ihrem Rücken. Bei der Übung ist es nicht wichtig, dass die Griffe exakt, sondern der Geschichte angepasst durchgeführt werden.
Stell' Dir vor, wir machen einen Spaziergang im Zoo:
Links und rechts neben dem Eingang stehen viele große rosa Flamingos in einem Teich. Langsam schreiten sie umher.
Daumen und 2 Finger auf dem Rücken aufsetzen und langsam gleichzeitig umsetzen.
Gleich daneben befinden sich die Pferde, die gerade um die Wette galoppieren.
Mit hohlen Händen auf den Rücken klopfen.
Die Pferde bleiben stehen und grasen.
Mit den Fingern Kleidungsfalten abheben.
Die Sonne scheint.
Die Handflächen wärmend auflegen.
Vor uns liegt das Reptilienhaus. In ihm befinden sich große Schlangen.
Mit dem Unterarm schlängelnde Bewegungen ausführen.
Fliegen summen umher.
Mit Fingern punktuell den Rücken anstupsen.
Es ist sehr warm, und der Schweiß fließt.
Von der Schultern zur Taille mit beiden Händen ausstreichen.
Wieder an der frischen Luft schreiten die Elefanten gerade zum Wassergraben.
Handfläche auflegen und mit langsamen Druck abheben.
Nebenan hüpfen die Känguruhs durch ihr Gehege.
Unterarm auflegen und bis zur Hand abdrücken.
Langsam geht die Sonne unter. Auf dem Weg zum Ausgang watscheln kleine Enten über den Kies.
Hände im Wechsel von den Handgelenken zu den Fingern abrollen.
Es war ein schöner Tag im Zoo.
Abschlussstreichung

Anmerkung: Die Übungen Wettermassage, Kuchen backen und Zoo lassen sich hervorragend mit Kindern durchführen, aber auch Erwachsene finden Gefallen daran, vor allem an der Wettermassage.

Rücken an Rücken

Sitzen Sie mit etwa 5 cm Abstand Rücken an Rücken mit Ihrem/r Partner/in, der/die etwa gleich groß ist wie sie *(Abb. 6.12)*.
Schließen Sie zunächst die Augen, und versuchen Sie zu spüren, ob Sie den Rücken Ihres/r Partners/in über diese kleine Distanz wahrnehmen können.

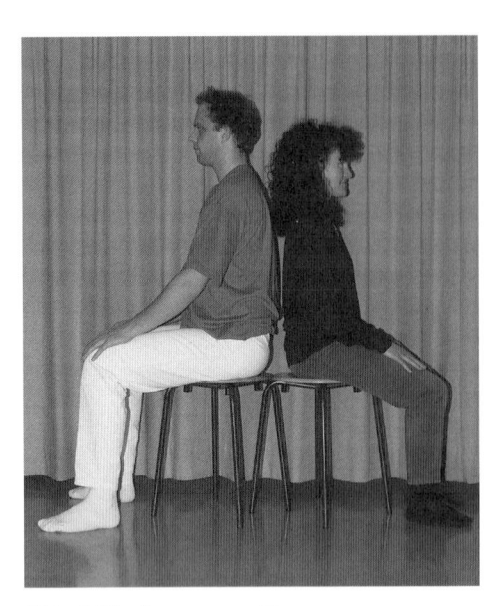

Abb. 6.12: Ausgangsposition

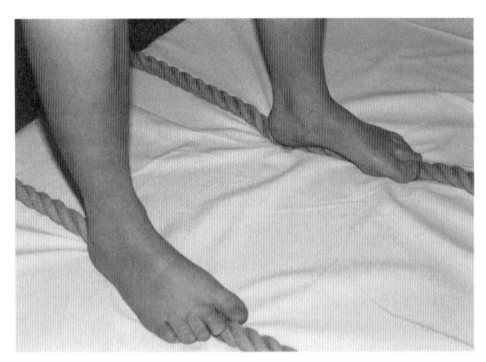

Abb. 6.13: Das Fußlängsgewölbe erspüren

Rutschen Sie nun beide mit dem Becken aufeinander zu, begrüßen Sie sich erst einmal und fangen Sie an, sich mit dem Becken langsam abzutasten, erst leicht, dann etwas fester. Die Rücken haben noch keinen Kontakt.

»Hallo!« »Mmh, so so.« »Gut geht's, und Ihnen.« »Ist das fest genug?« »Ah schön...« So oder ähnlich könnte die taktile Kommunikation der beiden Becken ablaufen.

Nun nimmt auch langsam nacheinander der untere und mittlere Wirbelsäulenabschnitt an der nonverbalen Kommunikation teil. Beginnen Sie mit kleinen Bewegungen, mit wenig Druck, und spüren Sie immer nach, was der Partner möchte. Was ist angenehm? Verstärken Sie auch einmal den Druck und die Größe der Bewegungen. Kommen Sie wieder zur Ruhe, verabschieden sich voneinander und rücken wieder langsam auseinander.

Halten Sie die Augen geschlossen und spüren Sie nach, ob Sie die Bewegungen noch spüren und ob sich Ihre Haltung verändert hat.

Als Zusatz können Sie in der Rücken-an-Rücken-Position verharren und die Atembewegungen des Partners nachspüren und dann erst abrücken.

Erspüren des Längsgewölbes (Eigenübung)

Legen Sie ein Seil in U-Form vor sich auf den Boden. Stellen Sie sich barfuß zwischen das Seil und schließen die Augen. Nehmen Sie erst einmal den Boden wahr und an welchen Stellen Ihre Füße ihn berühren.

Rollen Sie langsam von der Ferse zu den Zehen einen Fuß auf das Seil ab. Umranden Sie gedanklich den Fuß (Ferse, Außenkante, kleiner Zeh, großer Zeh, Innenrand, Mittelfuß, Vorfuß), und stellen Sie dann den zweiten Fuß auf das andere Seilende. Nachdem Sie auch hier den Fuß umrandet haben, versuchen Sie genau den Verlauf des Seiles unter Ihren Füßen, von der Ferse zu den Zehen gedanklich zu verfolgen und nachzuspüren *(Abb. 6.13).*

Gehen Sie langsam vom Seil herunter und versuchen Sie noch einmal den Verlauf des Seiles nachzuspüren.

Anwendung: Wahrnehmung der Füße mit Schwerpunkt auf das Fußlängsgewölbe (geht auch für das Quergewölbe).

Heiße Rolle (Partnerarbeit)

Lagerung: Abhängig von der Applikationslokalisation. Sehr häufig wird die Anwendung im Schulter-Nacken-Bereich, auf dem Rücken oder Kreuzbein durchgeführt.

3 Handtücher (am besten Leinentücher) längs falten und nacheinander so rollen, dass auf der einen Seite ein Trichter und auf der

anderen eine Spitze entsteht. Möglichst fest wickeln.

Ca. 1 Liter Wasser zum Kochen bringen und in den Trichter des Handtuchs gießen. Zum Schutz Ihrer Hände 1–2 Handtücher locker um die Rolle legen.

Zu Beginn mit dem Trichter in einem kleinen Abstand über dem Rücken kreisen, damit das Gebiet durch den entweichenden Dampf vorbereitet wird. Wenn dieser Schritt toleriert wird, mit der Spitze anfangen, das Gebiet vorsichtig zu betupfen und zunehmend das Tuch auf dem Rücken abrollen. Leichte Knetbewegungen auf dem Handtuch ausführen oder einfach nur durch die Hand beschweren.

Durch die vermehrte Durchblutung kommt es zu einem angenehmen Wärmegefühl, wodurch sich leichte Verspannungen lösen lassen. In der Physiotherapie wird die »Heiße Rolle« oft als vorbereitende Maßnahme einer Therapieeinheit angewandt.

Variation: Heiße Wickel; Wasser aufkochen und in eine Schüssel gießen; ein Handtuch eintauchen, auswringen und nach der Gewöhnung durch leichtes Wedeln über dem Rücken vom Hals bis zum Steißbein auflegen. Sofort das zweite Handtuch eintauchen, auswringen und auf das Erste legen; beide zusammen umdrehen und das Erste wieder eintauchen und so weiter, bis das Wasser lauwarm ist.

Literatur

Brüne, Liselotte: Reflektorische Atemtherapie, 3. Auflage 1994, Georg Thieme Verlag Stuttgart

Franklin, Eric: Locker sein macht stark, 3. Auflage 2000, Kösel Verlag München

Haase, Ehrenberg, Schweizer: Lösungstherapie in der Krankengymnastik, 1. Auflage 1985, Pflaum Verlag München

Hausmann, Neddermeyer: Bewegt sein, 1. Auflage 1996, Junfermann Verlag Paderborn

Juhan, Deane: Körperarbeit, 1. Auflage 1997, Knaur Verlag München

Maschwitz, Gerda u. Rüdiger: Stille-Übungen mit Kindern, 3. Auflage 1998, Kösel Verlag München

Zenz, Gunther: Die klassische Heilmassage, 1. Auflage 1993, Haug Verlag Heidelberg

Zimmer, Renate: Handbuch der Sinneswahrnehmung, 7. Auflage 1997, Herder Verlag Freiburg i.Br.

Autor und Kontakt

Ralf Dornieden
Benslistraße 11
CH-9034 Eggersriet
Tel.: (0041) 071 / 87 00 970

Eutonie Gerda Alexander®

Karin Schaefer und Marianne Neuber

EINLEITUNG

Die Zusammensetzung der beiden griechischen Worte »eu« (gut, harmonisch, angemessen) und »tonos« (Spannung, Stimmung) machen das Anliegen dieser körperorientierten Methode deutlich. Es geht ihr weder um Körperertüchtigung im Sinne von Fitness noch um reine Entspannung. Vielmehr will die »Eutonie Gerda Alexander« helfen, für die verschiedenen Tätigkeiten des Alltags die angemessene, ökonomische Körperspannung zu finden, den Eu-Tonus. Das gelingt dann, wenn der Mensch sich mit seinem Organismus auf die aktuelle Lebenssituation einstellen kann.

»Unser Ziel ist, den Menschen in die Lage zu versetzen, sich auf die Wirklichkeit des Augenblicks einzustellen« (Gerda Alexander, mündliche Äußerung).

Voraussetzung dafür ist die Intention, in eine lebendige Beziehung zur Umwelt einzutreten. Ein solcher Dialog kann sich ereignen im Berühren und Berührt-Werden, im Greifen, Begreifen und Ergriffen-Werden, im Raum-Nehmen und Raum-Geben, im Wechsel von Nähe und Distanz. Je besser es gelingt, sich in dieser Begegnung selbst körperlich wahrzunehmen, um so bewusster kann der Dialog mitgestaltet werden, ohne sich dabei selbst zu verlieren.

»Eutonie ist ein westlicher Weg zur Erfahrung der körperlich-geistigen Einheit des Menschen ... ein Entwicklungsweg, der die Qualität der Persönlichkeit freilegt und ihr die Anpassung an das Leben in der Gemeinschaft ohne Verlust der Eigenart ermöglicht« (Gerda Alexander, 1976, S. 25 »Eutonie« Kösel Verlag München).

Im Eutonie-Unterricht wird die Wechselwirkung zwischen der eigenen individuellen Körperlichkeit und der Außenwelt praktisch erfahrbar: Im Umgang mit dem Boden, dem Raum, verschiedenen Materialien und anderen Menschen begegnen Eutonieschüler und -schülerinnen sich selbst. Sie können bewusst erleben, wie sie mit der Außenwelt in Kontakt treten, diese auf sich einwirken lassen und auf sie reagieren.

Gehen sie auf das, was ihnen begegnet, zu oder ziehen sie sich zurück? Verhalten sie sich zögernd oder zupackend? Neigen sie zu hastigem Erfassen oder eher geduldiger Erforschung?

Fragen können auftauchen und Empfindungen spürbar werden, die der Alltag sonst mit seinem geschäftigen und automatischen Handeln übertönt. Indem die Übenden anwesend sind in ihrem Tun, können sich überraschende Erfahrungen einstellen und neue Möglichkeiten eröffnen.

HISTORISCHER HINTERGRUND

Gerda Alexander (1908–1994) stammte aus einer kunstliebenden Familie in Wuppertal. Früh geprägt von Musik, Theater und Tanz meldete sie sich schon mit sieben Jahren zum Rhythmik-Unterricht bei O. Blensdorf (einem Schüler von E. Jaques-Dalcroze) und seiner Tochter Charlotte an. Wie so viele reformfreudige Frauen zu Beginn dieses Jahrhunderts entwuchs sie dem bürgerlichen Rahmen und ging ihren ganz individuellen Weg.

Ihre Ausbildung in rhythmischer Erziehung beendete Gerda Alexander 1929 mit der staatlichen Prüfung in Berlin. Sie wurde nachhaltig beeindruckt und beeinflusst von den Ideen der Neuen Pädagogik (Reform-Pädagogik), besonders durch ihre 2jährige Tätigkeit als Assistentin bei Professor P. Petersen in Jena. Dessen zentrale Vorstellungen von der Bedeutung der Gemeinschaft und der Eigenverantwortlichkeit jedes Menschen gewannen für ihre spätere Arbeit größte Bedeutung.

Ihrer großen Liebe zum Theater und zum Tanz konnte Gerda Alexander aus gesundheitlichen Gründen und wegen ihrer zarten Konstitution nicht nachgehen. Aber gerade durch diese Einschränkung wurden ihre schöpferischen Kräfte um so mehr angeregt.

Ihr Körpergefühl war geschult durch die Rhythmik-Ausbildung Jaques-Dalcroze und durch ihre Art, Musik zu erleben: »Musik hört man mit dem ganzen Körper, nicht nur durch die Ohren«, sagte sie. Nach schwerer Krankheit musste sie jede körperliche Tätigkeit kräftesparend ausüben. So begann sie, ihre Bewegungen bewusst vorauszuplanen, ihrem organischen Ablauf nachzuspüren und sie auf sinnvollen Energieverbrauch hin zu überprüfen. Die Sensibilität für den eigenen Körper, das Hinhorchen auf feinste Reaktionen und das Reagieren darauf wurden für Gerda Alexander lebensnotwendig. Sie lernte, ihre inneren Signale für einen ökonomischen Umgang mit sich selbst zu nutzen. Gleichzeitig übertrug sie diese Erfahrungen in ihren Unterricht, überprüfte sie mit ihren Schülerinnen und Schülern und forschte nach Gesetzmäßigkeiten.

Ihre Sensibilität für das eigene Körpergeschehen dehnte sich auch auf ein intuitives Erfassen anderer Menschen aus. Hier lag ihre große Begabung. Sie entdeckte und entwickelte die Fähigkeit, sich in die Spannung und Stimmung (den Tonus) eines einzelnen oder einer Gruppe körperlich einzufühlen und auf diesem Weg deren Schwierigkeiten zu erspüren. Mit großer Offenheit für die Andersartigkeit eines Gegenübers konnte sie so Kindern und Erwachsenen, Künstlern, Kranken und vielen Menschen, die unter körperlichen Einschränkungen litten, helfen. Dieses besondere Einfühlungsvermögen, ein tiefes menschliches Verständnis, nannte sie selbst später »Tonusadaption«. Die Tonusadaption wurde zur Basis der von ihr entwickelten Körperarbeit.

1929 folgte Gerda Alexander einer Einladung nach Skandinavien. Dort konnte sie in verschiedenen Bereichen tätig werden, die ihren pädagogischen und künstlerischen Begabungen entsprachen. In der Arbeit mit Musikern, Schauspielern, Tänzern, Theater- und Filmregisseuren setzte sie ihre Erkenntnisse um und sammelte neue Erfahrungen. So war sie z. B. an der Kindergärtnerinnen-Ausbildung der Fröbelhochschule beteiligt, brachte Inszenierungen an den Opernhäusern von Kopenhagen und Malmö heraus oder unterrichtete Chor und Orchester des staatlichen Rundfunks Kopenhagen.

Da es nach Hitlers Machtübernahme in Deutschland keinen Platz mehr für die Ideen der Reform-Pädagogik gab, blieb Gerda Alexander in Dänemark. Sie war an dem dortigen Solidaritätsnetzwerk beteiligt, das viele Menschen vor der Verfolgung bewahrte. 1946 wurde ihr die dänische Staatsangehörigkeit verliehen.

Nach 15 Jahren des Experimentierens eröffnete Gerda Alexander 1940 eine eigene Ausbildungsschule in Kopenhagen. Es gelang ihr, den kreativen künstlerischen Umgang mit dem Körper und seiner Bewegung sowie die systematische Erforschung der körperlichen Funktionen und Strukturen zu einem Entwicklungsweg der Gesamtpersönlichkeit zu verbinden. Die Achtung vor der Einmaligkeit jedes Menschen verlor sie dabei nie aus den Augen. Immer blieb ihr oberstes Anliegen, die in jedem angelegte Fähigkeit zur Selbstverantwortung zu stärken.

Bezeichnungen wie Eutonie oder Psychotonus waren damals unbekannt. Viel später erst gab es neurologische Erkenntnisse, die Gerda Alexanders Erfahrungen und die von ihr gefundenen Übungsweisen bestätigten und die Ergebnisse und Phänomene der Eutonie teilweise erklärten.

Ihre Kontaktfähigkeit zu Menschen und ihre Begeisterung für Gebiete, die sich ihr neu öffneten, machten ihre Arbeit immer reicher. 1957 entschloss sie sich, diese Arbeit »Eutonie« zu nennen. Unter diesem Namen stellte sie ihre Methode 1959 auf dem »Ersten Internationalen Kongreß für Entspannung und funktionelle Bewegung« vor. Der Kongress war von der Gerda Alexander Schule mit Unterstützung des dänischen Unterrichtsministeriums einberufen worden. Viele körperorientierte Methoden waren dort vertreten, u.a. durch M. Feldenkrais, C. Neil (F. M. Alexander Technik), V. Glaser und R. Chladek. Gerda Alexanders Vision von einer Zusammenarbeit dieser Persönlichkeiten, die das Körperbewusstsein zu ihrem Thema gemacht hatten, realisierte sich nicht.

Viele Kurse, Forschungsprojekte, Vorträge und Kongresse führten Gerda Alexander durch Europa, in die USA, nach Israel, Kanada und Lateinamerika. Ihre Schule in Kopenhagen leitete sie bis 1987. Dann legte sie die Verantwortung für ihre Arbeit in die Hände ihrer Nachfolgerinnen und Nachfolger und zog sich in ihre ursprüngliche Heimat Wuppertal zurück, wo sie bis zu ihrem Tod in der Familie ihres Bruders lebte.

Inzwischen gibt es anerkannte Ausbildungsstätten in der Schweiz, Deutschland, Belgien und Kanada. Diese Schulen unterstehen einem internationalen Kollegium, dessen Grundkonzept von Gerda Alexander und ihren Mitarbeiterinnen und Mitarbeitern entworfen wurde.

Die ausgebildeten Pädagogen und Therapeuten für Eutonie Gerda Alexander sind in nationalen Berufsverbänden und einem internationalen Dachverband (FIEGA) zusammengeschlossen. Eutonie Gerda Alexander hat in viele andere Gebiete hineingewirkt und wird als Fortbildung in andere Berufe integriert (Ausbildungsschulen und Kontaktadressen siehe Anhang).

THEORETISCHE GRUNDLAGEN DER EUTONIE GERDA ALEXANDER

In freudiger Stimmung fühlen wir unseren Körper leicht und beschwingt, in trauriger Stimmung eher schwer und unbeweglich. Alles, was uns auf der emotionalen Skala zwischen höchster Freude und tiefster Niedergeschlagenheit begegnet, spiegelt sich in unserem Körperempfinden wider und drückt sich als unsere Körperspannung (Tonus) aus. Je weiter dieser Spannungsbogen vom hohen Tonus zum tiefen Tonus reicht, um so erlebnisfähiger sind wir auch für die Spannbreite des Lebens mit seinen unterschiedlichen Situationen und Stimmungen.

Bei den meisten Menschen schränkt sich ihr ursprünglich beweglicher, spontan reagierender Organismus im Laufe des Lebens auf eine begrenzte Auswahl von Verhaltensweisen ein – die Spannbreite ihrer Erlebnisfähigkeit und ihrer Lebensäußerungen wird kleiner. In der Sprache der Eutonie ausgedrückt: Bei vielen Menschen kommt es zu dauernden Tonusstörungen und schließlich zu Tonusfixierungen.

Diese Fixierungen können sich in einem ständig zu hohen oder zu tiefen Tonus äußern. Sie drücken sich in Überaktivität mit Stresssymptomen und Verspannungen aus (Hypertonie) oder in Passivität, Antriebsschwäche und Schlaffheit (Hypotonie). Oder der Tonus ist in einer Mitte festgelegt, die nach außen hin kaum auffällt, die Betroffenen aber ebenfalls einengt und von ihrer Erlebnisfähigkeit abschneidet. Die dazugehörigen körperlichen Symptome werden oft als vegetative Dystonie bezeichnet. Alle diese Vorgänge laufen im Allgemeinen unwillkürlich in uns ab.

Gerda Alexander eröffnete einen Weg, etwas von der verlorengegangenen Schwingungsfähigkeit zurückzugewinnen, indem sie lehrte, das Spannungsgefüge des eigenen Organismus bewusst zu beeinflussen. Im Wissen um die Untrennbarkeit der körperlichen, seelischen und geistigen Aspekte des Menschen suchte sie den Zugang zur Veränderung über den Körper selbst mit seinen Empfindungen, Funktionen und Strukturen. Die Grundsätze ihrer Arbeit zur Tonusregulierung und Tonusflexibilität liegen in der Bedeutung des Spürens, dem Vertrauen in die eigene Wahrnehmungsfähigkeit, dem daraus resultierenden eigenverantwortlichen Handeln und somit der Ablehnung mechanischen Übens.

Was Gerda Alexander intuitiv erfasst hatte, ist neurologisch inzwischen weitgehend bestätigt: Die verschiedenen Funktionssysteme des Körpers kommunizieren miteinander, beeinflussen sich gegenseitig und stehen gleichzeitig in einem ständigen Austausch mit der Umwelt. Der Körpertonus wird beeinflusst von allen inneren und äußeren Ereignissen, die auf den Menschen, für ihn selbst bewusst oder unbewusst, einwirken. Der Tonus reagiert auf jeden Gedanken, jedes Gefühl und jede Handlung.

In diesen Wirkungszusammenhang schaltet sich die Eutonie tonusregulierend ein. Sie wendet sich an:
- das senso-motorische Nervensystem mit seinen Regelkreisen
- das vegetative Nervensystem mit seinen Regulationsaufgaben
- das Skelett mit seiner Statik und Mechanik
- den Stütz- und Bewegungsapparat mit seinen strukturbildenden Funktionen
- das Gesetz der Schwerkraft und seinen Einfluss auf die Körperfunktionen
- den Umwelteinfluss und seine psychosomatische Verarbeitung.

Grundlage des Unterrichts sind die Prinzipien der Eutonie, die einen Erfahrungs- und Lernprozess auf neurophysiologischer Basis ermöglichen. Wie Bausteine können diese Prinzipien je nach den Bedürfnissen der Schüler immer neu kombiniert werden. Einige dieser Prinzipien werden hier beispielhaft beschrieben und in fiktiven Anleitungen später erläutert.

Berührung: Oberflächen- und Tiefensensibilisierung über die Haut:
Seine umhüllende Oberfläche und innere Strukturen erleben/erfahren, wie der Umwelteinfluss auf das Innere wirkt.

Innenraum: Bewusstmachen der leiblichen Dreidimensionalität:
Seinen inneren Raum einnehmen/innere Weite oder Enge erleben.

Kontakt: Über die sichtbare Körpergrenze hinausspüren zu dem, was sich außerhalb der Körperhülle befindet:
Seinen Lebens- und Wirkungsraum erweitern, ohne die individuelle Eigenart zu verlieren.

Zeichnen: Bewusst angesetzte Bewegung von einem fokussierten Körperteil aus:
Fixierungen auflösen und eine neue Beweglichkeit entdecken.

Transport: Das Wort Transport beschreibt das Gesetz der Kraftübertragung und seiner Wirkung im Körper:
Erleben des Widerstandes des Bodens / gezielte Nutzung des eigenen Skeletts zur Aufrichtung und zu ökonomischer Bewegung.

Intention: Ausrichtung des Bewusstseins auf eine Bewegung hin:
Erleichterung einer Bewegung durch ihre tonische Vorbereitung erfahren / Verbesserung der Disponibilität des Organismus.

Auf dem Übungsweg der Eutonie Gerda Alexander werden die Prinzipien einzeln fokussiert und bewusst erlebt. Diese Erfahrungen werden schrittweise zu einem ganzheitlichen Körperbewusstsein integriert.

Unterstützend wirken Materialien unterschiedlicher Qualität, wie beispielsweise weiche oder feste Bälle, verschiedenste Stäbe usw., der tragende Boden, Anregungen zum Ausprobieren und Zeit zur Entdeckung der eigenen Empfindungen und des eigenen Rhythmus. Die Übungen führen den Menschen zu sich selbst, zum Erspüren seiner leiblichen Existenz.

Am Anfang wird viel im Liegen gearbeitet. Die große Auflagefläche des Körpers am Boden erlaubt ein Aufgeben gewohnter »Haltungen«, wie sie im Sitzen oder Stehen sonst eingenommen werden. Es gelingt leichter, Verspannungen aufzulösen, die sich im Aufgerichtet-Sein gegen die Schwerkraft unnötigerweise eingestellt haben. Die Stimulierung der Haut und der tieferliegenden Gewebe durch Berührung mit der Unterlage oder einem Material kann ungestörter wahrgenommen werden und wirken. Aus dem Liegen entwickeln sich über das Dehnen und Rollen, Strecken und Stützen am Boden langsam neue Möglichkeiten zur Aufrichtung und zur ökonomischen, eutonen Bewegung.

Über Wahrnehmung, Selbsterfahrung und dem daraus entstehenden Lernprozess erwächst ein differenzierteres Körperbewusstsein, ein realeres Körperbild, ein besseres Selbst-Verständnis. Dadurch lösen sich Tonusfixierungen, unbewusste Körperteile werden integriert, freie ökonomische Haltung und Bewegung werden möglich. Mit der Lösung körperlicher Verspannungen lösen sich auch seelische und geistige Fixierungen. Dabei können Schmerz, Aggression und Trauer oder neue Lebensfreude auftauchen.

Das bewusste leibliche Erleben der eigenen Existenz verändert die Qualität des Leibes und des Lebens. Ein im Sinne der Eutonie gesunder Mensch reagiert mit einem flexiblen Tonus auf seine Lebenssituation. Er kann darauf mit seiner ganzen Persönlichkeit angemessen antworten. Er fühlt sich eingebunden in das Ganze und ist in der Lage, sein Leben und seine soziale Umwelt mitzugestalten.

Für Gerda Alexander war es von besonderer Wichtigkeit, dass Eutonielehrer/innen die Verhaltensweisen ihrer Schülerinnen und Schüler laufend wahrnehmen, z. B. Körperhaltung, Bewegung, Körpertonus, Durchblutung, Ausdruck der Stimme; dass sie den Spannungszustand und die Tonusblockierungen ihrer Schüler im eigenen Körper durch Tonusadaption nachempfinden und ihre Vorgehensweise daraus ableiten.

Der Unterrichtsverlauf wird also beeinflusst von den Reaktionen der Teilnehmenden und der Art, wie sie das Angebot und die Vorschläge aufnehmen. Es kann sein, dass der Unterrichtende eine neue Formulierung suchen muss oder einen anderen Zugang zu einem Lernprozess. Auftretende starke Emotionen können den Ablauf ebenso verändern wie kreative Impulse der Teilnehmenden. Der prozessorientierte Unterricht lebt aus dem Dialog zwischen Lehren und Lernen.

Das bedeutet nicht, dass der Eutonie-Unterricht von Beliebigkeit geprägt wäre. Die Arbeit gilt immer dem Körperbewusstsein, der fühl- und fassbaren Leiblichkeit und der aktuellen Situation. Pädagogische, therapeutische und ethische Grundlagen bilden die Rahmenbedingungen.

Der pädagogische Anspruch dieser Arbeit verlangt von den Eutonielehrern /innen neben Basiskenntnissen somatischer und psychischer Vorgänge vor allem eigene Erfahrung, Selbstreflexion und Arbeit an sich selbst. Nur so kann die Eutonie verantwortlich vermittelt werden. Die Grundlagen dazu werden während der vielseitigen Ausbildung durch qualifizierte Fachdozenten gelegt.

Eutonie Gerda Alexander erweist sich sowohl in der Prävention als auch in der Rehabilitation als geeignet. Sie wird als Gruppenunterricht und Einzelarbeit angeboten. Ihre Wirkungen zeigen sich bei Erkrankungen des Muskel- und Bewegungssystems (z. B. Haltungsschwäche, Osteoporose), bei Stresssymptomen (Verspannungen, Schlaflosigkeit, Unruhe, Erschöpfung), bei psychosomatischen und vegetativen Störungen (Atmung, Herz-Kreislauf-System, Blutdruck). Auch für Kinder mit Wahrnehmungs-, Bewegungs- und Sprachstörungen ist die Methode angezeigt.

Zudem eignet sie sich für Alle, die den Wunsch haben, mit sich selbst und ihren alltäglichen Aufgaben besser umgehen zu können oder ihren künstlerischen Ausdruck zu vertiefen.

PRAXISTEIL

Wie aus dem bisher Gesagten hervorgeht, ist die Beschreibung von Eutonie-Übungen, losgelöst von einer konkreten Situation, nach dem Verständnis der Eutonie-Pädagogik Gerda Alexanders eigentlich unzulässig und praktisch gesehen nicht wirklich möglich, denn es gibt keine festgelegten Übungen, keine wiederholbaren Bewegungsabläufe und keine vorhersagbaren Resultate.

Trotz dieser Einschränkungen und Bedenken soll nun eine kleine Auswahl von »Übungen« einen Eindruck von der Methode vermitteln.

Sorgen Sie für bequeme Kleidung, eine feste, nicht rutschende Matte als Unterlage, eventuell eine kleine, feste Unterstützung für Ihren Kopf. Ein warmer Raum, gute Luft und eine störungsfreie Stille helfen Ihnen, sich eine Weile, – vielleicht anfangs für 20 Minuten – mit sich selbst zu beschäftigen.

Gehen Sie langsam Schritt für Schritt durch die Anleitungen und durch Ihren eigenen Körper. Versuchen Sie, wach und aufmerksam alle Meldungen Ihres Körpers zu spüren, sie wahr-zu-nehmen, auf sie zu hören, ihnen zu gehorchen. So üben Sie die Selbstverantwortung sich selbst gegenüber. Diese Art des Umgangs mit sich selbst nannte Gerda Alexander »Präsenz«.

Erste Übung zum Eutonie-Prinzip »Berührung«

Schwerpunkt der Aufmerksamkeit:
Der ganze Mensch.

So könnte eine erste Begegnung mit der Eutonie aussehen:

Wenn Sie sich jetzt auf dem Boden auf Ihre Matte legen, dann suchen Sie eine bequeme Lage. Probieren Sie aus, wie Sie sich am wohlsten fühlen: in einer Seitenlage, auf dem Rücken, auf dem Bauch? Fühlen Sie sich frei, Ihre Lage zu verändern, wenn Sie das Bedürfnis haben.

Wie haben Sie Ihre beiden Beine und Füße hingelegt? Nehmen Sie wahr, wie Ihr Becken und der ganze Rumpf am Boden liegen. Wie geht es Ihnen im Bereich Ihrer Schultern und Arme? Wie empfinden Sie die Verbindung von den Schultern über den Hals bis zum Kopf? Finden Sie heraus, wo Ihr Körper den Boden besonders deutlich fühlt.

Wenden Sie Ihre Aufmerksamkeit jetzt Ihrem Becken zu, wie erleben Sie in diesem Bereich den Boden? Unterscheiden Sie, wo die Begegnung als Druck gespürt wird und wo als eine leichte Berührung an der Haut. Beginnen Sie jetzt, mit tastenden Bewegungen Ihr Becken auf dem Boden zu bewegen, und probieren Sie aus, was Sie dabei von der Beschaffenheit des Beckens entdecken und fühlen können: die äußere Haut, das weiche Gewebe darunter, etwas von der festen Knochenstruktur. Ändern Sie dann mehr und mehr Ihre Lage am Boden, damit auch andere Teile des Beckens durch die Berührung mit der festen Unterlage gespürt werden können.

Allmählich können diese Bewegungen sich ausweiten in den ganzen Rumpf, zu den Beinen und Füßen, zu den Armen und Händen, über den Hals bis zum Kopf. Verändern Sie dabei Ihre Lage so, dass Sie mit allen Körperteilen den Boden einmal deutlich spüren.

Kommen Sie dann zur Ruhe. Wie fühlen Sie sich jetzt, was nehmen Sie von Ihrem Körper wahr? Wie erleben Sie den Boden? Können Sie auf dem Boden ruhen und sich tragen lassen?

So könnte also eine Eutonie-Stunde beginnen. Anregungen werden gegeben und genug Zeit, diese aufzunehmen und umzusetzen. Die Fragen können helfen, das Bewusstsein zu den Körperempfindungen zu leiten.

Berührung war in dieser Unterrichtseinheit das Eutonie-Prinzip, mit dem gearbeitet wurde:

Berührung der Haut entwickelt die Oberflächensensibilität. Stärkere Berührung wirkt als Druck durch die Haut auf innere Strukturen und macht die Beschaffenheit der Muskeln, Sehnen und Knochen spürbar. Der regulierende Einfluss auf den Muskeltonus, die Durchblutung und das ganze vegetative System wird deutlich spürbar.

Berührung erleben wir ständig im Alltag, im Liegen, Sitzen, Stehen und Gehen, Berührung mit der Kleidung, dem Boden, der Luft. Selten jedoch wird sie uns bewusst: Erst wenn wir sie als unangenehm empfinden, als zu heiß, zu kalt, zu rauh, als Aggression oder Schmerz. Oder sie wird uns zum Erlebnis, wenn wir sie als angenehm und lustvoll erfahren, weich einhüllend, wärmend, beschützend und als Zärtlichkeit.

Berührung im Alltag bewusster zu spüren und in sich hinein wirken zu lassen macht sensibler für den Umgang mit sich selbst, hilft dabei, zu sich selbst zu kommen und sich als lebendiger Körper zu erfahren.

Im Eutonie-Unterricht werden neben der Berührung mit dem Boden, der Kleidung, den eigenen Händen und Füßen und der Luft viele verschiedene Materialien benutzt, deren Qualitäten unterschiedliche Stimulierungen hervorrufen: Wir reagieren auf einen weichen, flauschigen Ball anders als auf einen festen Tennisball, ein Bambusstab wirkt anders als ein mit Kastanien gefüllter Stoffschlauch. Die Wirkung hängt auch vom Spannungszustand der Übenden ab: Bei einem zu hohen Tonus wird eher eine Beruhigung und Entspannung erfahren, bei einem zu tiefen Tonus dagegen eine Belebung und Leichtigkeit. Immer bleibt die Erfahrung subjektiv, individuell, wertfrei.

Zweite Übung zum Eutonie-Prinzip »Berührung«

Schwerpunkt der Aufmerksamkeit: Füße und Hände
   Material: 1 Tennisball

In der Eutonie wird den Füßen eine große Aufmerksamkeit geschenkt. Von ihrer Beweglichkeit, Stabilität und Flexibilität hängt es ab, wie wir im Stehen und Gehen den Boden mit seiner Tragfähigkeit nutzen können.

Sie liegen bequem am Boden, neben Ihnen der Tennisball. Mit Ihrer Hand ergreifen Sie den Ball und begreifen seine Eigenschaften durch sorgsames Berühren und Abtasten. Ist Ihnen der Ball vertraut, setzen Sie sich auf den Boden, eventuell angelehnt an die Wand, unterstützt von einem festen Kissen unter dem Becken.

Wählen Sie, welchem Fuß Sie sich zuerst widmen wollen. Sie beginnen, die Haut rundherum mit dem Ball zu berühren, zu klopfen, zu reiben, und entdecken dabei die unterschiedliche Qualität der Haut: Wie empfinden Sie diese Berührung im Bereich der Fußsohle, unter der Ferse oder im Bereich der Zehen, am Fußrücken, an der Innen- und Außenseite? *(Abb. 7.1).*

Verstärken Sie den Druck und entdecken Sie die verschiedenen Bereiche Ihres Fußes auch unter der äußeren Haut: Wo fühlen Sie Knochenstrukturen? Wie ist die Beschaffenheit der tieferen Schicht Ihrer Fußsohle? Erforschen Sie so aufmerksam den ganzen Fuß bis hinauf zum Sprunggelenk zwischen den beiden Fußknöcheln.

Legen Sie sich zum Nachspüren in Rückenlage auf den Boden, und nehmen Sie wahr, ob es einen Unterschied zwischen Ihren beiden Füßen gibt. Vielleicht wirkt diese Übung noch weiter, auf andere Gebiete Ihres Körpers oder auf die Art, wie Sie den Boden erleben?

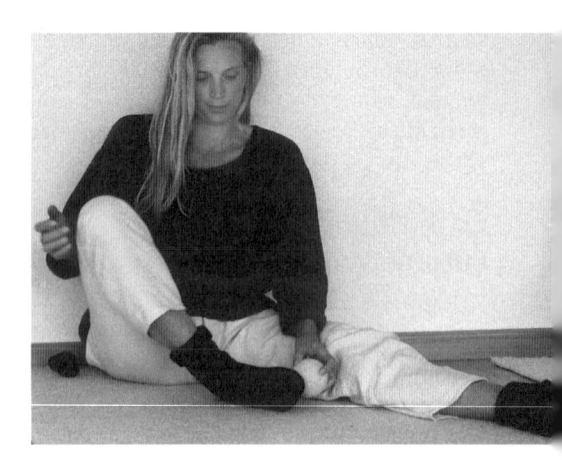

Abb. 7.1: *Den Fuß rundherum mit dem Ball berühren*

Jetzt beginnen Sie, den anderen Fuß am Boden zu bewegen: gleitend, reibend, schiebend, mit unterschiedlichem Druck. Ihr Interesse gilt jetzt diesem Fuß, und Sie richten sich mit Ihren Bewegungen so ein, dass Sie ihm viel Bewegungsfreiheit geben. Alle Teile dieses Fußes berühren nacheinander den Boden, und Sie spüren und erkennen seine Form, die Haut, die ihn umhüllt, die inneren Strukturen.

Wenn Sie danach wieder in der Rückenlage zur Ruhe kommen, finden Sie für sich heraus, wie der unterschiedliche Umgang mit Ihren Füßen sich auswirkt: das passive Berührtwerden durch den Ball auf der einen Seite und das aktive Berühren des Bodens und Ihrer Unterlage auf der anderen Seite. Gefiel Ihnen das Eine oder Andere besser? Wobei fühlten Sie sich wohler?

Wenn Sie aufgestanden sind, können Sie vielleicht wahrnehmen, dass Sie sich unterschiedlich in den Füßen, den Beinen und in der Beziehung zum Boden fühlen. Verweilen Sie noch im Erspüren dieser Wirkung.

Wenn Sie Zeit und Lust haben, begeben Sie sich wieder auf den Boden und arbeiten mit Ihren beiden Füßen in umgekehrter Weise.

Diese sparsame, anspruchslose Art, mit dem Körper umzugehen, mag ungewohnt für Sie sein. Ein behutsamer Umgang mit sich selbst erscheint Ihnen vielleicht als ein unerlaubter Luxus. Aber Sie werden bald merken, dass diese Bewusstseinsschulung durch den Körper in viele Bereiche des Lebens hineinwirkt und Ihnen insgesamt wohl tut. Üben Sie weiter, mit bewusster Berührung umzugehen, damit Sie diese in Ihren Alltag übertragen können: Die Berührung mit dem Boden im Stehen, mit dem Stuhl im Sitzen, die Berührung mit Ihrer Kleidung, mit Ihrer Decke und Matratze im Bett, mit der Luft. Sie erleben, wie sich Ihr Tonus auf diese verschiedenen Stimulierungen einstellt, und gleichzeitig werden Sie lernen, welches Material ausgleichend und wohltuend auf Sie wirkt.

Erste Übung zum Eutonie-Prinzip »Innenraum«

Schwerpunkt der Aufmerksamkeit: Mundraum
Material: 1 Bambusstab oder 1 Essstäbchen

Legen Sie sich mit leicht angezogenen Beinen bequem auf Ihre rechte Seite, mit einem festen kleinen Kissen unter dem Kopf. Streichen Sie mit dem Stab sorgfältig und sanft die linke Gesichtshälfte ab: Stirn, Augenbraue und Auge, Wange, Mund, Kinn, dann den Unterkiefer entlang bis zum Ohr. Berühren Sie weiter Ihren Hals bis zum Haaransatz und die ganze linke Hälfte des Kopfes.

In der Rückenlage vergleichen Sie danach die beiden Gesichtshälften und »behandeln« dann ebenso die rechte Gesichts- und Kopfhälfte in der linken Seitenlage. Nach diesen Berührungen legen Sie sich wieder in die Rückenlage. Eventuell stellen Sie Ihre Fußsohlen auf und stützen auch wieder Ihren Kopf.

Was spüren Sie noch von der Berührung, von der äußeren Form Ihres Gesichts und Kopfes?

Lenken Sie nun Ihre Aufmerksamkeit in den Mund hinein zu Ihrer Zunge: Wo hat sie ihren Platz im Mundraum eingenommen? Berührt sie die Zähne oder den Gaumen?

Lassen Sie Ihre Zunge aufmerksam im Mund herumwandern und alle Strukturen abtasten: die Wölbung des Gaumens von den vorderen Schneidezähnen über die Rundung nach hinten bis zum Gaumensegel, von den Backenzähnen der einen Seite über die Wölbung zur anderen Seite. Dann ruht Ihre Zunge, und Sie spüren, wo es einen Abstand zwischen Zunge und Gaumen gibt, oder wo Ihre Zunge vielleicht den Gaumen berührt. Tasten Sie mit der Zunge weiter durch den Raum Ihres Mundes, entdecken Sie die obere und untere Zahnreihe, Zahn für Zahn bis hinter den letzten Backenzahn. Lassen Sie Ihre Zunge die Wangen von innen berühren, auch zu den Lippen hin. Spielen Sie mit der großen Beweglichkeit Ihrer Zunge im Mundraum –, bleiben Sie dabei offen und weich in den Kiefergelenken. Wenn Sie gähnen möchten, halten Sie es nicht zurück, sondern öffnen Sie dafür weit Ihren Mund.

Lassen Sie Ihre Zunge wieder ruhen. Sie bleiben bei Ihren Empfindungen im Mundraum mit seiner Höhe zur Wölbung des Gaumens, seiner Breite von Wange zu Wange und seiner Tiefe von den Lippen bis tief in den Rachen hinein. Vielleicht entdecken Sie auch Nachwirkungen in ganz anderen Körperregionen, die jetzt nicht direkt angesprochen wurden.

Machen Sie eine Pause zum Nachspüren. Die Pause ist oft die wichtigste Phase einer Übung, da Ihr Organismus so die Ruhe findet, um das Erfahrene zu integrieren.

Durch Berührung können Sie Ihren Mundraum erforschen und erspüren. Andere Körperräume sind weniger leicht zugänglich und erfordern von Ihnen die räumliche Ergänzung über das Begreifbare hinaus zur Dreidimensionalität.

Zweite Übung zum Eutonie-Prinzip »Innenraum«

Schwerpunkt der Aufmerksamkeit: Dreidimensionalität des Beckens
   Material: 1 Ball (Tennisball, Filzball, Luftballon)

Sobald Sie Ihren Platz am Boden eingenommen haben, wenden Sie sich Ihrem Körper zu, seiner Lage, der Berührung mit dem Boden. Nehmen Sie sorgsam wahr, wo Sie sich gut niederlassen können, und wo Sie sich mehr Gelöstheit wünschen. Achten Sie besonders auf die Lage Ihres Beckens.

Ziehen Sie Ihre Beine einige Male im Zeitlupentempo nacheinander an, und beobachten Sie, wie sich dabei die Auflagefläche Ihres Beckens am Boden verändert. Dann lassen Sie die Beine angezogen und stellen die Fußsohlen gut auf dem Boden ab.

Bewegen Sie Ihr Becken so, dass es über seine ganze Rückseite am Boden rollen und schaukeln kann. Sie verlagern seine Auflagefläche und dadurch seinen Schwerpunkt auf der Unterlage. Die Festigkeit des Bodens übernimmt Ihr Gewicht und wirkt auf Ihr Becken zurück. Dadurch können Sie die unterschiedliche Beschaffenheit deutlich spüren: die Haut, die Form, weiches Gewebe und feste Knochenstrukturen.

Legen Sie Ihre Hände auf die Bauchdecke und verfolgen Sie die Lageveränderung des Beckens auch mit Hilfe Ihrer Hände auf der Bauchseite. Lenken Sie Ihre Aufmerksamkeit zu der Distanz zwischen dem Boden und Ihren Händen: Wie weit sind sie voneinander entfernt, wieviel Raum nimmt Ihr Becken dazwischen ein?

Lassen Sie Ihr Becken ruhen, aufmerksam nachspürend. Ihre Hände legen sich nun einander gegenüber von rechts und links um die Beckenknochen (Darmbeine). Ertasten Sie auch hier den Raum, den Ihr Becken mit seiner Breite zwischen Ihren Händen einnimmt. Dann streichen Ihre Hände noch einmal rundherum um die äußere Form und Umhüllung des Beckens, bis dahin, wo es am Boden aufliegt. Verweilen Sie ruhig, um sich von Ihrer Haut und den ertasteten Strukturen her im Innenraum Ihres Beckens einzufinden, in seiner Höhe, Breite und Tiefe.

Beginnen Sie dann, sich vom Becken her zu bewegen, und dehnen, räkeln, strecken Sie sich bis hinein in Ihre Füße und Hände. Können Sie das Gefühl für den Innenraum Ihres Beckens, das sich vielleicht eingestellt hat, auch in der Bewegung noch erhalten?

Übungen, die helfen, den eigenen Innenraum zu erleben, wirken befreiend auf die Organe, fördern die Durchblutung, öffnen aber auch für Emotionen und ein Zulassen oft abgewehrter Inhalte. Sie begegnen sich selbst von innen her.

Erste Übung zum Eutonie-Prinzip »Kontakt«

Schwerpunkt der Aufmerksamkeit: Knie
   Material: 1 nicht zu fest aufgeblasener Luftballon (eventuell auch 1 Ball oder Stab)

Mit Ihren Händen (oder einem Ball oder Stab) tasten Sie ein Knie sorgfältig ab: die Haut mit ihrer unterschiedlichen Beschaffenheit über der Kniescheibe und in der Kniekehle, den

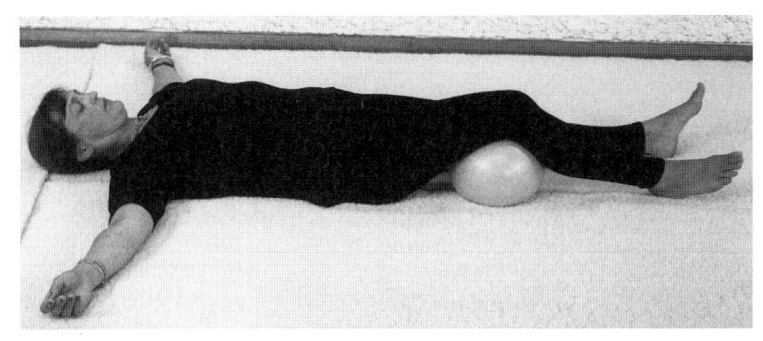

Abb. 7.2: Die Rundungen des Ballons erspüren

ganzen Umfang des Kniegelenkes und seine knöcherne Struktur.

Verfahren Sie hier wie bei den Prinzipien »Berührung« und »Innenraum« beschrieben.

Dann legen Sie sich auf den Boden. Der Luftballon wird so unter die Kniekehle gelegt, dass Ihr Bein bequem vom Ballon gestützt wird und Sie es ganz tragen lassen können. Spüren Sie die Berührungsfläche zwischen Knie und Ball, Lage und Volumen des Knies und die Verbindung von dort zum Becken und zur Ferse am Boden.

Von der Berührungsfläche Ihres Knies auf dem Ballon tasten Sie sich spürend vor in den Luftraum zwischen Ihrem Knie und dem Boden.

Versuchen Sie auch, den Rundungen des Ballons entlang zu spüren, die sich vom Knie nach außen und dem Boden zuwölben. Ihre Aufmerksamkeit, Ihr Tastsinn breitet sich aus und umfasst das ganze Volumen des Ballons, von der wahrgenommenen Berührungsfläche bis dorthin, wo er am Boden liegt *(Abb. 7.2)*.

Es ist Ihr eigenes Gewicht, das den Ballon fester an den Boden anschmiegt, es wirkt durch den Ballon hindurch. Sie spüren auch diesem Weg nach, legen eine Spur durch den Ballon bis hin zum Boden. Wenn Sie sich diese Beziehung Knie-Ballon-Boden bewusst machen und den Weg innerlich begleiten, wenn Ihr Tastsinn sich über Ihre Körpergrenze bis zum Boden hin ausgebreitet hat, haben Sie »Kontakt« gefunden zum Ballon, der Sie berührt und zum Boden, der Sie trägt.

Ihr Bein kann sich nun nach Belieben auf dem Ballon strecken, so dass das Knie mehr Druck auf den Ballon, hin zum Boden ausübt. Sie können es leicht nach innen und außen rollen oder das Bein auf dem Luftvolumen des Ballons federn lassen.

Bleiben Sie immer in diesem offenen Kontakt, im Dialog zwischen Ihrem Bein, dem Ballon und dem Boden.

Danach nehmen Sie den Ballon fort und spüren der Wirkung nach. Bleiben Sie aufmerksam dabei und »horchen« Sie auf Ihre Empfindungen.

Wenn Sie aufstehen, spüren Sie im Stehen und Gehen nach, ob sich Ihre beiden Beine voneinander unterscheiden. Vielleicht meldet sich das Bedürfnis, ebenso mit dem anderen Knie zu üben.

Kontakt im Sinne der Eutonie bedeutet eine bewusste Zuwendung zu dem, was außerhalb des eigenen Ich liegt. Es schließt die gleichzeitige Wahrnehmung des eigenen Innenraums und seiner Hautgrenze mit ein und ist nicht zu verwechseln mit einem symbiotischen Verschmelzungsprozess. Kontakt wirkt harmonisierend auf das Spannungsgefüge des Organismus, den Tonus.

Was ist Tonus? – Einige praktische Beispiele zum Ausprobieren

● Wie reagiert Ihr Tonus, Ihre Stimmung, wenn Sie einen beschwingt-fröhlichen Tanz hören? Welchen Einfluss hat eine melancholisch-traurige Melodie auf Ihr Körperempfinden?

- Versuchen Sie folgende Szene körperlich mitzuerleben: Sie sehen einen alten Menschen, der einen großen Koffer vom Boden heben will. Sie wollen helfen, fassen den Koffer, heben ihn – er ist leer und überraschend leicht. Wie wird Ihr Körper reagieren, der sich vorher auf ein großes Gewicht eingestellt hat?
- Zwei Situationen, in denen der Tonus eines anderen Menschen auf Sie wirkt:
1. Ein Baby liegt schlafend im Bett, Sie heben es auf in Ihre Arme.
2. Das gleiche Baby ist wach und strebt freudig auf Sie zu, wenn Sie es aufheben.

Wie erleben Sie jedesmal den Körper dieses Kindes und sein Gewicht? Es ist der Tonus des tief entspannten Kindes im Schlaf oder des erwartungsvoll-bereiten Kindes, der das Aufheben für Sie schwerer oder leichter macht.

All das sind Beispiele einer, meist unbewussten, Tonuseinstellung auf eine alltägliche Situation.

Die innere Bereitschaft, die emphatische Hinwendung auch zu alltäglichen Anforderungen, reguliert den Tonus und bringt uns die gute Spannung, die dem Augenblick angemessen ist und die das Tun erleichtert. In der Sprache der Eutonie heißt es, im »Kontakt« sein mit dem Gegenwärtigen.

Zweite Übung zum Eutonie-Prinzip »Kontakt«

Schwerpunkt der Aufmerksamkeit: Kreuzbein und Becken

Material: 1 kleines Kissen, 10 × 20 cm, gefüllt mit Kirschkernen oder Spreu

Bevor Sie mit der Übung beginnen, nehmen Sie sich Zeit, sich gründlich zu dehnen, am Boden zu rollen, sich nach Lust und Laune zu bewegen.

In der Rückenlage stellen Sie dann beide Beine auf, so dass Ihre Fußsohlen einen sicheren Stand am Boden finden.

Erinnert sich Ihr Körper an etwas von den vorangegangenen Berührungserfahrungen und vom Innenraum Ihres Beckens? Geben Sie den erfahrenen Empfindungen Zeit, sich wieder einzustellen.

Sie können den ganzen Beckenbereich auch wieder durch Berührung mit dem Boden, mit einem Ball oder den Händen anregen und so bewusster machen. Die Selbstwahrnehmung ist immer die Grundlage für den Kontakt mit der Außenwelt.

Wenn Sie mit Ihren beiden Füßen einen leichten Druck gegen den Boden geben, wird der Boden dem Druck einen Widerstand leisten: Er lässt sich nicht ein- oder wegdrücken. Seine Stabilität wirkt als Widerstand auf Sie zurück, so dass Ihr Becken sich bewegt. Richten Sie den Druck so gegen den Boden, dass Ihr Becken sich vom Boden hebt. Dann schieben Sie das Kissen unter Ihr Kreuzbein und lassen sich darauf nieder *(Abb. 7.3).*

Wo spüren Sie den Druck der Auflagestelle, wie empfinden Sie dieses Material? Wie weit wirkt der Druck nach innen durch Ihre Haut? Spüren Sie etwas von der festen Struktur Ihres Kreuzbeines? Achten Sie darauf, wie Sie reagieren: Gibt es Abwehr gegen den Druck? Ziehen Sie sich zurück, und halten Sie sich fest? Oder können Sie dieses Material als Unterstützung annehmen?

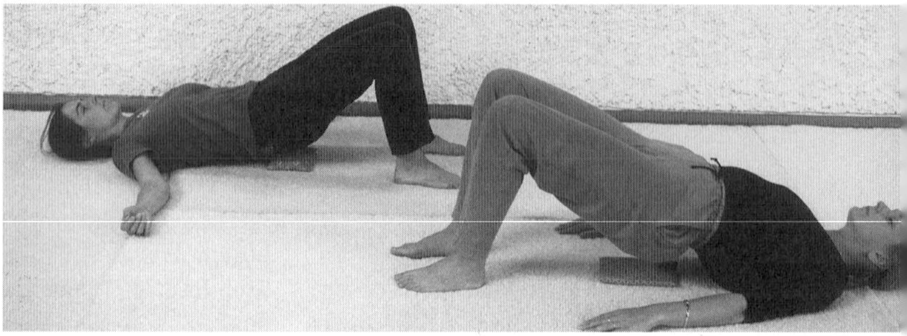

Abb. 7.3: Becken anheben und Kissen unter das Kreuzbein schieben

Versuchen Sie, sich ganz auf dem Kissen niederzulassen und dem Weg nachzuspüren, den Ihr Gewicht durch das Kissen zum Boden nimmt, durch die Dicke des Kissens hindurch. Vielleicht empfinden Sie ein Loslassen im Rücken, im Becken- und Bauchbereich und können sich dem Boden anvertrauen.

Langsam beginnen Sie, sich vom Kreuzbein her auf dem Kissen zu bewegen, seine gesamte Länge und Breite abzutasten, sein Volumen und seine Qualität von Ihrem Becken her zu »begreifen«. Seien Sie in dieser Begegnung so »spürsam«, wie Sie es sonst mit Ihren Händen sind, wenn Sie einen Gegenstand kennenlernen wollen. Ihr Kreuzbein wird sich dieses Material vertraut machen, um sich dann noch einmal in Ruhe darauf niederzulassen, das Kissen durchspürend bis an den Boden.

Bleiben Sie passiv ruhend liegen, und spüren Sie nach: Empfinden Sie etwas von dem Innenraum Ihres Beckens, spüren Sie die Berührung und Lage auf dem Kissen? Wie ist Ihre Beziehung zum Boden?

Ihre Füße geben wieder einen leichten Druck gegen den Boden, damit Sie das Kissen unter dem leicht angehobenen Becken wegziehen können. Jetzt lassen Sie sich im Zeitlupentempo wieder auf den Boden, kommen Sie an, und nehmen Sie wahr, wie Sie jetzt liegen.

Wichtig ist, dass sich Kontakt aus einem konkreten Körpergefühl heraus entwickelt, in der Beziehung zu etwas oder auf etwas hin. Sonst besteht die Gefahr, sich selbst in eine Richtungslosigkeit ohne Bezug zur Realität zu verlieren. Jeder Kontakt wirkt auf uns zurück und gibt die Möglichkeit zu entscheiden: Tut der Kontakt mir, meinem Körperempfinden gut, oder möchte ich mich zurückziehen bis an meine sichtbare Körpergrenze, die mir durch meine schützende Haut gegeben ist.

Erfahrungsbericht einer Teilnehmerin zum Eutonie-Prinzip »Kontakt«

Im Eutoniekurs wurden wir angeleitet, zwei Kastanienschnüre nebeneinander auf den Boden zu legen *(Abb. 7.4)* und unseren Rücken so darauf zu ordnen, dass die Wirbelsäule mit den Dornfortsätzen dazwischen passte. Die Füße waren aufgestellt, die Arme lagen neben dem Rumpf am Boden.

Ich konnte mir nicht vorstellen, mit meinem Rücken auf diesen Kastanien liegen zu können. Jahrelange Schmerzen hatten mich gelehrt, den Rücken »zu schonen«. Also stemmte ich mich auf meine Füße, festgehalten in den Oberschenkeln und steif im Rücken. »Lassen Sie sich nieder, spüren Sie die Kastanien«, hieß es. Unmöglich – ich wagte kaum zu atmen aus Angst vor dem Schmerz und war sehr misstrauisch der wiederholten Aufforderung gegenüber, die Kastanien mit dem Rücken zu fühlen.

Meine Abwehr und das Festhalten wurden sehr anstrengend, Oberschenkel und Bauch taten weh. »Wie tief wirken die Kastanien in Ihre Muskulatur? Fühlen Sie etwas von Ihrer Wirbelsäule?« Ich spürte nur eine unfreundliche Härte. Und ich wurde müde von der Arbeit, mich von den Kastanien, vom Boden fernzuhalten.

»Lassen Sie los, geben Sie Ihr Gewicht hin zu den Kastanien«. Irgendwann war es passiert: Ich fühlte einige feste Druckstellen nach

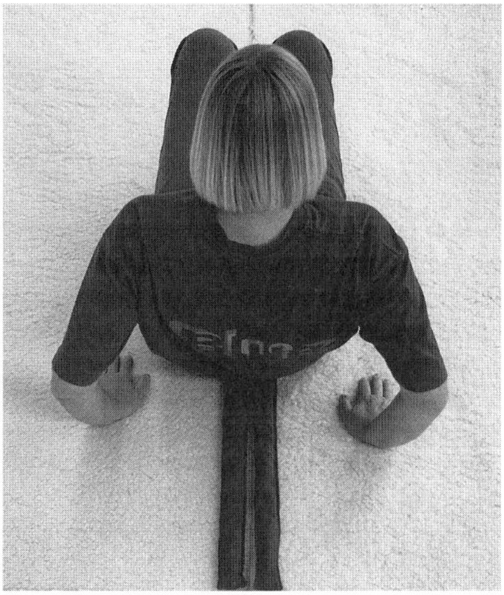

Abb. 7.4: Zwei Kastanienschnüre auslegen und sich langsam niederlassen

innen wirken, es tat gar nicht so weh. Ich wurde neugierig und wollte genauer spüren, was da war: Kastanien, durch deren Festigkeit mir einige Teile meiner Wirbelsäule deutlich wurden. Meine Aufmerksamkeit wurde dorthin geführt. Plötzlich musste ich seufzen und begann, mich ein wenig mit den Füßen und den Beinen zu bewegen, deren starres Festhalten sich löste. Auch die Schultern und Arme bewegten sich ein wenig am Boden. Mit diesen Bewegungen löste sich die Starre im Rücken auf, der nun immer mehr auf der Unterlage ankam. Ich spürte hin zu den Kastanien, zum Boden, von dort wieder zum Rücken, der jetzt seinen Widerstand aufgegeben hatte.

Getrost konnte ich so liegen und der Ansage »Begleiten Sie spürend den Weg Ihres Gewichtes vom Rücken durch die Kastanien hindurch zum Boden« folgen.

Als wir später die Kastanienschnüre beiseite nahmen, lag ich mit ausgestreckten Beinen am Boden – eine Lage, die mir seit Jahren nicht mehr möglich gewesen war.

Kommentar: Hier wurde erlebt, wie Angst, Abwehr und Widerstand sich als schädigende Verspannungen zeigen. Erst als eine Öffnung geschah zu dem, was von außen kam, konnten die Muskeln des Rückens nachgeben und sich weicher an das Material anschmiegen. Die durch das Festhalten entstandene körperliche Ermüdung machte den Widerstand schwächer und die Neugier auf das, was von außen kam, bewirkte die erlösende Öffnung zum Kontakt.

Erste Übung zum Eutonie-Prinzip »Transport«

Schwerpunkt der Aufmerksamkeit: Füße, Beine, Becken

Wenn Sie sich auf den Boden legen, lassen Sie Ihrem Körper Zeit und Ruhe, um vorhergegangene Übungen fühlend zu erinnern: die Berührung mit dem Boden in Ruhe und Bewegung, das Kissen unter dem Kreuzbein, den Innenraum in Mund und Becken.

Ziehen Sie einen Fuß an, so dass Bein und Fuß gut gestützt am Boden stehen. Die Schwerkraft sorgt dafür, dass sich das Gewicht des Oberschenkels durch das Becken an den Boden überträgt und das Gewicht des Unterschenkels durch den Fuß zum Boden.

Können Sie sich jetzt dieser Schwerkraft überlassen? Spüren Sie diesen Richtungen nach: vom Knie über Oberschenkel und Becken zum Boden und vom Knie über den Unterschenkel und Fuß zum Boden.

Dann verstärken Sie den Druck des aufgestellten Fußes in Richtung Schwerkraft *(Abb. 7.5)*. Setzen Sie den Fußabdruck stärker gegen den Boden ein: Gibt er nach? Oder setzt er Ihrer Kraft einen Widerstand entgegen?

Wechseln Sie in Ihrem eigenen Rhythmus zwischen sehr leichtem und sich verstärkendem Einsatz gegen den Boden, und lösen Sie den Druck allmählich auf, bis Sie schließlich eine Pause machen. Wie weit wirkt sich Ihr aktives Tun und das Lösen in der Gesamtheit Ihres Körpers aus?

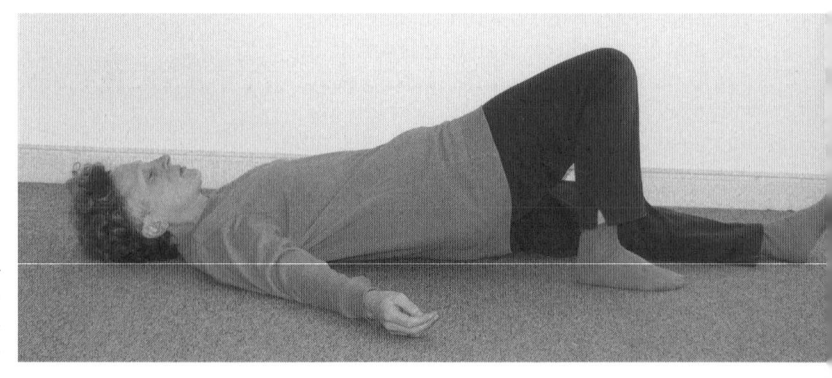

Abb. 7.5: Mit aufgestelltem Bein Druck auf den Boden ausüben

Lassen Sie dann Ihr Bein allmählich wieder ausgleiten und ausruhen. Spüren Sie nach, wie Sie sich in diesem Bein erleben. Unterscheidet es sich von dem anderen Bein?

Stellen Sie dasselbe Bein wieder auf, und geben Sie Ihrem Fuß genug Zeit, sich gut abzustellen. Sie spielen wieder mit dem leichten Druck gegen den Boden und achten darauf, wie er sich auswirkt. Verändert sich die Lage Ihres Beckens am Boden? Spüren Sie eine Bewegung im Hüftgelenk?

Achten Sie jetzt darauf, dass das andere Bein passiv bleibt. Vielleicht nehmen Sie wahr, dass auch in diesem Bein eine leichte Lageveränderung geschieht, eine Wirkung vom aktiven Bein durch das Becken hindurch zu dem passiven Bein. Versuchen Sie, ohne Anstrengung kleinen Vorgängen in Ihnen »auf die Spur zu kommen«.

Wenn Sie ermüden, ruhen Sie sich aus. Vergleichen Sie noch einmal Ihre beiden Beine, die Berührungsflächen der rechten und linken Seite Ihres Beckens und Ihr ganzes Liegen. Stehen Sie langsam auf – vielleicht nach einer inneren Vorbereitung auf diese Veränderung Ihres Körpers in bezug zum Boden, zur Schwerkraft.

Dann stehen Sie auf dem Boden und erleben Ihre Füße und Beine, Ihr Becken und das Gefühl für den Boden. Gibt es für Sie einen Unterschied zwischen der Art, wie Sie links und rechts stehen, wie Sie Ihre Fußsohlen am Boden spüren und die Verbindung vom Boden zum Becken? Sie können auch im Gehen darauf achten, wie Sie Ihre Füße bei jedem Schritt am Boden landen lassen, wie sich Ihre Füße wieder vom Boden lösen zum nächsten Schritt nach vorne.

Wenn Sie das Bedürfnis nach Ausgleich haben, wiederholen Sie diese Übung, wobei das aktive und das passive Bein ihre Rollen tauschen.

Zweite Übung zum Eutonie-Prinzip »Transport«

Schwerpunkt der Aufmerksamkeit: Füße, der ganze Mensch

Die folgende Übung erfordert sehr viel Hingabe an kleine innere Bewegungen und eine feine Spürarbeit, die geübt werden muss. Das Wort »Druck« meint hier nicht Muskelkraft, sondern einen Bewegungsimpuls von innen nach außen in eine bestimmte Richtung, z. B. flach über den Boden, senkrecht in den Boden usw.

Legen Sie sich auf den Boden. Ihre Beine sind aufgestellt, die Fußsohlen ruhen am Boden, die Zehen berühren leicht die Wand. Beginnen Sie, die Fußsohlen parallel über den Boden gegen die Wand zu schieben. Der Druck wird gebremst durch den Widerstand der Wand. Lösen Sie den Schub gegen die Wand wieder auf. Wiederholen Sie mehrfach das Ausschieben der Füße gegen den Widerstand der Wand im Wechsel mit einer Pause, in der Sie alle Aktivität aufgeben.

Wenn diese Bewegung gegen die Wand und das Aufnehmen des Widerstands selbstver-

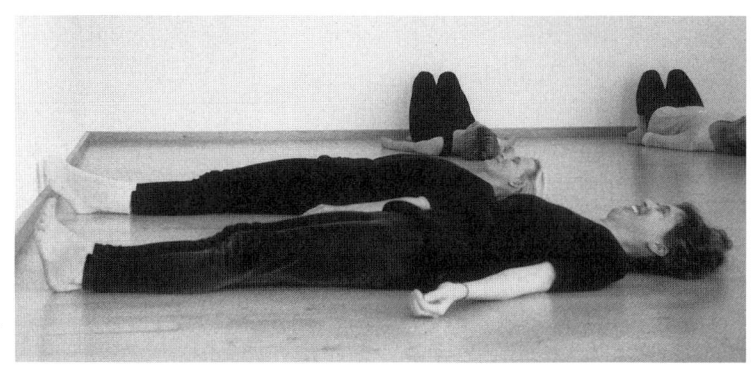

Abb. 7.6: Kräftig von der Wand abdrücken

ständlich geworden sind, verfolgen Sie aufmerksam, wie sich der Widerstand der Wand über Ihre Füße und Beine in Ihren weiteren Körper fortpflanzt. Wieviel oder wie wenig Kraft müssen Sie einsetzen, um diese durchfließende Bewegung im ganzen Körper zu erleben?

Zum Schluss geben Sie eine kräftige Streckung aus Ihren Beinen und Füßen heraus gegen die Wand – drücken Sie sich ab von der Wand, über den Boden hinein in den Raum *(Abb. 7.6)*.

Der »Druck«, wie er hier beschrieben wird, wirkt immer, ausgelöst durch die Schwerkraft, die unseren Körper mit seinem Gewicht am Boden hält. Im Stehen wirkt der Widerstand des Bodens nach dem Gesetz der Kraftübertragung aufrichtend auf die Statik unseres Skeletts. Je besser unser Organismus diesem Gesetz gehorchen kann, um so leichter bewegen wir uns in dem Feld von Schwerkraft und Aufrichtung. Mit zunehmender Übung im Liegen am Boden wird der Körper diese Erfahrung auch auf die Situation im Stehen und Bewegen übertragen können.

Diese durch den Körper über Knochen und Gelenke sich fortpflanzende Kraftübertragung wird in der Eutonie als Transport bezeichnet.

Dritte Übung zum Eutonie-Prinzip »Transport«

Schwerpunkt der Aufmerksamkeit: Füße, Beine
Material: Ein Buch, groß genug für Ihren Fußabdruck

Diese Übung baut auf der vorhergehenden auf.

Auf dem Rücken liegend stellen Sie beide Füße auf und geben von ihnen aus einen senkrechten Impuls gegen den Boden, so dass Sie fester auf Ihren Füßen stehen. Achten Sie darauf, dass Sie mit beiden Beinen die gleiche Kraft einsetzen. Wie wirkt sich jetzt der feste Widerstand des Bodens aus? Was geschieht in Abhängigkeit von der Druckstärke mit ihren Hüftgelenken und Ihrem Becken? Wie verändert sich die Berührung Ihres Rückens mit dem Boden?

Spielen Sie wieder mit einem klaren, aber nicht belastenden Krafteinsatz aus den Beinen und Füßen heraus in den Boden hinein, und spüren Sie der Antwort des Bodens nach.

Nach einem Dehnen und Räkeln am Boden stellen Sie sich auf und fühlen den Boden unter Ihren Fußsohlen. Verlagern Sie das Gewicht auf ein Bein. Den anderen Fuß stellen Sie dann sehr behutsam auf das bereitgelegte Buch. Nehmen Sie die erste feine Berührung zwischen Fußsohle und Buch wahr, solange das Bein noch unbelastet ist. Sehr langsam setzt sich der Fuß mehr und mehr auf das Buch *(Abb. 7.7)*, Ihr Gewicht verlagert sich allmählich stärker dorthin, bis Sie sich sicher gestützt fühlen.

Verfolgen Sie aufmerksam, was sich in dem Bein, das sich auf das Buch stellt, während der unterschiedlichen Be- und Entlastung verändert: in der Muskulatur, im Knie- und Hüftgelenk bis zum Becken. Wiederholen Sie die

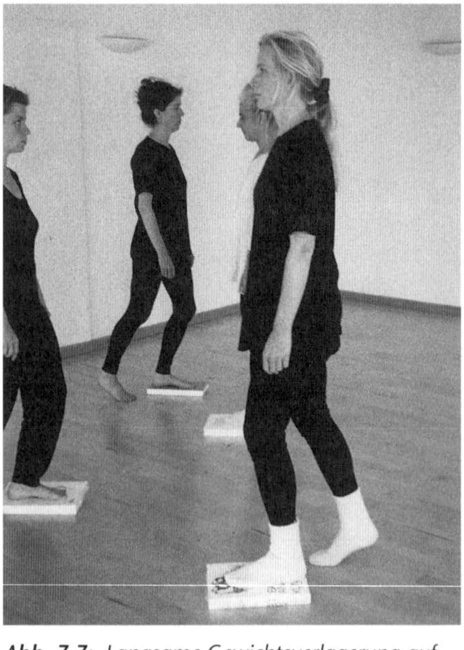

Abb. 7.7: Langsame Gewichtsverlagerung auf das Buch

Gewichtsverlagerung von einem Bein zum anderen einige Male (Prinzip Berührung).

Stellen Sie für ein Nachspüren wieder beide Füße nacheinander auf den Boden, und gehen Sie ein paar Schritte. Erleben Sie einen Unterschied zwischen rechts und links?

Dann stellen Sie den gleichen Fuß wieder auf das Buch und nehmen eine Gewichtsverlagerung vor. Jetzt folgt Ihre Aufmerksamkeit dem Gewicht Ihres Körpers, das sich durch Ihren Fuß zum Buch hin verlagert. Das Buch gibt Ihr Gewicht als Druck zum Boden weiter. Sie begleiten diesen Weg aufmerksam mit Ihrem Tastsinn, über Ihre Körpergrenze hinweg zum Boden und sprechen bei jedem Schritt auf das Buch bewusst den Boden an.

Das Prinzip »Kontakt« bewirkt eine Verbundenheit mit dem Boden durch das Buch hindurch.

Wieder machen Sie eine Pause, um der Wirkung nachzuspüren, die Ihre Ausrichtung des Spürens und der bewusste Kontakt vielleicht auf Ihr Körpergefühl haben.

Wenn Ihre Aufmerksamkeit nachlässt oder Sie ermüden, stellen Sie beide Füße auf den Boden. Spüren Sie im Stehen, wie Sie den Boden unter Ihren Füßen empfinden, wie Sie Ihre Beine, besonders die Knie- und Hüftgelenke jetzt erleben, wie das Stehen sich im Ganzen anfühlt.

Noch einmal »besteigen« Sie mit dem gleichen Fuß das Buch. Zu dem Erleben der Gewichtsverlagerung und der Auswirkung auf Ihren Körper und zu dem Kontakt – durch das Buch – zum Boden erleben Sie eine dritte Folge Ihrer Tätigkeit. Wie verändert sich Ihr Kopf mit seinem Scheitelpunkt in der Beziehung zur Decke, die den Raum nach oben hin begrenzt? Verfolgen Sie auch diese Richtung bei jedem Schritt auf das Buch: Belastung des Fußes, Druck gegen den Boden, Aufstreben des Scheitels.

Zum Prinzip »Kontakt« kommt hier die aufrichtende Wirkung des Prinzips »Transport«.

Nach einer Ruhepause üben Sie genauso mit dem anderen Bein und Fuß.

Vielleicht gibt es für Sie eine neue Erfahrung, weil beide Beine unterschiedlich reagieren. Das eine stützt und trägt oft mehr, und das andere hat dadurch mehr Bewegungsfreiheit.

Diese Übung kann ausgleichend wirken und Ihr Stehen und Gehen stabilisieren.

Zur Veranschaulichung des »Transportes«, wie er im Sitzen wirkt, wurde im Eutonie-Unterricht ein Skelett auf einen Hocker gesetzt *(Abb. 7.8)*. Einige Monate später beschreibt eine Teilnehmerin ihr Eutonie-Erlebnis zu diesem Thema (s. u.).

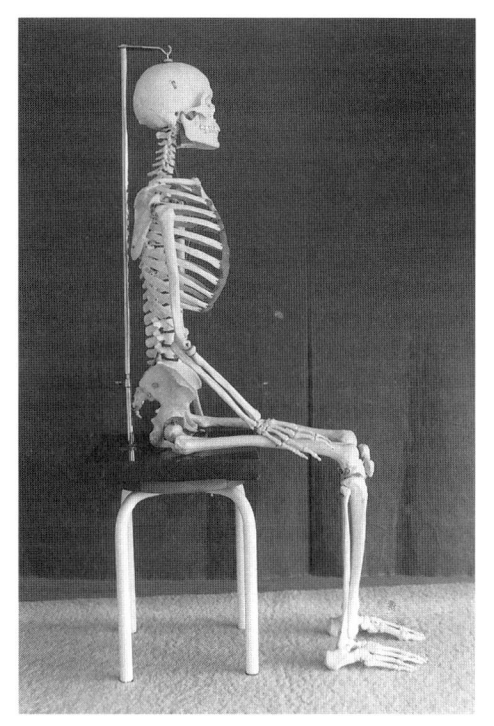

Abb. 7.8: Skelett zur Veranschaulichung des Eutonie-Prinzips »Transport«

Erfahrungsbericht einer Teilnehmerin zum Eutonie-Prinzip »Transport«

Ich war bei meiner 8jährigen Tochter im Krankenhaus, die nach einer schweren Lungenerkrankung in einem tiefen Genesungsschlaf lag. Ich lief im Zimmer auf und ab und »bewachte« ihren Schlaf, damit niemand hereinkam und sie aufweckte.

Gegen Morgen fing mein Rücken an zu schmerzen. Ich wollte mich hinsetzen, hätte aber erst einen Stuhl vom Tisch rücken müssen und dabei Geräusche gemacht. Also setzte ich mich auf den Tisch.

Zuerst spürte ich meine Sitzhöcker und empfand die Sitzfläche ziemlich hart; aber plötzlich bemerkte ich, wie gut es meinem Rücken tat, auf diesen Knochen zu sitzen. Nun hatte ich Spaß daran auszuprobieren, wie gut ich sitzen konnte, und dann hatte ich ein »Aha-Erlebnis«: Ich spürte mein vollständiges Knochengerüst in mir: Füße, Beine, Becken, Wirbelsäule, Brustkorb, einen locker aufliegenden Schultergürtel und den Kopf. Ich saß da wie das Skelett, das ich im Eutonie-Kurs auf dem Hocker sitzen sah und spürte eine wunderbare Leichtigkeit in meinem Körper. Ich dachte nur: Das ist es, so kann ich im Lot sitzen *(Abb. 7.9)*. Ich spürte Kraft in mir, das Ganze jetzt durchstehen zu können. Ich werde dieses intensive Erlebnis und dieses besondere Gefühl nicht wieder vergessen.

Kommentar: Ähnliche Erlebnisphänomene gibt es in der Eutonie besonders dann, wenn sie nicht gewollt oder erwartet werden. Der Körper hat in Übungszeiten viele Erfahrungen gemacht, die im Nervensystem verarbeitet wurden. Auch wenn diese Integration nicht bewusst wird, wirkt sie im Organismus weiter und ist dann plötzlich »reif«, um im Alltag erlebt zu werden. Übungsphasen, in denen sich nichts zu verändern scheint oder die sogar als Rückschritt erlebt werden, bekommen bei einem späteren Rückblick oft auch ihren Sinn.

Erste Übung zum Eutonie-Prinzip »Zeichnen«

Schwerpunkt der Aufmerksamkeit: Der ganze Mensch

Material: Ein dicker Bleistift, ein großes Stück Papier

Setzen Sie sich auf einen Hocker oder Stuhl an einen Tisch, vor sich ausgebreitet ein großes Stück Papier, z. B. eine Zeitungsseite. Sie können auch auf dem Boden sitzen. Nun streichen Sie mit einem Finger auf dem Papier herum, diagonal, kreuz und quer, in einfachen Linien, Bögen, Kreisen, Achten, Ellipsen. Fühlen Sie gut die Berührung der Fingerkuppe mit dem Papier, und wechseln Sie zwischendurch die Finger, oder zeichnen Sie mit allen Fingern. Wie weit ist die ganze Hand an den Bewegungen beteiligt? Was geschieht in Ihrem Handgelenk, im Unterarm, Ellenbogen und Oberarm? Gibt es einen Einfluss auf Ihre Schulter? Spüren Sie dann die ganze Verbindung zwischen Schulter und Hand, bis in die Berührung mit dem Papier.

Nun werden Ihre Linien größer, gehen über den Rand des Papiers hinaus, verlassen die feste Unterlage. Sie nutzen den Raum aus, um in die Luft zu zeichnen.

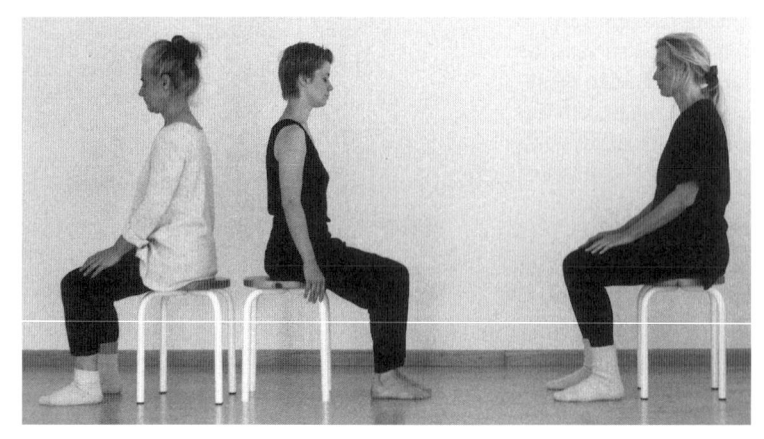

Abb. 7.9: »Im Lot sitzen«

Zuerst bleiben Sie noch auf dem Stuhl sitzen und probieren aus, wie weit Ihre Finger von Ihrem Sitzplatz aus durch den Raum streifen können und in welche Richtungen. Wieviel Bewegungsfreiheit geben Ihnen Arm und Schulter? Wie wirkt Ihr Bewegungsdrang vielleicht von der Schulter zum Brustkorb und Rumpf? Verändert er eventuell Ihre Sitzfläche? Kann er Sie schließlich zum Aufstehen bringen, weil die Finger immer weitere Bahnen in den Raum zeichnen wollen?

In einer Pause vergleichen Sie, wie Sie Ihre beiden Arme und Schultern erleben, wie Sie danach wieder auf dem Stuhl bzw. Boden sitzen.

Jetzt nehmen Sie den Stift zur Hand und beginnen damit, Ihre Linien und Bögen auf das Papier zu malen. Sie haben bereits etwas vom Bewegungszusammenhang zwischen der Hand und den übrigen Körperteilen erfahren, so dass Sie darauf aufbauend von innen nach außen Kontakt zum Stift aufnehmen können. Ihr Empfinden richtet sich durch den Stift dorthin, wo Ihre Bewegungen durch Berührung und leichten Druck etwas bewirken, zu Ihren gezeichneten Spuren auf dem Papier.

Auch von diesem sichtbaren Zeichnen auf der zweidimensionalen Fläche des Papiers lösen Sie sich wieder – zu mehr Freiheit für Bewegung, die sich durch Ihren Stift hindurch in den Raum ausweitet. Ihre Aufmerksamkeit ist ganz gesammelt in der Spitze des Stiftes. Ihr Kontakt wirkt von dort in den Raum, um Ihre Spuren dorthin zu »zeichnen«. Lassen Sie sich von diesem Ansatzpunkt her führen, und folgen Sie mit der Hand und dem Arm dem zeichnenden äußeren Ende des Stiftes.

Mit zunehmend weiteren, größer werdenden Bewegungen werden dann wieder Schulter, Brustkorb, Wirbelsäule und schließlich Beine und Füße mit einbezogen. Achten Sie darauf, dass die Bewegung weiterhin von dem Zeichnen der Stiftspitze ausgeht, von dort angeführt wird und dass alle anderen Körperteile sich als eine Konsequenz daraus anschließen, damit nicht etwa Ihre Füße vorauslaufen. Eine gute Verbindung der Füße zum Boden kann helfen, nicht »aus der Balance« zu fallen.

Wenn Sie nach einer Ruhepause zum Nachspüren und innerlichen »Nachklingen« einen Ausgleich wünschen zwischen rechts und links, gehen Sie auf der anderen Seite sorgfältig Schritt für Schritt genauso vor. Sie werden vielleicht einen großen Unterschied zwischen den Seiten erfahren.

Wenn es Ihnen heute an Geduld fehlt, beginnen Sie bei einem nächsten Mal mit der anderen Seite. So wird Ihr Körper allmählich angeregt, die Links-Rechts-Unterschiede etwas auszugleichen. Zudem werden Ihre beiden Gehirnhälften lernen, besser miteinander zu kommunizieren.

Beim Zeichnen gehen die Bewegungen von einem bestimmten Körperteil aus. Dieser Körperteil (z. B. Knie, Ferse, Ellenbogen, Akromion, Ohr) wird zunächst durch gründliches Abtasten und anatomische Anschauung bewusst gemacht. Eine dort angesetzte Bewegung wirkt auf das nächstliegende Gelenk (ein Zeichnen vom Ellenbogen z. B. auf das Schultergelenk). Werden die Bewegungen des Ellenbogens größer, übertragen sie sich entsprechend der Skelettstruktur auf die nächstfolgenden Gelenke. Je größer der Radius am Bewegungsansatz, desto mehr Körperteile werden wie Glieder einer Kette miteinbezogen.

Zeichnen verhilft zu einem klareren Körperbewusstsein und führt zu ungewohnten Bewegungen. Es regt den Körper an, sich auf unbekannte Situationen einzustellen und sich in der Beziehung zur Schwerkraft immer neu zu organisieren. Das Nervensystem lernt, neue Bewegungsabläufe zu integrieren.

Zweite Übung zum Eutonie-Prinzip »Zeichnen« mit Verlängerung

Schwerpunkt der Aufmerksamkeit: Sitzbeinhöcker
  Material: 1 Stuhl

Auf der festen Sitzfläche eines Stuhles können Sie Ihre Sitzbeinhöcker entdecken. Rutschen Sie ein wenig hin und her, rollen Sie mit dem Becken vor und zurück, um diese Teile des knöchernen Beckens zu fühlen. Noch deutlicher werden Ihnen die Sitzbeinhöcker, wenn Sie für eine kleine Weile Ihre Hände zwischen das Becken und den Stuhl legen und den Druck auf Ihren Händen spüren.

Bei einem guten Sitzen zeigen Ihre Sitzbeinhöcker direkt auf die Sitzfläche des Stuhles. Sie geben die Unterstützung der festen Fläche stabilisierend zum Becken und zur Wirbelsäule weiter (Transport).

Begeben Sie sich dann am Boden in den Vierfüßlerstand. Verteilen Sie Ihr Gewicht möglichst gleichmäßig zwischen Knien und Händen. Wohin sind jetzt Ihre Sitzbeinhöcker gerichtet, die Sie vorher auf dem Stuhl gespürt haben?

Nun verändern Sie Ihre Position. Zeichnen Sie mit Ihren Sitzbeinhöckern mehr nach rechts, nach links, nach oben und unten, indem Sie sie in die verschiedenen Richtungen führen.

In einem zweiten Schritt »verlängern« Sie Ihre Sitzbeinhöcker. Sie richten Ihr Körperbewusstsein über ihre Körpergrenze hinaus in den Außenraum und folgen dabei der von den Sitzbeinhöckern vorgegebenen Richtung. Vielleicht kann es hilfreich sein, diese Verlängerung wie den Strahl einer Lampe zu erleben. Und dann lassen Sie Ihre »Rücklichter leuchten«, in den Raum hinein.

Spüren Sie von diesem unteren knöchernen Teil des Beckens hin zur Wand, von dort Richtung Boden, dann in langen Bögen an der Wand entlang in Richtung Decke. Diese Art von Zeichnen entzieht sich Ihrem Blickfeld.

Wenn Ihnen diese Ausrichtung in den Raum vertrauter geworden ist, achten Sie darauf, wie jede Richtungsänderung sich auf Becken und Wirbelsäule auswirkt, bei größeren Bewegungen auf den ganzen Rumpf.

Ruhen Sie eine Weile am Boden liegend aus, und setzen Sie sich noch einmal auf den Stuhl, um das Sitzen jetzt zu erleben.

Ihren Sitzbeinhöckern kommt die Aufgabe zu, die für Ihr Wohlbefinden beste Position auf dem Stuhl zu finden.

Voraussetzung für ein Zeichnen mit Verlängerung ist Klarheit über die eigene innere Struktur. Das Bewusstsein folgt der Richtung und Form, z. B. eines Knochens, und orientiert sich von dort her nach außen. Die Körper-Raum-Beziehung wird bewusster.

Im Alltag geschieht ein solches Über-sich-hinaus-Tendieren z. B., wenn jemand einen Weg erfragt. Die Augen bleiben nicht an dem Finger haften, der auf etwas hindeutet, sondern sie folgen der Richtung des Fingers. Dorthin wendet sich auch die Aufmerksamkeit, und die Bewegung des Körpers folgt.

Verlängerung als Übungsprinzip wird auch in Ruhelage geübt. Sie hat eine Tonusegalisierung, das bedeutet einen Spannungsausgleich zwischen den synergistisch arbeitenden Muskeln, zur Folge.

Dritte Übung zum Eutonie-Prinzip »Zeichnen« mit Verlängerung

Schwerpunkt der Aufmerksamkeit: Arme, Finger, Raum

Die Übung wird durch eine Intention vorbereitet (s. u.).

Legen Sie sich auf Ihre linke Seite, die Beine leicht im Hüft- und Kniegelenk gebeugt, um stabil am Boden zu ruhen. Ein festes Kissen kann den Kopf unterstützen.

Legen Sie den rechten Arm leicht ausgestreckt im Winkel von 90 Grad nach vorne auf den Boden, so dass die Hand zur gegenüberliegenden Wand zeigt.

Bereiten Sie sich jetzt innerlich darauf vor, dass Sie gleich mit den Fingern ihrer rechten Hand einen Bogen über Ihnen Richtung Decke zeichnen werden. Diese Bewegung wird den ganzen Arm mitnehmen, der dann zusammen mit der Hand und den Fingern eine senkrechte Haltung einnehmen wird.

Vorbereitung meint: Stellen Sie sich körperlich auf die Bewegung ein, machen Sie sich bereit dafür, indem Sie den Weg des ganzen Bogens, den Ihre Finger zeichnen werden, schon vorwegnehmend erspüren. Durch diese

Intention wird sich Ihr Tonus auf Ihre Absicht einstellen.

Wenn Sie sich dazu bereit fühlen, führen Sie die Bewegung aus: Lassen Sie Ihre Finger die Bahn beschreiben vom Boden bis in die Senkrechte *(Abb. 7.10)* und wieder zurück, bis Arm und Hand wieder auf dem Boden ruhen.

Nehmen Sie aus einem inneren Vorausspüren diese Bewegung erneut auf, und beginnen Sie, die Finger weiter in andere Richtungen zu bewegen, aber ohne die Seitenlage am Boden zu verlassen. Nehmen Sie wahr, wie das Zeichnen der Finger in den Raum bei größeren Bewegungen auf den Rumpf zurückwirkt.

Danach spüren Sie in Rückenlage nach, um eventuelle Unterschiede zwischen rechts und links zu bemerken.

Schließen Sie nun einen weiteren Übungsschritt an. Legen Sie sich noch einmal auf die linke Seite, den rechten Arm wieder mit der Hand nach vorne leicht ausgestreckt. Schauen Sie zu Ihrer Hand und über die Finger hinweg zu der gegenüberliegenden Wand. Durchmessen Sie mit Ihren Augen diesen Abstand. Dann schließen Sie die Augen wieder und versuchen, aus den Fingern heraus in diese Richtung zu spüren, dorthin zu tasten. Ihre Intention schafft eine Verlängerung über die sichtbare Grenze Ihrer Finger hin zur Wand. Wenn Sie jetzt erneut den Arm heben, um aus den Fingern heraus zu zeichnen, bleiben Sie in dieser Verbindung zur Wand. Sie zeigen und zeichnen an der Wand entlang nach oben bis zur Decke und über die Decke hinweg. Ihre Aufmerksamkeit und Ihr Tun gilt diesen Flächen, die sie innerlich ansprechen. Allmählich können Ihre Bahnen immer weiter über die Decke und die Wände wandern. Ihr Körper folgt entsprechend dem Ausmaß der Bewegungen, um den Fingern für das Zeichnen mehr Freiheit zu geben.

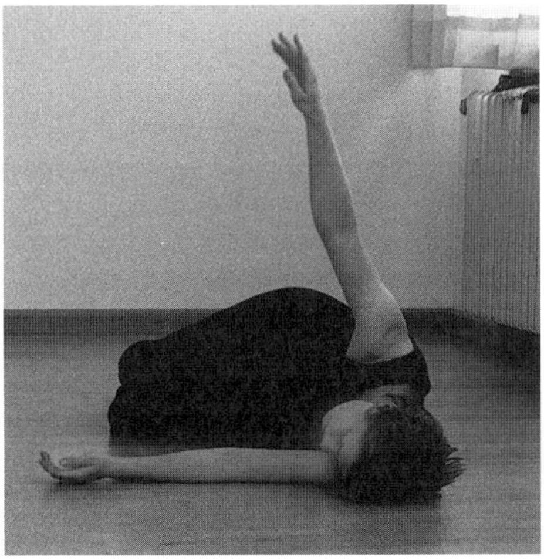

Jede Bewegung wird leichter, freier, ökonomischer, wenn eine innere Bereitschaft (Intention) vorausgegangen ist. Sie bewirkt eine Tonusadaption entsprechend der geplanten Aufgabe.

In einem weitergefassten Sinn bezeichnet Intention die Bereitschaft, sich ungeteilt dem Gegenwärtigen zuzuwenden. Sie bewirkt Präsenz nach innen und außen. Die verschiedenen Prinzipien der Eutonie geben der Intention eine Richtung. »Berührung« richtet die Aufmerksamkeit auf die eigene Oberfläche, »Innenraum« auf die Wahrnehmung des Inneren. »Kontakt«, »Zeichnen«, »Verlängerung« intendieren eine Wende von innen in den Außenraum. Das Wesentliche des »Transportes« liegt im Erleben des Aufgerichtet-Werdens vom Boden. Intention in diesem Sinn durchdringt den gesamten Übungsweg der Eutonie.

Berühren und Berührt-Werden, Da-Sein in der eigenen Leiblichkeit und im Kontakt zur sozialen Umwelt, aufgerichtet seinen Platz im Leben einnehmen, so kann der Satz von Gerda Alexander verwirklicht werden:

»Unser Ziel ist, den Menschen in die Lage zu versetzen, sich auf die Wirklichkeit des Augenblicks einzustellen.«

Abb. 7.10: *Mit der Hand einen Bogen Richtung Decke zeichnen*

Literatur

Alexander, G.: Eutonie, Ein Weg der körperlichen Selbsterfahrung, 7. Auflage 1989, Kösel-Verlag, München

Bobinger, E.: Eutonie – Kinder finden zu sich selbst, 1998, Don Bosco Verlag, München

Kjellrup, M.: Bewusst mit dem Körper leben – Spannungsausgleich durch Eutonie, Verb. Neuauflage 2000, Ehrenwirth, München

Windels, J.: Eutonie mit Kindern, 1984, Kösel-Verlag, München

Weiterführende Literatur

Juhan, D.: Körperarbeit, Die Soma-Psyche-Verbindung, 1997 Knaur, München

Marcus, H.: Spiritualität und Körper, Gestaltfinden durch Ursymbole, 1998 Benno-Verlag, Leipzig

Milz, H.: Der wiederentdeckte Körper, Vom schöpferischen Umgang mit sich selbst, 1994 dtv, München

Steinmüller, W., Schaefer, K., Fortwängler, M. (Hrsg.): Gesundheit – Lernen – Kreativität: Feldenkrais-Methode, Eutonie Gerda Alexander, Alexander-Technik, Methoden zur Gestaltung somatopsychischer Lernprozesse, Huber-Verlag, Bern/Schweiz/2001

Autorinnen und Kontakte

Karin Schaefer c/o
Gerda-Alexander-Schule, Philosophenweg 27
77654 Offenburg

Marianne Neuber c/o
DEGGA, Köpkenstraße 3,
28203 Bremen

Gerda-Alexander-Schule
Philosophenweg 27
D-77654 Offenburg

Ecole Belge d'Eutonie Gerda Alexander
Chemin du Mousée 10a
B-1390 Lasne

Ecole Suisse d'Eutonie Gerda Alexander
Route des Crassier 23
CH-1298 Céligny

Adressen

DEBEGA, Deutscher Berufsverband der
Pädagogen/Therapeuten
für Eutonie Gerda Alexander® e.V.
Vors.: Elke-Thea Schaper
Parkallee 39
23845 Borstel

DEGGA, Deutsche Eutoniegesellschaft
Gerda Alexander
c/o Marianne Neuber
Köpkenstraße 3
28203 Bremen

FIEGA, Fédération Internationale d'Eutonie
Gerda Alexander
Vors.: Marianne Combertaldi
Würzenbachmatte 33
CH-6006 Luzern
www.eutonie.de

8

Die Feldenkrais-Methode

Thomas Schlote

Während noch vor einigen Jahren die Feldenkrais-Methode in Deutschland ein absoluter Geheimtipp war, gibt es mittlerweile in allen großen und mittleren Städten ein zugängliches Angebot an Kursen und Einzelstunden, und auch in ländlichen Regionen kann man immer häufiger Feldenkrais-Kurse finden.

Wie aus der Vielzahl und Unterschiedlichkeit der Entspannungs- und Körpertherapien in diesem Buch, die wiederum lediglich eine kleine Auswahl des Möglichen darstellen, deutlich wird, gibt es offensichtlich viele verschiedene Wege und Ansätze, sich in Körper und Geist selbst zu erfahren.

Die Fülle der Wege gibt nicht nur an, dass das Bedürfnis nach Selbsterfahrung und Selbstfindung groß ist, sondern auch, dass nicht jeder Weg jeden gleichermaßen zum Ziel führt.

Selbsterfahrung erscheint also als ein sehr individuelles Erlebnis, und der Weg dorthin wird von jedem entsprechend seiner persönlichen Vorlieben gewählt.

Im Laufe der Zeit haben sich unterschiedliche Richtungen und Moden entwickelt und etabliert, aus unterschiedlichen Kulturkreisen (Indien, China, Japan etc.) wurden ganze (Bewegungs-) Philosophien sozusagen eingedeutscht, und auch die gegenwärtige Fitness- und Sportkultur vergrößert ständig das Angebot an Selbsterfahrung im weitesten Sinne.

WAS IST DAS BESONDERE AN DER FELDENKRAIS-METHODE?

Zum Einen ist es die für viele Menschen so beeindruckende Wirkung auf das Körper- und Bewegungsempfinden, jene Leichtigkeit, die nur über die Sinne zu erleben ist und sich der kognitiven Phantasie entzieht. Oft erschließen sich jemandem neue, bis dahin unbekannte Horizonte seiner selbst, überraschend und von gänzlich eigener Qualität.

Jemand entdeckt vielleicht eine Standfestigkeit bei sich, die fest und leicht zugleich ist, die spürbar da ist, obwohl er nichts dafür tut, die er vorher nicht willkürlich hätte tun können.

Gleichzeitig bemerkt er, dass seine Bewegungen von ungewohnter Leichtigkeit sind, so als wäre nur noch ein Bruchteil der üblicherweise aufzuwendenden Kraft für die gewohnten Verrichtungen nötig.

Eine weitere Besonderheit liegt in der Tatsache, dass Feldenkrais ein Wissenschaftler war. Seine Methode ist das Ergebnis einer konsequenten wissenschaftlichen Auseinandersetzung mit den Erkenntnissen seiner Zeit und deren praktischer Anwendung.

Auf der Basis jahrelanger Forschungen in den Bereichen Anatomie, Physiologie, Neurologie, Entwicklungspsychologie und Soziologie entwickelte er eine Theorie über den besonderen Zusammenhang zwischen Bewusstheit und Bewegung.

Die Grundlage dieser Theorie bildet die Erkenntnis, dass körperliche und geistige Aufmerksamkeit nicht getrennt voneinander existieren.

In der praktischen Umsetzung dieses Zusammenhangs entstand eine Lernmethode, die den Menschen in seiner Ganzheit betrifft.

Die Feldenkrais-Methode setzt somit an dem ureigensten menschlichen Potential an, welches unerschöpflich für jeden in jeder Kultur zur Verfügung steht und dem wir unseren aufrechten Gang und alle weitere Entwicklung verdanken: unserem Lernvermögen.

Das eigentliche Ziel besteht darin, jenseits von übergeordneten Kategorien wie richtig und falsch durch Erfahrungen zu lernen, das heißt die Kompetenz für die eigenen Bedürfnisse zu stärken und die individuellen Fähigkeiten zu entwickeln, um zu einer reifen Persönlichkeit zu wachsen.

DR. MOSHE FELDENKRAIS – EIN LEBENSLAUF

Feldenkrais wurde 1904 in Russland geboren. Als 14-Jähriger, nachdem der Erste Weltkrieg seine Lebensgrundlagen in Schutt und Asche verwandelt hatte, wanderte er allein nach Palästina aus, wo er erst als Pionier arbeitete. Mit 23 Jahren machte er das Abitur, und nach Abschluss seines Mathematikstudiums arbeitete er fünf Jahre als Landvermesser und Kartograph. In diesen Jahren erlernte er Jiu Jitsu und entwickelte auch einige eigene Steinwurftechniken, die er 1929 in seinem ersten Buch, »Jiu Jitsu and Self-Defence« beschrieb.

Kurz darauf ging er nach Paris, um Elektrotechnik und Maschinenbau zu studieren und arbeitete danach im Labor von F. Juliot-Curie, dessen Team die erste Kernspaltung in Europa durchführte. Gleichzeitig begann er, an der Sorbonne Physik zu studieren, das Fach, in dem er schließlich kurz nach Kriegsende promovierte.

In Paris begegnete er Professor Jigoro Kano, dem Begründer des modernen Judo. Feldenkrais brachte es bis zum schwarzen Gurt und gründete den ersten Judoklub Frankreichs. Aus seiner Feder erschienen mehrere Bücher über das Judo.

Nach dem Einmarsch der Deutschen in Frankreich, emigrierte Feldenkrais nach England, wo er für die U-Bootabwehr der britischen Admiralität arbeitete.

Etwa in diese Zeit fallen die Anfänge des methodischen Studiums der menschlichen Anatomie, Physiologie, Biomechanik, da er nach einem Kreuzbandriss operiert werden sollte.

Da die Prognose für ein gutes Operationsergebnis nur bei ca. 50 % lag, und ein schlechter Ausgang ein Steifbleiben des Knies bedeutet hätte, entschied er sich gegen eine Operation und experimentierte mit seinem Knie, nachdem er merkte, dass er zuweilen wochenlang schmerzfrei war, während zu anderen Zeiten nur kleine Reize genügten, um das Knie schmerzhaft anschwellen zu lassen. Die Funktionsfähigkeit schien von der Art und Weise, wie er sein Knie gebrauchte, abzuhängen.

1949 veröffentlichte er in England die theoretischen Grundlagen seiner Methode in seinem Buch »Body and Mature Behavior«, während er bereits ab 1947 im Londoner Budokwai erste Gruppenkurse gab.

Im Jahr der Buchveröffentlichung kehrte er nach Israel zurück, um sich nach einigen Jahren als Leiter der Elektronikabteilung des Verteidigungsministeriums ab 1952 ausschließlich der Entwicklung der Feldenkrais-Methode zu widmen.

Jahrelang arbeitete er, abgeschieden in einer kleinen Wohnung in Tel Aviv, mit Kindern und Erwachsenen. Größere öffentliche Aufmerksamkeit erlangte er erst mit der Behandlung des damaligen israelischen Staatspräsidenten Ben Gurion, der unter starken Rückenbeschwerden litt, und den er am Strand von Tel Aviv zum Abschluss seiner Behandlung buchstäblich auf den Kopf stellte.

In den 70-er Jahren verbreitete sich die Methode in den USA, wo er auch eine erste Ausbildung anbot. Eine zweite Ausbildung begann er zwar, konnte sie aber wegen eines Gehirnschlages 1981 in Zürich nicht mehr selbst beenden. Er starb nach weiteren Gehirnschlägen im Juli 1984 im Alter von 80 Jahren in Israel.

DIE FELDENKRAIS-METHODE IN DER ANWENDUNG

Die Methode besteht aus dem Gruppenunterricht »Bewusstheit durch Bewegung«, das ist die verbale Anleitung der Gruppe, und aus der Einzelarbeit »Funktionale Integration«, das heißt, der Feldenkrais-Lehrer leitet den Schüler nonverbal mittels seiner Hände.

Bewusstheit durch Bewegung

Die kindliche, spielerische, an keinen Zweck gebundene Bewegungsentwicklung endet im Wesentlichen mit dem Beginn der Pubertät. Aus freier Bewegung werden mehr und mehr zielorientierte Handlungen generiert, und das neugierige Experimentieren weicht dem gesellschaftlichen Zwang zum Erfolg.

Mit dem Ziel im Blick wird der Erfolg einer Handlung ausschließlich mit dem Erreichen des Zieles gleichgesetzt. Damit werden die Kriterien für den Erfolg von innen (was entspricht, gefällt mir?) nach außen (Lob, gesellschaftliche Anerkennung und Eingliederung) verlagert.

So verbiegen sich ganze Generationen auf der »Suche nach dem verlorenen Glück«, in der Hoffnung, dass, »wer immer strebend sich bemüht«, auch erlöst werde.

Oft erfüllt sich die Hoffnung auf Erlösung nicht, und Anerkennung bewertet eben nur das Ergebnis, aber nicht den (inneren) Aufwand.

In der Gruppenarbeit gibt der Lehrer Bewegungsanweisungen an die Teilnehmer. Während diese die Bewegungen ausführen, lenkt der Lehrer die Aufmerksamkeit der Schüler auf ihre Art und Weise, sich zu bewegen, das Gehörte in Bewegung umzusetzen.

Die Teilnehmer/innen lernen so ihre Haltungs- und Bewegungsmuster kennen, die sie sich im Laufe des Lebens unbewusst angeeignet haben.

Den eigenen Bewegungsstereotypen nachzuspüren, um überhaupt wahrnehmen zu können, wie jemand etwas tut, bringt diesen in Kontakt mit sich selbst. Dieser Kontakt ist ein sinnlich wahrnehmender, kein kognitiv reflektierender.

Erkennt jemand seine Muster, kann er Alternativen ausprobieren, und wird sich dabei seiner Handlungsspielräume bewusst. Neben dem Bekannten entpuppt sich plötzlich die wunderbare Welt des Ungewohnten, die stillen Alternativen.

Das Ausprobieren eröffnet neue Möglichkeiten im Bewegen und im Denken. Nur was mir bewusst ist, was ich wahrnehme, kann ich auch bewegen. Die Bewegungsmuster spiegeln die Denkmuster wider, neue Bewegungen entsprechen neuen Gedanken.

So verbessern die Feldenkrais-Lektionen die Fähigkeit zur Selbstwahrnehmung, das Erkunden neuer Varianten erweitert das Handlungsrepertoire. Schädigende, dominante Muster werden durch die selbst gefundenen Alternativen entkräftet, da nicht mehr nur eine Bewegungs- bzw. Handlungsweise zur Verfügung steht.

Leichtes, müheloses Bewegen und Geschmeidigkeit im Gebrauch des eigenen Körpers stellen sich als Wirkungen der Feldenkrais-Lektionen direkt während des Ausprobierens ein.

Diese Geschmeidigkeit ist das Ergebnis einer veränderten Verteilung der (muskulären) Arbeit. So wird der »Chor« der Muskeln neu gestimmt, das muskuläre Zusammenspiel, im Muster erstarrt, erhält neues Leben durch die Verteilung der Arbeit auf alle Muskeln, sodass die überlasteten weniger, die unbelasteten wieder ihren Funktionen gemäß arbeiten.

Diese Erfahrung verändert das Befinden der Schüler unmittelbar und oft gravierend. Der häufige Eindruck der Entspannung ist ein

Zustand hin zu einem Eutonus, also zu einer ausgewogenen, in alle Richtungen offenen Tonusregulation.

Funktionale Integration

In den Feldenkrais-Einzelstunden kreieren die Schüler ihre Bewegungen nicht selbst, sondern sie werden vom Lehrer geführt.

So liegt vielleicht jemand auf dem Rücken, das linke Bein ist in leichter Beugung abgelegt, während der Lehrer das rechte Bein in Knie und Hüfte gebeugt in seinen Händen hält. Das Bein ist gegen die Schwerkraft gestützt, die Beinmuskeln durch die Beugung entspannt.

In dieser Situation kann der Lehrer, indem er das Knie in unterschiedliche Richtungen führt, sanft und ohne Druck dem Schüler verdeutlichen, in welche Richtungen er das Bein leicht und frei bewegen kann, und in welche Richtung die Bewegung schwerer geht, möglicherweise stoppt.

Während der Lehrer also die Bewegung des Beines übernimmt, kann der Schüler wahrnehmen, was vor sich geht. Allein dieses Wahrnehmen ändert die Tonusverhältnisse, die wiederum das Bild oder den Eindruck, den sich jemand z. B. von seinem Hüftgelenk macht, prägen.

Der Lehrer wird verschiedene Bewegungsrichtungen ausprobieren, um dem Schüler aus allen diejenigen zu verdeutlichen, die sich am geschmeidigsten und leichtesten anfühlen, und ihm darüber seine Fähigkeiten, sein Vermögen nahebringen.

Danach wird er vielleicht die weniger leichten Richtungen erneut versuchen. Oft stellt sich dann heraus, dass auch diese Bewegungen leichter und einfacher als vorher möglich sind.

Der Lehrer wird aber nicht nur die Gelenke einzeln betrachten, sondern größere Zusammenhänge schaffen, sodass das Körperbild des Schülers nicht nur deutlicher, sondern auch komplexer wird.

So wird eine Bewegung auch dadurch geschmeidiger, dass sie durch den Körper »durchläuft«, also, dass alle für die Ausführung der Bewegung notwendigen Körperbereiche teilnehmen, während die übrigen durchlässig bleiben, wodurch der körpereigene Widerstand auf einem Minimum bleibt.

Die Verbundenheit der Körperregionen lässt sich auch am Atemverteilungsmuster erkennen, an der Art, wie sich der Fluss von Ein- und Ausatmung im Brustkorb, im Körper verteilt. Gelingt eine Verbindung vorher getrennter Körperbereiche, kommt es oft unwillkürlich zu einem Seufzer oder einem tiefen Atemzug. Die Atmung übernimmt sozusagen die vegetative Integration, die aber dem Bewusstsein nicht verborgen bleibt.

Vielleicht noch mehr als in der Gruppenarbeit laufen in der Einzelarbeit auch im weitesten Sinne psychische Prozesse ab. So ändert sich natürlich mit den Tonusregulationen in Bewegungsapparat und inneren Organen auch das emotionale Spannungsmuster.

Das führt zu veränderten Gemütszuständen, die es den Schülern zuweilen erlauben, erstarrte oder verdrängte Gefühle der Freude, Traurigkeit, Euphorie, Liebe etc. zu erleben. Dies passiert nicht in Form einer Katharsis, sondern als Integration dieser Gemütszustände, als zulassen können, nicht als Bedrohung.

Es sei dennoch an dieser Stelle betont, dass dies lediglich eine mögliche, in aller Regel willkommene Nebenwirkung darstellt, keineswegs aber als körperpsychotherapeutischer Behandlungsansatz falsch zu verstehen ist.

FÜR WEN EIGNET SICH DIE FELDENKRAIS-METHODE?

Ganz allgemein eignet sich die Feldenkrais-Methode für alle Menschen unabhängig von Alter oder evtl. bestehender Behinderung, die ihre tatsächlichen körperlichen Möglichkeiten kennenlernen und ihren persönlichen Bewegungsradius erweitern wollen.

Weitere Anwendungsbereiche der Feldenkrais-Methode bestehen

- im medizinischen Bereich in der Rehabilitation, Prävention, in der Neurologie (Polio-, MS- und Schlaganfallpatienten), der (Kiefer-) Orthopädie, der Inneren Medizin, der Physiotherapie, der Psychosomatik
- im psychotherapeutischen Bereich dort, wo die Anbahnung und Verbesserung körperlicher Aktivitäten einen wesentlichen Teil der therapeutischen Arbeit darstellt
- in allen Sparten, in denen kreativ mit Bewegung und Körperausruck gearbeitet wird, wie Tanz, Theater, Gesang, Instrumentalmusik und nicht zuletzt im Sport.

PRAXISTEIL

ZWEI LEKTIONEN IN BEWUSSTHEIT DURCH BEWEGUNG

So benutzen Sie die folgenden Lektionen am sinnvollsten:
- Bewegen Sie sich immer in dem Bereich, den Sie als leicht und mühelos empfinden. Das Optimum ist immer kleiner als das Maximum!
- Wählen Sie bitte das Bewegungsausmaß so, dass Ihre Bewegungen schmerzfrei bleiben.
- Lassen Sie sich Zeit und machen Sie häufig Pausen.
- Führen Sie die Bewegungen etwa 5 bis 10 mal aus, aber betrachten Sie dies nicht als ein definiertes Pensum. Wie Sie die Bewegungen ausführen ist von größerem Belang, als die Anzahl der ausgeführten Bewegungen.

Vielleicht sprechen Sie einfach die Lektionen mit ausreichenden Sprechpausen auf ein Tape. Dann können Sie sich beim Ausführen ganz mit sich und den Bewegungen beschäftigen.

Drehen im Sitzen
(ca. 25 Minuten)

Bitte setzen Sie sich so auf den Boden, dass Ihre Beine angebeugt sind. Lassen Sie Ihre beiden Knie nach links sinken, so dass die linken Seiten Ihrer Beine den Boden berühren, während Ihre Fußsohlen nach rechts zeigen. Die linke Fußsohle berührt dabei den rechten Oberschenkel. Stützen Sie sich auf Ihre rechte Hand. Machen Sie es sich in dieser Position so bequem wie möglich.

Schauen Sie einige Male nach links hinter sich und merken Sie sich, wie weit Sie Ihren Kopf ohne Mühe drehen können. Heben Sie dann Ihren rechten, gebeugten Arm etwa auf Schulterhöhe vor sich, wobei Sie Ihr Handgelenk entspannt und Ihre Hand locker hängen lassen. Sie behalten Ihr Handgelenk im Blick, so, als gäbe es eine feste Verbindung zwischen Augen und Gelenk *(Abb. 8.1)*.

Wenden Sie Kopf und rechten Arm nach links und zur Mitte zurück. Stoppen Sie nach einigen Malen links, und bewegen nur Ihren rechten Arm zur Mitte und nach links *(Abb. 8.2)*.

Wiederum nach einigen Malen lassen Sie Ihren Arm links, und drehen nur Ihren Kopf zur Mitte und wieder nach links.

Drehen Sie Kopf und rechten Arm gleichzeitig zur Mitte und nach links.

Lassen Sie Ihren Arm sinken, und ruhen Sie sich aus.

Nehmen Sie die Anfangsposition wieder ein.

Drehen Sie Kopf und Arm nach links und bleiben Sie links. Während Sie Ihren Arm links lassen, bewegen Sie Kopf und Augen zur Mitte und nach links.

Sie werden bemerken, dass die Festlegung Ihres Blickes Ihre Kopfbewegung nach links einschränkt.

Drehen Sie Kopf und Arm nach links und bleiben Sie dort. Bewegen Sie dann einige Male nur Ihre Augen weiter nach links und zur Hand zurück.

Was fühlen Sie an Kopf und Hals während Ihrer Augenbewegungen? Bemerken Sie, wie Sie Ihren Kopf mitdrehen wollen?

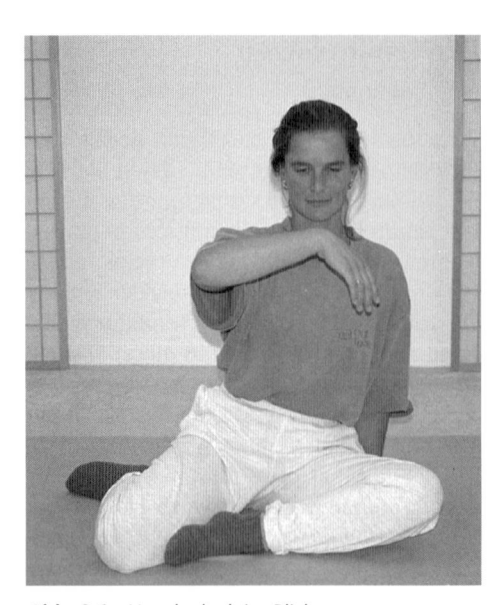

Abb. 8.1: *Handgelenk im Blick*

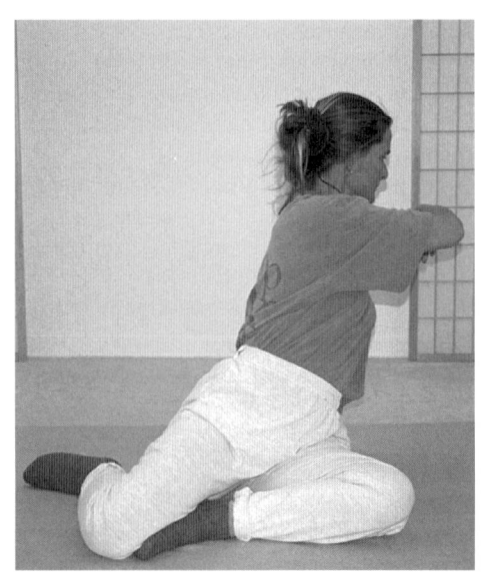

Abb. 8.2: *Kopf und rechten Arm nach links drehen*

Bemerken Sie, wie Sie über die Bewegung Ihrer Augen Ihren Körper vom Becken her zum Mitdrehen stimulieren?
Bewegen Sie Kopf und Arm zur Mitte zurück und machen Sie eine Pause. Legen Sie sich am besten auf den Rücken, und ruhen Sie sich aus. Während Sie liegen, fühlen Sie, wie Sie liegen, mit welchen Stellen Ihr Körper die Unterlage berührt bzw. keinen Kontakt hat.
Kommen Sie zurück in die Anfangsposition.
Drehen Sie Kopf und Arm nach links und bleiben Sie links. Lassen Sie Ihre Augen weiterhin auf Ihrem Handgelenk ruhen, und bewegen Sie den Kopf weiter nach links und zurück.
Sie werden bemerken, dass die Festlegung Ihres Blickes Ihre Kopfbewegung nach links einschränkt.
Drehen Sie Kopf und Arm nach links und bleiben Sie dort. Bewegen Sie dann einige Male nur Ihre Augen weiter nach links und zur Hand zurück.
Was fühlen Sie an Kopf und Hals während Ihrer Augenbewegungen?
Bemerken Sie, wie Sie unwillkürlich Ihren Kopf mitdrehen wollen?

Drehen Sie Kopf und Arm zurück nach vorn in die Anfangsposition und machen Sie eine Pause.
Kommen Sie zurück in die Anfangsposition.
Drehen Sie Kopf und Arm nach links und zurück. Beginnen Sie diese Bewegung von Ihrer rechten Beckenseite, Ihrem rechten Sitzknochen aus.
Beginnen Sie die Drehung vom Becken her und verlagern das Gewicht auf die linke Beckenseite, während Sie die rechte Beckenseite leicht anheben.
Falls Ihnen die Bewegung nicht sofort deutlich ist, probieren Sie einfach aus, was Ihnen einfällt. Vertrauen Sie Ihren Ideen!
Führen Sie die Bewegung mehrere Male aus und machen Sie zwischendurch Pausen, bevor Sie ermüden.
Bemerken Sie, wie sich Ihr erster Bewegungsimpuls vom Becken über die Wirbelsäule und den Brustkorb zum Hals, Kopf und Arm fortsetzt. Bewegen Sie sich einige Male in Zeitlupe, sodass Sie den Übergängen der Drehung durch Ihren Körper von unten nach oben nachspüren können.

Lassen Sie die Bewegung sein, und ruhen Sie sich aus. Schauen Sie wie zu Beginn einige Male nach links hinter sich und vergleichen Sie, wie weit Sie jetzt schauen können. Bemerken Sie auch die Qualität der Drehung im Vergleich zum Beginn. Legen Sie sich auf den Rücken und vergleichen Sie, wie Sie jetzt den Boden berühren, und was Ihnen auffällt.

Setzen Sie sich nun so, dass die rechten Seiten Ihrer Beine den Boden berühren, während Ihre Fußsohlen nach links zeigen. Die rechte Fußsohle berührt jetzt den linken Oberschenkel, und Sie stützen sich auf Ihren rechten Arm bzw. Hand. Erscheint Ihnen diese Position bequemer?

Schauen Sie einige Male nach rechts hinter sich und merken Sie sich, wie weit Sie Ihren Kopf ohne Mühe drehen können.

Heben Sie Ihren linken, gebeugten Arm etwa auf Schulterhöhe vor sich, wobei Sie Ihr Handgelenk entspannt und Ihre Hand locker hängen lassen. Sie behalten Ihr Handgelenk im Blick, so, als gäbe es eine feste Verbindung zwischen Augen und Gelenk.

Wenden Sie Kopf und linken Arm nach rechts und zur Mitte zurück, aber nur zwei- bis dreimal.

Lassen Sie Ihren linken Arm sinken, und führen Sie alle weiteren Bewegungen, die Sie vorher mit der anderen Seite nach links ausgeführt haben, *ausschließlich in Ihrer Vorstellung* nach rechts aus. Lassen Sie sich dafür genug Zeit, wiederholen Sie die Bewegungen jeweils 4–5mal, aber nur in ihrer Phantasie.

Lassen Sie sich überraschen, welche Sequenzen Ihnen noch einfallen, und in welcher Reihenfolge.

Lassen Sie die Bewegung sein, und ruhen Sie sich aus. Schauen Sie wieder einige Male nach rechts hinter sich und vergleichen Sie, wie Sie die Bewegung jetzt ausführen. Bemerken Sie auch die Qualität der Drehung im Vergleich zum Beginn. Legen Sie sich auf den Rücken und vergleichen Sie, wie Sie jetzt den Boden berühren, und lassen Sie sich überraschen.

Nichtschwimmen lernen
(ca. 40 Minuten)

Legen Sie sich auf den Rücken, strecken Sie Ihre Beine aus und nehmen Sie wahr, wie der Kontakt Ihres Körpers zum Boden ist. Bemerken Sie, welche Teile Ihres Körpers den Boden berühren, und auch, wo Sie den Boden nicht berühren. Schießen Sie eine Art »Berührphoto«, sodass Sie mögliche Änderungen Ihrer Lage während der Lektion im Vergleich bemerken können.

Legen Sie sich auf die linke Körperseite und beugen Sie Ihre Beine an, sodass sie bequem liegen, vielleicht so, als würden Sie ein Buch lesen wollen. Sie können sich ein Polster oder besser noch Ihren linken Oberarm unter den Kopf legen.

Fassen Sie mit Ihrer rechten Hand über den Kopf, und bedecken Sie mit Ihrer rechten Handinnenfläche Ihr linkes Ohr. Ihr Oberarm

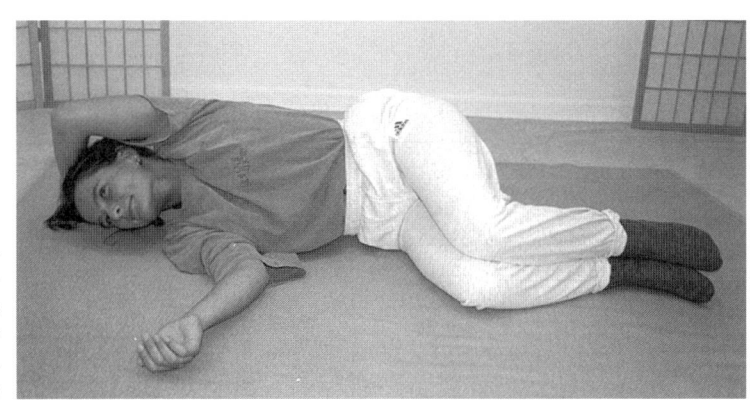

Abb. 8.3: Mit der linken Hand über den Kopf fassen, das rechte Ohr mit der linken Handinnenfläche bedecken

wird dabei vielleicht das rechte Ohr berühren, oder Ihr Unterarm den Scheitelpunkt Ihres Kopfes. Achten Sie darauf, dass Sie nicht um Ihren Hinterkopf herumfassen *(Abb. 8.3)*.

Heben Sie mit Hilfe Ihrer rechten Hand Ihren Kopf an und legen Sie ihn wieder ab. Tun Sie dies einige Male. Machen Sie die Bewegung so leicht wie möglich, und lassen Sie sich dabei Zeit.

Machen Sie eine Pause.

Heben Sie Ihren Kopf nur ein wenig an, und bewegen ihn vor und zurück, so, als würden Sie nicken.

Machen Sie danach wieder eine Pause.

Legen Sie sich wieder auf die linke Körperseite, beugen Sie Ihr linkes Bein wie vorher, aber strecken Sie nun Ihr rechtes Bein lang aus, etwa in Verlängerung Ihres Oberkörpers. Ihren rechten Arm legen Sie bequem vor sich auf den Boden.

Heben Sie Ihr gestrecktes Bein an und lassen Sie es wieder ganz zum Boden sinken.

Machen Sie eine Pause.

Heben Sie Ihr ausgestrecktes rechtes Bein auf eine mittlere Höhe an, und bewegen Sie Ihr Bein vor und zurück.

Legen Sie sich zurück auf den Rücken, machen Sie die Beine lang, die Arme lang neben den Körper, und ruhen Sie sich aus. Während Sie sich ausruhen, bemerken Sie, ob Sie im Kontakt Ihres Körpers zum Boden Unterschiede im Vergleich zum ersten Berührphoto fühlen.

Liegen beide Körperseiten gleich? Sind sie gleich lang?

Legen Sie sich dann auf die rechte Seite, beugen Sie Ihr rechtes Bein und strecken Sie das linke aus, so wie vorher auf der linken Seite.

Heben Sie Ihr gestrecktes Bein an, und lassen Sie es zum Boden zurücksinken.

Heben Sie dieses Bein leichter an als das rechte, heben Sie es höher? Spüren Sie Unterschiede in der Art und Weise, wie Sie Ihre Beine anheben?

Machen Sie eine Pause.

Heben Sie dann Ihr gestrecktes linkes Bein auf eine mittlere Höhe an und bewegen Sie es vor- und rückwärts.

Fühlen Sie, wie weit Sie Ihr Bein vorwärts bewegen, und wie weit rückwärts? Wenn Sie in beide Richtungen gleichweit bewegen wollten, was müssten Sie vielleicht an Ihrer Bewegung ändern?

Legen Sie sich zurück auf den Rücken, strecken Sie die Beine aus, legen die Arme lang neben dem Körper ab und ruhen Sie sich aus. Während Sie sich ausruhen, bemerken Sie, ob Sie im Kontakt Ihres Körpers zum Boden Unterschiede im Vergleich zum ersten Berührphoto fühlen.

Wie liegen Sie jetzt, ist etwas anders als vorher?

Legen Sie sich zurück auf die rechte Körperseite, beugen Sie beide Beine an, sodass Sie bequem liegen. Fassen Sie mit Ihrer linken Hand über den Kopf, und bedecken Sie mit Ihrer linken Handinnenfläche Ihr rechtes Ohr, so wie vorher auf der anderen Seite.

Heben Sie mit Hilfe Ihrer linken Hand Ihren Kopf an und legen Sie ihn wieder ab. Tun Sie dies einige Male. Machen Sie die Bewegung so leicht wie möglich, und lassen Sie sich dabei Zeit.

Heben Sie Ihren Kopf auf dieser Seite leichter an? Fallen Ihnen Unterschiede auf?

Machen Sie eine Pause.

Heben Sie Ihren Kopf nur ein wenig an und bewegen Sie ihn vor und zurück, so, als würden Sie nicken.

Machen Sie wieder eine Pause.

Heben Sie nochmals Ihren Kopf mit Hilfe Ihrer linken Hand an, und verbinden Sie die vier Richtungen in einer Kreisbewegung. Lassen Sie sich dabei Zeit, und bleiben Sie leicht. Falls die Bewegung nicht sofort deutlich ist, probieren Sie ruhig ein wenig aus. Sie machen keine Fehler, sondern Erfahrungen!

Legen Sie sich zurück auf den Rücken, strecken Sie die Beine aus, legen die Arme lang neben dem Körper ab, und ruhen Sie sich aus.

Liegen Sie anders als zu Beginn? Was fällt Ihnen auf?

Legen Sie sich wieder zurück auf die rechte Körperseite, beide Beine angebeugt. Fassen Sie mit Ihrer linken Hand über den Kopf, die Handinnenfläche auf Ihrem rechten Ohr.

Nehmen Sie die Kreisbewegung wieder auf. Ihre Nase zeigt während der Bewegung nach vorn. Zeigt sie seitwärts, drehen Sie Ihren Kopf, anstatt in der Kreisbewegung zu bleiben. Orientieren Sie sich an dem Anheben und Sinken lassen, sowie der Vor- und Rückwärtsbewegung, falls Sie durcheinanderkommen sollten, und lassen Sie sich etwas Zeit für die Klärung dieser Kreisbewegung.

Machen Sie eine Pause.

Nehmen Sie die Kreisbewegung wieder auf, und wechseln Sie nach 2–3 Kreisen in die entgegengesetzte Richtung.

Machen Sie eine Pause, und drehen Sie sich danach auf die linke Körperseite, Beine angewinkelt, und fassen mit der rechten Hand über Ihren Kopf Ihr linkes Ohr.

Nehmen Sie die Kreisbewegung auf. Machen Sie die Bewegung leicht und einfach, so dass Sie nicht ins Arbeiten kommen.

Erscheint Ihnen die Kreisbewegung mit Kopf und Arm auf dieser Seite leichter, als auf der anderen? Möglicherweise ist der Kreis runder auf einer Seite, die Bewegung deutlicher?

Machen Sie eine Pause.

Nehmen Sie die Kreisbewegung wieder auf, und wechseln Sie nach 2–3 Kreisen in die entgegengesetzte Richtung.

Was ändert sich an der Bewegung, nachdem Sie die Richtung gewechselt haben?

Legen Sie sich zurück auf den Rücken, machen Sie Arme und Beine lang, und ruhen Sie sich aus.

Wie liegen Sie jetzt?

Drehen Sie sich dann über eine Seite und kommen Sie zum Stehen. Fühlen Sie den Kontakt Ihrer Füße zum Boden, Ihr »Stehgefühl«.

Bemerken Sie, wie aufrecht Sie stehen, ohne dafür eine Extramühe aufzuwenden.

Schauen Sie nun erst einige Male Richtung Zimmerdecke und Boden.

Wie fühlen Sie die Bewegung in beide Richtungen?

Danach schauen Sie auch nach links und rechts hinter sich, wobei Sie Ihren Blick in Horizonthöhe belassen.

Bewegen Sie sich in beide Richtungen gleich weit? In welche Richtung schauen Sie zuerst?

Gehen Sie einige Schritte im Raum und bemerken Sie Ihr »Gehgefühl«.

Legen Sie sich dann zurück auf die rechte Seite, beugen Sie Ihr rechtes Bein, und strecken Sie das linke aus.

Heben Sie dann Ihr gestrecktes linkes Bein, und beschreiben Sie Kreise in der Luft. Wechseln Sie nach einigen Kreisen die Richtung.

Machen Sie eine Pause.

Fassen Sie mit der linken Hand über Ihren Kopf zum rechten Ohr, und strecken Sie das linke Bein. Nehmen Sie evtl. Polster unter Ihrem Kopf jetzt möglichst weg, auch Ihren rechten Arm, sodass Sie mit Kopf/linker Hand den Boden berühren.

Heben Sie nun gleichzeitig Kopf und linkes Bein an, und lassen Sie sie wieder sinken.

Kommt es Ihnen leichter oder schwerer vor, wenn Sie beides anheben? Heben Sie Kopf und Bein wirklich gleichzeitig? Verändert sich Ihr Atemfluss, während Sie heben?

Machen Sie eine Pause.

Heben Sie Kopf und Bein an, und beschreiben Sie mit beiden Kreise in der Luft.

Falls Ihnen diese Bewegung nicht gleich deutlich ist, lassen Sie sich Zeit. Bemerken Sie, ob Ihnen die Richtung Ihrer Kreise deutlich ist.

Beschreiben Sie die Kreise in die gleiche Richtung, oder bewegen Sie den Kopf in entgegengesetzter Richtung zum Bein? Wie schnell ist Ihnen das deutlich?

Wenn Ihnen gleichgerichtete Kreise leichter fallen, bleiben Sie dabei. Falls Sie spontan entgegengesetzte Kreise einfacher finden, fahren Sie damit fort.

Machen Sie eine Pause.

Fassen Sie erneut mit der linken Hand über Ihren Kopf zu Ihrem rechten Ohr, strecken das linke Bein aus, das rechte bleibt angewinkelt.

Heben Sie Kopf und Bein an, und beschreiben Sie jetzt gleichgerichtete, synchrone Kreise:

Wenn Sie Ihren Kopf anheben, heben Sie auch Ihr Bein an, wenn Sie mit Ihrem Kopf nach vorn kreisen, kreisen Sie gleichzeitig Ihr Bein nach vorn, wenn Sie Ihren Kopf Richtung Boden sinken lassen, lassen Sie auch Ihr Bein sinken, und wenn Ihr Kopf hinten ist, ist auch Ihr Bein hinten.

Lassen Sie sich wiederum Zeit dafür, mit den Kreisen zu experimentieren. Bleiben Sie spielerisch, und probieren Sie vielleicht mehrere Möglichkeiten aus.

Legen Sie sich zurück auf den Rücken, strecken Sie Arme und Beine aus, und ruhen Sie sich aus. Bemerken Sie Unterschiede im Kontakt zum Boden, falls es welche gibt.

Wie liegen Sie jetzt?

Legen Sie sich auf die linke Seite, beugen Sie Ihr linkes Bein, und strecken Sie das rechte aus. Fassen Sie mit der rechten Hand über Ihren Kopf zum linken Ohr. Nehmen Sie evtl. Polster unter Ihrem Kopf möglichst weg, ebenso Ihren rechten Arm, sodass Sie mit Kopf/rechter Hand den Boden berühren.

Heben Sie Kopf und Bein an und beschreiben Sie mit beiden Kreise in die gleiche Richtung.

Finden Sie die Bewegung auf dieser Seite leichter?
Werden die Kreise runder?

Lassen Sie sich auch auf dieser Seite genug Zeit und experimentieren Sie ausgiebig.

Machen Sie eine Pause.

Fassen Sie erneut mit der rechten Hand über Ihren Kopf zum linken Ohr.

Heben Sie Kopf und Bein an und beschreiben Sie mit beiden Kreise in die gleiche Richtung.

Wechseln Sie nach einigen Kreisbewegungen die Richtung.

Was ändert sich, wenn Sie die Richtung Ihrer Kreise ändern?

Machen Sie eine Pause.

Fassen Sie mit der rechten Hand über Ihren Kopf zum linken Ohr.

Heben Sie Kopf und Bein an und beschreiben Sie Kreise in die entgegengesetzte Richtung.

Machen Sie eine Pause.

Wechseln Sie mit Kopf und Bein die Richtung, sodass Sie weiterhin gegenläufige Kreise ausführen, aber in entgegengesetzter Richtung von vorher.

Legen Sie sich zurück auf den Rücken, machen Sie Arme und Beine lang, und ruhen Sie sich aus.

Wie liegen Sie jetzt?

Legen Sie sich zurück auf die rechte Seite, beugen Sie Ihr rechtes Bein, und strecken Sie das linke aus. Fassen Sie mit der linken Hand über Ihren Kopf zum rechten Ohr.

Heben Sie Kopf und Bein an, und beschreiben Sie mit beiden Kreise in die gleiche Richtung.

Wechseln Sie nach einigen Kreisbewegungen die Richtung.

Was ändert sich, wenn Sie die Richtung Ihrer Kreise ändern?

Machen Sie eine Pause.

Fassen Sie mit der linken Hand über den Kopf zum rechten Ohr.

Heben Sie Kopf und Bein an, und beschreiben Sie Kreise in die entgegengesetzte Richtung.

Machen Sie eine Pause.

Wechseln Sie mit Kopf und Bein die Richtung, sodass Sie weiterhin gegenläufige Kreise ausführen, aber in entgegengesetzter Richtung von vorher.

Legen Sie sich zurück auf den Rücken, machen Sie Arme und Beine lang, und ruhen Sie sich aus.

Für alle, die bis hierher »mitschwimmen« konnten und sich daher das »Nichtschwimmergefühl« vielleicht noch vorenthalten haben, hier nun die definitive Nichtschwimm-Lektion:

Legen Sie sich auf eine Seite, beugen Sie das untenliegende Bein an, strecken das obenliegende Bein aus und fassen mit dem obenliegenden Arm über Ihren Kopf zum bodengewandten Ohr/Kopfseite.

Heben Sie Kopf und Bein und beschreiben Sie Kreise mit Kopf und Bein in folgender Weise:

Wenn Sie Ihren Kopf anheben, lassen Sie Ihr Bein nahe dem Boden, wenn Sie mit Ihrem Kopf vorn sind, soll Ihr Bein hinten sein, wenn Sie Ihren Kopf Richtung Boden sinken lassen, heben Sie Ihr Bein, und wenn Ihr Kopf hinten ist, ist Ihr Bein vorn.

Eine andere Fassung desselben wäre:

Beschreiben Sie mit Kopf und Bein Kreise in die gleiche Richtung, wobei Kopf und Bein sich in den Kreisen immer einander gegenüber befinden.

EINE EINZELSTUNDE IN FUNKTIONALER INTEGRATION

Frau X, Alter: Anfang 40, berufstätig im Büro, dabei mindestens 50% Bildschirmarbeit, kommt zu mir mit der ärztlichen Diagnose: Nacken-Schulter-Arm-Syndrom.

Sie gibt Schmerzen bei Bewegungen der Arme an, rechts mehr als links, sowie Verspannungsgefühl im Nackenbereich und zwischen den Schultern. In letzter Zeit plagen sie immer häufiger auftretende Spannungskopfschmerzen, und neuerdings kommen auch Beschwerden im unteren Rücken dazu.

Die vorausgegangene physiotherapeutische Behandlung umfasste im Wesentlichen isometrische Spannungsübungen zur Kräftigung der Armmuskeln sowie der Rumpfbeuge- und Streckmuskulatur, manuelle Extensionen der Halswirbelsäule sowie Haltungsübungen mit Instruktionen zur richtigen Sitzposition am Schreibtisch. Begleitend dazu Massagen in Verbindung mit Wärme. Trotz Linderung, besonders nach der Wärmeanwendung, blieb der Erfolg kurzfristig und ließ sich nicht etablieren.

Bei Bewegungstests fällt mir auf, dass, während Frau X ihren Arm hebt, sie ihren Brustkorb völlig unbewegt lässt, wie, als würde sie den Arm gegen den Widerstand ihres Oberkörpers anheben. Sie bewegt ihre Rippen weder beim Armheben, noch beim Schauen in Richtung Decke und Boden, und selbst beim Drehen nach links und rechts benutzt sie nur den Hals. Das Kopfdrehen ist in beide Richtungen schmerzhaft begrenzt, rechts mehr als links, wobei der Oberkörper unbewegt bleibt; insgesamt gehen die Bewegungen nicht durch, die Teile bleiben die Teile, ohne im Ganzen oder als Ganzes zu agieren.

Im Weiteren finde ich die ersten Rippenpaare in ihren Verbindungen zum Brustbein vorn und zur Wirbelsäule hin wenig beweglich bis fest, der Übergang zwischen Brust- und Halswirbelsäule ist schmerzhaft und berührungsempfindlich, auch passive Kopfdrehungen sind in beide Richtungen schmerzhaft begrenzt, wieder rechts mehr als links. Im Verlauf der Halswirbelsäule sind mehrere schmerzhafte Stellen und hohe Spannung der Nackenmuskeln am Übergang der Wirbelsäule zum Kopf.

Zu Beginn der Behandlung liegt Frau X auf dem Rücken. Nachdem ich ihr Zeit gelassen habe wahrzunehmen, mit welchen Bereichen ihres Körpers sie die Unterlage berührt bzw. nicht berührt, unterlagere ich die Beine in den Kniekehlen mit einer Rolle, um die Hüftbeugemuskeln zu entlasten und die Lage von Frau X bequemer zu gestalten.

Dann bitte ich sie, ihren Kopf einige Male seitwärts in beide Richtungen zu rollen, um ihr Gelegenheit zu geben, wahrzunehmen, wie sie diese Bewegung unwillkürlich, d.h. ohne darüber nachzudenken, ausführt. Ihr kann dabei deutlich werden, wie weit sie den Kopf nach links und rechts rollt, ob sie in eine Richtung vielleicht weiter bewegt, oder ob sich die beiden Bewegungsrichtungen möglicherweise unterschiedlich anfühlen, was ihre Bewegung nach links und rechts begrenzt.

Danach lasse ich sie ihre Schultern nacheinander jeweils einige Male Richtung Decke und zurück bewegen, um ihr auch hier eine Referenz zu ermöglichen, sodass ihr einerseits deutlich wird, wie sie ihre Bewegung zu Beginn der Behandlung ausführt und fühlt, und damit anderseits auch den Vergleich hat, um etwaige Unterschiede während und nach der Behandlung möglichst deutlich wahrnehmen zu können.

An der Schulter, die sie nach ihren Angaben leichter bewegen konnte, beginne ich, den Übergang vom Oberarm zum Rumpf, genauer: vom Oberarm zu Schulterblatt und Schlüsselbein zu klären, indem ich den Oberarm zusammen mit der Schulter leicht nach vorn bewege – also anhebe – und zurückführe.

Dabei fasse ich mit der einen Hand ihren Oberarm von innen nahe der Achselhöhle, während ich meine andere Hand mit leicht gespreizten Fingern unter ihrem Schulterblatt platziere.

Nach einigen Wiederholungen dieses Manövers kann ich spüren, wie die Schulter bei jedem Rückweg weiter und weiter auf die Unterlage zu sinken vermag.

Dies nehme ich als Zeichen des Einverständnisses, eine weitere Bewegungsebene einzuführen, d.h. die Schulter in der frontalen Ebene kopf- und fußwärts zu bewegen.

Dafür hebe ich die Schulter ein wenig von der Unterlage an und bewege Arm und Schulter in Richtung Ohr und entgegengesetzt Richtung Becken. Dabei bleiben meine Hände in nahezu derselben Position wie vorher, aber ich lege den Unterarm von Frau X in meine Ellenbeuge und kann so ihren ganzen Arm mitnehmen *(Abb. 8.4)*.

In dieser Bewegungsebene verdeutliche ich das unterschiedliche Bewegungsausmaß zwischen kopfwärts, d.h. Schlüsselbein weg vom Brustkorb/erster Rippe, das Schulterblatt kann leicht folgen, und beckenwärts, d.h. wenig Weg, da ich das Schlüsselbein dabei zum Brustkorb hin bewege. Mit dieser Bewegung zeige ich Frau X den zwar elastischen, aber dennoch deutlichen Widerstand der ersten Rippe und des Brustkorbs, der den Spielraum der Schulter beckenwärts begrenzt.

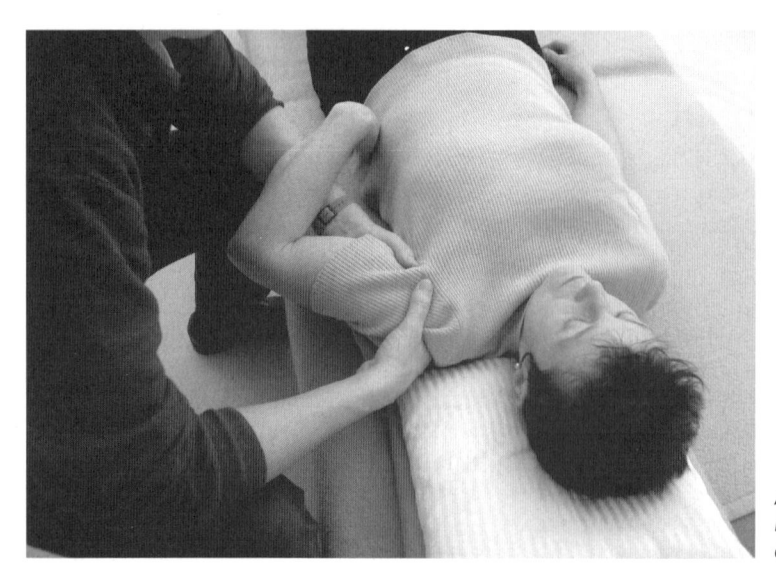

Abb. 8.4: Schulterbewegung in der frontalen Ebene

Dabei bleibe ich in dem Bereich, in dem die Bewegung einfach und leicht geht, denn mir liegt daran, Frau X mit ihren Fähigkeiten in Kontakt zu bringen, also mit dem, was sie kann, was ihr mühelos möglich ist, und nicht mit ihren Einschränkungen.

Da in dieser Bewegungsrichtung die Antwort der Schulter vage bleibt, kombiniere ich jetzt die beiden Ebenen so, dass ich die Schulter dem Kopf etwas annähere, den Abstand zum Kopf haltend dann die Schulter Richtung Zimmerdecke und Boden, also in der Sagittalen oder nach vorn und hinten bewege.

Nach einigen Malen lasse ich die Schulter nach vorn angehoben und verharre dort einige Zeit; nach einigen Sekunden fühle ich in meinen Händen, wie die Schulter schwerer wird, und das Schultergelenk gleichzeitig nachgibt, so, als würde Muskelspannung »tauen«. Diese Änderung nehme ich zum Anlass, die Schulter, den Arm auf die Unterlage zurückzubringen, und zwar in die Position, von der aus ich vorhin begonnen hatte, also zurück in die neutrale Position.

Kurz nachdem ich meine Hände weggenommen habe, um Frau X Zeit zu lassen, mögliche Veränderungen wahrzunehmen, beginnt sie diese Pause mit einem unwillkürlichen, tiefen Seufzer. Danach kann ich sehen, dass die Atembewegung sich an der bearbeiteten Brustkorbseite verändert hat. Es scheint, als würden sich die Rippen in einem größeren Gebiet mitbewegen, so als wäre mehr Oberfläche bewegt und als würden sich die Atembewegungen über eine größere Fläche verteilen.

Ich nehme Schulter und Arm wie vorher wieder in meine Hände und führe die Schulter erneut Richtung Zimmerdecke und zurück, zwei-, dreimal und probiere dann die Bewegung mit Schulter und Arm Richtung Kopf und Becken aus. Auch diese lässt sich nun deutlich leichter ausführen.

Mit dieser Aktion lasse ich die Schulter auf die Unterlage zurückgleiten und schiebe meine flachen Hände mit den Handinnenflächen an Frau X Rücken unter ihren Brustkorb. Meine Finger halte ich dabei leicht gespreizt, und meine Fingerspitzen bringe ich mit dieser Bewegung bis an die Rippenwirbelgelenke. Bis meine Hände richtig liegen, also so, dass jede meiner Fingerkuppen mit einer Rippe am Übergang zum Querfortsatz Kontakt hat und gleichzeitig der Brustkorb auch in meinen Händen liegt, muss ich einige Male die Lage meiner Finger und Hände nachjustieren, um für mich das Gefühl sicheren Kontakts herzustellen *(Abb. 8.5)*.

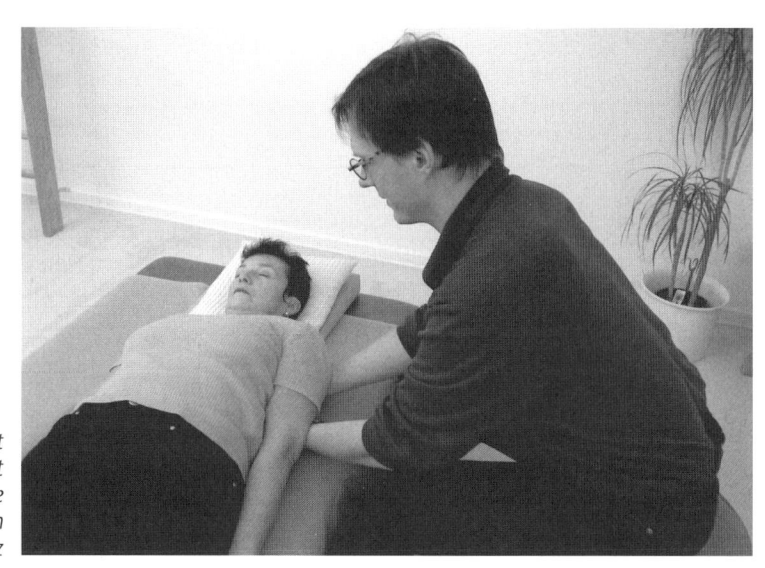

Abb. 8.5: Kontakt der Fingerkuppen mit jeweils einer Rippe am Übergang zum Querfortsatz

Dann drücke ich mit einzelnen Fingern gegen die Rippen an, um zu klären, wie nachgiebig diese Übergänge von den Rippen zu den Wirbelkörpern sind. Auch mit den Fingerkuppen der einen und danach der anderen Hand und schließlich auch beider Hände gleichzeitig prüfe ich die Beweglichkeit des Brustkorbs in dieser Position.

Überraschenderweise bieten zwar einige Rippen einen einigermaßen rigiden Widerstand, aber insgesamt fühlen sich die Übergänge viel nachgiebiger an, als ich angenommen hatte. Ich lasse meine Hände einen kurzen Moment völlig entspannt unter dem Rücken liegen, bevor ich sie – die Ausatmung von Frau X begleitend – sanft in einem Zug herausziehe.

Wieder lasse ich Frau X einen Moment Zeit, um mögliche Veränderungen zu spüren. Spontan und ungefragt äußert sie ihr Erstaunen darüber, dass sie jetzt völlig schief auf der Behandlungsbank liegen würde, so, als hätte die behandelte Seite jetzt mehr Auflagefläche; außerdem würde sich diese Seite auch viel größer anfühlen.

Nachdem ich auch die andere Schulter und Brustkorbseite behandelt habe, was die Unterschiede im Wesentlichen wieder ausgleicht, komme ich an die erste Seite zurück.

Nun bitte ich Frau X, sich auf die Seite zu legen und beide Beine in Hüften und Knien etwa 90 Grad zu beugen, so dass sie entspannt liegen kann. Ich lasse sie den oberen Arm lang auf ihre Körperseite legen, um ihr zu ermöglichen, wieder selbst ihre Schulter vor und zurück zu bewegen. Dabei kann sie vielleicht fühlen, wie sich die Qualität ihrer Bewegung verändert, wenn sie die Schulter nicht, wie vorher, gegen die Schwerkraft anheben muss; darüber hinaus hat ihr Schulterblatt in dieser Lage mehr Bewegungsfreiheit als auf dem Rücken liegend.

Ich sitze an der Rückseite von Frau X und bitte sie, die Hand ihres auf der Körperseite liegenden Armes mit der Handinnenfläche an die Stirn zu legen, so dass ihre Fingerspitzen Richtung Fußboden und ihr Ellenbogen Richtung Zimmerdecke zeigen. Dann soll sie ihren Kopf mitsamt Arm zu mir hin- und zurückrollen.

Damit ist sichergestellt, dass sie in dieser Lage die Drehbewegung mit ihrem Kopf auf die ganze Wirbelsäule verteilt, und nicht, wie am Anfang im Stehen, nur die Halswirbelsäule benutzt. Nach mehreren Malen soll sie in einer schmerzfreien Position nach hinten gedreht bleiben. Wie zuvor bewege ich ihre Schulter kopf- und beckenwärts sowie nach

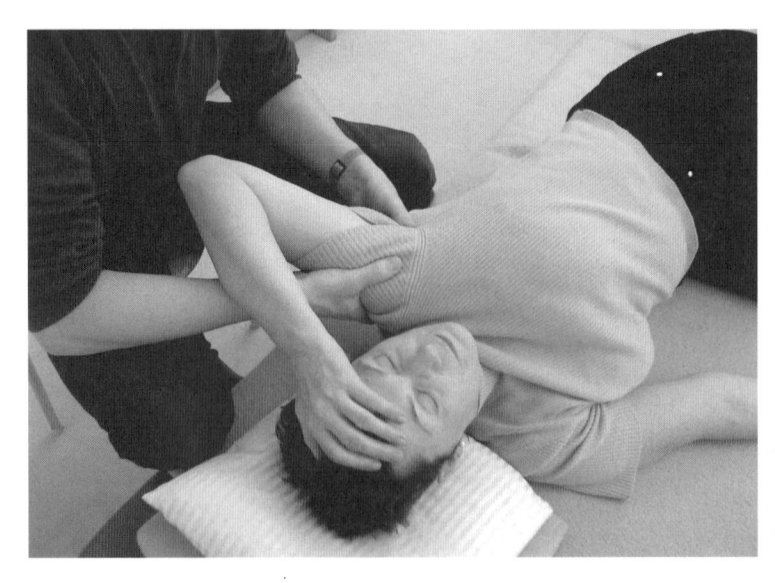

Abb. 8.6: Schulterbewegungen kopf- und beckenwärts sowie nach vorn und hinten

vorn und hinten, wobei ich dies nur andeute, da die vorderen schulterführenden Muskeln in dieser Position stark gedehnt sind und Rippen und Schulterblatt durch die Rotation in der Wirbelsäule ebenfalls ihr Bewegungsende zu erreichen scheinen *(Abb. 8.6)*.

Damit ich ihren Arm bewegen kann, fasse ich nun gleichzeitig den Ellenbogen von unten und den Unterarm nahe am Handgelenk, womit ich den Hand-Stirnkontakt auflöse. Dabei liegt mir daran, Frau X größtmögliche Sicherheit zu vermitteln, um ihren Arm frei führen zu können. Dies tue ich, indem ich flächig fasse, und meine Hände so platziere, dass sie den Arm in meine Hände legen kann, ich ihr also die Arbeit abnehme.

In den Bewegungen bleibe ich wiederum zuerst in einem Radius nahe der Neutralposition, um keine unwillkürlichen Schutzspannungen in den Muskeln auszulösen. Mein Blick konzentriert sich auf den Brustkorb, um zu verfolgen, wie und wo das Wechselspiel von Ein- und Ausatmung die Rippen bewegt. Darüber hinaus kann ich auch mögliche Reaktionen in ihrem Gesicht bemerken.

Nachdem ich den Bereich freier Armbewegungen verdeutlicht habe, versuche ich den Arm in eine Position zu bringen, in welcher der Arm etwa die Verlängerung der Linie zwischen Beckenkamm und Schulter bildet. Dabei achte ich darauf, dass die Rotatorenmuskeln der Schulter entspannt bleiben, um eine freie und direkte Übersetzung vom Arm über die Schulter zu den Rippen zu erlangen. Bei Frau X hebe ich zudem den Arm soweit an, dass die vorderen Rumpfmuskeln zwar leicht gedehnt, aber im Wesentlichen entspannt bleiben.

Mit einigen leichten Zugmanövern verdeutliche ich den Zusammenhang zwischen Arm, Schulter, Rippen und Wirbelsäule und ziele auf Stellen und Bereiche des Brustkorbs, die den Atemfluss nicht zu reflektieren scheinen. An einer Stelle, die mir intuitiv passend erscheint, möglicherweise deshalb, weil ich da den unmittelbarsten Kontakt über den Arm bis zur Wirbelsäule spüre, verharre ich eine Weile, ohne Zug oder Druck auf den Arm auszuüben. Nach einer gewissen Zeit fühle ich ein Nachgeben über die ganze Strecke, und wieder kommt ein tiefer Seufzer aus Frau X's Brust.

In einer leichten Bewegung führe ich ihren Arm mit gebeugtem Ellenbogen über dem Brustkorb seitlich neben den Körper, lege ihre Hand auf der Taille ab, den gebeugten Ellenbogen stütze ich mit meinem Knie. Nach einem kurzen Innehalten lege ich meine Fin-

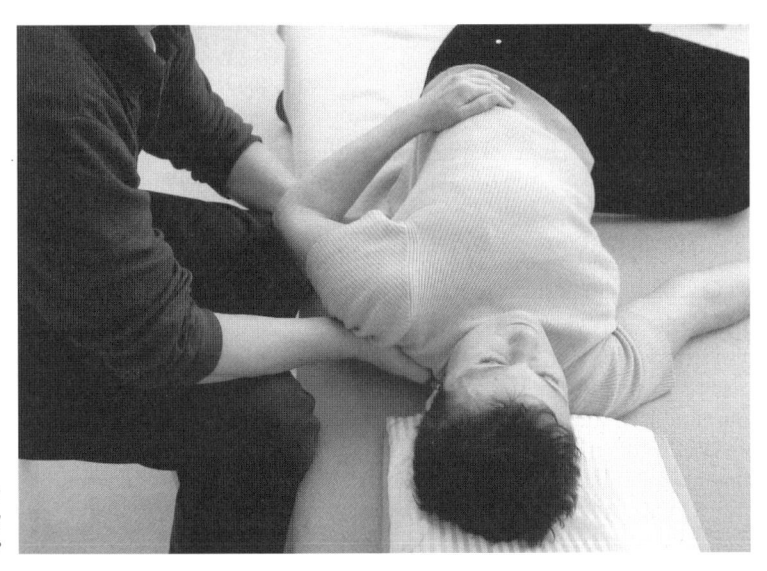

Abb. 8.7 Abheben Richtung Zimmerdecke

gerkuppen an die Dornfortsätze der noch immer um ihre eigene Achse gedrehten Wirbelsäule und hebe diese wiederum sanft Richtung Zimmerdecke. Dies tue ich mit kurzen Berührungen, also ohne zu halten, und in unregelmäßiger Reihenfolge über die gesamte Brustwirbelsäule bis hinauf zum Hals und hinunter zur Lendenregion *(Abb. 8.7)*.

Abschließend lege ich ihren Arm zurück auf die Körperseite und helfe ihr mit beiden Händen, sich zurück auf die Seite zu rollen; wie vorher lasse ich sie jetzt die Schulter vor und zurück und kopf- und beckenwärts bewegen, um ihr Gelegenheit zu geben, etwaige Unterschiede wahrnehmen zu können. Vor allem in der Richtung vor/zurück spürt sie deutlich mehr Bewegungsfreiheit.

Danach bitte ich Frau X, sich wieder auf den Rücken zu legen und Arme und Beine lang auszustrecken, um zu fühlen, ob sich wieder etwas in ihrem Kontakt zur Unterlage oder auch sonst verändert hat.

Auch diese Sequenz führe ich auf der anderen Seite aus, was nochmals einen deutlicheren Kontakt zur Unterlage, jetzt auch im unteren Rücken, zur Folge hat. Ungewohnt ist für Frau X, dass der Bereich zwischen den Schulterblättern so großflächig aufliegen kann, und dass sie dort und im ganzen Brustkorb ein Gefühl von mehr Beweglichkeit und Volumen verspürt. Gleichzeitig fühlt sich Frau X etwas schläfrig und angenehm schwer.

Während Frau X auf dem Rücken liegt und noch den Veränderungen in ihrem Körper nachspürt, setze ich mich an das Kopfende und bitte sie, ihren Kopf einige Male nach links und rechts zu rollen. Dabei kann ich sehen, dass sie den Kopf im Seitenvergleich etwas weiter nach links rollt, und in diese Richtung erscheint mir ihre Bewegung leichter und flüssiger. Auch ihr selbst fällt dies auf, was sie spontan bemerkt.

Ich lege meine rechte Hand auf ihre Stirn um nun ihren Kopf nach links und zur Mitte zurück zu rollen, wobei ich diese Bewegung erst mal nur andeute. Dabei überrascht mich Frau X zum zweiten Male, da ich einen größeren Widerstand der Halsmuskeln erwartet hätte. Erst als ich ihren Kopf noch weiter nach links rollen will, werde ich von ihr gebremst *(Abb. 8.8)*.

Ich respektiere diesen Stopp, d.h. ich versuche nicht, ihn mit mehr Kraftaufwand zu überwinden, mache ihn aber gleichwohl zum Anfangspunkt einer Rollbewegung nach rechts, indem ich durch ein beschleunigtes Kopfrollen vom Stopp weg nach rechts und ein deutlich langsameres Rollen zurück nach links die Bewegungsrichtung nach rechts betone. Dabei überquere ich die Mitte ein klein wenig, womit ich ihre Aufmerksamkeit weg von dem Stopppunkt hin zur rechten Seite zu lenken hoffe.

Dieses Manöver erlaubt ihr, mich nach einigen dieser Bewegungen den Stopp nach links überschreiten zu lassen, ohne mit den Halsmuskeln gegensteuern zu müssen. Nach einigen weiteren Rollbewegungen wechsele ich zurück zur Mitte als Bezug für das Kopfrollen und gleiche die Qualität von Hin- und Rückweg wieder an. Jetzt lässt sich der Kopf in beide Richtungen etwas leichter rollen, und die linke Seite gewährt mehr Bewegungsfreiheit.

Als Frau X dann selbst ihren Kopf in beide Richtungen rollt, spiegelt sich dieser Unterschied auch in ihrer aktiven Bewegung wider.

Mit der linken Hand rolle ich nun den Kopf nach rechts und links, wobei ich sehr langsam und mit geringer Amplitude nach rechts bewege, um Frau X einfach die unterschiedlichen Qualitäten zu zeigen. Nach einigen Bewegungen lasse ich den Kopf in der Mitte liegen und nehme meine Hand von der Stirn weg, um Frau X ausruhen zu lassen.

Zum Abschluss nehme ich ihren Kopf in beide Hände, indem ich meine Hände von seitlich unter den Kopf schiebe. Die Wölbung ihres Hinterkopfes liegt dann in meinen Handtellern, während meine Fingerspitzen den Übergang von der Wirbelsäule zum Kopf berühren. Sachte hebe ich nun ihren Kopf von der Unterlage an, wobei die Nase direkt zur Zimmerdecke zeigt, ich also den Kopf im Anheben nicht nach vorn oder hinten neige *(Abb. 8.9)*.

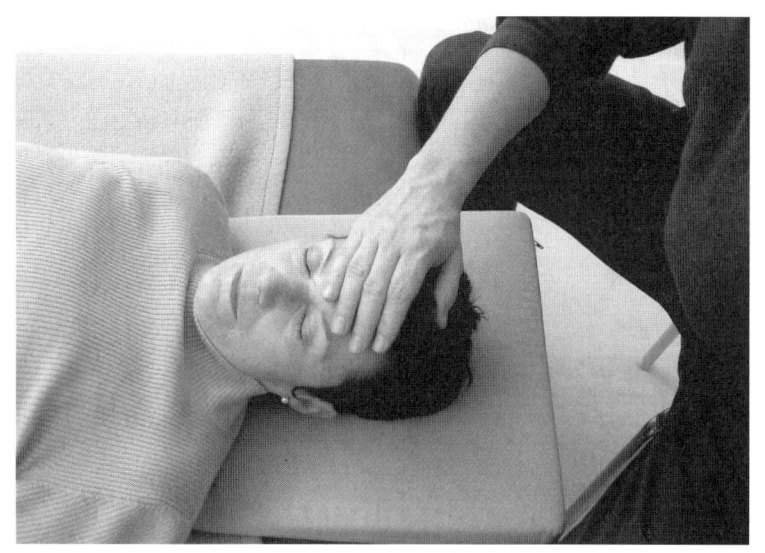

Abb. 8.8: Rollen des Kopfes

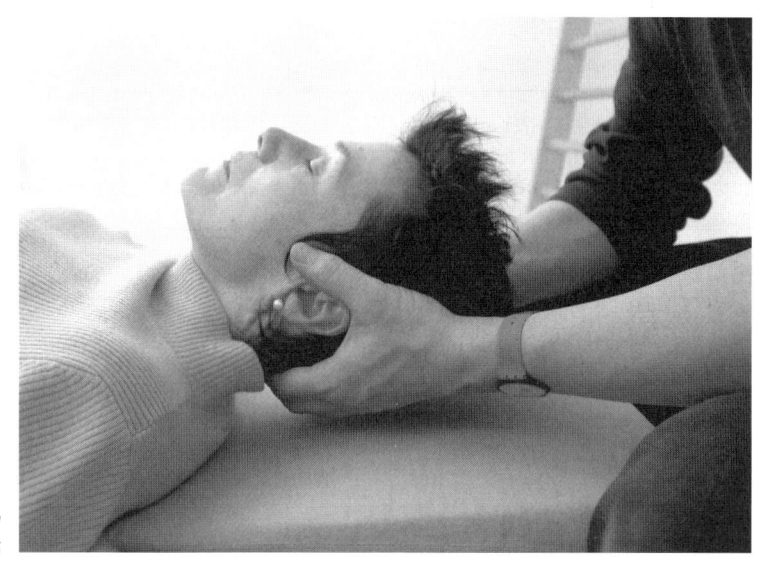

Abb. 8.9: Abheben des Kopfes

Frau X überlässt mir im Wesentlichen das Gewicht ihres Kopfes, den ich zwei-, dreimal auf mittlere Höhe hebe, eben soweit, dass ich das Ende des Bewegungsspielraums nicht erreiche. Dann halte ich ihn angehoben und drehe ihn einige Male nach links und rechts, wieder nur soweit, dass ich die Mitte passiere, ohne das volle Bewegungsausmaß zu testen. Genauso neige ich danach den Kopf zu beiden Seiten hin, um schließlich eine Position zu finden, aus welcher ich in alle diese Richtungen hin eine etwa gleiche Bewegungsfreiheit spüre.

Dort bleibe ich und halte den Kopf einfach, ohne ihn zu bewegen, und gebe einen winzigen Zug, mehr gedacht als getan, und dabei fühle ich mich mit geschlossenen Augen nochmal ganz in Frau X`s Wirbelsäule ein, um vielleicht fühlen zu können, bis wohin sich mein Zug in ihrer Wirbelsäule fortsetzt, bzw.

wo er möglicherweise stoppt. Dies wiederhole ich ein-, zweimal und lege dann ihren Kopf zurück auf die Unterlage.

Nachdem Frau X noch mal ihren Kontakt zur Unterlage gespürt und mit dem Beginn der Behandlung verglichen hat, kommt sie in ihrem eigenen Tempo über eine Seite zum Sitzen.

Auch hier bitte ich sie, sich zu vergegenwärtigen, wie sie sich fühlt oder ob ihr etwas auffällt. Nach einiger Zeit kommt sie zum Stehen und fühlt nochmal nach, wie sie jetzt steht und was ihr auffällt. Schließlich schaut sie einige Male nach links und rechts hinter sich, Richtung Decke und Boden und geht einige Schritte im Raum, um auch in diesen Bewegungen zu bemerken, was sich verändert hat.

Dabei ergibt sich, dass sie ihre Arme deutlich leichter anhebt, dass nunmehr die Rippen »mitgehen« und sie die Arme auch höher hebt, wobei sich am Ende der Bewegung noch immer ein – wenn auch geringerer – Schmerz bemerkbar macht. Ihren Kopf kann sie leichter bewegen, und auch hier ist die Bewegungsgrenze nicht schmerzfrei. Frau X scheint allerdings im Moment an ihren Schmerzen wenig interessiert zu sein, da andere, scheinbar ganz widersprüchliche Empfindungen sie verwirren.

Einerseits fühlt sie sich, besonders im Stehen und Gehen, so wunderbar aufrecht, ohne dass sie etwas dafür tut, während sie sich sonst so sehr bemühen muss, im Oberkörper einigermaßen aufrecht zu bleiben. Dabei fühlt sie sich ganz leicht und beweglich, aber andererseits auch tonnenschwer, und ihre Füße scheinen tief im Boden zu stehen. Ihre Schultern fühlt sie weit und wohltuend nach hinten gezogen, aber auch sehr schwer. Sie wäre eben noch am liebsten liegen geblieben und einfach eingeschlafen, doch jetzt fühle sie sich wach und irgendwie aktiv, würde sich gern bewegen.

Literatur

Bücher von Moshe Feldenkrais

Bewusstheit durch Bewegung. Der aufrechte Gang. Suhrkamp, Frankfurt a. M., 1978

Abenteuer im Dschungel des Gehirns. Der Fall Doris. Suhrkamp, Frankfurt a. M., 1981

Die Entdeckung des Selbstverständlichen. Suhrkamp, Frankfurt a. M., 1987

Das starke Selbst. Suhrkamp, Frankfurt a. M., 1992

Die Feldenkraismethode in Aktion. Junfermann, Paderborn, 1990

Der Weg zum reifen Selbst. Junfermann, Paderborn, 1994

Autor und Kontakte

Ein Leserecho ist willkommen und erwünscht von

Thomas Schlote
Sallstr. 21, D-30171 Hannover
Tel./Fax: 0511-85 36 85
E-mail: Thomas.Schlote@gmx.de

Informationen zum Kursprogramm unter www.feldenkrais-hannover.de

Feldenkrais-Lektionen als Audiodateien zum Anhören und downloaden unter www.feldenkrais-online.de

Weitere Informationen zu Ausbildung und Adressenverzeichnis der Feldenkrais-Lehrer in Deutschland und Europa:

Mia Segal Feldenkrais Training
Stationsstraat 48
NL-6584 AW Moelenhoek
Tel: 0031-24-3582934

Feldenkrais Gilde Deutschland e.V.
Schleißheimer Str. 74
80797 München
Tel: 089/52310171

Sich vom Wasser tragen lassen
IPEG*-Therapie

Dr. med. Adalbert Olschewski-Hattenhauer

EINLEITUNG

Wenn wir uns mit dem Begriff Wasser beschäftigen, denken wir zunächst an Waschen, Körperpflege, vielleicht noch Schwimmen oder aber Sonne, Meer, Urlaub und abschalten. Dass man durch Wasser Heilung, sinnliche Begegnung mit Anderen, Lust und wohlige Entspannung erfahren kann, ist uns jedoch auch aus eigener Erfahrung bekannt. Wer weiß nicht ein warmes entspannendes Bad nach einem stressigen Arbeitstag zu schätzen oder genießt intensiv das morgendliche Duschen?

Was ist es eigentlich, das uns am Wasser so fasziniert? Könnte es sein, dass wir durch die Begegnung mit diesem Element an die neun Monate im Mutterleib erinnert werden und uns unbewusst in diese Umgebung zurücksehnen, in der es uns so wohl erging, wir geborgen und entspannt im Fruchtwasser schwebten? Oder geht die Faszination noch weiter zurück in unsere Entstehungsgeschichte? Wir wissen heute, dass alles Leben im Wasser entstand. Es gibt sogar Hinweise,

---

* Institut für Persönlichkeitsentwicklung und Gesundheitsbildung, Heidelberg.

dass wir Menschen im Unterschied zu den Menschenaffen am und im Meer gelebt haben müssen. Vielleicht fühlen wir uns dadurch dem Wasser so sehr verbunden.

Die IPEG-Wassertherapie versucht die Faszination, die dieses Element ausübt und die Bewusstseinszustände, die durch den Aufenthalt im Wasser zugänglich sind, auszunutzen.

VORÜBUNG ZUM KENNEN-LERNEN UND AUSPROBIEREN

Wasserentspannung zu Hause

Die nachfolgenden einfachen Übungen, die Ihnen vermitteln, wie angenehm entspannend Wasser sein kann, und die Ihnen die Möglichkeit zum Abschalten und zum inneren Loslassen und Genießen bieten sollen, können Sie zu Hause in der Badewanne durchführen.

Vorbereitung

Wenn Sie möchten, suchen Sie sich möglichst angenehme Duftöle aus. In vielen Geschäften können Sie eine Riechprobe machen. Sollte es Ihnen schwerfallen, sich für einen bestimmten Duft zu entscheiden, hier einige

Hinweise, die Ihnen vielleicht weiterhelfen. Wenn Sie Entspannung und Beruhigung brauchen, versuchen Sie Jasmin oder Kamille, falls Sie fröhlich gestimmt sein wollen, Lavendel. Zum Vertreiben von Schwermut eignet sich Rosmarin oder Pfefferminze. Rosenduft lockert Sie innerlich, und Zitrone sorgt für einen klaren Geist. Diese ätherischen Öle wirken nicht nur über den Geruchssinn, sondern auch direkt auf den Körper.

Sorgen Sie dafür, dass Sie nicht gestört werden. Stellen Sie das Telefon und die Klingel ab. Machen Sie sich Ihren Lieblingstee. Einige Menschen bevorzugen auch Kakao oder Kaffee. Stellen Sie sich eine oder mehrere Kerzen ins Badezimmer und lassen Sie angenehme Musik laufen.

Das Badewasser sollte wohlig warm sein, und geben Sie, falls gewünscht, Badeöl oder Duftöl hinzu.

Es gibt aufblasbare Kissen, die man mit einem Saugnapf an den Badewannenrand haften kann, um den Kopf oder Nacken bequem darauf abzulegen.

Entspannung

Suchen Sie sich eine möglichst entspannende Körperhaltung im Wasser. Spüren Sie nach, und probieren Sie aus, ob Sie noch bequemer liegen können.

Atmen Sie aus. Lassen Sie ihren Körper mehr und mehr vom Wasser tragen. Lassen Sie ganz los und den Körper locker und entspannt sein. Lassen Sie die Ausatembewegung möglichst lang werden und am Ende der Ausatembewegung eine kleine Pause entstehen. Warten Sie ab, ob noch mehr Luft aus Ihnen heraussinken will. Warten Sie dann ab, ob der Körper nicht von allein, ohne dass Sie selbst Luft zu holen brauchen, einatmet. Vielleicht müssen Sie anfangs noch etwas mithelfen, aber mehr und mehr übernimmt der Körper die Atembewegung. Beobachten Sie, wie tief Sie ein- und ausatmen, und wie langsam das vor sich geht. Erleben Sie, wie es sich anfühlt, so zu atmen. Wie fühlt es sich an, mit dem Einatmen im Wasser etwas leichter zu werden und mit dem Ausatmen etwas schwerer? Wie ist dieser Moment, in dem der Einatemzug ganz von selbst kommt? Welche inneren Bilder tauchen auf, wenn Sie mit geschlossenen Augen ganz nach innen gehen und sich selbst wahrnehmen. Woran denken Sie jetzt? Wenn Sie Musik oder das Duftöl vorbereitet haben, wie nehmen Sie diese jetzt wahr? Was lösen sie in Ihnen aus?

Rutschen Sie nun etwas in Ihrer Badewanne nach unten, halten Sie sich für einen Moment die Nase zu, und tauchen Sie, während Sie gleichzeitig durch den Mund ausatmen, mit Ihrem Gesicht in das Wasser ein. Bleiben Sie auch nach der Ausatmung für eine Weile unter Wasser, und genießen Sie das Entspannen und Loslassen. Tauchen Sie schließlich wieder auf, und lassen Sie die Einatembewegung von selbst entstehen.

Nehmen Sie ein Handtuch oder ein anderes Tuch. Tauchen Sie es ins Wasser. Wringen Sie es ein wenig aus, und legen Sie es dann auf Ihr Gesicht. Sie können die Nase frei lassen, wenn es Ihnen angenehmer ist. Wenn Sie möchten, können Sie das Handtuch auch mit heißem Wasser tränken. Lassen Sie die Wärme auf Ihre Gesichtshaut wirken. Lassen Sie los. Wie fühlen Sie sich? Was nehmen Sie wahr? Was geht in Ihnen vor? Werden Sie an eine Flugreise erinnert, bei der Sie am Morgen als besonderen Genuss von der Stewardess ein »hot towel« bekommen haben? Denken Sie an orientalische Badefreuden?

Lassen Sie beide Arme im Wasser »schweben«. Genießen Sie es für einige Zeit, wie die Arme vom Wasser getragen werden. Heben Sie den linken Arm gestreckt bis zur Wasseroberfläche, und spüren Sie, wie er immer schwerer wird, je weiter Sie ihn aus dem Wasser heben. Wenn Sie möchten, können Sie den Arm für einen Moment auch ganz aus dem Wasser heben. Legen Sie den Arm ins Wasser zurück, und lassen Sie ihn vom Auftrieb des Wassers tragen. Wie fühlt sich das an? Wie atmen Sie jetzt? Wie fühlen Sie sich? Was geht Ihnen durch den Sinn? Schließen Sie die Augen, wenn Sie es nicht schon getan haben. Welche inneren Bilder tauchen auf? Was nehmen Sie sonst noch wahr?

GESCHICHTLICHES

Die sogenannten Wasserbabys können bis zu 3 Minuten unter der Wasseroberfläche verbringen und bewegen sich selbständig mit offensichtlich großem Wohlgefühl mit geöffneten Augen unter Wasser. Ohne fremde Hilfe kehren sie wieder zur Wasseroberfläche zurück. Schon Kapitän Cook berichtete bei der Entdeckung Hawaiis von Kindern im Säuglingsalter, die ohne fremde Hilfe im Meer schwammen. Diese erst vor wenigen Jahren näher untersuchten Erkenntnisse weisen darauf hin, dass in unserer Entwicklungsgeschichte Wassergeburten üblich gewesen sein könnten, und dass die Fähigkeit zum Schwimmen und Tauchen, die nach 10 Monaten wieder verlernt wird, als Schutz für die Unterwasserphasen im Verlauf der Geburt sein könnte. Ebenfalls interessant ist hier die Tatsache, dass Menschenbabys im Verhältnis zur Schwangerschaftsdauer und im Verhältnis zum Gewicht der Mutter deutlich schwerer als Schimpansenbabys sind. Unmittelbar vor der Geburt wird bei Menschenbabys noch viel Fett eingelagert. Dieses könnte dem besseren Körperauftrieb nach der Geburt dienen. Elefanten und Delphine haben als einzige Säugetiere, so wie auch wir Menschen, eine Hebamme. Viele weitere wissenschaftliche Belege sprechen dafür, dass unsere Vorfahren im Gegensatz zu den Menschenaffen im Wasser oder am Wasser gelebt haben, weshalb es uns heute so vertraut und angenehm ist.

Wasser hatte in vielen Religionen schon seit jeher eine besondere Bedeutung. Dem Wasser wurde eine besondere Kraft zugeschrieben. Deshalb wurde es für rituelle Waschungen verwendet. Auch die christliche Taufe oder das Geburtsbad im Hinduismus sind solche Waschungen. Es galt auch als Heil(ung) vermittelndes Getränk, wie z. B. der Trunk aus der Samsamquelle in Mekka, der jedem Pilger den Segen Allahs zuteil werden lässt. Vom biblischen Quellteich Bethesda sagte man, er habe Wunderheilkräfte gehabt.

Die in manchen Zentraditionen, aber auch in manchen religiösen Reinigungsriten des Islam und der Naturreligionen der Südsee und Südamerikas üblichen Waschungen, Bäder im Fluss oder das Duschen unter einem Wasserfall sollen neben einem äußeren Reinigungsprozess auch eine innere Reinigung erzielen.

Bereits 3000 vor unserer Zeitrechnung gab es in Ägypten bereits Baderäume. Vor dem Besuch des Tempels war ein Reinigungsbad erforderlich. Herodot berichtete, dass ägyptische Priester mehrmals am Tag badeten. In der indischen Kultur gilt seit alters her das Bad im heiligen Fluss Ganges als reinigend für die Seele. Man stellt sich vor, dass bei der morgendlichen Reinigung der Hindus alle Sünden abgewaschen werden. Vor dem morgendlichen Bad gelten die Menschen als unrein. Eine in Indien gebräuchliche alte Meditationsweise bestand darin, sich an Flüsse zu setzen und das Wasser beim Fließen zu betrachten. Die heilsame Wirkung bestand darin, dass innere Unruhe bewältigt und auch der Kopf klar werden sollte. Ebenso sollten durch Betrachten des Wassers das Augenmerk und die innere Aufmerksamkeit für den eigenen Zustand des Fließens, Loslassens und Sich-Hingebens geweckt werden. Eine buddhistische Übung, die auch in ähnlicher Weise in der daoistischen Tradition vorkommt, sieht vor, dass man sich vorstellt, man stünde unter einer reinigenden Dusche, oder man würde klares Wasser und weißes Licht von oben über den Körper fließen lassen. Auch sich gegenseitig mit heiligem Wasser zu übergießen soll Segnung und Glück bringen.

In China waren in der Chou-Dynastie schon 1000–500 Jahre vor unserer Zeitrechnung öffentliche Bäder bekannt.

Beim auch heute noch in Japan üblichen extrem heißen Furo-Bad sitzt die ganze Familie, nachdem man sich zuvor gewaschen hat, gemeinsam in einem Holzzuber. Die jüngsten Kinder, die das heiße Baden erstmals gleich nach der Geburt erleben, werden zuerst ins Wasser gesetzt, da sie das heiße Bad am besten vertragen.

Nach dem jüdischen Glauben wird man durch die Berührung von Toten, durch Sexualverkehr und auch durch die Berührung menstruierender Frauen unrein. Die Thora fordert von den Gläubigen ein rituelles Bad, genannt Mikwe, das in frischem Quellwasser oder Regenwasser vollzogen werden muss.

Die Entwicklung der griechischen Badekultur wurde von der indischen und orientalischen Badekultur beeinflusst. Obwohl es in Griechenland reichlich Strand gibt, wurde in der antiken Zeit anscheinend nicht im Meer gebadet. Neben rituellen Waschungen kannte man Kaltbäder, mit deren Hilfe sich die jungen Kämpfer abhärteten. Später entstanden dann Heißluft- und Schwitzbäder, denen eine heilende und gesundheitsfördernde Wirkung zugeschrieben wurde. Es gab eine kultische Verbindung von körperlicher und seelischer Reinheit, Gesundheit und Wohlbefinden. In der Nähe von heißen Quellen, von Orten denen mystische Verehrung entgegengebracht wurde, entstanden Tempel, aber auch Einrichtungen, die zur Gesundheitsvorsorge und vor allem zur physiotherapeutischen Behandlung von Krankheiten aufgesucht wurden. Es entstanden dort auch Ärzteschulen.

Die von den Griechen entwickelte Technik der in den Boden eingelassenen Warmwasserröhren zur Erwärmung des Fußbodens führte zum Bau von Badetempeln, die die Vorläufer der römischen Thermen waren. In diesen luxuriösen Badeparadiesen luden Räume mit den verschiedensten Lufttemperaturen und Feuchtigkeitsgraden zum Verweilen und Entspannen ein. Die Quellen, aus denen die Thermen gespeist wurden, galten den Römern als heilig, da nach ihrer Vorstellung in ihnen die Nymphen lebten, die für die Entstehung des Lebens verantwortlich waren. Die religiöse Bedeutung der Thermen verlor sich jedoch später. Vor allem wegen des großen Wasserverbrauchs der Thermen wurden die zahlreichen für römische Siedlungsweise typischen Aquädukte gebaut. Römische Bäder gibt es in Nordafrika, Kleinasien und in vielen Teilen Europas. So wurde auch Baden-Baden von den Römern gegründet.

Erhalten blieben die römischen Bäder und die Tradition des Badens nach dem Untergang des Weströmischen Reiches nur in den byzantinischen und arabischen Ländern. Durch die Kreuzzüge kam die Badekultur wieder zurück nach Europa und breiteten sich dort aus. Der russische Zar Peter der Große ließ 1719, nachdem Gottlob Schober, ein deutscher Arzt, verschiedene Mineralquellen untersucht hatte, auf der Krim das erste moderne Heilbad eröffnen. Schon Herodot, der griechische Geschichtsschreiber, berichtet über die Badetradition kythischer Stämme. Nach dem Krimkrieg wurden übrigens erstmals auch in England griechisch-türkische Bäder gebaut, die man dem Vorbild aus Russland nachempfand.

Das getrenntgeschlechtliche islamische Bad, der Hammam, mit Bade-, Dampf- und Liegeräumen, bot dem Mohammedaner, dem vom Koran rituelle Waschungen vor dem täglichen Gebet vorgeschrieben aber das öffentliche Baden verboten ist, die Möglichkeit, Badefreuden zu genießen. Für die Frauen war das Bad oftmals die einzige Möglichkeit am gesellschaftlichen Leben außerhalb des eigenen Hauses teilzunehmen. Von den Griechen wurde das Dampfbad übernommen.

Bei den Mayas gab es etwa seit dem 8. Jahrhundert viereckige steinerne Gewölbe (Temazcalli), in denen rituelle Reinigungen und Geburten stattfanden. Die heißen Quellen Alaskas wurden von den Indianern zum Baden genutzt. Zusätzlich gab es in Nordamerika Schwitzhütten.

In der christlichen Religion stand man dem Baden und den im Wasser erlebbaren Freuden sehr bald ablehnend gegenüber. Der lustvoll-sinnliche Aspekt der römischen Badekultur wurde wie alles Lustempfinden als ein Hindernis auf dem Weg zu Gott angesehen. So wurden die vorchristlichen Wasserkulte der alten Germanen, von der katholischen Kirche verdrängt. An den rituellen Orten wurden Kirchen gebaut. Wasser wurde lediglich zur rituellen Waschung in Form der Taufe zum Abwaschen der Erbsünde verwendet.

Die Bader, ursprünglich Heiler und Ärzte, die auch kranke Zähne behandelten oder ihren Kunden die Haare schnitten, wurden nicht nur zum Baden und Reinigen des Körpers aufgesucht. Man badete nackt und konnte im Badehaus zusammen mit den Bademägden oder gegengeschlechtlichen Badegästen auch anderen Sinnesfreuden nachgehen, die im Christentum verboten waren. Als sich dann die ersten Seuchen, Syphilis und die Pest ausbreiteten, hatte man einen Vorwand die Badhäuser zu schließen, die religiösen Eiferern ein Dorn im Auge waren. Die Badekultur wurde nur noch im Privaten und Geheimen von einer reichen Oberschicht weiter betrieben.

Die von Hippokrates begründete Heilbehandlung durch Thermal- und Mineralwasser fand in der Medizin des Mittelalters eine Renaissance. Der in Brabant tätige flämische Arzt Johann B. von Helmont, der englische Wasserarzt John Floyer 1649–1714, aber auch der Gymnasiallehrer Eucharius Ferdinand Christian Oertel 1765–1850, und Bauer Vinzenz Prießnitz 1799–1851 führten Wasserbehandlungen durch.

Es folgte die Hydrotherapie des Pfarrers Sebastian Kneipp 1821–1897 in Wörishofen, die – was den Kneippenden erstaunen mag – sanfter ist als die Wassertherapie seiner Vorgänger. Er gilt als Reformator der Abhärtung durch Wasser und der gesunden Lebensweise. Kneipp erkannte als einer der ersten seiner Zeit Zivilisationsschäden und verordnete dagegen unter anderem Güsse, Bäder und Wickel.

ENTSTEHUNGSGESCHICHTE UND WEITERENTWICKLUNG DER WASSERTHERAPIE

Die IPEG-Wassertherapie wird im fast körperwarmen Wasser durchgeführt. Die Behandlung selbst geht unter anderem auf wissenschaftliche Arbeiten von John C. Lilly zurück, der nach Forschungsarbeiten an Delphinen die psychotherapeutische Arbeit im Isolationstank begründet hat, bei der durch sensorische Deprivation (Augen geschlossen, Wasser und Luft haben Körpertemperatur und werden kaum noch wahrgenommen, die Ohren liegen im Wasser ...) die Wahrnehmung der Umgebung ausgeschaltet wird, so dass sich der Patient verstärkt nach innen konzentrieren kann. Lilly spricht vom »entdecken ... und sich zu eigen machen ... weiter innerer Erlebnisräume«. John C. Lilly definierte diese Zustände als meditationsartig und mit starker Konzentration verbunden, traumartig.

Ideen, Gedankengut und Techniken aus der biodynamischen Therapie nach Gerda Boyesen, aus Norwegen, haben zur Weiterentwicklung des Verfahrens beigetragen. Ein Grundprinzip ihrer Arbeit besteht darin, ein Umfeld zu schaffen, indem der Patient sich behütet fühlt und innerlich und körperlich loslassen kann.

Die IPEG-Therapie soll eine Wiedervereinigung von Körper und Geist mit dem inneren Selbst ermöglichen und somit, wie Dürckheim sagt, eine »Wandlung zur Ganzheit« herbeiführen oder, wie es Erich Fromm ausdrückt, »die Entfremdung vom inneren Selbst« auflösen.

Dass unsere Kultur nach C. Fahrländer ohnehin zur »Körperferne und Selbstentfremdung« neigt, erklärt vielleicht, warum diese mit dem Körper arbeitende Methode nach unserer Beobachtung an dieser Stelle Besonderes leisten kann.

Beim IPEG-Verfahren handelt es sich zunächst um ein Entspannungsverfahren, also um ein nicht problembezogenes Verfahren der sog. kleinen Psychotherapie. Es sind jedoch bereits in den ersten Behandlungsphasen auch in tieferen Persönlichkeitsschichten wirkende Aspekte vorhanden. Diese Aspekte werden von verschiedenen Behandlern, welche wie die Schweizer Psychotherapeutin Denise Weyermann aus Bern körperpsychotherapeutisch arbeiten, für den eigentlichen problembezogenen psychotherapeutischen Verarbeitungsprozess genutzt.

Wenn das Verfahren nur zur Entspannung eingesetzt wird, kommen, soweit mir in 4-jähriger Praxis mit diesem Verfahren und seinen verschiedenen Varianten bekannt, keine belastenden oder emotional schwierigen, weiterer psychotherapeutischer Verarbeitung bedürftigen Zustände vor.

Andere Methoden der Wassertherapie wie das aus dem Wassershiatsu (»Watsu«) abgeleitete Wassertanzen oder Aqua-balancing, Aquahealing, liquid sound oder im engeren Sinn psychotherapeutische Verfahren wie die Körpertherapie im Wasser (»KIW«) von Denise Weyermann aus Bern oder das Waving von Anne Maillart aus Hindelbank, Schweiz, haben zu einer im weitesten Sinn dem IPEG-Verfahren vergleichbaren therapeutischen Praxis gefunden und verbreiten sich zunehmend. Wohl auch aufgrund der Faszination, die das Element Wasser auf uns ausübt und der in unserer eigenen Natur begründeten Vertrautheit damit, fühlen sich sowohl Behandler, die sich neu mit diesen Verfahren beschäftigen, als auch die Patienten sehr wohl mit dieser neuen Art der therapeutischen Arbeit. Auch ohne lange Ausbildungsgänge finden viele Behandler, so wie die Entwickler der jeweiligen Methoden ja auch, intuitiv zu Bewegungsformen und Vorgehensweisen, die zu Entspannung und Wohlbefinden bei ihren Patienten führen.

ZIELE UND PRAKTISCHE UMSETZUNG

Die Rate der durch psychische Faktoren bedingten Erkrankungen wird heute allgemein als sehr hoch eingeschätzt. Ausgelöst durch verschiedenartige Stressfaktoren kommt es zu innerer und körperlicher Anspannung und zu ersten Störungen im Bereich des vegetativen Nervensystems, die sich dann in Form von sogenannten funktionellen Störungen (Körpersymptome ohne erkennbare Organschäden) zeigen. Erst später zeigen sich Organschäden, und es kommt zum Auftreten von Krankheiten *(Tab. 9.1)*.

Bei der Behandlung funktioneller Störungen oder beginnender Stresszustände versuchen Ärzte, den Patienten mit Betablockern, Schlaf- und Beruhigungsmitteln oder Vitaminspritzen zu helfen. Diese Therapieversuche mit verschiedenen Medikamenten scheitern oftmals kläglich. Eine Psychotherapie oder

Belastung, Stress, Krankheit
- Belastung durch Konflikte im beruflichen oder familiären Bereich
- Angriff von außen oder Jagdsituation (auch z. B. Sonderangebote)
- Reizüberflutung, Informationsüberfluss (Telefon, Fernsehen, Printmedien, Computer)

↓

Stress
(subjektives Erleben)

↓

innere Anspannung

↓

körperliche Verspannung

↓

Störung im Bereich des autonomen Nervensystems

↓

Störung körperlicher und psychischer Rhythmen

↓

Verlust des natürlichen Rhythmus (Spannung/Entspannung)

↓

funktionelle Störung

↓

organische Schäden

↓

Krankheit

Tabelle 9.1

eine Psychoanalyse erscheint in dieser Situation als zu hoch gegriffen oder zumindest mittelfristig nicht erfolgversprechend. Somit bleibt, um dem Patienten zu helfen, die Verschreibung eines Entspannungsverfahrens wie z. B. des Autogenen Trainings. Eine eigene wissenschaftliche Studie bei niedergelassenen Ärzten ergab, dass diese nur bei 14,8% der Patienten, bei denen das Erlernen eines Entspannungsverfahrens als indiziert angesehen wurde, wesentliche Effekte von der Teilnahme an einer entsprechenden Entspannungsgruppe erwarteten. Entspannungsverfahren gelten in der Form, wie sie heute üblicherweise innerhalb unseres Gesundheitswesens beispielsweise bei stressbedingten Erschöpfungszuständen oder funktionellen Störungen eingesetzt werden, sogar bei den verordnenden Ärzten als wenig effizient.

Die Patienten selbst reagieren Entspannungsverfahren gegenüber oftmals eher skeptisch oder sogar ängstlich. Andere kommen mit dem klassischen Autogenen Training anfangs nicht zurecht und geben es noch vor Überwindung der Anfangsschwierigkeiten wieder auf. In einer eigenen Untersuchung über die Abbruchshäufigkeit bei Volkshochschulgruppen zum Autogenen Training stellten wir fest, dass auch, wenn die Teilnahmegebühr bei Abbruch nicht von der Krankenkasse erstattet wurde, beim klassischen Autogenen Training bis zu 50% der Teilnehmer dem Kurs nach einigen Sitzungen fernblieben. Bei Entspannungskursen, in denen verschiedene moderne Entspannungsverfahren vorgestellt und eingeübt wurden, lag die Abbruchquote nur bei etwa 14%. Die beiden am meisten verbreiteten klassischen Verfahren, das Autogene Training und die Progressive Muskelentspannung, wurden seit den 20er Jahren nicht mehr nennenswert verändert. So lag es nahe nach neuen Methoden zu suchen.

Innerhalb des IPEG-Instituts in Heidelberg, in dem Gesundheitsfachleute aus verschiedenen Berufsgruppen zusammenarbeiten, wurden in den letzten 16 Jahren neue Methoden entwickelt und die klassischen Verfahren modifiziert. Untersuchungen zur Entspannung im warmen Wasser haben gezeigt, dass wir im Wasser intensive Entspannungszustände auch bei Personen erreichen konnten, die mit dem Autogenen Training nicht zurechtkamen. Dies führte zur Begründung des nachfolgend beschriebenen IPEG-Verfahrens zur Entspannung und Körperpsychotherapie im Wasser.

Körperpsychotherapie

Der Zugang zu verdrängten psychischen Inhalten und deren Bearbeitung erfolgt bei der Körperpsychotherapie über den Körper. Die körperpsychotherapeutische Arbeit setzt in der vorsprachlichen Phase an. Da viele psychische Traumata schon gesetzt sind, bevor die Sprachentwicklung einsetzt, können Störungen aus dieser Zeit mit vorwiegend sprechenden Psychotherapieformen nicht so effektiv angegangen werden wie mit Methoden der Körperpsychotherapie. Sich der eigenen inneren Bedürfnisse und Wünsche bewusst zu werden und bestimmten inneren Impulsen zu folgen bzw. innere Bedürfnisse zu befriedigen, ist die erste Voraussetzung für psychische Gesundheit, für eine gelassene innere Grundhaltung, für ein bewusstes Umgehen mit den eigenen Kräften und mit den Anforderungen aus dem unmittelbaren Umfeld. Dies führt unter anderem auch zu einer bewussten Entscheidung in Richtung auf gesundes Verhalten und ein bewusstes Umgehen mit Risikofaktoren im Sinne einer ganzheitlichen Gesundheit. Innerhalb einer Körperpsychotherapie kommt es zu einem stetigen inneren Wachstums-, Erfahrungs- und Übungsprozess, der zu einer Verbesserung der eigenen Introspektionsfähigkeit führt. Es ergeben sich dadurch Schritte in Richtung von Krankheitsvermeidung durch die verbesserte Wahrnehmung z. B. von körperlicher Anspannung, verursacht durch den alltäglichen Stress und die in unserer Zeit übliche Reizüberflutung.

Das IPEG-Verfahren erwies sich wohl nicht zuletzt wegen unserer 9-monatigen vorgeburtlichen Erfahrung im Wasser als besonders effektives Verfahren der Körperpsychotherapie, das den Verlauf eines therapeutischen Prozesses entscheidend beschleunigen kann.

DURCHFÜHRUNG DES IPEG-VERFAHRENS

Vorbereitung durch Entspannungsübungen

Phantasiereise durch die Aggregatzustände des Wassers

Vor der Behandlungsphase im Wasser führe ich im allgemeinen noch eine entspannende Phantasiereise durch, die den Klienten die Gelegenheit gibt, sich dem Element Wasser innerlich zuzuwenden und sich dadurch auf die Behandlungssitzung vorzubereiten.

In der Regel begeben sich die Übenden im Liegen auf die Phantasiereise. Wenn es für sie jedoch ungewohnt oder aus anderen Gründen unangenehm ist, können sie auch im Sitzen üben. Die nachfolgende Reise ist sowohl in einer Einzel- als auch in einer Gruppensitzung möglich.

»Stellen Sie sich vor, Sie sind ein kleiner Wassertropfen. Sie befinden sich im Meer. Vielleicht sind Sie in der Nähe einer wunderschönen Südseeinsel, vielleicht direkt am Strand dieser Insel oder über einem Korallenriff mit bunten Fischschwärmen und exotischen Wasserpflanzen, oder Sie sind ganz weit draußen in der freien Weite des Ozeans. Stellen Sie sich die Farben um sich herum vor, die Formen, wenn es welche zu sehen gibt, das direkte Umfeld. Wie weit können Sie sehen? Wie bewegen Sie sich als Wassertropfen? Schweben Sie, pendeln Sie hin und her, oder bewegen Sie sich noch dynamischer?

Stellen Sie sich nun vor, dass Sie sich langsam der Wasseroberfläche nähern. Gleiten Sie ein wenig auf der Oberfläche dahin, und sonnen Sie sich im angenehm warmen Licht der Sonne.

Stellen Sie sich nun vor, dass Sie sich als kleiner Wassertropfen zusammen mit anderen in feinen Dunst verwandeln, der aus dem Wasser aufsteigt und durch die Kraft der Sonne nach oben und noch weiter nach oben gehoben wird, immer höher und höher steigt und sich schließlich weit über dem Meer zu watteförmigen Wolken zusammenfindet. Stellen Sie sich vor, wie die Sonne in den verschiedenen Phasen des Tages unterschiedliche Farben und Kontraste in diese Wolken hineinzeichnet. Wie die Wolken vom Wind ganz langsam weiterbewegt werden, bis sie sich dem Land nähern. Sie sehen, wie das Land unter Ihnen vorbeizieht, Flüsse, Länder, Hügel, Täler, Berge, Seen und Landschaften und schließlich ganz hohe Berge, an denen sich die Wolken abregnen. Stellen Sie sich

vor, wie Sie zu einer kleinen Schneeflocke gefrieren, bestehend aus noch kleineren Eiskristallen. Stellen Sie sich vor, wie Sie langsam schwebend nach unten sinken und sich majestätisch niederlassen auf einer schneeweißen, weichen Fläche und ein wenig zwischen andere Schneeflocken einsinken. Stellen Sie sich vor, wie Sie viele Tage genießen, in denen die Sonne aufgeht, von verschiedenen Seiten her durch Sie durchscheint und bunte Farben in den Schneekristallen erzeugt. Eines Tages reicht die Kraft der Sonne, um die Schneeflocke wieder zum Schmelzen zu bringen. Vielleicht fließen Sie zusammen mit anderem Schmelzwasser in einem Gletscherbächlein nach unten. Vielleicht ziehen Sie es aber vor, lieber noch weiter nach unten in den Gletscher einzusinken und sich dort für lange Zeit auszuruhen, bis Sie wieder aus dem Gletscher kommen, sich vom Sonnenlicht aus der festen Form in die flüssige bringen lassen und in einem Bächlein weiterfließen.

Stellen Sie sich vor, auf Ihrem Weg als kleiner Bestandteil des Bächleins sehen Sie Gräser, gelbe, weißgelbe und blaue Blüten und fließen an ihren Wurzeln vorbei, und wenn Sie möchten, können Sie in eine Pflanze oder Blume durch die Wurzel hineinwandern und in ihr aufsteigen, vielleicht bis zur Blüte. Die Pflanze kann Sie später wieder nach außen abgeben, durch die Poren oder Blüte. Sie fließen weiter mit dem Bächlein, das sich mit mehreren anderen zu einem Bach vereint, über Felsen durch die Luft nach unten, an Steinen vorbei und durch kurvenreiche Bachläufe bis zu einem großen Fluss, dann durch Wiesen, Landschaften, an Bäumen, zwitschernden Vögeln, spielenden Kindern, kleinen Dörfern und großen Städten vorbei in den großen Strom, immer und immer weiter bis ins Meer, von wo aus der Kreislauf wieder von neuem beginnen kann.« (Nach einer Idee von Denise Weyermann aus dem Buch Olschewski, A., »Wassertherapie«).

Diese Phantasiereise soll nur ein Beispiel von vielen möglichen sein. Sie kann natürlich abgewandelt, erweitert oder gekürzt werden.

Lichtatmen zum innerlichen Aufladen (Atemübung und Phantasiereise)

Eine weitere Entspannungsübung kann alternativ zur obigen Phantasiereise durch die Aggregatzustände des Wassers durchgeführt werden. Sie dient auch dazu, die inneren Entwicklungsprozesse zu unterstützen, die immer auftreten, wenn jemand IPEG-Entspannung erlebt. Diese Übung sollte deswegen auch nicht nur unmittelbar zur Vorbereitung der Wasserbehandlung selbst sondern auch im Alltag regelmäßig durchgeführt werden.

Es handelt sich um eine Übung, die verschiedene Zugänge zum Entspannungszustand verbindet. Bei dieser Übung wird sowohl im mentalen Bereich, durch körperliche Übung als auch durch Anweisungen für die Atmung das Erreichen eines Entspannungszustandes unterstützt.

Dehnen

Dehnen, strecken und räkeln Sie sich ein wenig. Spüren Sie nach, ob Sie eine noch angenehmere Liegeposition einnehmen können. Vielleicht möchten Sie den Kopf mit einem Handtuch polstern. Vielleicht haben Sie aber auch eine andere Idee, wie Sie noch bequemer liegen können.

Den Atem kommen lassen

Atmen Sie tief ein. Lassen Sie dann beim Ausatmen die Luft aus sich herausfließen. Lassen Sie sich dabei nach unten sinken und vom Wasser tragen. Lassen Sie nach der Ausatmung eine kleine Pause entstehen, und warten Sie ab, ob noch mehr Luft aus Ihnen herausströmen will. Warten Sie dann ab, ob der Körper vielleicht ganz von selbst wieder einatmet.

Licht einatmen

Stellen Sie sich vor, dass Sie weißes Licht einatmen und, auch wenn Sie nur ganz wenig einatmen, von diesem Licht durchströmt werden. Ihr gesamter Körper wird angenehm sanft von Licht erfüllt.

Licht ausatmen

Atmen Sie aus. Stellen Sie sich vor, dass Sie durch jede Pore Ihrer Haut Licht ausatmen sich um Sie herum ein Lichtei, eine Kugel oder auch eine ganz anders geformte Hülle bildet, in der Sie sich geborgen fühlen, die Sie trägt, schützt und Ihnen Kraft gibt. Das Umfeld tritt nun in den Hintergrund und wird immer weniger wichtig. Sie sind ganz bei sich selbst, ruhen in sich.

Schöner Ort

Stellen Sie sich einen schönen angenehmen Ort vor, den Sie einmal erlebt haben oder den Sie sich innerlich vorstellen. Vielleicht haben Sie ein Reiseprospekt bekommen oder einen Film über diesen Ort gesehen und träumen nun davon.

Stellen Sie sich ihren angenehmen Ort intensiv vor. Welches Licht, welche Farben sehen Sie? Welche Klänge, Musik, Stimmen oder Naturgeräusche hören Sie? Was spüren Sie? Wie fühlt es sich an, an diesem schönen Ort zu sein?

Was nehmen Sie sonst noch wahr?

(Kraft-)Quelle

Stellen Sie sich an diesem schönen Ort eine (Kraft-)Quelle vor oder einen Umstand, der diesen Ort so besonders wertvoll macht. Vielleicht liegt es an der Luft. Vielleicht gibt es dort eine außergewöhnliche Kraft- oder Energiequelle.

Sich innerlich regenerieren/aufladen

Stellen Sie sich ein Bild vor, in dem Sie sich wieder aufladen, regenerieren, Energie tanken. Vielleicht stellen Sie es sich so vor, als würde ein Speicher aufgefüllt, eine Batterie geladen, ein Reservoir beispielsweise mit Wasser gefüllt.

Verweilen/genießen

Bleiben Sie innerlich an diesem angenehmen Ort, und nehmen Sie mit allen Sinnen wahr, wie er für Sie ist, was dort alles auf Sie einströmt.

Rücknahme

Bewegen Sie zuerst ganz sanft die Finger und Zehen, anschließend Hände und Füße. Gehen Sie dann zum Strecken, Räkeln und Dehnen über, bis Sie wieder wach und entspannt im Hier und Jetzt angelangt sind.

DAS IPEG-VERFAHREN

Stufe 1

Der Patient wird zunächst in (34 bis 35 Grad) warmem Wasser liegend mit Hilfe von Auftriebskörpern oder durch Unterstützung eines Therapeuten im Wasser liegend gehalten *(Abb. 9.1)*.

Der Klient wird aufgefordert, sich mehr und mehr vom Wasser tragen zu lassen, sich auf Ausatmen und Loslassen zu konzentrieren. Bei der nun einsetzenden Entspannungsbehandlung beginnt man zunächst, durch Berührung am Nacken oder im Bereich der Schultern die vorhandene muskuläre Grundspannung dem Patienten immer deutlicher bewusst werden zu lassen. Dieser beginnt, die muskuläre Anspannung, die er für das Liegen im Wasser ja nicht braucht, bewusst wahrzunehmen.

Gleichzeitig beginnt der Behandelte tiefer auszuatmen und sich mehr und mehr vom Wasser tragen zu lassen. Am Ende des Aus-

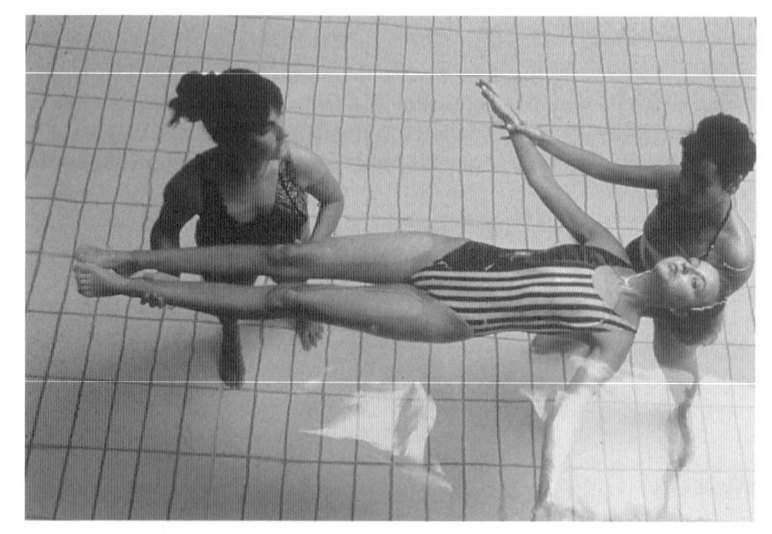

Abb. 9.1: Erste Vorbereitung, der Therapeut vermittelt Sicherheit, sich an das Wasser gewöhnen, sich vom Wasser tragen lassen

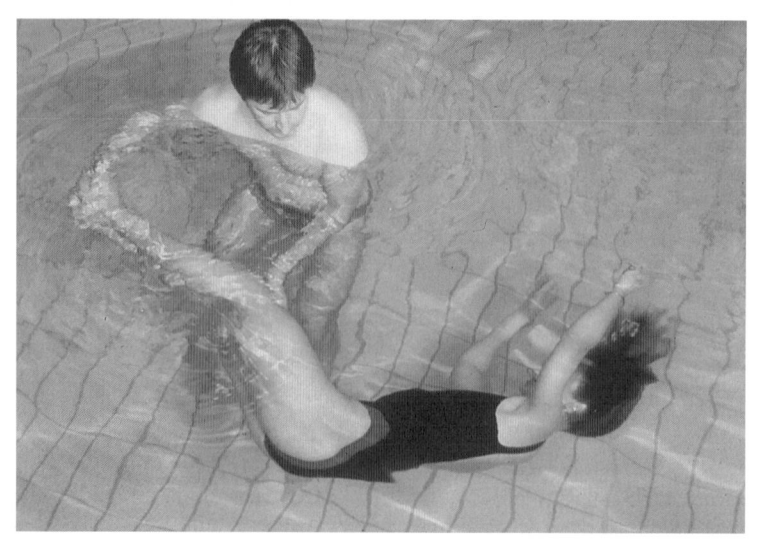

Abb. 9.2: Erstmals mit der Ausatembewegung unter Wasser gehen

Das IPEG-Verfahren

atmens kommt es spontan zu einer kleinen Pause, bevor es ohne willentliches Zutun, von selbst wieder zum Einatemvorgang kommt.

Falls erforderlich kann der Therapeut die Atmung des Patienten begleiten, indem er beginnt, beim Einatmen den Druck mit seiner Hand auf die Schultermuskulatur oder auf eine andere Stelle des Körpers unmerklich zu erhöhen und beim Ausatmen wieder zu lockern. Auf diese Weise kommt es zu einer weiteren Vertiefung der Atmung.

Der jetzt weiter fortschreitende Prozess einer körperlichen Entspannung und einer Vertiefung des Atmens führt zunehmend auch zu einer inneren Gelöstheit und zum innerlichen Entspannen, Loslassen und ruhig-werden.

Stufe 2

In einem späteren Stadium der Behandlung wird der Patient dann in der Ausatemphase unter Wasser gebracht. Es werden delphinartige, (wellenförmige, spiralige, schlingen- oder schraubenförmige) und auch im bewegten Wasser selbst natürlicherweise vorkommende Bewegungen mit seinem Körper ausgeführt, bei denen der Behandelte durch das Wasser gleitet und dann immer wieder zur Ruhe kommt, wenn die jeweilige Bewegung ausklingt oder in eine neue Bewegung überführt wird. Die vom Therapeuten vorgegebenen Grundmuster der Bewegung werden durch leichte spontane Bewegungsaktivitäten des Behandelten abgewandelt *(Abb. 9.2 und 9.3).*

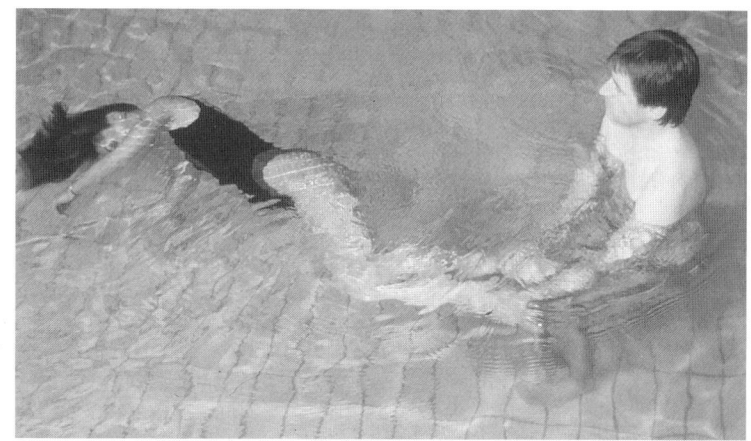

Abb. 9.3: Mehr und mehr loslassen und innerlich zu sich selbst kommen.

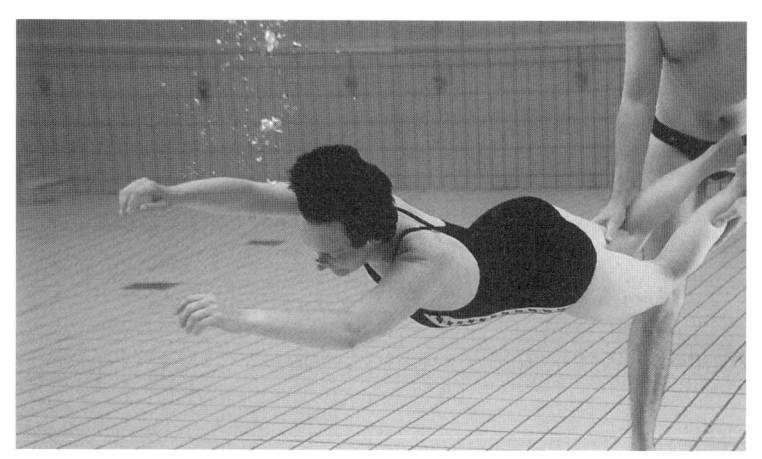

Abb. 9.4: Der Klient erlebt intensive Entspannungszustände und ist mit dem Bewusstsein weit weg in tiefen innerlichen Erlebnisräumen.

Auch der Therapeut muss sich nun, um auf den Patienten richtig eingehen und auf die Bewegung des Klienten richtig reagieren zu können, auch selbst in einen entspannten, jedoch gleichzeitig wach auf den Klienten konzentrierten Bewusstseinszustand versetzen. Für jemanden, der von außen einen solchen therapeutischen Entspannungsprozess beobachtet, erscheint die Phase des Ausatmens, in der sich der Klient unter Wasser befindet, unglaublich lange *(Abb. 9.4)*.

Eine subjektiv zu kurze Unterwasserphase kann jedoch für den Behandelten zur Einschränkung der Entspannungstiefe führen. In langjähriger Praxis in einer internistisch-psychosomatischen Rehabilitationsklinik haben wir festgestellt, dass Physiotherapeuten dieses Verfahren in kurzer Zeit erlernen können, und dass es bei ihnen und Patienten sehr beliebt war. Deshalb wurde es gerne und oft durchgeführt, und die Patienten wollten möglichst oft damit behandelt werden.

THEORIE

Phasen der Behandlung

1. Gewöhnung an das Wasser
2. Entspannung, loslassen
3. Atmungsvertiefung
4. Intensivierung vegetativer (parasympathischer) Prozesse
5. Auflösung fixierter Körperhaltungen und Bewegungsmuster
6. Zusätzliche Entspannungsvertiefung
7. Zugang zu tiefen inneren Persönlichkeitsschichten und Erlebnisräumen
8. Spontane Körperreaktion auf vorgegebene Bewegungsmuster
9. In Ruhe gehalten und begleitet werden
10. Gipfelerlebnisse, positive Regressionserlebnisse
11. Inneres Verarbeiten, Reifen lassen
12. Langsames Zurückkommen
13. Ankommen am Beckenrand
14. Die Phase danach
15. In Kontakt bleiben, ausatmen, sich weiter vom Wasser tragen lassen
16. Rückmeldung des Patienten
17. Kurze Nachbesprechung
18. Ruhephase
19. Autonome Verarbeitung durch den/die Klienten
20. Therapeutische Nachbearbeitung.

Subjektives Erleben

Anfangs ergeben sich lediglich Erfahrungsqualitäten, als ob man nach einem anstrengenden Tag ein heißes Bad nimmt. Mit zunehmender körperlicher Entspannung findet dann auch psychisch ein intensiver Prozess des Loslassens und des innerlichen Ruhigwerdens statt.

Wie in den Versuchen im Isolationstank, die der amerikanische Arzt und Bewusstseinsforscher John C. Lilly erstmals durchführte, kommt es bei der Körperarbeit im Wasser zu einer sensorischen Deprivation. Der Patient schließt die Augen und hat keine optischen Wahrnehmungen mehr. Die Ohren liegen im Wasser, so dass das Hören im wesentlichen ausgeschaltet ist. Da Wasser und Luft fast Körpertemperatur haben, hat der im Wasser liegende Behandelte auch über die Haut kaum noch Wahrnehmungen. Viele Menschen behalten noch eine Restspannung in ihren Muskeln zurück, derer sie sich nicht bewusst sind. Durch die sanften Berührungen seitens des Therapeuten und die Bewegungen im Wasser findet eine bessere Rückmeldung über diese noch verbliebenen Spannungen und ein spontanes Loslassen statt.

Es werden durch das IPEG-Verfahren intensive körperliche und psychische Entspannungszustände zugänglich gemacht. Auch Menschen, die mit herkömmlichen Entspannungsverfahren nicht gut zurechtkommen, können Entspannungszustände immer erreichen. Manche entdecken erstmals nie gekannte intensive Entspannungserfahrungen.

Von Personen, die bereits mit anderen Entspannungsmethoden Erfahrungen gemacht haben, wird das Erlebnis der IPEG-Therapie als einzigartig und besonders intensiv entspannend beschrieben.

Psychische Auswirkungen, innere Prozesse

Die im Verlauf der Behandlung auftretende intensive Entspannung wird als ein Zustand der inneren Ruhe und Gelassenheit, als ein »schwerelos Werden« erlebt. Manche Patienten beschreiben einen Moment oder einen Ort der besonderen inneren Ruhe und Kraft, des innerlich Ruhig- und Starkseins, des schwerelos Werdens. Viele Patienten fühlen sich völlig schwerelos schwebend und beschreiben angenehme Zustände, so als seien sie in den Mutterleib zurückgekehrt. Andere beschreiben Zeitreisen oder ein Schweben im All. Darüber hinaus eröffnet diese Erfahrung für den Übenden, aber auch für den Behandler einen »Zugang zu tieferen Persönlichkeitsschichten« ... »die behandelten Patienten erzählten anschließend oft von Erinnerungen und Bildern aus ihrer Vergangenheit« (Fahrländer). Viele Patienten beschreiben, dass sie einen speziellen Platz oder Raum weit innerhalb tiefer Persönlichkeitsschichten gefunden haben, wo sie Zugang zu tiefen eigenen Kräften haben und sich ganz tief und intensiv eins mit sich selbst fühlen. »Erfahrungen, bei denen eine Ausdehnung oder Erweiterung des Bewusstseins über die gewöhnlichen Ich-Grenzen und über die Grenzen von Zeit und Raum hinaus erfolgt«, wie es Stanislav Grof beschreibt, oder »spontane Gipfelerlebnisse« (nach Abraham Maslov) werden von den Behandelten nicht selten beschrieben. Es kommt zur »... fortschreitenden Entfaltung immer tieferer Schichten des Unbewussten ...« und zur Bewusstwerdung von » ... Landkarten des Bewusstseins ... « (Grof). In diesem Zusammenhang können frühkindliche psychische Traumata, die beispielsweise zu einer Depression geführt haben, im Wasser körperpsychotherapeutisch verarbeitet werden.

Körperliche und psychische Effekte

- Verringerung der Atemfrequenz
- Verringerung des Blutdrucks
- Verringerung der Herzfrequenz
- Verringerung des Gefäßmuskeltonus = Steigerung der Durchblutung von Haut und inneren Organen
- Verminderung des Schmerzniveaus
- Erhöhung der Schmerzschwelle
- Erreichen von Alpha-Entspannungszuständen
- Reduzierung der muskulären Grundspannung
- Erreichen einer situationsadäquaten Spannung im Alltag
- Entwickeln einer entspannten und gelassenen inneren Grundhaltung
- Erkennen der Notwendigkeit von Kurzpausen bzw. Entspannungsphasen
- Verringerung der Gelenkbelastung
- Ökonomisierung der Gelenkbewegungen
- Erweiterung des Bewegungsradius
- Verbesserung der Fähigkeit zur Selbstwahrnehmung/Introspektion
- verbesserte Körperkoordination, verbesserte Haltung
- Verbesserung der Körpersensibilität (Schmerzwahrnehmung, Bedürfnisse d. Körpers)
- rechtzeitiges Bemerken und Vermeidung von Phasen übermäßiger Eile, Übermüdung
- rechtzeitiges Bemerken und Vermeidung von Phasen intensiven Arbeitens ohne Erholungsphasen
- Verbesserung der psychophysischen Verfassung
- Vermeidung von Ermüdungsprozessen
- verbesserte psychische Verarbeitung und Entwicklung von Bewältigungsstrategien.

Indikationen: Wann ist eine Wassertherapie sinnvoll?

Eine Körpertherapie im warmen Wasser hat sich zur allgemeinen Gesundheitsvorsorge und bei den nachfolgend aufgelisteten Gesundheitsstörungen bewährt:
- Schlaflosigkeit (bestimmte Formen)
- Zusatzbehandlung bei verschiedenen Schmerzformen
- Spannungskopfschmerz

- Migräne
- allgemeine Spannungsgefühle, innere Unruhe und Nervosität
- Angstzustände
- Prüfungsangst
- andere Formen von Phobien und Angstzuständen
- Stresserkrankungen, Burn-out-Syndrom
- Erschöpfungszustände
- Zusatzbehandlung bei funktionellen Störungen (vegetative Dystonie)
- Zusatzbehandlung bei Magengeschwür und bei anderen durch innere Anspannung bzw. diverse Stressfaktoren begünstigte Erkrankungen
- Zusatzbehandlung bei Bluthochdruck
- nach Herzoperationen oder Herzinfarkt
- Zusatzbehandlung bei Asthma bronchiale und anderen Lungenerkrankungen (in nicht akuten Phasen der Erkrankung)
- Rehabilitation nach Schlaganfall
- Zusatzbehandlung während der Reduktion oder beim vollständigen Absetzen von Schmerzmitteln und Tranquilizern.

Bei den genannten Indikationen können Wasserentspannungsübungen teilweise als alleinige oder als zusätzliche Therapie eingesetzt werden.

Kontraindikationen

Bei folgenden Erkrankungen sollte die IPEG-Entspannung nicht eingesetzt werden:
- Asthmaanfall
- akuter Kreuzschmerz (»Hexenschuss«)
- Muskelentzündungen
- akutes Muskelrheuma
- Gelenkentzündungen
- mit Medikamenten schlecht eingestellte Blutdruckwerte (dekompensierter Hypertonus)
- mit Medikamenten schlecht eingestellte Herzschwäche (dekompensierte Herzinsuffizienz)

Kurzinformationen zum IPEG-Verfahren für Übende

Das IPEG-Verfahren, benannt nach dem Institut für Persönlichkeitsentwicklung und Gesundheitsbildung in Heidelberg, ist ein intensiv körperlich und psychisch wirksames Entspannungs- und passives Bewegungsverfahren. An der Entwicklung des Verfahrens waren Mediziner, Psychologen, Pädagogen und Physiotherapeuten beteiligt. Das IPEG-Verfahren wurde, erstmals 1978 und zwar zuerst an psychiatrisch Kranken und Psychotherapiepatienten sowie im Rahmen der Behandlung von »burn-out« und Stresserkrankungen eingesetzt. Dabei ging es hier um das Erreichen von Entspannungszuständen und um die Induktion oder die Unterstützung körperpsychotherapeutischer Verarbeitungsprozesse.

Später fand man Möglichkeiten zur erfolgreichen Anwendung bei vielen verschiedenen Indikationen wie z.B. bei rheumatischen Erkrankungen und in der Behandlung nach operativen Eingriffen an der Wirbelsäule. Bei diesen Erkrankungen spielt der durch die Erkrankung selbst verursachte Schmerz eine wichtige Rolle im Alltag der Patienten. Durch intensive Entspannungszustände gelingt es, den bei diesen Erkrankungen vorliegenden Teufelskreis von zunehmendem Schmerz und Verspannung zu durchbrechen.

Durch das IPEG-Verfahren können in kurzer Zeit auch bei Patienten ohne Vorerfahrungen intensive Entspannungszustände erreicht werden, wie sie sonst nur durch Meditationsverfahren oder im Rahmen von Drogenerlebnissen zugänglich sind. Körperpsychotherapeutische Verarbeitungsprozesse werden induziert oder unterstützt.

PRAXISTEIL

Partnerübungen

Die hier vorgestellten Übungen können Sie ohne Therapeuten mit einem Partner in körperwarmem Wasser eines Schwimmbades durchführen.

Schwimmhilfen und Auftriebskörper zur Unterstützung des Entspannungsvorgangs
Es gibt verschiedene Stufen von Unterstützung (Stufe 1: gering, Stufe 5: stark) mit einem entsprechend intensiveren, vom Behandelten subjektiv empfundenen Gefühl der Sicherheit. Wählen Sie die Hilfsmittel je nach Sicherheitsbedürfnis Ihres Partners aus, und verringern oder verstärken Sie sie gegebenenfalls.

Stufe 1:
Der Behandelte bekommt ein Schwimmbrett unter beide Unterschenkel gelegt.

Stufe 2:
Ein Schwimmbrett liegt unter den Oberschenkeln.

Stufe 3:
Die Oberschenkel werden auf ein Schwimmbrett gelegt, ein weiteres unterstützt den Schultergürtel und den Brustkorb.

Stufe 4:
Der Behandelte bekommt ein Schwimmbrett unter beide Unterschenkel (oder Schwimmflügel an die Unterschenkeln) und trägt zusätzlich an beiden Armen Schwimmärmel. Die Schwimmärmel sollten nicht zu prall mit Luft gefüllt sein, da dies bei den Patienten ein Gefühl von Enge hervorrufen kann.

Stufe 5:
Der Behandelte hat Schwimmflügel an beiden Beinen (Unterschenkeln), oder beide Beine werden auf einem Schwimmbrett gelagert. An den Oberarmen trägt er Schwimmflügel, der Hinterkopf bzw. Nacken ruht in einem Schwimmring o. Ä.

Wenn der Nacken schmerzt, kann es sinnvoll sein, durch ein zusätzliches Schwimmbrett oder einen Schwimmreif unter dem Kopf und oberen Brustkorbbereich für Entlastung zu sorgen.

Übungen

Ausgangssituation:
- Der Behandelte liegt ruhig im Wasser und atmet tief ein und aus.
- Der Behandler steht oberhalb oder etwas rechts seitlich (bei Linkshändern links) neben dem Kopf des im Wasser Liegenden.

1. Umgreifen Sie mit der rechten Hand (bei Linkshändern mit der linken Hand) von unten den Nacken des Behandelten. Sie berühren dabei den Hinterkopf mit der Handwurzel und vielleicht auch dem Unterarm. Durch sanften Druck von Daumen und Mittelfinger können Sie nun die seitlichen Halsmuskeln lockern. Der Behandelte erhält durch den sanften Druck Rückmeldung über den Spannungszustand seiner Muskulatur und wird in der angenehmen Situation möglicherweise unwillkürlich locker lassen.
Unterstützen Sie während dieses Vorganges mit der anderen Hand den Nacken oder den Kopf Ihres Partners.

2. Umgreifen Sie mit der anderen Hand den Hinterkopf des Behandelten und bewegen Sie zunächst den im Wasser liegenden Körper und dann den Kopf ganz sanft ein wenig nach links und nach rechts.

3. Drehen Sie nun den Kopf zur Seite. Zunächst nach links und dann nach rechts. Unterstützen Sie die Bewegung durch die am Nacken anliegende Hand. Achten Sie darauf sanft vorzugehen und zunächst fast unmerkliche Bewegungen auszuführen. Beenden Sie die Bewegung bevor Sie einen Widerstand beim Behandelten auslösen.

4. Achten Sie auf die Atmung des Behandelten. Wenn die Behandlung für ihn angenehm ist, wird sich seine Atmung vertiefen. Wenn der Behandelte tief atmet, und auch besonders gut ausatmet, wird sich allmählich die Bauchatmung einstellen. Sie werden bemerken, dass die Einatembewegung des im Wasser Liegenden immer mehr von selbst entsteht. Ob Ihre Beobachtungen zutreffen, können Sie sich im Anschluss an die Behandlung im nachfolgenden Gespräch nochmals vom Behandler rückmelden lassen.

5. Umgreifen Sie von oben die linke (rechte bei Linkshändern) Schulter des im Wasser Liegenden. Wechseln Sie die Hand, die den Nacken unterstützt, und umgreifen Sie mit der anderen Hand die rechte (linke) Schulter. Es geht bei dieser Übung nur um ein sanftes Berühren, das dem Behandelten eine Rückmeldung über den aktuellen Spannungszustand seiner Schultermuskulatur ermöglicht. Meist stellt sich von selbst eine (weitere) Entspannung der Muskulatur ein.
6. Ziehen Sie die Schulter ein wenig nach außen und drücken Sie sie sanft etwas nach unten (fußwärts) und nach hinten zum Rücken. Verfahren Sie ebenso mit der anderen Schulter.
7. Umgreifen Sie mit beiden Händen von oben die Schultern des Liegenden und ziehen Sie sie sanft auseinander. Achten Sie wieder auf die Atmung des im Wasser Liegenden.
8. Unterstützen Sie wieder den Nacken des Liegenden mit der rechten (linken) Hand. Ergreifen Sie mit der anderen Hand das linke Handgelenk des Partners, und heben Sie den Unterarm vorsichtig und ganz allmählich und langsam aus dem Wasser. Wenn der Liegende diese Bewegung zulassen kann, sie weder unterstützt noch Widerstand dagegen zeigt, können Sie allmählich den ganzen Arm aus dem Wasser heben und zunächst im Handgelenk, dann im Ellbogengelenk und im Schultergelenk sanft hin- und herbewegen. Achten Sie dabei immer auf die Atmung des Liegenden und beenden Sie die Bewegung, bevor Sie Widerstand oder Unterstützung durch den Liegenden auslösen.
Sie können, z. B. bei Kraftsportlern, die sich nur schwer entspannen können, leichte Schüttelbewegungen in den verschiedenen Richtungen, in die sich das Gelenk bewegen lässt, ausführen. Nach einiger Übung gelingt es Ihnen sicher auch, fast unmerklich feine rüttelnde vibrationsartige Bewegungen auszuführen. Es kommt dabei darauf an, in den Fingern und auch im Handgelenk locker zu bleiben, während man die Bewegung aus dem Arm heraus erzeugt. Durch diese Bewegungen wird dem im Wasser Liegenden der Spannungszustand seiner Muskulatur in sanfter Weise rückgemeldet, was meist zur Entspannung führt.
Eine zusätzliche Unterstützung kann es sein, wenn man mit der Hand, die den Nacken stützt, weiter nach unten zufasst, und mit leicht gespreizten Fingern im Bereich des Schulterblatts bzw. in Herzgegend den im Wasser Liegenden sanft trägt bzw. hält. Der Kopf kann dabei auch weiter auf dem Unterarm des Therapeuten ruhen. Dies kann zum zusätzlichen körperlichen und damit innerlichen Loslassen führen.
9. Führen Sie sanfte Schüttelbewegungen im Bereich des linken (rechten) Schultergelenkes durch. Wechseln Sie dann zur anderen Seite und führen Sie die gleichen Bewegungen dort durch.
10. Führen Sie sanfte Schüttelbewegungen im Bereich des linken (rechten) Ellbogengelenkes und dann im Bereich des rechten (linken) Ellbogengelenkes durch.
11. Unterstützen Sie den Körper des liegenden Partners zusätzlich, indem Sie ihn mit der freien Hand zwischen den Schulterblättern (Herzgegend) am Rücken halten.

Übungen in Bewegung

Bewegen Sie nun den liegenden Partner durchs Wasser. Sie können dabei gleichzeitig sämtliche oben beschriebenen Haltungen und Bewegungsabläufe auf dem Wasser durchführen. Unter Wasser sollten nur Therapieerfahrene gehen. Folgende Reihenfolge der verschiedenen Bewegungsrichtungen hat sich bewährt:
a) langsame Drehung des Liegenden im Kreis mit Zug am Nacken kopfwärts, zunächst gegen den Uhrzeigersinn
b) anschließend gleiche Bewegung mit dem Uhrzeigersinn

c) Zug am Nacken und Bewegung kopfwärts
d) Drehung um den Behandler im Uhrzeigersinn: Der Behandler muss hierbei darauf achten, die Drehbewegung ganz sanft und fast unmerklich einzuleiten und möglichst wenig Druck und Zug auszuüben
e) Drehung in gleicher Weise gegen den Uhrzeigersinn.

Bewegungen unter Wasser

Diese Übungen sollten besser nur unter Anleitung eingeübt und nicht einfach nach schriftlicher Anleitung ausprobiert werden. Wer körper- oder atemtherapeutische Vorerfahrungen hat, wird möglicherweise besser zurechtkommen.

Delphinbewegungen (stehende Wellen)

Der Therapeut steht seitlich vom Patienten und unterstützt ihn mit einer Hand im Nacken, zwischen den Schultern oder im Bereich der oberen Rückenpartie, mit seiner anderen Hand im Bereich des Steißbeins oder unter den Knien. Der Patient liegt entweder zunächst ganz ruhig im Wasser oder gleitet, bewegt von den Händen des Therapeuten, langsam durchs Wasser.

Nun lässt der Behandler ihn mit seinem Kopf voraus an sich vorbeigleiten, bis er seine Fersen und Knöchel mit seinen Händen bequem erreichen kann. Danach beginnt er langsam rückwärts zu gehen und zieht den Patienten an den Füßen hinter sich her.

Beim Einatmen des Patienten gibt der Behandler ein vereinbartes Zeichen und signalisiert, dass er ihn jetzt gleich unter Wasser führen wird. Er kann die Einatmung dann noch vertiefen. (Das Zeichen kann beispielsweise ein zweimaliger fester Druck mit den Händen sein.)

Während der Rückwärtsbewegung taucht der Behandler beide Füße des Patienten unter das Wasser, hebt sie wieder an die Wasseroberfläche, taucht sie wieder nach unten usw. Auf diese Weise wird eine durch den ganzen Körper laufende wellenförmige Bewegung erzeugt. Der Patient taucht dabei mit seinem Kopf unter Wasser, kurz wieder auf und dann wieder unter Wasser. Seine Arme, in Verlängerung des Kopfes, nehmen ebenfalls an dieser Wellenbewegung teil. Anschließend lässt der Therapeut die Wellenbewegung langsam auslaufen. Er macht einen Schritt zur Seite, so dass der Patient wieder neben ihn in eine entspannte Ruhelage gleitet, in der er erneut von unten im Nacken- oder Schulterbereich und in der Steißbeingegend unterstützt wird.

Wellenbewegung in Bauchlage

Der Klient wird auf dem Rücken liegend vom Therapeuten gehalten, unterstützt und beobachtet. Sobald er entspannt, ruhig, sowie regelmäßig atmet und die Ausatemphase im Verlauf der Behandlungssitzung etwas länger geworden ist, kann mit der Übung begonnen werden. Der Therapeut steht neben dem Patienten und hält ihn mit seinen Händen im Nackenbereich und in der Steißbeingegend. Der Patient wird nun von ihm mehrmals atemsynchron, während der Einatmung kopfwärts und während der Ausatmung fußwärts, bewegt.

Am Ende dieses Bewegungszyklus lässt er ihn kopfwärts an sich vorbei durchs Wasser gleiten, bis er mit den Händen seine Füße erreichen kann. Mit der rechten Hand ergreift er nun von oben das rechte Sprunggelenk des Klienten und von unten mit der linken Hand das linke. Nachdem das vereinbarte Zeichen zum Untertauchen gegeben wurde, zieht der Therapeut den Patienten hinter sich her und dreht ihn durch sanften Zug an den Beinen auf den Bauch. Beim weiteren Rückwärtsgehen hebt und senkt er seine Füße und erzeugt dadurch eine Wellenbewegung, die sich durch den ganzen Körper des Klienten fortsetzt. Auch hier klingen die Bewegungen gegen Ende aus, bevor der Patient wieder in eine Rückenlage gebracht wird. Der Therapeut tritt dabei zur Seite und wartet, bis der Patient entspannt, vom Auftrieb des Wassers und seinen Händen getragen, vor ihm liegt.

Liegende Wellen

Der Therapeut bringt den entspannt im Wasser liegenden Patienten mit seinen Händen erneut in eine Bewegung kopfwärts. Dieser gleitet an ihm vorbei, bis der Therapeut die Fußknöchel und Fersen des Patienten bequem fassen kann. Anschließend gibt er ihm ein Zeichen, dass er ihn jetzt unter die Wasseroberfläche führen wird. Zunächst bewegt der Behandler sich nur einfach rückwärts und zieht den Patienten hinter sich her. Dann drückt er einen seiner Füße weit nach unten, der andere bleibt in der Nähe des Wasserspiegels. Der Körper des Patienten dreht sich dabei zur Seite, während die Arme vom Gegenstrom des Wassers nach oben über den Kopf bewegt werden. Danach bringt der Therapeut die beiden Füße wieder zusammen und führt im Rückwärtsgehen seitliche wellenförmige Bewegungen nach rechts und nach links aus, die sich unwillkürlich auf den Körper des Patienten übertragen. Gegen Ende dieses Ablaufes lässt er die Wellenbewegungen immer kleiner und langsamer werden und bringt den Patienten schließlich in die Ausgangslage zurück (s. o.), in der er, unterstützt durch seine Hände, wieder entspannt auf dem Rücken im Wasser liegt.

Dieser Bewegungsablauf wird anschließend oder zu einem späteren Zeitpunkt wiederholt. Aber dieses Mal dreht der Therapeut den Patienten in die andere Richtung, so dass er jetzt zur linken Seite geneigt im Wasser liegt, falls er die Übung zuvor in der rechten Seitenlage erlebt hat.

Manchmal kommt es vor, dass sich der Patient bei der Seitwärtsneigung spontan nicht vollständig auf die Seite oder sogar über die Seitenlage hinaus dreht und somit schräg im Wasser liegt. Dies sollte der Therapeut nicht verändern, sondern stattdessen die Beine des Patienten genau in dieser Position nach vorne und hinten bewegen, während er ihn rückwärts gehend hinter sich her zieht.

In einer späteren Therapiephase ist es möglich, den Patienten bewusst in eine Schräglage im Wasser zu bringen, und zwar in einem beliebigen Winkel zwischen Bauch- und Rückenlage, um dann die Übung in gleicher Weise wie oben beschrieben durchzuführen.

Seitlicher Wellenzyklus

Seitliche Wellen, wie sie auf dem Wasser ausgeführt werden können, sind auch im Anschluss an die senkrechten Wellen in Rücken- (Delphinbewegungen) oder Bauchlage möglich. Der Patient wird zunächst in gestreckter Rückenlage auf dem Wasser an Fersen- und Fußknöcheln gefasst und vom Therapeuten, der langsam rückwärts geht, unter Wasser gebracht. Anschließend erfolgen sanfte seitliche Schlängelbewegungen nach links und rechts.

Die gleiche Übung kann im Anschluss daran auch in Bauchlage durchgeführt werden, bevor der Patient wieder auftaucht.

Kopfwärts gerichtete Wellenbewegungen

Der Patient liegt entspannt auf dem Rücken, während der Therapeut ihn, hinter seinem Kopf stehend, mit einer Hand im Brustkorbbereich unterstützt. Seine andere Hand liegt am Hinterkopf des Patienten. Nun ergreift der Therapeut mit einer Hand in der Gegend des Scheitelpunktes die Haare des Patienten, zieht ihn vorsichtig mit dem Kopf voraus unter Wasser und führt seitliche Bewegungen nach links und rechts aus, während er sich langsam rückwärts bewegt. Die andere Hand bleibt am Brustkorb oder umgreift den Nacken des Patienten.

Wie jeder Wellenzyklus, so mündet auch dieser wieder am Ende in eine entspannte Rückenlage auf dem Wasser.

Spiralen unter Wasser

Der Therapeut steht seitlich vom Patienten, der entspannt auf dem Rücken im Wasser liegt. Er wird vom Auftrieb des Wassers getragen und zusätzlich im Bereich der Kniekehlen und zwischen den Schultern mit den Händen unterstützt.

Nachdem der Patient durch ein vereinbartes Zeichen auf das Untertauchen vorbereitet ist, zieht der Behandler die Knie des Patienten zum Brustkorb und bringt ihn in eine Embryonalhaltung. Der Therapeut beugt sich dann leicht nach vorne, bis der Patient in Seitlage im Wasser schwebt. Nun legt er eine Hand zwischen die Schulterblätter des Patienten und schiebt langsam dessen Körper. Mit der anderen Hand und dem Unterarm hält der Therapeut gleichzeitig den Patienten in der Kniekehle und führt dessen Körper in einer spiraligen Bewegung um seinen Unterarm herum. Am Ende dieser Bewegung löst sich die eine Hand von seinen Schultern. Der Therapeut führt seinen Unterarm, um welchen die gebeugten Knie des Patienten liegen, schließlich zur Seite und zur Wasseroberfläche zurück. Er dreht sich dabei in die gleiche Bewegungsrichtung. Die gebeugten Knie erreichen als erstes die Wasseroberfläche. Anschließend taucht der ganze, inzwischen gestreckte Körper, durch den Therapeuten leicht im Schulterbereich unterstützt, wieder aus dem Wasser auf. Die Bewegung läuft langsam aus, bis der Patient schließlich zur Ruhe kommt und entspannt im Wasser liegt.

Die gleiche Übung kann auch ohne Drehung zur Seite in Form einer »stehenden« Spirale durchgeführt werden. Je nach den Größenverhältnissen von Patient und Therapeut ist es bei dieser Übungsvariante manchmal erforderlich, dass der Therapeut während der zweiten Phase der Körperdrehung selbst auch unter Wasser geht.

Seitliche Rollen, Drehen durch das Wasser

Der Patient liegt in gestreckter Haltung entspannt im Wasser. Seine Arme liegen dabei am Körper an. Die Unterstützung des Behandlers erfolgt im Bereich der Schultern und des Steißbeines oder der Knie.

Zunächst führt und begleitet der Therapeut den Atem des Patienten, indem er ihm die Atemtiefe und die Atemphasen durch unterschiedlichen Druck seiner Hand, beispielsweise auf seine Schulter, zurückmeldet und ihn anschließend durch Ausdehnung der Loslassphase – langsame Druckminderung – mit seiner Hand einlädt, den Ausatemzug zu verlängern.

Am Ende einer Einatemphase gibt der Therapeut dann das vereinbarte Zeichen zum Untertauchen. Jetzt hebt er die Schulter und das Becken oder das Knie der ihm zugewandten Seite seines Patienten an und bringt dessen Körper dabei in eine seitliche, von ihm weg gerichtete Drehbewegung. Der Patient dreht sich in gestreckter Körperhaltung einmal um seine eigene Achse und atmet währenddessen entspannt aus. Sobald sich das Gesicht des Patienten wieder der Wasseroberfläche zuzuwenden beginnt, kann der Therapeut, falls erforderlich, die Drehbewegung im Schulter- und Becken- bzw. Kniebereich unterstützen.

Es ist möglich, dass diese Drehbewegung dem Patienten sehr leicht fällt und sein Körper von selbst, vielleicht unterstützt durch einen eigenen spontanen Drehimpuls, in eine weitere Drehung eintritt. Diese Drehbewegung sollte dann vom Therapeuten unterstützt und begleitet werden.

Der spontane Impuls zu einer zweiten Drehung zeigt in der Regel, dass sich der Patient wohlfühlt.

Mit dem Oberkörper eintauchen

Die Kniekehlen des Patienten liegen auf Hand und Unterarm des Therapeuten. Gleichzeitig unterstützt er mit seiner anderen Hand in der Brustkorb- oder Schultergegend. Sobald der Patient bereit ist, das heißt, wenn dieser sich sicher und entspannt fühlt, gibt der Therapeut das Zeichen zum Untertauchen. Er führt nun die eine Hand, die bisher den Oberkörper unterstützt hat, zum Brustbein des Klienten. Mit sanftem Druck der Fingerkuppen oder auch der ganzen Hand wird der Oberkörper des Klienten weit unter die Wasseroberfläche gebracht. Sobald der Körper durch die Auftriebskraft des Wassers wieder nach oben gehoben wird, unterstützt der Therapeut diese Bewegung, indem er einen Schritt zur Seite geht und den Patienten dadurch mit den Füßen voraus durchs Wasser zieht. Das Anheben des immer noch schräg mit dem Oberkörper nach unten im Wasser Liegenden erfolgt durch die Gegenströmung des Wassers.

Wenn sich der Patient während dieser Übung spontan nach hinten überstreckt, kann der Therapeut seine Beine auch in die andere Richtung ziehen, wodurch der Patient eine langsame, sanfte Überschlagsbewegung nach vorne mit seinem Körper ausführt. Er liegt danach mit dem Gesicht nach unten im Wasser. Der Therapeut stellt sich nun etwa in Fußhöhe neben den Patienten und nimmt mit seiner rechten Hand den linken Fuß und mit der linken Hand den rechten Fuß des Patienten. Dann geht er im Wasser einige Schritte in die Richtung, in die die Füße des Patienten jetzt zeigen, und zieht ihn hinter sich her. Während dieser Bewegung erreicht der Patient wieder die Wasseroberfläche und dreht sich in die Rückenlage. Nun lässt der Behandler ihn seitlich an sich vorbeigleiten, bis er schließlich wieder durch den Auftrieb des Wassers und vom Therapeuten im Schulter- sowie Steißbeinbereich gestützt ruhig und entspannt im Wasser liegt.

Drehung nach hinten mit gestrecktem Bein

Wie oben befindet sich der Behandler wieder in der Ausgangsstellung, das heißt neben dem Patienten, und bewegt ihn kopfwärts, bis er mit seinen Händen die Füße erreichen kann. Er fasst mit der einen Hand die Fersen bzw. Knöchel des Patienten und umgreift mit der anderen von der Seite her sein Becken. Nach dem vereinbarten Zeichen zum Tauchen hebt er die Beine des Patienten gestreckt aus dem Wasser, während er mit der anderen Hand das Becken nach unten ins Wasser drückt. Es kommt zur Beugung im Hüftgelenk, der Körper taucht tief ins Wasser ein, Kopf und Oberkörper bewegen sich langsam immer weiter nach hinten und nach unten. Durch den Auftrieb des Wassers schwebt der Körper anschließend mit dem Rücken und Hinterkopf voraus wieder der Wasseroberfläche zu. Dort ergreift der Therapeut mit seiner rechten Hand den linken und mit der linken Hand den rechten Fuß des Patienten, macht nun einige Schritte rückwärts und zieht den auf dem Bauch liegenden Patienten im Wasser hinter sich her. Bei diesem Vorgang dreht dieser sich auf den Rücken und kehrt somit wieder in die entspannte Wasserlage zurück.

Spiralen im Liegen kopfwärts

Der Patient liegt in gestreckter Haltung auf dem Rücken entspannt im Wasser. Der Therapeut beginnt eine fußwärts gerichtete Bewegung. Der Patient gleitet durchs Wasser an ihm vorüber. Die Arme werden dabei durch den Gegenstrom des Wassers nach oben über den Kopf bewegt. Sobald der Therapeut die Hände des Patienten mit seinen Händen bequem erreichen kann, ergreift er mit seiner rechten Hand die linke Hand des Patienten und mit seiner linken dessen rechte Hand. Er selbst geht nun rückwärts und zieht den Patienten hinter sich her. Die dadurch entstehende spiralige Drehbewegung seines Körpers wird vom Therapeut zusätzlich aktiv verstärkt. Wenn sich der Patient leicht und fast ohne aktives Zutun des Therapeuten um die eigene Achse dreht, kann der Therapeut nach erfolgter Drehung seine Hände lösen, umgreifen und die Hände erneut fassen, um zu einer zweiten Spirale anzusetzen.

Anschließend tritt der Therapeut etwas zur Seite und lässt den Patienten an sich vorbeigleiten, bis dieser wieder entspannt auf dem Rücken liegt.

Stehende und liegende Wellen kopfwärts

In gleicher Weise können auch kopfwärts gerichtete wellenförmige Bewegungen durchgeführt werden. Wie bei der Übung zuvor, lässt man den Patienten fußwärts gleiten. Nun fasst der Therapeut mit seiner rechten Hand die rechte Hand des Patienten und mit seiner linken die linke Hand. Er geht im Wasser langsam rückwärts und zieht den Patienten hinter sich her. Währenddessen führt er mit den Händen leichte seitliche Wellenbewegungen nach rechts und links durch, denen schließlich stehende Wellen – Bewegungen nach oben und unten – folgen. Zusätzlich oder statt dessen können auch kreisförmige Handbewegungen ausgeführt werden, so dass sich beim Rückwärtsgehen im Wasser Spiralen bilden, die sich im Körper des Patienten fortsetzen.

Langsame Rückkehr

Zu Beginn der Rückkehrphase liegt der Patient wieder ruhig und entspannt auf dem Rücken. Der Therapeut steht neben ihm und berührt ihn im Nacken sowie am Steißbein. Er bewegt ihn noch einige Male in seinem Atemrhythmus fußwärts und kopfwärts hin und her. Falls bis jetzt Schwimmkörper verwendet wurden, entfernt er sie. Nun unterstützt der Therapeut nur noch mit einer Hand den Oberkörper bzw. Nacken, während die Beine zu Boden sinken, und der Körper langsam wieder aus dem Liegen in eine aufrechte Position kommt. Sobald die Füße den Boden des Schwimmbeckens erreicht haben, wird der Patient nur noch im Schulter- oder Rückenbereich gehalten. Er ist jetzt völlig locker und entspannt, atmet tief ein und aus und lässt sich in senkrechter Haltung vom Wasser tragen. Die Füße berühren vielleicht leicht den Boden des Schwimmbeckens.

Wasserentspannung mit Säuglingen und Kleinkindern

Gewöhnung ans Wasser

Mit Babyschwimmen und anderen Wasserübungen beginnt man in der Regel ab dem Säuglingsalter (2. Monat). Früher, also unmittelbar nach der Geburt, kann jedoch schon im Wasser geübt werden. Die sogenannten Wasserbabys entwickeln sich, wie Wissenschaftler festgestellt haben, körperlich und psychisch besser als andere Kinder. Die zwischenzeitliche Rückkehr in ein Milieu, das an den neunmonatigen Aufenthalt in der mütterlichen Gebärmutter erinnert, scheint den Babys ganz besonders gut zu tun.

Bereiten Sie ihr Kind durch folgende Übungen stufenweise auf den Aufenthalt im Wasser und unter der Wasseroberfläche vor:

Geben Sie dem Kind bei diesen Übungen immer wieder die Gelegenheit, mit einem Spielzeug, einer Schwimmente oder einem Ball zu spielen.

- Baden Sie mit Ihrem Kind in der Badewanne. Halten Sie es besonders beim Einsteigen ganz nah am Körper. Wenn Sie keine Badewanne haben, stellen Sie die Babybadewanne auf den Tisch und geben Sie vielleicht zu zweit mit den Händen und Unterarmen viel Körperkontakt und Nähe. Übergießen Sie den Körper des Babys vorsichtig mit Wasser. Zuerst die Brust und den Bauch. Gießen Sie dann auch Wasser über den Kopf.
- Massieren Sie Ihr Kind anschließend mit Babyöl.
- Setzen Sie sich im Schwimmbad an den Rand. Halten Sie Ihr Kind auf dem Schoß, dann zwischen den Beinen, und lassen Sie es mit den Beinen im Wasser planschen.
- Gehen Sie selbst in das Wasser und spielen mit dem Kind, das noch am Rand des Beckens sitzt. Wenn Sie zu zweit sind, kann ein Partner mit dem Kind auf dem Schoß am Beckenrand sitzen. Später soll es dann zwischen den Beinen gehalten werden.
- Wenn Sie hoch genug stehen können (Nichtschwimmerbecken), können Sie Ihr Kind vorsichtig vom Beckenrand aus umarmen und eng an den eigenen Körper geschmiegt tiefer in das Wasser eintauchen.
- Lassen Sie ihr Kind im flachen Wasser auf dem Bauch liegen.
- Steigen Sie, das Kind eng an den eigenen Körper geschmiegt, in tieferes Wasser ein.
- Tauchen Sie das Kind zunächst nur bis zu den Schultern und dann später bis zum Kinn in das Wasser ein.
- Führen Sie verschiedene Bewegungen im Wasser aus, um das Kind an das Wasser zu gewöhnen.
- Halten Sie Blickkontakt. Halten Sie das Kind an den Schultern, schieben Sie es ein wenig von sich weg, und ziehen Sie es wieder zu sich hin.
- Wenn Angst auftritt, versteift sich das Kind sofort spürbar. Ziehen Sie es dann sofort wieder zu sich, und umarmen Sie es.
- Stehen Sie dem Kind zugewandt. Gehen Sie seitlich. Drehen Sie sich um sich selbst. Vari-

ieren Sie den Abstand zwischen eigenem Körper und Körper des Kindes. Halten Sie das Kind schließlich mit gestreckten Armen.
- Umfassen Sie das Kind vom Rücken her zunächst eng an den eigenen Körper angeschmiegt. Führen Sie Bewegungen in verschiedene Richtungen aus. Halten Sie das Kind dann mit gestreckten Armen.
- Führen Sie verschiedene Bewegungen in Rückenlage und dann auch in Bauchlage auf dem Wasser liegend aus.
- Fassen Sie das Kind an der Hüfte und bewegen Sie es zwischen zwei Personen hin und her.
- Lassen Sie das Kind mit Schwimmflügeln kurz auch alleine im Wasser schwimmen.
- Beginnen Sie mit dem Tauchen. Kinder haben bis etwa zum Alter von 2 Jahren einen Atemschutzreflex, der ein Eindringen von Wasser in die Atemwege verhindert. Schmiegen Sie das Kind eng an sich. Übergießen Sie das Gesicht des Kindes kurz mit etwas Wasser. Sie können jetzt einen Laut oder ein Wort, das Sie dann immer in diesem Moment verwenden sollten, aussprechen und dann vorsichtig mit dem Kind untertauchen. Atmen Sie selbst aus, tauchen Sie dabei ins Wasser ein und am Ende der eigenen Ausatmung wieder auf. Beobachten Sie die Reaktion des Kindes und achten Sie darauf, ob Sie den Eindruck haben, dass sich das Kind die ganze Zeit über sicher fühlt.
- Wenn Sie diese Übung öfter durchgeführt haben, können Sie ihr Kind auch für einige Augenblicke loslassen. Achten Sie darauf, dass es sich dabei wohl und sicher fühlt.
- Lassen Sie das Kind alleine von sich zu einem Partner schwimmen.
- Nach einigem Üben wird das Kind nun immer selbständiger und kann den Bewegungsraum Wasser mehr und mehr selbst erkunden.

Literatur

Amler, W. / Knörzer, W.: Bewegungspausen – für Schule, Beruf und Alltag. Heidelberg Haug Verlag, 1994

Fahrländer, C.: Körperferne und Selbstentfremdung – Wurzeln und Bedeutung ganzheitlicher Körpertherapie am Beispiel von Entspannungsmethoden im Wasser. Zulassungsarbeit an d. Akademie Waldenburg, 1992

Knörzer, W. (Hrsg.): Ganzheitliche Gesundheitsbildung in Theorie und Praxis, Heidelberg, Haug-Verlag 1994

Lilly, J.C.: Das Zentrum des Zyklons. Frankfurt: Fischer Verlag 1970

Olschewski, A.: Atementspannung, Abbau emotionaler und körperlicher Anspannung durch Atemtherapie. Heidelberg Haug Verlag, 1995

Olschewski, A.: Praxis der Rückenschule, ein ganzheitliches Kursprogramm. Heidelberg, Haug Verlag, 1996

Olschewski, A.: Progressive Muskelentspannung, 3. überarbeitete und erweiterte Auflage. Heidelberg Haug Verlag, 1996

Olschewski, A.: Sich vom Wasser tragen lassen. Mit Rheuma leben. 4, 6–8. Fischer Verlag für Medizin, 1993

Olschewski, A.: Wassertherapie – Entspannung, Bewegung, Heilung München. Kösel Verlag, 1997

Olschewski, A.: Stress bewältigen, ein ganzheitliches Kursprogramm. Pflaum Verlag, 2002

Autor und Kontakte

Dr. med. Adalbert Olschewski-Hattenhauer
Bergstraße 152
69121 Heidelberg
Tel.: 06221/413279

10

Körperwahrnehmungsübungen – Möglichkeiten zur Verbesserung der Körpersensibilität

Wolfgang Amler und Dr. päd. Wolfgang Knörzer

EINLEITUNG

Körperwahrnehmungsübungen sind als eine notwendige Reaktion auf die zunehmende Verdrängung der Körperlichkeit im Rahmen der modernen Lebensweise zu sehen.

Kinder und Jugendliche verbringen jede Woche viele Stunden sitzend in der Schule und bei ihren Hausaufgaben. Die Entwicklung, die von einer natürlichen Bewegung wegführt, beginnt früh. Die Bewegungsumwelt der Kinder hat sich deutlich verschlechtert. Wohnungen und insbesondere Kinderzimmer sind zu klein und werden dem Bewegungsbedürfnis der Kinder nicht gerecht. Besonders in städtischen Gebieten fehlen geeignete Bewegungsräume im Freien. Viele Spielplätze sind nach wie vor so angelegt, dass sie dem kreativen Bewegungsdrang der Kinder wenig entgegenkommen. Aber auch das Vorbild der Eltern und anderer Bezugspersonen, die sich selbst nicht gerne bewegen, wirkt sich negativ auf das Bewegungsverhalten der Kinder aus.

Der zunehmende Bewegungsmangel setzt sich im Erwachsenenalter fort. Neue Technologien und Produktionsverfahren bringen mehr und mehr eine Verschiebung von aktiven-körperlichen hin zu passiven-kontrollierenden Tätigkeiten im Beruf mit sich. Auch ihre Freizeit verbringen viele Menschen vor dem Fernseher, Videorecorder oder Computerbildschirm. All dies führt nicht nur zu einem akuten Mangel an Bewegung, sondern häufig sogar zum Verlust der Fähigkeit, den eigenen Körper sensibel wahrzunehmen.

Aus dieser Entwicklung ergibt sich ein Kreislauf von Bewegungsvermeidung und dadurch bedingtem weiteren Verlust der Körperbewusstheit. Körperwahrnehmungsübungen helfen dabei diesen Kreislauf zu durchbrechen.

THEORETISCHER HINTERGRUND

Als Körperwahrnehmungsübungen bezeichnen wir solche Übungen und Spiele, die mit dem Ziel durchgeführt werden, die Bewusstheit der eigenen Körperlichkeit zu erhöhen und den Spielraum der Handlungsmöglichkeiten zu vergrößern. Sie werden in den letzten Jahren verstärkt in pädagogischen und therapeutischen Kontexten eingesetzt.

Körperbewusstsein und Gesundheit

Der Auffassung von Gesundheit, von der wir hier ausgehen, liegt eine systemische Sicht zugrunde *(vgl. W. Knörzer 1994, 2; G. Treutlein 1994)*. Gesundheit wird nicht mehr als Zustand einmal erreichten Wohlbefindens oder Freiheit von Krankheit gesehen, sondern als Ergebnis dynamischer Ausgeglichenheit der physischen und psychischen Aspekte des Organismus sowie seiner natürlichen und gesellschaftlichen Umwelt. Krankheit ist demnach der Verlust dieser Ausgeglichenheit. Sie ist nicht als genereller Feind des Systems zu sehen, vielmehr birgt ein durch Krankheit erzeugtes Ungleichgewicht des Systems immer die Chance, zu einer veränderten Struktur mit größerer Flexibilität zu gelangen. H. Janalik und G. Treutlein bezeichnen dieses Auspendeln des Gleichgewichts als *»Prinzip der Oszillation«* (H. Janalik u. G. Treutlein 1989, S. 61ff).

Die Berücksichtigung dieses Prinzips ist ausschlaggebend für eine gesunde Lebensführung. Das Leben besteht aus aufeinander bezogenen Polaritäten, wie Spannung und Entspannung, Bewegung und Ruhe, Einatmen und Ausatmen, Hunger und Sättigung. Ein regelmäßiges Pendeln zwischen diesen Polen ist die Voraussetzung für Gesundheit und Wohlbefinden.

Ein zu langes Verharren an einem Pol führt zu einer Gefährdung der Gesundheit. In diesem Fall gibt es jedoch körperlich erlebbare Signale, wie z. B. chronische Müdigkeit, Verspannungen, Kopfschmerzen, die den Menschen bei entsprechender Bereitschaft, diese Signale wahrzunehmen, darauf hinweisen, seine Lebensführung hin zum Gegenpol zu ändern. Werden diese Signale jedoch nicht berücksichtigt, so verlässt der Pendelausschlag die Signalzone und gerät in die Krankheitszone. Dort ist eine Umkehr ohne fremde Hilfe meist nicht mehr möglich. Ziel einer gesunden Lebensführung muss es daher sein, Möglichkeiten und Wege zu finden, zwischen den einzelnen Polen pendeln zu können und sensibel zu werden für die körperlichen Signale, die Hinweise geben, wenn ein Pendelausschlag zu stark in die Signalzone gerät.

Körperwahrnehmungsübungen leisten einen wichtigen Beitrag zu einer gesunden, am Oszillationsprinzip orientierten Lebensführung, indem sie dafür sensibilisieren, den Punkt zu erspüren, wenn der Pendelausschlag über die Gesundheitszone hinaus in die Signalzone gerät.

Darüber hinaus kann eine erhöhte Bewusstheit der eigenen Körperlichkeit helfen, das eigene Bewegungshandeln zu verbessern und neue Bewegungen leichter zu lernen. Dies findet vor allem im Körpererfahrungsansatz der Sportpädagogik Berücksichtigung (vgl. G. Treutlein/J. Funke/N. Sperle 1986).

PRAXISTEIL

Bevor wir im Folgenden einige ausgewählte Körperwahrnehmungsübungen vorstellen, möchten wir noch auf deren Vermittlungsformen eingehen.

Wir unterscheiden *drei Vermittlungsformen:*

1. **Offene Angebote:** Außer der technischen Anleitung der Übung werden keine weiteren Hinweise gegeben. Die Übenden werden mit der Übung konfrontiert und machen ihre für sie angemessenen Erfahrungen.
2. **Offene Angebote mit allgemeiner Wahrnehmungszentrierung:** Die Aufmerksamkeit wird bewusst auf die Körperwahrnehmung gelenkt (z. B. »Achtet darauf, was Ihr fühlt bzw. erlebt.«).
3. **Offene Angebote mit spezifischer Wahrnehmungszentrierung:** Die Aufmerksamkeit wird bewusst auf spezielle Körperwahrnehmung gelenkt (z. B. »Achtet darauf, was während der nächsten Übung mit Eurer Atmung geschieht.«).

Unabhängig davon, welche Vermittlungsform gewählt wird, halten wir es für wichtig, nach der Durchführung von Körperwahrnehmungsübungen immer wieder die Möglichkeit zum Gespräch über die gemachten Erlebnisse zu geben. Wie ein solches Gespräch aussieht (Partner- oder Gruppengespräch, Länge des Gesprächs etc.) wird sich aus der Situation ergeben. Sicherlich sollte auch nicht über jede Körperwahrnehmungsübung sofort gesprochen werden, da dies das angestrebte Körpererleben oft eher behindert.

Bei allen Übungen und Spielen zur Körperwahrnehmung steht die Schulung und Verbesserung der Wahrnehmung im Vordergrund. Dabei lassen sich je nach Interesse und genauerer Zielsetzung detaillierte Schwerpunkte setzen. Die hier gewählten Schwerpunkte sind für uns und unsere Arbeit sehr sinnvoll gewesen, erheben aber weder den Anspruch der Vollständigkeit noch einen Absolutheitsanspruch bezüglich der Einteilung.

Die Atmung: ein wichtiges Element der Körperwahrnehmung

Gesundheit, Bewegung und Atmung gehören untrennbar zusammen. Der Atem versorgt uns Menschen mit dem lebenswichtigen Sauerstoff, den wir für unsere Energieversorgung benötigen. Falsches Atmen oder eine durch eine falsche Körperhaltung beeinträchtigte Atmung schränken unser Wohlbefinden, unsere Leistungsbereitschaft und letztendlich auch unsere Gesundheit ein. Richtiges Atmen lässt sich erlernen. Interessanterweise kommt das Thema Atmung in den traditionellen Sportarten nahezu überhaupt nicht vor bzw. drängt sich nur ganz allmählich über die fernöstlichen Sportarten in das Bewusstsein der Sporttreibenden. Hier können Wahrnehmungsübungen einen sehr guten und überaus wichtigen Beitrag zum sinnvollen Umgang mit der Atmung und damit zu einem körperlichen Gesamtwohlbefinden beitragen.

Mit ganz einfachen Atemübungen, die ohne Aufwand in jeder Situation und in jeder Räumlichkeit durchgeführt werden können, lassen sich sowohl die Wahrnehmung als auch die Atmung an sich verbessern. Wer es schafft, seine Atmung zu kontrollieren bzw. beruhigend auf sie einzuwirken, besitzt zudem ein gutes Instrumentarium, mit Stresssituationen umzugehen.

Den Atem wahrnehmen
Eine einfache Möglichkeit, seine Atmung wahrzunehmen, ist es, etwas mehr in sich hineinzuhören. Die Übenden atmen abwechselnd in den Brust- und in den Bauchbereich ein. Mit den Händen, die man an verschiedenen Körperpartien auflegt, versucht man die Atembewegung zu spüren.

Die Wirkung lässt sich verstärken, wenn die Übenden durch körperliche Belastung versuchen, die Atmung zu beschleunigen. Das kann man sehr einfach durch ein Joggen auf der Stelle bewirken. Man läuft und hört dabei auf seinen Atem. Die Übenden können miterleben, wie die Atemfrequenz steigt, wie sie vielleicht »außer Atem kommen«, und sie können im Anschluss an diese Belastung ihren Atem auch wieder beruhigen (Dauer der Übung: 2–5 Minuten).

Aktivierung durch die Atmung mit und in einer Gruppe
Die Gruppe bildet im Stehen einen Innenstirnkreis (Blickrichtung zur Kreismitte) und fasst sich an den Händen. Auf ein Signal hin geht die Gruppe langsam in die Kniebeuge und anschließend wieder nach oben. Beim Tiefergehen wird ausgeatmet und dabei der Ton »he« intoniert. Beim Hochgehen wird mit der gleichen Ausatmung der Ton »a« gebildet, so dass eine Hoch- Tiefbewegung mit der Tonfolge »he-a« entsteht. Die ganze Übung wird mit anwachsender Geschwindigkeit und Lautstärke zwischen fünf- und zehn Mal wiederholt. Zwischen jeder Ausführungsrunde nehmen die Teilnehmer einen tiefen Atemzug.

Körperwahrnehmung mit dem Partner oder in der Gruppe

Ein weiterer wichtiger Bereich der Körperwahrnehmungsübungen ist der Bereich der Partner- und Kleingruppenübungen, die sehr viel mit Vertrauen und Loslassen zu tun haben. Auch hier gibt es eine Anzahl an Übungen, die unterschiedlich anspruchsvoll sind und sehr sensibel eingesetzt werden sollten. Aufnahme von Kontakt, das Testen dieser Kontakte bezüglich Vertrauen und Verlässlichkeit lassen sich üben und gehören schließlich auch zu den kommunikativen Standardhandlungen der Menschen.

Einen »Blinden« führen

Zwei Partner bewegen sich gemeinsam durch den Raum. Ein Partner hat die Augen geschlossen, der Andere führt.

Diese Übung kann unter ganz unterschiedlichen Zielsetzungen gemacht werden. Es handelt sich zum einen um eine vertrauensbildende Partnerübung, bei der der »Blinde« sehr viel Vertrauen zu seinem »Helfer« entwickeln muss. Zum anderen besteht hier die Möglichkeit, die Wahrnehmung zu trainieren. Wie spüre ich die Lenkung meines Partners? Spüre ich vielleicht auch die Nähe anderer Menschen um mich herum. Die Übung lässt sich steigern, indem der »Blinde« nicht mehr geführt wird, sondern sich frei im Raum bewegt. Der Helfer setzt seine Lenkimpulse nur noch durch kurze Berührungen auf der Schulter nach einem zuvor verabredeten Lenksystem.

Aufeinander zugehen

Dieses Spiel lässt sich sehr gut auch mit größeren Gruppen durchführen, z. B. zu Beginn von Veranstaltungen, wenn es darum geht, dass die Gruppenmitglieder Kontakt zueinander aufnehmen und sich kennen lernen. Man braucht keinerlei spezielle Räumlichkeiten dazu. Das Spiel funktioniert im Freien genauso gut wie in geschlossenen Räumen.

Spielablauf
Die Gruppe steht in einem großen Kreis. Die Aufgabe lautet jetzt, mit einem Partner Kontakt aufzunehmen und mit geschlossenen Augen auf diesen zuzugehen. Das setzt klare Absprachen voraus. Wer geht, wer empfängt? Mit welchen Mitteln versucht der empfangende Partner den blind laufenden zu steuern. Hier ist eine ganze Reihe von Variationen denkbar.

Beispiel: Der laufende Partner streckt die Hände nach vorne, der erwartende Partner breitet die Arme einladend aus. Ein akustisches Zeichen wird vereinbart. Der sich bewegende Partner wird mittels des akustischen Zeichens gesteuert, bis er bei seinem Partner angelangt ist. Danach suchen sich beide neue Partner, und das Spiel beginnt wieder von neuem.

Den Spielleitern kommt bei diesem Spiel eine wichtige Aufgabe zu. Man muss sehr genau erkennen, welche Hilfen eine Gruppe oder auch einzelne Teilnehmer brauchen. Soll das akustische Signal vorgegeben werden, oder können die Teilnehmer das selbst vereinbaren?

Pendeln

Die Übenden bilden Dreiergruppen. Jeweils ein Teilnehmer steht in der Mitte, während die beiden anderen ihm von hinten bzw. von vorne die Hände auf die Schulter legen. Dabei stehen sie in einer leichten Schrittstellung, um ihr Gleichgewicht während der Übung leichter halten zu können. Die beiden Äußeren beginnen jetzt den Teilnehmer in der Mitte, der sich steif macht, zu pendeln – wie ein Glockenpendel in der Glocke. Zunächst sind die Pendelbewegungen sehr klein, werden dann allmählich größer, so dass der Gependelte immer tiefer abgefangen wird. Am Ende verringert sich die Pendelbewegung wieder, bis die aufrechte Ausgangsstellung erreicht ist. Anschließend werden die Positionen gewechselt, so dass jeder einmal in jede Rolle schlüpft *(Abb. 10.1)*.

Die Pendelübung bietet reiche Variationsmöglichkeiten. Sie lässt sich als sehr intensive und kraftraubende Aktivierung durchführen: »Versucht Euren Partner so schnell als möglich hin und her zu pendeln und dabei einen großen Pendelausschlag zu erreichen.« Bei dieser Variation empfiehlt es sich, eine Zeitvorgabe zu machen, um die Übenden nicht zu überfordern.

Die Wirkung der Übung verstärkt sich für den Gependelten, wenn dieser während der Übung die Augen schließt und die Pendler nicht durchgängig mit den Händen führen, sondern nach dem Pendelimpuls den Körperkontakt aufgeben. Für den Mittelteilnehmer entsteht so ein regelrechter Nervenkitzel, und es wird bei großen Pendelausschlägen ein »Vertrauensspiel« zwischen den beiden Außen-Partnern.

Eine weitere Variante: »Versucht Euren Partner so vorsichtig wie möglich zu pendeln. Dabei soll der Partner von einem Pendelausschlag über eine Gleichgewichtsphase ganz allmählich in den anderen Pendelausschlag geführt werden.« Je langsamer diese Bewegung ausgeführt wird, desto intensiver ist das Körperempfinden des Übenden in der Mitte. Wenn jeder in der Dreiergruppe in der Mittelposition war, empfiehlt es sich, eine Gesprächsrunde anzuschließen, damit die Teilnehmer ihre Erfahrungen austauschen können.

Bildhauer und Modell

Zwei Teilnehmer üben im Wechsel zusammen. Ein Teilnehmer ist das »Modell«, der andere der »Bildhauer«. Natürlich muss man diesen Begriff nicht wörtlich verstehen, es handelt sich hier eher um ein Modellieren. Das »Modell« steht zunächst einmal ganz ruhig da. Der »Bildhauer« beginnt jetzt ganz allmählich, die Position des Partners zu verändern, sie zu modellieren. Dabei soll darauf geachtet werden, dass das »Modell« immer mehr Haltearbeit verrichten muss, ohne den Partner allerdings zu überfordern. Wenn der »Bildhauer« mit seiner Arbeit zufrieden ist (und der Partner allmählich ins Schwitzen kommt), kann er sein »Werk« in aller Ruhe begutachten. Anschließend werden die Rollen getauscht.

Gassenschaukel

Ein Partner liegt auf dem Rücken. Jeweils vier Partner stehen links und rechts an seiner Seite. Sie schieben ihre Arme unter den Liegenden, der seine Augen geschlossen hält, und heben ihn langsam bis zur Brusthöhe an. Nun beginnen sie ihn sanft vor- und zurück zu schaukeln. Für den Schaukelnden ist es wichtig, sich vertrauensvoll auf die Übung einzulassen und nicht zu verkrampfen. Mit

Die Abbildungen wurden mit freundlicher Genehmigung des Karl F. Haug Verlags dem Buch »Fit in fünf Minuten« von W. Amler und W. Knörzer entnommen.

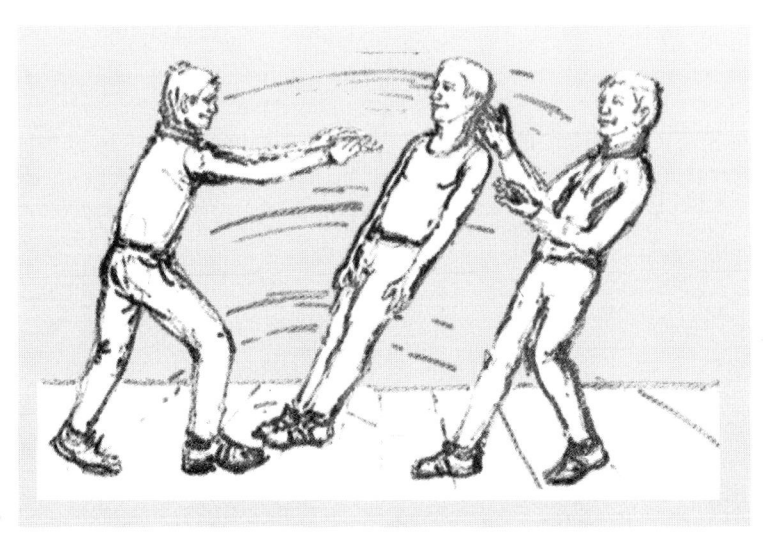

Abb. 10.1 Pendeln

bestimmten Wahrnehmungsfragen oder –aufgaben kann eine bessere Sensibilisierung erreicht werden.

Kreiseln

Mehrere Partner (6–10) bilden auf dem Rücken liegend einen Stern, wobei ihre Köpfe die Mitte des Sternes bilden. Sie halten ihre Arme nach oben. Nun legt sich ein weiterer Partner mit dem Rücken nach unten auf die ausgestreckten Arme der Liegenden und wird nach rechts und links gekreiselt.

Entspannung mit der Progressiven Muskelentspannung nach Jacobson (s. S. 250)

Wer sich körperlich entspannen möchte, muss dies häufig erst lernen. Dabei ist der körperliche Zugang der einfachste Weg, der sich sehr leicht selbständig, ohne große Hilfsmittel durchführen lässt. Wie lassen sich also körperliche Entspannungszustände initiieren und erkennen?

Eine gute Möglichkeit bietet die Progressive Muskelentspannung (PM) nach Jacobson:

An dieser Stelle geht es nicht um eine grundsätzliche Einführung, die an anderer Stelle in diesem Buch steht, sondern um die Darstellung einfacher modifizierter Übungen, die oft motivierender und weniger zeitaufwendig sind. Nachfolgend führen wir einige Übungsbeispiele auf.

Das Militär und die Gaukler

Was fällt Menschen zum Thema Militär ein? Uniform, Gleichschritt, Spannung. Versuchen Sie einmal, eine militärische Grundhaltung einzunehmen. Sie stehen mit geschlossenen Beinen und durchgedrückten Knien stramm da, wie die Soldaten einer Ehrenformation. Der Bauch ist eingezogen. Die Muskeln des Körpers sind angespannt. Sie haben in den Brustkorb eingeatmet und anschließend die Luft angehalten. Halten Sie diese Position einige Sekunden, bevor Sie in eine andere Position wechseln, nämlich in die der Gaukler und Spaßmacher, die locker in allen Gelenken durch die Gegend hüpfen können, in alle Richtungen beweglich sind *(Abb. 10.2)*. Bewegen Sie sich auf der Stelle, lockern Sie dabei alle Gelenke, schlenkern Sie die Arme an Ihrem Körper, atmen Sie bei all diesen Übungen in den Bauch ein und aus. Sie werden feststellen, dass alle Spannung und Verkrampftheit von Ihnen abfällt und Sie beinahe so etwas wie das Lebensgefühl spüren können, dass die Gaukler seit vielen Jahrhunderten ausstrahlen. Um die Wirkung wirklich spürbar zu machen, lohnt es sich, mehrmals

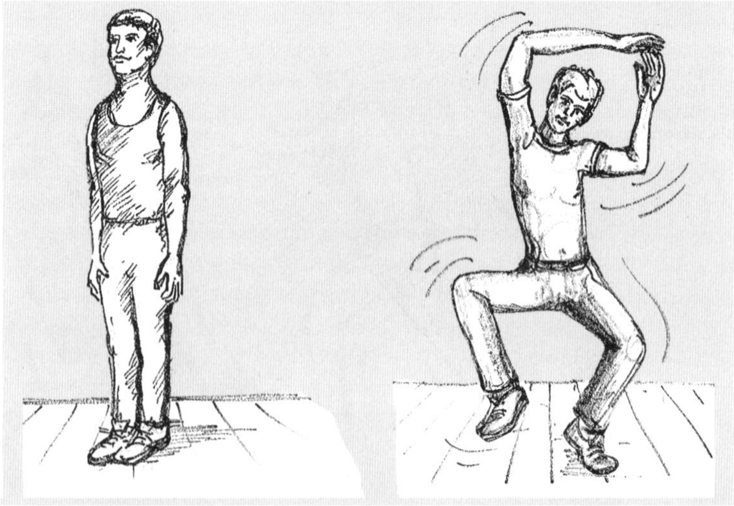

Abb. 10.2
Das Militär und die Gaukler

die Position zu wechseln – von der Spannung in die Lockerheit der Muskulatur. Wie steht es dabei mit Ihrem Wohlbefinden?

Den Himmel stützen

Der Gallier-Häuptling Majestix hatte Angst, der Himmel könnte ihm auf den Kopf fallen. Glücklicherweise gibt es immer Menschen, die den Himmel stützen.

Man steht aufrecht mit leicht gebeugten Knien. Die Arme hebt man über den Kopf, mit den Handflächen nach oben. Nun stützt man den Himmel, der schwer auf den Händen liegt. Man braucht schon seine ganze Kraft dazu, den Druck auszuhalten. Nach einer gewissen Zeit loslassen, den Körper ausschütteln, und die Übung wiederholen. Diese Übung lässt sich auch nach vorne oder zur Seite ausführen *(Abb. 10.3)*.

»Quasimodo«

Man sitzt aufrecht auf einem Stuhl. Winkeln Sie die Arme an, und lassen Sie die Hände locker, schließen Sie die Augen, atmen Sie ruhig durch. Ziehen Sie nun Ihre Schultern hoch, als ob Sie damit die Ohrläppchen berühren wollten. Drücken Sie den Kopf zurück, ohne dabei nach oben zu schauen. Konzentrieren Sie sich auf das »Polster«, das durch diese Berührungen in Ihrem Nacken entstanden ist. Drücken Sie diese »Nackenrolle« zwischen Hinterkopf und Schultern richtig zusammen, dabei tief durchatmen *(Abb. 10.4)*.

Entspannung zu »Quasimodo«: Lassen Sie nun die Schultern völlig herabsinken und den Kopf so weit nach vorne fallen, bis das Kinn die Brust berührt. Machen Sie das in einer einzigen fließenden Bewegung.

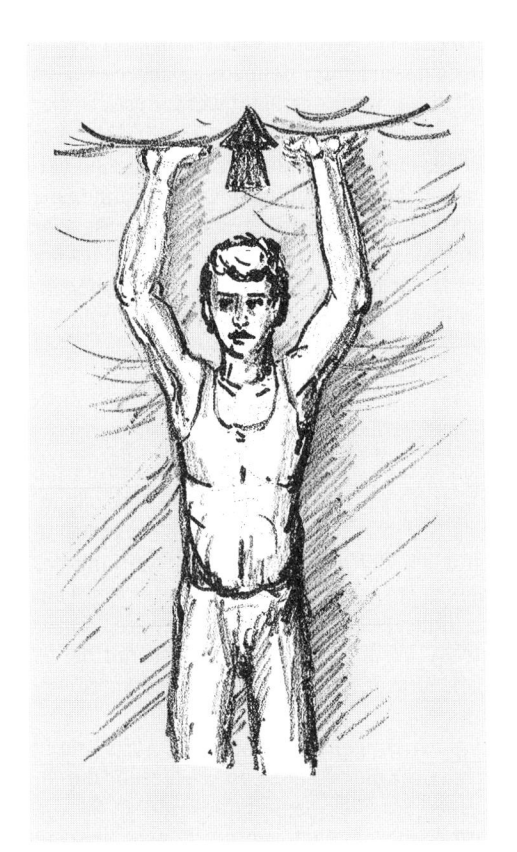

Abb. 10.3 Den Himmel stützen

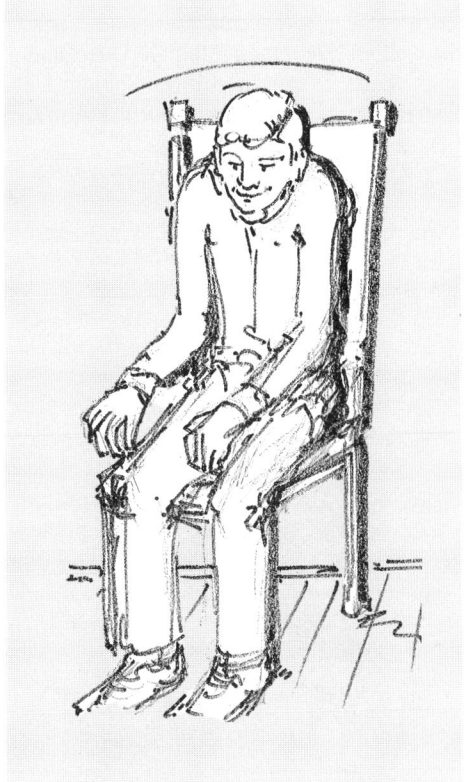

Abb. 10.4 Quasimodo

Lassen Sie die Augen dabei geschlossen, und atmen Sie ruhig und regelmäßig. Ohne das Kinn von der Brust zu nehmen, versuchen Sie nun das rechte Ohr auf die rechte Schulter zu legen, dann das linke Ohr auf die linke Schulter, und zwar ohne dabei die Schultern hochzuheben. So spannen sich – deutlich spürbar – die Muskeln, die vom Ohr zur Schulter gehen. Also nicht das Kinn hin- und herbewegen, sondern den Kopf zur Seite legen.

Atmen Sie ruhig und gleichmäßig, und genießen Sie die Entspannung eine kleine Weile. Die Entspannungsphase muss besonders gründlich und lange durchgeführt werden. Falls Sie auf die Entspannungsphase verzichten, werden Sie keinen ausreichenden Effekt verspüren können.

Siegfried

Setzen Sie sich kerzengerade hin. Winkeln Sie die Arme an, und atmen Sie locker durch. Nehmen Sie nun die Schultern so weit zurück, als wollten Sie einen kleinen Gegenstand (z. B. Bleistift) zwischen Ihren Schulterblättern einklemmen. Vergessen Sie die Atmung nicht, und spannen Sie kräftig die Muskulatur, bis Sie das Gefühl haben, dass sich dabei die Schulterblätter gleich berühren werden. Legen Sie dabei den Kopf leicht nach vorne. Wenn Sie die Schulterblätter auf diese Weise nach hinten drücken, spüren Sie in der Mitte des Rückens ein leichtes Ziehen *(Abb. 10.5)*.

Entspannung zu »Siegfried«: Sobald Sie das beschriebene Ziehen spüren, warten Sie 1–2 Atemzüge und lassen dann die Spannung wieder los. Lassen Sie Schulter und Kopf locker nach vorne fallen. Umfassen Sie mit gefalteten Händen Ihre Knie, und ziehen Sie somit Ihre Arme und Schultern straff.

Panzer

Man steht aufrecht mit leicht gebeugten Knien oder sitzt auf einem Stuhl. Bei dieser Übung ist für Anfänger zu empfehlen, den betreffenden Muskel erst einmal zur Probe anzuspannen, um deutlich zu machen, was mit dieser Übung erreicht werden soll. Dieser Test ist ganz einfach. Legen Sie eine Hand in die gegenüberliegende Achselhöhle, und versuchen Sie durch allmähliches Anspannen die Hand einzuklemmen. Dabei können Sie sehr leicht den Muskel spüren, der von der Achselhöhle zur Brust reicht. Wenn Sie versuchen, die Hand einzuklemmen, spüren Sie, wie der betreffende Muskel hart wird. Das ist die Kontrolle, dass Sie es richtig machen.

Bei der eigentlichen Übung arbeiten Sie gleichzeitig mit beiden Armen. Setzen Sie sich gerade hin, winkeln Sie die Unterarme an, die Oberarme liegen eng am Körper. Spannen Sie jetzt kräftig die ganze Brustmuskulatur an. Bei gleichzeitiger Anspannung der bereits angesprochenen Muskeln entsteht ein Gefühl, als ob man in einem engen Panzer steckt. Wenn man sehr fest anspannt, ist es nahezu unmöglich, mit dem Oberkörper zu atmen.

Nach einigen Momenten der Anspannung führen Sie die nachfolgende Lockerung durch. Lassen Sie alle Spannung los, indem Sie die Arme locker nach unten hängen lassen. Ziehen Sie die Schultern leicht nach hinten,

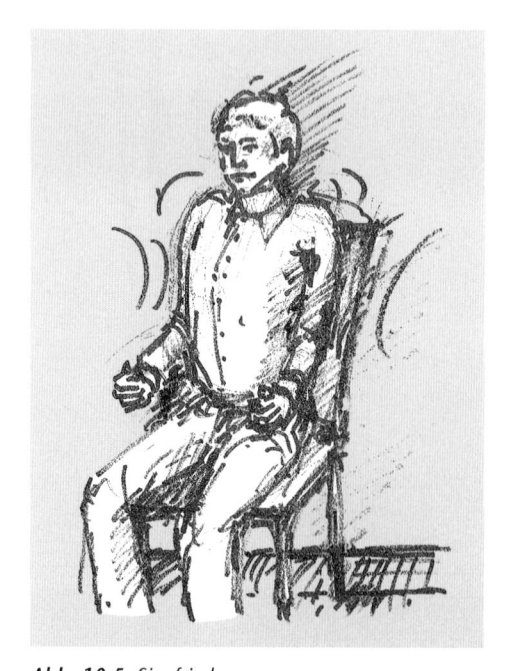

Abb. 10.5 Siegfried

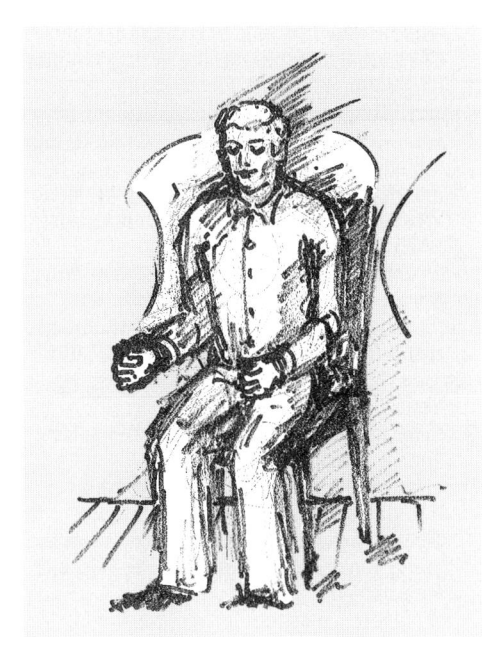

Abb. 10.6 Panzer

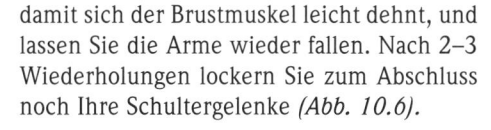

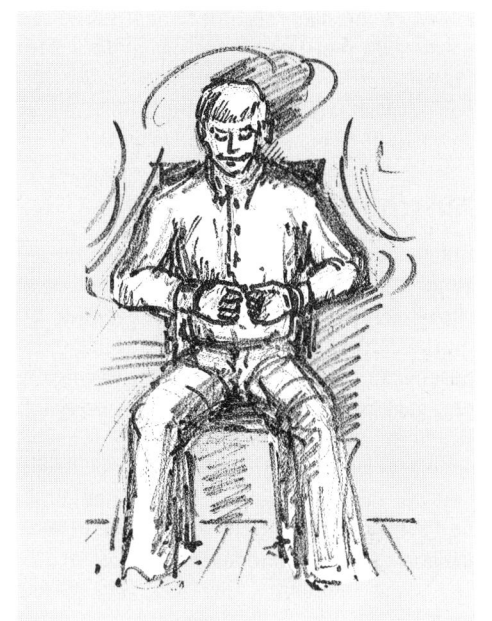

Abb. 10.7 KING KONG

damit sich der Brustmuskel leicht dehnt, und lassen Sie die Arme wieder fallen. Nach 2–3 Wiederholungen lockern Sie zum Abschluss noch Ihre Schultergelenke *(Abb. 10.6)*.

KING KONG

Sicher haben Sie schon von dem Riesenaffen »King Kong« gehört, der nicht zuletzt durch den gleichnamigen Film einen fast legendären Ruhm erreichte. Die folgende Bewegungsfolge lässt eine gewisse Ähnlichkeit zu den Bewegungen dieses Riesenaffen erkennen. Deshalb ist die Übung nach ihm benannt.

Man steht aufrecht mit leicht gebeugten Knien oder sitzt auf einem Stuhl. Winkeln Sie die Arme vor der Brust an, wobei sich die Hände nicht berühren. Die Augen sind locker geschlossen, ohne dass sich die Augenlider verkrampfen. Während Sie ruhig weiteratmen, ballen Sie Ihre Hände zu Fäusten. Spannen Sie jetzt die gesamte Armmuskulatur kräftig an: Fäuste, Unter- und Oberarme. Die Fäuste werden so stark gedrückt, bis die Muskeln in den Armen zu zittern beginnen. Atmen Sie dabei ruhig und regelmäßig durch. Wenn Sie spüren, dass Sie die Spannung nicht mehr halten können und die Intensität nachlässt, lassen Sie einfach die Arme herunterfallen und am Körper baumeln. Die Muskeln in den Armen sind jetzt völlig entspannt und schlaff. Genießen Sie einige Augenblicke dieses Gefühl. Vielleicht spüren Sie eine gewisse Schwere oder auch Wärme. Nach einigen ruhigen Momenten öffnen Sie die Augen und nehmen ihre Umgebung wieder wahr *(Abb. 10.7)*.

Partnerentspannungsformen

Klopfmassage

Ein Partner liegt auf dem Bauch, der andere massiert ihn durch Klopfen mit den Fingerspitzen aller zehn Finger. Es kommt dabei nicht so sehr auf kräftiges Klopfen an, viel wichtiger ist die Geschwindigkeit, je schneller desto besser. Man beginnt am Kopf, geht dann über den Nacken, über die Schultern und den Armen bis zu den Fingern. Nun kommt der Rücken, dann das Gesäß. Weiter geht es zunächst ein Bein hinunter bis zu den

Füßen, wobei die Fußsohlen nicht vergessen werden dürfen. Dann wird das andere Bein ebenso massiert. Zum Abschluss wird der Körper des Partners vom Kopf beginnend bis zu den Füßen zwei bis drei Mal ausgestrichen.

Ausschütteln

Ein Partner liegt auf dem Rücken, der andere steht vor seinen Füßen. Dieser hebt nun rückengerecht die Beine des Liegenden an und schlenkert sie sanft von der einen zur anderen Seite. Allmählich kann diese Bewegung den ganzen Körper des Liegenden erfassen. Die Beine werden anschließend wieder sanft abgelegt. Danach wird ein Arm des Liegenden mit der Hand gefasst, leicht angehoben und sanft ausgeschüttelt. Anschließend Wiederholung mit dem anderen Arm.

Literatur

Amler, Wolfgang/Knörzer, Wolfgang: Fit in fünf Minuten, Haug-Verlag, Heidelberg 1999
Breithecker, Dieter/Liebisch, Reinhard (Red.): Mit Sport-Spiel-Spaß zur besseren Haltung – Rückenschule für Kinder, Mainz 1993
    BAG zur Förderung haltungs- und bewegungsauffälliger Kinder und Jugendlicher, Fischtorplatz 17, 55116 Mainz
Bundeszentrale für gesundheitliche Aufklärung: Gemeinsam gegen Sucht – Kinder stark machen, Köln 1999
Herkert, Rolf: Die 90-Sekunden-Pause, Integral-Verlag, Wessobrunn 1993
Janalik, Heinz/Treutlein, Gerhard: Gesundheit durch Bewegung und Sport: in: KONTAKT, Schriftenreihe des Institus für Weiterbildung der Pädagogischen Hochschule Heidelberg, Bd. 14., Heidelberg 1989, S. 61–88
Kempf, Hans-Dieter/Fischer, Jürgen: Rückenschule für Kinder, Rowohlt, Reinbek 1994
Knörzer, Wolfgang: Körpererfahrungsübungen – Hilfen zur Verbesserung der Körperbewusstheit, in: Treutlein, Gerhard/Funke, Jürgen/Sperle, Nico (Hrsg.): Körpererfahrung im traditionellen Sport, H. Putty-Verlag, Wuppertal 1986a, S. 251–267
Knörzer, Wolfgang (Hrsg.): Ganzheitliche Gesundheitsbildung in Theorie und Praxis, Haug-Verlag, Heidelberg 1994
Knörzer, Wolfgang: Ein systemisches Modell der Gesundheitsbildung, in: Knörzer, Wolfgang (Hrsg.): Theorie und Praxis ganzheitlicher Gesundheitsbildung, Haug-Verlag, Heidelberg 1994, S. 49–71
Knörzer, Wolfgang: Körperliche Erlebnisfähigkeit – Eine Grundlage der Gesundheitserziehung, in: Redl, Sepp/Sobotka, Raimund/Russ, Alexandra (Hrsg.): Sport an der Wende, Österreichischer Bundesverlag, Wien 1991b, S. 232–244
Lodes, Hiltrud: Atme richtig, Goldmann-Verlag, München 1977
Olschewski, Adalbert: Progressive Muskelentspannung, Haug-Verlag, Heidelberg 1992
Olschewski, Adalbert: Stress bewältigen, Haug-Verlag, Heidelberg 1995
Olschewski, Adalbert: Atementspannung, Haug-Verlag, Heidelberg 1995
Pawelke, Rainer (Hrsg.): Neue Sportkultur – Von der alternativen Bewegungskultur zur Neuen Sportkultur. Neue Wege in Sport, Spiel, Tanz und Theater, AOL-Verlag, Lichtenau 1995
Teml, Hubert: Entspannt lernen, Veritas-Verlag, Linz 1988
Treutlein, Gerhard/Funke, Jürgen/Sperle, Nico (Hrsg.): Körpererfahrung im traditionellen Sport, Wuppertal 1986, 2. Auflage unter dem Titel »Körpererfahrung im Sport«, Meyer & Meyer Verlag, Aachen 1992
Treutlein, Gerhard: Zur Bedeutung von Körpererfahrungen für die Gesundheit, in: Knörzer, Wolfgang (Hrsg.): Theorie und Praxis ganzheitlicher Gesundheitsbildung, Haug-Verlag, Heidelberg 1994, S. 123–137

Autoren und Kontakte

Wolfgang Amler
Schwalbenstraße 16
74653 Künzelsau
Tel.: 07940/6821

Dr. päd. Wolfgang Knörzer
Große Mantelgasse 3
69117 Heidelberg
Tel.: 06221/161889

Fortbildungsmöglichkeiten

IPEG – Institut für Persönlichkeitsentwicklung und Gesundheitsbildung
    Lauerstr. 6, 69117 Heidelberg
HAG – Heidelberger Akademie für Gesundheitsbildung
    Bergheimerstr. 76, 69115 Heidelberg,
    Tel. 06221/911913

Kum Nye – Tibetisches Heilyoga

Matthias Steurich

Unsere Bewusstheit gibt uns die Freiheit, unser Leben selbst in die Hand zu nehmen, nicht auf eine gewaltsame oder besitzergreifende Weise, sondern vertrauensvoll.

Tarthang Tulku [1]

ENTSTEHUNG

Kum Nye, das tibetische Heilyoga, wurde von dem Lama Tarthang Tulku Rinpoche in den Westen eingeführt. Er erhielt in Tibet noch vor der chinesischen Invasion die traditionelle Ausbildung eines Tulku (reinkarnierter Lama). Kum Nye erlernte er bei seinem Vater, der selber ein Lama und Heiler war. Nachdem Tarthang Tulku Ende der 60er Jahre in die USA gekommen war, passte er in Zusammenarbeit mit Psychotherapeuten ausgewählte Übungen der besonderen Situation seiner westlichen Schüler an.

Übungsarten

Die Kum-Nye-Übungen umfassen stilles Sitzen mit weicher Konzentration auf den natürlich fließenden Atemrhythmus, sehr langsam und bewusst ausgeführte Bewegungen, Selbstmassage mit Druckpunkten und die Rezitation heilender Klänge (Mantras). Einige Übungen können auch verbunden werden mit der Visualisation symbolischer Farben.

INDIKATIONEN UND KONTRAINDIKATIONEN

Kum Nye ist ein Übungssystem zur Entspannung, Anregung der psycho-physischen Energien und zur Lösung von Blockaden im Energiesystem. Es steigert die Fähigkeit zum reinen Gewahrsein (Achtsamkeit), zur Disidentifikation von Teilpersönlichkeiten sowie zur Entwicklung von Ich-Stärke und Willenskraft. Die Übungen sind eine wirkungsvolle Methode für Stressreduktion und -management, Psychohygiene und zur Selbsterfahrung. Sie fördern eine tiefe innere Ruhe, heitere Gelassenheit und körperliches Wohlbefinden. Das ermöglicht eine umfassende Selbsterkennt-

---

[1] Tarthang Tulku, 1980. S. 14

nis, die bis in transpersonale Bereiche führen kann. Untersuchungen an der Universität Osnabrück[2] bestätigten die Wirkung von Kum Nye bei psychosomatischen Erkrankungen.

Die Übungen setzen eine normal belastbare geistige und körperliche Gesundheit voraus und sind kein Ersatz für psychotherapeutische oder medizinische Behandlung. Bei schweren psychischen Problemen sollte man sie nur nach vorheriger Absprache mit einer Therapeutin bzw. einem Therapeuten üben. Einige Übungen sind kurz nach Operationen und bei Verletzungen der Wirbelsäule nicht geeignet bzw. sollten ganz behutsam und unter Anleitung ausgeführt werden. Im Zweifelsfall ist die Konsultation eines Arztes bzw. einer Ärztin ratsam.

WIRKUNGSWEISE

Alle Kum-Nye-Übungen sind technisch sehr einfach und erfordern keine speziellen Fähigkeiten, körperliche Geschicklichkeit oder Vorkenntnisse. Das Besondere an den Kum-Nye-Übungen ist die Entwicklung einer intensiven Achtsamkeit für das gegenwärtige Geschehen, verbunden mit der Bewusstheit für den natürlich fließenden Atem. Die Achtsamkeit wird vor allem dadurch gefördert, dass die Bewegungen sehr, sehr langsam ausgeführt werden.

Dadurch öffnet sich unsere Alltagserfahrung wie auf magische Weise und lässt eine Fülle von Empfindungsnuancen zu, die in der Hektik des ziel- und leistungsorientierten Alltags kaum erfahrbar ist. Es ist ein Hinweis darauf, dass unser Alltagsbewusstsein lediglich ein blasses Abbild dessen ist, was uns potentiell in jedem Augenblick und in jeder Situation zur Verfügung steht.

In Kum Nye konzentrieren wir uns sanft auf die beim Üben angeregten Empfindungen, denn hier ist die »Schnittstelle« zwischen Körper und Geist. Solange wir bei Bewusstsein sind und einen Körper mit intakten Sinnen haben, werden wir immer etwas empfinden. Das ist biologisch vorgegeben. Was wir dann aber mit den Empfindungen machen, wie wir sie interpretieren und auf sie reagieren, das ist eine Frage des Geistes.

Beim Üben kommt es daher *nicht* in erster Linie darauf an, eine bestimmte Technik oder diverse Tricks zu lernen und sie richtig anzuwenden. Im Gegenteil, ein allzu technisches Verständnis ist ein großes Hindernis. Dann orientieren wir uns nämlich an vorgegebenen Normen und sind nicht offen für das, was gerade geschieht. Kum Nye lädt ein, in der Übung mehr, tiefer und intensiver zu erleben.

Fortschritt bei Kum Nye bedeutet daher nicht, »richtig« oder »gut« zu üben, sondern *feiner* wahrnehmen zu können. Jede Übung, auch eine scheinbar sehr schlichte, kann auf vielen Ebenen erfahren werden. Die gleiche Übung ist sowohl für »Anfänger« geeignet als auch für »Fortgeschrittene«.

Die drei Phasen des Übens

Jede Bewegungsübung besteht aus drei Phasen, die in ihrer Gesamtheit eine tief heilende Wirkung haben:
1. *Phase der Stille.* Hier nehmen wir Kontakt auf zu den Empfindungen des Körpers. Wir

---

2 Störmer-Labonté, M., Machemer, P.: Pilot-Studie zur Entspannung in der Herzinfarktrehabilitation; 1988, Forschungsbericht Nr. 65, FB Psychologie der Universität Osnabrück
Machemer, P., Störmer-Labonté, M.: Überlegungen, Erfahrungen und Untersuchungen zur Kum Nye Entspannung; 1989, Universität Osnabrück
Machemer, P.: Psychotherapie und Meditation – Zur Verbindung von Gestalttherapie und Kum Nye. In: Integrative Therapie, 3/1991, S. 228–253
Störmer-Labonté, M.: Streß und Streßbewältigung in meditativer Sicht: Die implizite Streßtheorie der Nyingma Psychologie auf dem Hintergrund der transaktionalen Streßtheorie von Lazarus; 1991, Forschungsbericht Nr. 77, FB Psychologie der Universität Osnabrück
Störmer-Labonté, M., Hardinghaus, W.: Ein meditatives Streßbewältigungsprogramm bei psychosomatischen Patienten. In: Psychotherapie, Psychosomatik, Medizinische Psychologie, Heft 12, Dezember 1992, S. 409–448
Machemer, P.: Kum Nye und religiöse Erfahrung. In: Dittrich, Hofmann, Leuner (Hrsg.): Welten des Bewußtseins; Bd. 2: Kulturanthropologische und philosophische Beiträge; 1993, VWB Verlag für Wissenschaft und Bildung, S. 105-118
Störmer-Labonté, M.: Ein meditatives Streßbewältigungsprogramm – Evaluation und Indikation bei psychosomatischen Patienten, 1994, Forschungsberichte Nr. 100a und 100b, FB Psychologie der Universität Osnabrück

spüren den natürlichen Rhythmus des Atems und lassen ihn frei fließen. So ruht der Geist gelassen in der augenblicklichen Erfahrung. Es gleicht einer vorurteilslosen Bestandsaufnahme unserer augenblicklichen Situation, in der wir in Kontakt treten mit dem offenen Raum der Wahrnehmung.
2. *Phase des Erkundens.* In diesem weiten Wahrnehmungsraum kann sich dann die Erfahrung der jeweiligen Übung entwickeln, so dass die äußere Bewegung des Körpers erlebt wird als ein innerer, sich kontinuierlich verändernder Fluss von subtilen Empfindungen. Jede Erfahrung kann als ein Wissen aufgefasst werden, das uns eine wertvolle Botschaft übermitteln möchte. Wir können sie aber nur aufnehmen, wenn wir uns ihr öffnen.
3. *Phase der Integration.* Schließlich nehmen wir in der dritten Phase des Übens achtsam die in der Übung *»Sitzen wie ein Berg«* (siehe Übungsteil) vorgestellte Meditationshaltung ein und spüren allem noch mehrere Minuten lang nach. Hier können die in der Bewegung ausgelösten Erlebnisse in uns nachwirken.

In diesen drei Phasen des Übens können wir den grundlegenden Rhythmus von Ruhe – Bewegung – Ruhe erleben. Wenn wir uns ihm immer mehr öffnen, werden wir ihn allmählich erfahren als ein Symbol allen Lebens: Aus der Stille der befruchteten Eizelle bzw. des Samenkorns entwickelt sich eine neue Lebensform und kehrt schließlich wieder zurück in die Stille von Tod und Vergehen. In jeder Übung haben wir Teil an diesen zeitlosen Rhythmen allen Werdens und Vergehens.

Die drei Wirkungsebenen

Die Übungen wirken auf drei Ebenen mit zunehmender Subtilität:
- körperlich
- psychisch/emotional
- seelisch/existentiell.

Auf der *körperlichen* Ebene lockern die Bewegungsübungen und Selbstmassagen die verspannte Muskulatur. Das ist zwar sicherlich hilfreich, führt aber nicht sehr weit, und die Wirkung hält nicht lange an.

Chronische Verspannungen der Muskulatur haben psychische Ursachen, z. B. Ängste, traumatische Erlebnisse oder festgehaltene Gefühle, die wir aus verschiedenen Gründen nicht zu zeigen oder auszudrücken wagen. Beim Üben tauchen diese oft lange unterdrückten Gefühle als Erinnerungen, Bilder, Gedanken und Emotionen häufig wieder auf. In der Übungssituation besteht die Chance, sie zu integrieren, über sie hinauszuwachsen und sie loszulassen. Das ist die *psychisch/emotionale* Wirkungsebene.

Klärt sich auf diese Weise das Bewusstsein und lassen die emotionalen Turbulenzen allmählich etwas nach, öffnet sich uns eine noch subtilere Erfahrungsdimension, hier als die *seelisch/existentielle* bezeichnet. Gemeint ist damit die Frage nach dem Sinn und den Werten unseres individuellen Lebens, aber darüber hinaus auch die Frage nach dem Leben allgemein. Auf dieser Ebene sind transzendente Erfahrungen und spirituelle Einsichten möglich (im Sinne der *philosophia perennis*, der »immerwährenden Philosophie«), und zwar nicht als intellektuelle Spekulation, sondern als *konkretes Erleben*.

Entspannung

Beim Üben lernen wir schon sehr bald die hauptsächlichen Bereiche des Festhaltens kennen. Körperliche Blockaden werden als schwere, dunkle und gelegentlich sogar schmerzhafte Gefühle erlebt. Geistige Blockaden zeigen sich als ein endloser Strom von Emotionen und sehr häufig erratischer, nicht selten sogar völlig zusammenhangsloser Gedanken. Entwickeln wir die Fähigkeit der Disidentifikation im achtsamen Gewahrsein, lösen sich diese Blockaden von selbst. Atem und Empfindungen verschmelzen zu einem Strom bewusst erlebter Energie, auf dem die Bewegung der Übung mühelos »schwimmt«.

Diese Form der Entspannung auch in unangenehmen oder schwierigen Situationen ist ungewöhnlich, denn im Kontrast zu gebräuchlichen Entspannungsverfahren wie dem autogenen Training und der progressiven Muskelentspannung wird im Kum Nye kein reines Umschalten auf einen möglichst spannungsarmen Zustand, keine konditionierte Entspannungsreaktion eingeübt, sondern entspannte Bewusstheit in allen Lebenssituationen, also auch in anstrengenden, schmerzhaften und emotional negativ getönten Erfahrungen.[3]

Erdung und Zentrierung im Hier und Jetzt

Kum Nye führt zu einer Erdung und Zentrierung im Hier und Jetzt, ein zentrales Anliegen der Humanistischen Psychologie:

»Ähnlichkeiten zwischen den humanistischen Ansätzen (einschließlich der Gestalttherapie) und Kum Nye lassen sich in der ganzheitlichen Betrachtung des Menschen als Leib-Seele-Geist-Einheit im Lebensraum finden sowie in der Vorstellung eines sich entfaltenden Menschen, der das Potential zu persönlichem Wachstum in sich trägt. Die deutlichsten Berührungspunkte von Gestalttherapie und Kum Nye liegen in dem Prinzip des »Hier und Jetzt«, der Vorstellung der Prozesshaftigkeit psychischer Vorgänge und besonders der Betonung der »wachen Bewusstheit«.[4]

Stressreduktion und -management

Stress erzeugt nicht in erster Linie eine bestimmte Situation, sondern unsere innere Einstellung zu ihr. Wird sie als angsterzeugend wahrgenommen, weil die eigenen Möglichkeiten als nicht adäquat eingeschätzt werden (z. B. in einer Prüfungssituation), so folgt eine Stressreaktion. Dann projiziert der Geist alle möglichen Komplikationen in die Zukunft, und wir reagieren darauf, als sei diese Annahme ein Faktum.

3 Störmer-Labonté, M. et al.: 1992, S. 436
4 Machemer, P.: 1991; S. 231

Die Kum-Nye-Bewegungsübungen sprechen vor allem Muskelpartien an, in denen wir stressbedingte Spannungen festhalten. Durch die Langsamkeit der Bewegung, in Verbindung mit dem natürlich fließenden Atem, kann die Spannung allmählich aufgelöst werden.

Beim Üben bleiben wir bei den Empfindungen des Körpers und des Atems bzw. kehren immer wieder zu ihnen zurück, wenn der Geist in Projektionen usw. abschweift. Dadurch wird das als überwältigend empfundene globale Angstgefühl als das erkannt, was es tatsächlich ist: eine Kombination verschiedener Symptome und Reaktionen, die jede für sich leicht überschaubar sind.

Psychohygiene

Das Leben in den westlichen Industrienationen gleicht einem unablässigen Bombardement durch Sinnesreize. Die Nerven leben sozusagen in einem permanenten Ausnahmezustand. Ebenso wie der Körper regelmäßige Ruhephasen braucht, benötigt dies auch der Geist. Das nicht an Zielen und Leistung orientierte Kum Nye schafft ohne großen Aufwand eine Situation, in der wir »die Seele baumeln lassen« können.

Die Kum-Nye-Selbstmassagen mit Druckpunkten regen die Energiebahnen sanft an und harmonisieren den Energiefluss. So können die Lasten des Alltags von uns abfallen.

Disidentifikation

Die grundlegende Kum-Nye-Übung ist das stille Sitzen in einer Meditationshaltung, bei der so weit wie möglich der Atem in seinem natürlichen Rhythmus bewusst zugelassen wird (siehe die Übung »*Sitzen wie ein Berg*«). Es entzieht unserem üblicherweise nach außen gerichteten, leistungs- und erfolgsorientierten Geist die Grundlage. Dieses manchmal geradezu als bedrohlich erlebte »Loch« wird häufig mit einer wahren Flut von Projektionen gefüllt: Alles, womit wir uns identifizieren, tritt nun deutlich hervor. Statt wie üblich unsere Projektionen mit der Wirklichkeit zu verwechseln und auf sie zu reagieren, wird nun nicht gehandelt, sondern das achtsame Gewahrsein geübt.

Allmählich können wir auch Teilpersönlichkeiten mit ihren typischen Verhaltensweisen erkennen. In dem offenen Bewusstseinsraum des achtsamen Gewahrseins haben wir die Freiheit, mit verschiedenen Reaktionen zu experimentieren und so die Kette disfunktionaler Stimulus-Reaktionsweisen zu lösen.

Parallelen finden sich in einigen modernen Therapieformen – z. B. Psychosynthese[5] oder Voice Dialogue[6] –, in denen die Disidentifikation von den Forderungen der Teilpersönlichkeiten ein zentraler Bestandteil des therapeutischen Prozesses ist.

Willensentwicklung

Kum Nye kennt zum Teil ausgesprochen konfrontative Bewegungsübungen, in denen bewusst Stresspositionen erst langsam aufgebaut, dann einige Zeit gehalten und schließlich die Spannung ganz allmählich wieder abgebaut wird. Ein Beispiel ist die Übung *Erdenergie*.

Hier spielen wir mit der Grenze unserer Möglichkeiten. Früher oder später treten Gegenreaktionen auf: Die Muskeln beginnen zu zittern, der Körper ermüdet, der Geist dreht sich immer wilder. Wann kehren wir wieder in die Ruhe zurück? Es ist keine bestimmte Zeit vorgegeben, wir können jederzeit aufhören, niemand schreibt uns etwas vor. Wir sind auf uns selbst zurückgeworfen.

Wie treffen wir die Entscheidung? Eine innere Stimme sagt: »Es geht nicht. Ich kann nicht mehr.« Wir können diese Situation nutzen, um spielerisch die Grenze des Bekannten zu verschieben. Was geschieht, wenn wir die Position noch drei Atemzüge länger halten? Wir können beim Üben beobachten: Verkrampfe ich mich? Gerate ich in einen Kampf mit mir selber? Will ich einen Erfolg erzwingen? Ist es stattdessen möglich, eine weiche Beharrlichkeit zu entwickeln, die weder gleich aufgibt noch etwas erzwingen will?

Diese Kum-Nye-Spannungspositionen können im besonderen Maß zur Willensentwicklung benutzt werden. In der Psychosynthese ist die Schulung des Willens[7] von zentraler Bedeutung, denn »der Wille ist notwendig, um eine Entscheidung zu treffen und dann bei ihr zu bleiben, um die erforderliche Zeit und die Schwierigkeiten auf sich zu nehmen.«[8]

Ich-Stärke

Durch die Bewusstwerdung unterdrückter Wünsche, Bedürfnisse, Vorurteile usw. im offenen Raum des achtsamen Gewahrseins können wir lernen, abgespaltene Selbstanteile erst zu erkennen und dann anzunehmen. Das wird wesentlich erleichtert durch die beim Üben entwickelte Position der nichtwertenden Anerkennung dessen, was da ist. So können sich belastende Schuldgefühle lösen und die unterdrückten Inhalte des Bewusstseins integriert werden. Wir entwickeln Ich-Stärke.

PRAXISTEIL

Der folgende Abschnitt lädt Sie zu einigen ausgewählten Kum-Nye-Übungen ein. Die Übungsanleitungen enthalten viele Hinweise auf Erfahrungsmöglichkeiten in den verschiedenen Phasen des Übens. Es sind aber lediglich Andeutungen, keine Zielvorgaben. Achten Sie beim Üben darauf, ob Sie daraus ein

---

5 Assagioli, R.: Psychosynthese. Handbuch der Methoden und Techniken; 1993, Rowohlt Taschenbuch Verlag, Reinbeck bei Hamburg

6 Stone, H. und S.: Du bist viele. Das 100fache Selbst und seine Entdeckung durch die Voice-Dialogue-Methode; 2. Aufl. 1995, Wilhelm Heyne Verlag, München

7 Assagioli, R.: Die Schulung des Willens. Methoden der Psychotherapie und der Selbsttherapie; 7. Aufl. 1994; Junfermann-Verlag, Paderborn

8 Assagioli, R.: 1993, S. 127

Pflichtprogramm machen wollen, ob Sie Ihre gegenwärtige Erfahrung an einem idealisierten Ergebnis messen und dann natürlich hinter diesem zurückbleiben. Immer, wenn Sie eine solche Tendenz in Ihrem Bewusstsein bemerken, wenn Sie in innere Zwiegespräche verwickelt werden, die eigene Erfahrung wertend zensieren, kehren Sie einfach mit dem nächsten Atemzug wieder zur Unmittelbarkeit des Gewahrseins zurück. Machen Sie sich immer wieder bewusst: *Das Ziel des Übens ist das achtsame Erleben des augenblicklichen Geschehens.*

Es geht nicht um Leistung und Erfolg. Im Grunde ist es ganz einfach: Kommen Gedanken, gehen Sie zurück zum Atem und zur Erfahrung. Erleben Sie ein »emotionales Drama«, kehren Sie zurück zum Atem und zur Erfahrung.

Wahrscheinlich wird Ihnen diese offene Haltung des sanften, liebevollen Annehmens der eigenen Situation, auch der eigenen Unzulänglichkeit (!), zunächst nicht leicht fallen. Aber auch das ist keine Zielvorgabe. Sie können innerlich immer wieder einen Schritt zurücktreten und im Bewusstseinsraum der achtsamen Gegenwärtigkeit mehr zulassen. So lernen Sie Geduld mit sich selbst, damit verbunden Vertrauen in natürliche Entwicklung und schließlich die subtile, heilende Freude und Gelassenheit, die spontan entsteht, wenn der innere Zwang zu Kontrolle und Etwas-tun-Müssen nachlässt.

Übung
»Sitzen wie ein Berg«

Diese Übung vereint Körper, Atem und Geist zu einer einheitlichen Erfahrung. Daher ist sie grundlegend für jede echte Entwicklung. Sie kann beliebig lange ausgeführt werden.

Die Sitzhaltung ist weit mehr als eine reine Körperhaltung. Sie kann als die konkrete Verkörperung einer völlig offenen Bewusstseinshaltung erlebt werden. Dabei entsprechen verschiedene Körperregionen gewissen Aspekten dieses offenen Bewusstseins.

Nehmen Sie so Platz, dass sich der Sitz fest, stabil und bequem anfühlt. Das ist entweder in einer klassischen Meditationshaltung mit untergeschlagenen Beinen auf dem Boden *(Abb. 11.1)* oder, falls Ihnen das zu unbequem ist, nach westlicher Art auf einem Stuhl möglich. Falls Sie das Sitzen auf einem Stuhl bevorzugen, lassen Sie die Fußsohlen flach auf dem Boden ruhen, und lehnen Sie den Rücken möglichst nicht an *(Abb. 11.2)*. Beim Sitzen auf dem Boden hilft ein festes Sitzkissen oder ein Meditationsbänkchen, das Becken etwas höher zu bringen als die Knie. Es wird Ihnen

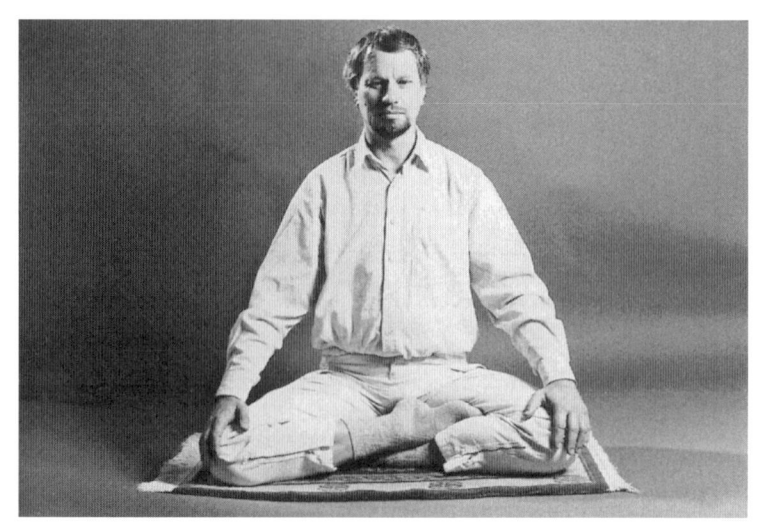

Abb. 11.1: Sitzen wie ein Berg

dann leichter sein, mit den Knien den Boden zu berühren. Erzwingen Sie es aber nicht! Falls die Knie nicht den Boden berühren, unterstützen Sie sie mit einem kleinen Kissen oder einer zusammengelegten Decke.

Nehmen Sie einige tiefe Atemzüge, und lassen Sie beim Ausatmen so weit wie möglich los. Spüren Sie, wie der Boden Sie bedingungslos trägt. Er nimmt Sie völlig an. Fühlen Sie die Berührung von Körper und Boden so vollständig wie möglich: Beine, Knie, Fußsohlen (beim Sitzen auf dem Stuhl), Gesäß: ein breites, stabiles Sitzen. Können Sie die kraftvolle Ruhe des Bodens spüren und im Bauch loslassen? Lassen Sie zu, dass sich das ruhige Vertrauen in Ihre eigene innere Kraft im Bauch ansammelt.

Nachdem Sie sich ein paar Augenblicke auf Ihre Empfindungen in Bauch und Unterkörper konzentriert haben, lassen Sie Ihre Bewusstheit allmählich im Körper nach oben wandern, so dass die aufsteigende Bewusstheit die Wirbelsäule sanft aufrichtet. Es ist ein waches, aufrechtes Sitzen, bei dem Sie weich und elastisch in der eigenen Mitte ruhen. Lassen Sie den Oberkörper spielerisch ein wenig pendeln. Spüren Sie, welche Empfindungen das entlang der Wirbelsäule anregt. Allmählich wird das Gefühl einer stabilen inneren Mitte entstehen. Die Wirbelsäule trägt mühelos den Körper.

In dieser wachen, inneren Mitte können die Empfindungen einer ruhigen, kraftvollen Lebensenergie ungehindert aus dem Bauch aufsteigen und den Brustkorb erfüllen, so dass dieser sich weitet in dem Gefühl eines ruhigen Lebensmutes. Auf der Grundlage von kraftvollem Vertrauen können Sie aufrecht (aufrichtig!) sein und sich gelassen dem Leben zuwenden.

Dieses offene Gefühl von Lebensmut im Herz- und Brustbereich kann sich immer weiter ausdehnen und bis in die Schultern ausstrahlen, so dass sich Spannungen im Schultergürtel lösen. Sanfte, kleine Bewegungen mit den Schultern werden den Prozess der Entspannung fördern. Vielleicht können Sie dann auch spüren, wie das Gefühl des Lebens und der Entspannung wie ein weicher Strom von Bewusstheit allmählich in den

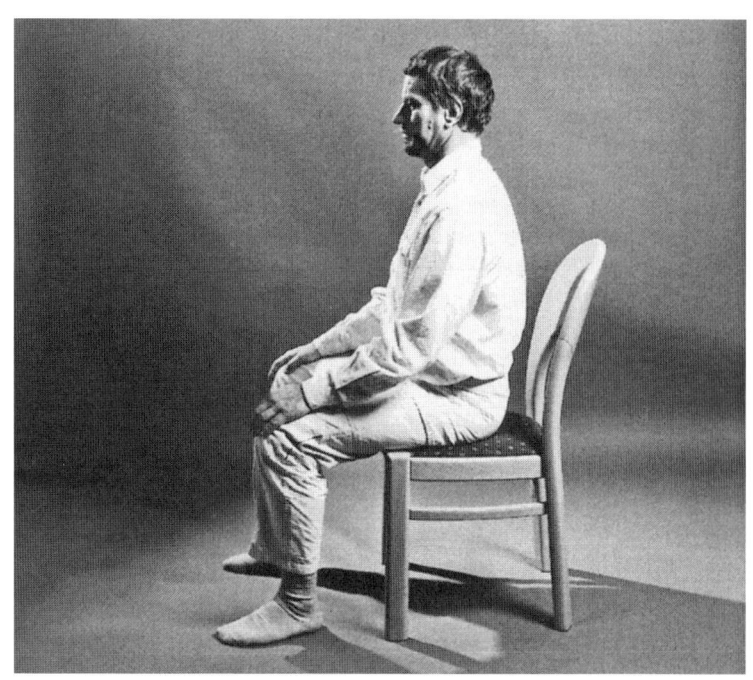

Abb. 11.2: Sitzen wie ein Berg auf einem Stuhl

Armen nach unten fließt, immer weiter bis in die Hände und in jeden einzelnen Finger. Lassen Sie die Hände entspannt auf den Knien oder Oberschenkeln ruhen. Können Sie die Verbindung der Hände mit der Kraft des Bodens wahrnehmen?

Nachdem Sie nun kraftvoll und wach aufrecht in Ihrer Mitte ruhen – Bauch entspannt, Brustkorb weit und Schultergürtel gelöst –, lassen Sie Ihre Bewusstheit allmählich durch Kehle und Nacken weiter nach oben steigen bis in den Kopf. Der Schädel ruht genau oben auf der Wirbelsäule, nach keiner Seite geneigt. So fühlt sich der Nacken lang und gerade an, was zu einer klaren Bewusstheit im Kopf führt. Es ist aber nicht die Bewusstheit von etwas Bestimmtem, sondern eine Wahrnehmung, die auf keine konkreten Dinge oder Objekte gerichtet ist. Lassen Sie Ihre Augen sehr weich sein, entweder halb oder ganz geschlossen, ohne einen bestimmten Punkt zu fixieren. Sobald Ihre Augen entspannt sind, werden sich auch alle anderen Sinne entspannen. Sie nehmen einfach wahr, was sich Ihren Sinnen zeigt, ohne an irgendeinem Sinnenreiz festzuhalten noch ihn abzuweisen. Alle Sinneseindrücke kommen und gehen, auch Gedanken, Erinnerungen, innere Bilder usw. Ihr Geist wird zu einem offenen Raum der Wahrnehmung.

Allmählich dehnt sich die Entspanntheit in den Augen über das gesamte Gesicht aus und strahlt vor allem in die Bereiche, in denen wir im Allgemeinen sehr verspannt sind: Mund, Unterkiefer und Kaumuskulatur. Die Lippen liegen weich aufeinander, fühlen sich gelöst und voll an. In der Mitte sind sie ein klein wenig geöffnet, so dass der Atem gleichzeitig durch Mund und Nase fließen kann. Die Öffnung zwischen den Lippen kann sehr klein sein, traditionell wird gesagt, als ob wir ein Reiskorn zwischen den Lippen halten. Die Zunge liegt locker im Mund, die Zungenspitze berührt kaum merklich die oberen Schneidezähne. Dieser natürlich fließende Atem durch Mund und Nase ist vielleicht zunächst etwas ungewohnt. Mit mehr Übung werden Sie aber spüren, wie er die Kehle entspannt, wie er Energien in Körper und Geist anregt und gleichmäßig fließen lässt.

Selbst wenn Sie auf diese Weise ganz still sitzen, werden Sie im offenen Raum der bewussten Wahrnehmung eine Bewegung bemerken, die in einem natürlichen Rhythmus kommt und geht: den Atem. Lassen Sie Ihren Atem so fließen, wie er will. Sie brauchen nichts zu tun, um diese Bewegung zu kontrollieren. Haben Sie völliges Vertrauen in die Fähigkeit Ihres Körpers, atmen zu können. Atmen, das macht Ihr Körper bereits seit Ihrer Geburt. Wenn Sie den Fluss des Atems mit wacher Anteilnahme zulassen, werden Sie viele feine Empfindungen spüren, die der Atem in Ihrem Körper auslöst. Atem und Geist verschmelzen auf diese Weise immer mehr und werden zu einem Strom bewusster Lebensenergie, der Ihren Körper zunehmend durchdringt. Diese heilende Energie des bewusst erlebten Atems kann Sie völlig erfüllen und sich über die Grenzen Ihres Körpers hinaus ausdehnen in den Sie umgebenden Raum.

Verbinden Sie sich immer mehr mit der bewussten Erfahrung des natürlichen Atemrhythmus: Kommen und Gehen, Aufnehmen und Wieder-Loslassen. Bewegung in der Stille des Sitzens. Bewegte Stille. Bewegung im Bewusstseinsraum. Es ist eine Bewegung, die von selbst geschieht, ohne Kontrolle. Sie hat kein Ziel, auf das sie zuläuft, sondern kehrt rhythmisch in sich selbst zurück. Der Atem braucht kein äußeres Ziel, um sich zu definieren oder zu rechtfertigen, er trägt sein Ziel in sich. Aber auch ohne äußeres Ziel ist er sinn- und wertvoll: Der Atem ist Lebensenergie. Vertiefen Sie sich ganz in diese Erfahrung.

In dieser körperlichen und geistigen Haltung sitzen Sie in einer kraftvollen, ruhigen Präsenz, vom Atem durchströmt, wie ein Berg: unerschütterlich, alle Sinne offen, wach und anteilnehmend, ohne den geringsten Zwang, etwas tun oder kontrollieren zu müssen. *Sie dürfen so sein, wie Sie gerade sind.*

Üben Sie dies, solange es Ihnen ohne Zwang möglich ist.

Übung
Die Energiekugel

Diese Übung regt vor allem die Energien des Herzzentrums an und die damit verbundene geistige Qualität des liebevollen Mitempfindens. Vielleicht können Sie nach einiger Zeit spüren, wie weiche, weite Empfindungen Ihren Brustkorb anfüllen und durch die Arme und Hände nach außen fließen. Die geistige Entsprechung ist eine heitere Ruhe, ein Gefühl des Erfülltseins, das sich mühelos anderen mitteilt. Blockaden werden dagegen als Spannungen und dunkle, schwere Empfindungen wahrgenommen, ihre geistigen Entsprechungen sind Angst, Sorgen und Depression. Sie kann auch im Sitzen ausgeführt werden.

Stellen Sie sich aufrecht so hin, dass Ihr Körpergewicht gleichmäßig auf beiden Beinen ruht. Die Beine sind gerade, ohne in den Knien zu blockieren. Verschieben Sie spielerisch wiegend das Körpergewicht sanft von einem Fuß auf den anderen, und spüren Sie, wie dadurch Empfindungen in den Füßen, Beinen, dem Bauch und Becken angeregt werden.

Gönnen Sie sich ein paar Augenblicke, den natürlichen Fluss des Atems zu spüren, durch Mund und Nase gleichzeitig. Lassen sie ihn so weit wie möglich durch den gesamten Körper fließen. Achten Sie vor allem auf Bereiche, in denen häufig Verspannungen zu finden sind: Bauch und Becken, Brustkorb und Schultern, Arme und Hände, Kehle und Nacken, Augen und Mund.

Wenn Sie sich in Ihrem Körper heimisch fühlen, beginnen Sie, ganz, ganz langsam und achtsam die Hände vor dem Körper zusammenzuführen, bis sich die eine Hand ein wenig über der anderen befindet *(Abb. 11.3)*. Heben Sie nun sehr behutsam beide Hände vor dem Körper hoch. Etwa in der Höhe des Herzens werden Sie merken, dass sich die Hände beim Heben von selbst nach außen zu drehen beginnen. Fahren Sie in dieser langsamen, achtsamen Bewegung fort, bis Hände und Arme ganz gehoben sind und die Handflächen nach vorn zeigen. Ohne den Fluss der Bewegung zu unterbrechen, lassen Sie nun die Arme in einem weiten Bogen nach außen und unten sinken *(Abb. 11.4)*. Schließlich kommen die Hände wieder vor dem Bauch

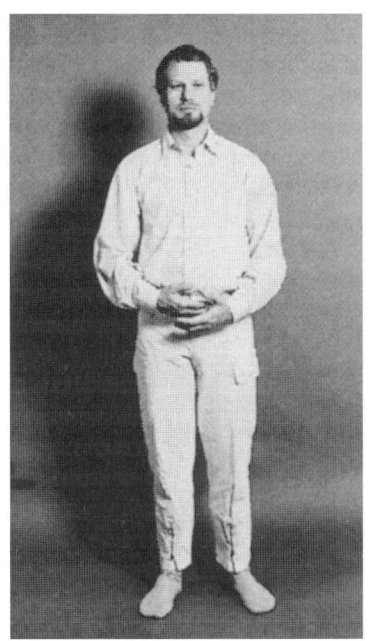

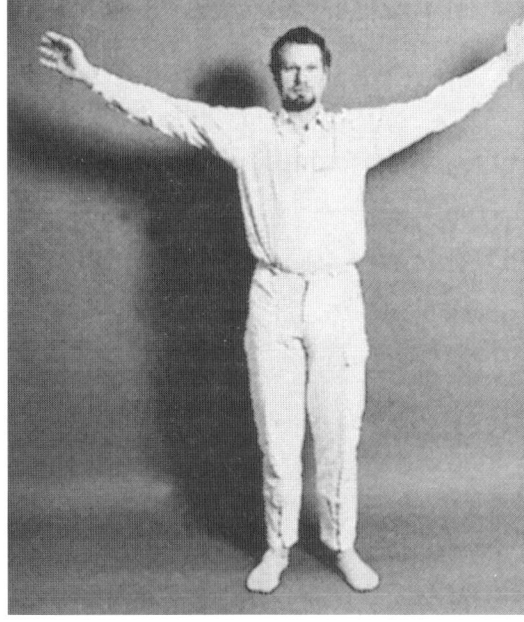

Abb. 11.3 u. 11.4:
Die Energiekugel

zusammen, so dass sie einen vollständigen Kreis beschrieben haben.

Führen Sie diese große Kreisbewegung der Arme und Hände sehr langsam und bewusst mehrere Male aus, und achten Sie behutsam auf die dabei angeregten Empfindungen in den Händen, Armen und Schultern. Lassen Sie Atem, Bewegung und Empfindungen in einer weiten, offenen Wahrnehmung verschmelzen. Vielleicht können Sie entdecken, dass sich jede Wiederholung der Bewegung ein wenig anders anfühlt, sich neue Nuancen der Bewusstheit öffnen. Möglicherweise haben Sie nach einiger Zeit das Empfinden eines Energiefelds zwischen den Armen und Händen, das sich zu einer »Kugel aus Energie« verdichten kann.

Nach mehreren einfühlsamen Wiederholungen der weiten, kreisenden Bewegung sinken die Arme wieder nach unten. Bleiben Sie ein paar Augenblicke ruhig stehen, die Arme hängen entspannt herab, und spüren Sie in sich hinein, ehe Sie bewusst wieder in die Sitzhaltung (siehe Übung »*Sitzen wie ein Berg*«) zurückkehren. Spüren Sie im stillen Sitzen noch mehrere Minuten den Empfindungen nach. Vielleicht können Sie feststellen, dass der Atem jetzt ruhiger und weiter fließt, der Geist offener und klarer geworden ist und sich der Körper erfrischt und belebt anfühlt.

Übung
Wachheit von Körper und Geist

Diese energetisierende Übung löst Verspannungen entlang der Wirbelsäule. Bei einer Schwangerschaft oder Verletzungen an der Wirbelsäule sollte sie entweder überhaupt nicht oder nur sehr behutsam ausgeführt werden.

Stellen Sie sich locker und aufrecht hin, und verteilen Sie Ihr Körpergewicht ungefähr gleichmäßig auf beiden Füßen. Regen Sie durch leichte, wiegende Bewegungen das Empfinden eines fließenden Gleichgewichts an, indem Sie das Körpergewicht spielerisch von einem Fuß auf den anderen verlagern. Lassen Sie die dabei entstehenden Empfindungen allmählich in den Beinen aufsteigen und bis in den Bauch und das Becken fließen, so dass Sie deutlich den gesamten Unterkörper spüren.

Allmählich steigt die bewusste Wahrnehmung immer weiter nach oben und richtet den Rücken auf, so dass er elastisch in der eigenen Mitte ruht. Lassen Sie in den Schultern los und die Arme und Hände locker hängen. Nun fließt der aufsteigende Strom der Bewusstheit weiter durch die Kehle bis in den Kopf, der senkrecht auf der Wirbelsäule ruht.

Gönnen Sie sich ein paar Augenblicke, um den natürlich fließenden Atemrhythmus zu spüren. Lassen Sie sich von ihm völlig durchströmen.

Ganz allmählich und achtsam bewegen sich nun die Arme nach vorne und oben, bis sie locker zur Decke zeigen. Erspüren Sie einige Augenblicke diese neue Haltung, ehe sich die Hände langsam nach vorne und unten bewegen, so dass der Rumpf von der Hüfte aus in einem weiten Bogen der Bewegung der Hände folgt. Dabei werden viele Empfindungen angeregt, vor allem entlang der Wirbelsäule. Wirbel für Wirbel geht es immer weiter nach unten, bis Kopf, Arme und Hände locker herabhängen *(Abb. 11.5)*.

Verweilen Sie einige Augenblicke in dieser Position, und vertiefen Sie sich in das Gefühl des Sich-Hängen-Lassens. Achten Sie vor allem darauf, ob Sie im Nacken loslassen können und der Kopf locker herabhängt.

Holen Sie nun einen ganz tiefen Atemzug, und beim Ausatmen spreizen Sie leicht die Finger. Vielleicht spüren Sie, wie Sie alleine durch das vollständige Ausatmen noch mehr loslassen können.

Nun beginnen die Hände und Arme sich wieder im großen Bogen zu heben, und der Rumpf richtet sich allmählich auf. Sehr langsam und einfühlsam geht es immer weiter nach oben und über die Senkrechte hinaus in einer kontinuierlichen Bewegung bis in eine leichte Beugung nach hinten *(Abb. 11.6)*. Verharren Sie dort einige Atemzüge, und öffnen Sie sich allem. Wahrscheinlich spüren Sie eine große Weite auf der Vorderseite des Körpers.

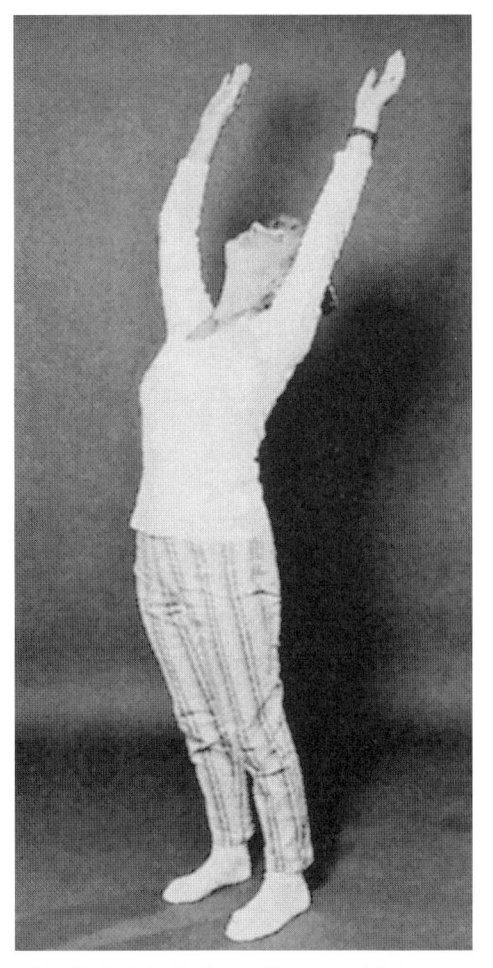

Abb. 11.5: Wachheit von Körper und Geist 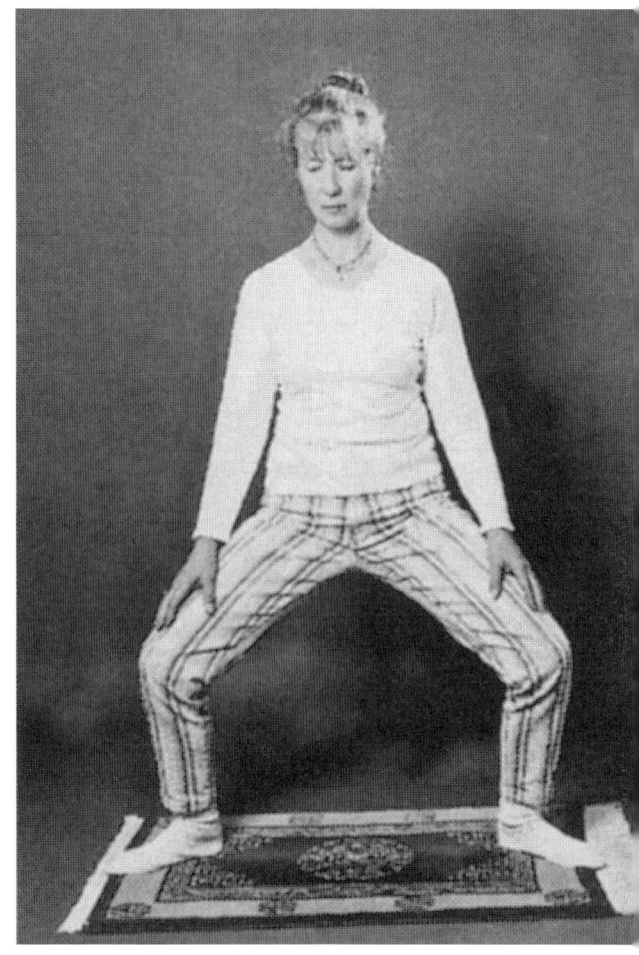   *Abb. 11.6:* Erdenergie

Richten Sie sich nun ganz allmählich wieder auf, und beginnen Sie zum zweiten Mal mit der achtsamen Beugung nach vorne und unten. Führen Sie den gesamten Bewegungsablauf sehr einfühlsam insgesamt dreimal durch.

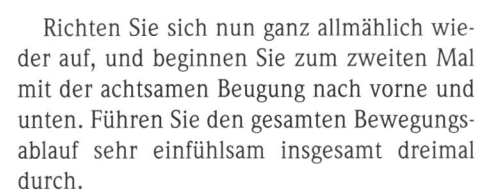

Richten Sie sich nach dem dritten Mal aus der leichten Beugung nach hinten wieder auf bis zur Mitte, und lassen Sie dann die Arme allmählich schwebend herabsinken, bis sie locker hängen. Spüren Sie ein paar Augenblicke im Stehen allem nach, ehe Sie achtsam die Sitzposition (siehe Übung *»Sitzen wie ein Berg«*) einnehmen und noch einige Zeit den in der Bewegung angeregten Empfindungen inneren Raum gewähren.

Übung
Erdenergie

In dieser Übung werden die Energien des Bauchzentrums stark angeregt. Sie löst Verspannungen in den Beinen, Hüften, in Becken und Bauch. Vielleicht können Sie im anschließenden Sitzen eine intensive Verbindung zur Erde spüren, ein unerschütterliches Vertrauen in die eigene Kraft.

Die Übung erfordert einen sehr stabilen Stand. Praktizieren Sie deshalb am besten barfuß.

Möglicherweise fühlen Sie im Unterkörper eine deutliche Wärme, die entlang der Wirbelsäule nach oben fließt. Achten Sie deshalb darauf, dass Rücken und Kopf während der gesamten Übung locker und gerade in der eigenen Mitte ruhen. Die Schultern sind gelöst. Dann können die Energien aus Becken und Bauch unbehindert aufsteigen.

Die Spannungshaltung dieser Übung wird Sie wahrscheinlich an gewisse Grenzen führen, an denen Sie versuchen, entweder mit der Erfahrung zu kämpfen oder schnell aufzugeben. Beide Haltungen bestärken nur typische Verhaltensmuster. Statt sich davon fortreißen zu lassen, können Sie sich aber auch sanft auf das Gefühl einer kraftvollen inneren Mitte im Bauch konzentrieren und von dort aus alle aufsteigenden Gedanken, Bilder, Emotionen und Handlungsimpulse ruhig betrachten. So entwickeln Sie Ich-Stärke und Willenskraft und erleben ein stilles Zentrum inmitten aufgewühlter Energien.

Stellen Sie sich so hin, dass die Beine eine feste Verbindung mit dem Boden haben, und verteilen Sie Ihr Körpergewicht gleichmäßig auf die Fußsohlen. Die Beine sind gerade, die Knie locker, so dass Energien unbehindert nach oben fließen können. Spüren Sie, wie sich die Energien im Bauch vereinen. Vom Bauch aus steigt die Bewusstheit weiter nach oben, so dass Sie der Strom der Energie aufrichtet, den Brustkorb weitet und die Schultern entspannt. Die Arme und Hände hängen gelöst herab. Der aufsteigende Strom aus Atem, Energie und Bewusstheit fließt weiter durch Kehle und Nacken in den Kopf. Lassen Sie sich so weit wie möglich vom Atem durchströmen, und öffnen Sie sich den damit verbundenen Empfindungen.

Wenn Sie sich in der eigenen Erfahrung fest verwurzelt fühlen, verlagern Sie allmählich das Körpergewicht auf den einen Fuß und spüren Sie, wie der andere immer leichter wird. Schließlich löst er sich ein paar Zentimeter vom Boden, bewegt sich zur Seite und wird wieder belastet. Wiederholen Sie die gleiche Bewegung auch auf der anderen Seite.

Vielleicht müssen Sie dies einige Male ausführen, bis Sie einen kraftvollen, breitbeinigen Stand erreicht haben. Die Beine sind weit auseinander. Der Stand ist aber ohne jede Anstrengung. Die Zehen zeigen etwas nach außen. Lassen Sie die Hände locker auf den Oberschenkeln ruhen. Spüren Sie nochmals hin, ob der Atem bis tief in den Bauch und das Becken fließen kann und Rücken und Kopf aufrecht sind.

Beugen Sie nun ganz allmählich die Knie, so dass sich der Körper mit gerader Wirbelsäule langsam senkt. Lassen Sie sich behutsam immer tiefer sinken, bis Sie an eine deutlich spürbare Stelle kommen, in der in den Beinen zwar eine gewisse Spannung herrscht, diese aber nicht mühsam ist. Erzwingen Sie nichts. Gehen Sie nicht in eine extreme Spannung, die rein technisch möglich ist, denn dann ist alle Kraft nur noch darauf gerichtet, die Stellung halten zu können.

Wenn Sie diesen Punkt des Gleichgewichts zwischen Spannung und Ruhe erreicht haben, bleiben Sie darin stehen *(Abb. 11.6)*. Lassen Sie den Atem nach wie vor bis tief in das Becken fließen und das Gefühl der kraftvollen inneren Stille anregen. Bleiben Sie einige Zeit in dieser Spannungsposition, und betrachten Sie gelassen alle körperlichen und geistigen Reaktionen. Vielleicht fangen die Beine ein wenig an zu zittern. Lassen Sie sich davon weder irritieren noch versuchen Sie, irgendwelche »Barrieren zu durchbrechen«.

Nachdem Sie eine gewisse Zeit in dieser Position verweilt haben, lösen Sie die Spannung äußerst behutsam wieder auf, indem die Beine allmählich gerade werden und sich der Körper hebt. Kehren Sie zurück in eine aufrechte Haltung, die Beine im bequemen Abstand parallel nebeneinander. Spüren Sie einige Zeit allem nach, was im Körper und im Geist angeregt wurde.

Wiederholen Sie dann die gleiche Bewegung noch zwei weitere Male. Stehen Sie nach jeder Wiederholung ausreichend lange gelassen und entspannt still da, bis Sie sich bereit fühlen, sich nochmals in die Spannungsposition sinken zu lassen.

Bleiben Sie auch zum Abschluss der gesamten Bewegung ein paar Augenblicke aufrecht stehen, und nehmen Sie dann achtsam die in der Übung »*Sitzen wie ein Berg*« beschriebene Sitzhaltung ein. Öffnen Sie sich im stillen Sitzen allem, was angeregt wurde.

Übung
Die Vermählung von Bauch und Herz

Diese Übung regt Energien im Herzen, in Bauch und Becken an und löst Spannungen im unteren und mittleren Bereich der Wirbelsäule.

Legen Sie sich so bequem wie möglich flach auf den Rücken. Ein kleines Kissen unter dem Kopf wird Ihnen das Liegen vielleicht noch angenehmer machen. Die Arme ruhen mit den Handflächen nach unten seitlich am Körper. Gönnen Sie sich ein paar Augenblicke, um den Strom von Atem und Bewusstheit durch den gesamten Körper fließen zu lassen. Er kann alles Festhalten streichelnd berühren wie eine Einladung zum Loslassen.

Allmählich beginnen Sie, die Arme ganz langsam auf dem Boden gleitend auszubreiten, bis sie etwa in Schulterhöhe ausgestreckt liegen. Achten Sie während dieser langsamen Bewegung auf alle Veränderungen der Empfindungen in den Händen, Armen und im Brustkorb. Vielleicht verändert sich mit der Bewegung auf subtile Weise auch die Qualität Ihres Bewusstseins. Halten Sie am Ende der Bewegung ein paar Atemzüge inne, und vertiefen Sie sich in die Wahrnehmung der neuen Körperposition.

Nun drehen Sie behutsam die Hände, bis die Handflächen nach oben zeigen, die Finger sind ganz entspannt *(vgl. Abb. 11.7)*. Wie verändert diese Bewegung Ihre Wahrnehmung? Können Sie ein neues Empfinden im Herzbereich feststellen? Die unmittelbare Wahrnehmung kann für sich sprechen, jenseits aller Worte. Lassen Sie sich darauf ein.

Sehr einfühlsam heben Sie dann ein Knie, so dass der Fuß auf der Ferse über den Boden gleitend näher an den Körper herankommt. Das wird wieder ganz neue Empfindungen auslösen, diesmal vor allem im Bein und im Bauch. Sie holen den Fuß langsam bis dicht an den Körper heran, das Knie zeigt zur Decke.

Wiederholen Sie nun die gleiche Bewegung mit dem anderen Bein, bis beide Fußsohlen nebeneinander flach auf dem Boden ruhen, so dicht am Körper, wie es ohne Anstrengung möglich ist. Verweilen Sie ein paar Augenblicke in dieser Position, und spüren Sie die Empfindungen im Körper, vor allem im Brustraum und im Bauch, sowie die Qualität Ihres Bewusstseins.

Jetzt sinken die Knie behutsam seitlich auseinander und so weit nach unten, wie es Ihnen möglich ist. Die Füße werden sich an der Innenseite wahrscheinlich ein klein wenig heben, liegen aber weiterhin möglichst flach auf dem Boden. Spüren Sie einen Augenblick lang die durch diese Bewegung ausgelösten Empfindungen im Becken und im Bauch.

Beginnen Sie nun, ganz allmählich das Becken vom Boden zu heben. Die Füße stemmen sich ein klein wenig gegen den Boden, und das Becken hebt sich sehr langsam immer weiter nach oben, bis die Bewegung ihren natürlichen Endpunkt findet *(Abb. 11.7)*. Das führt zu einigen Spannungen in den Beinen, der Atem kann dennoch völlig gelassen fließen.

Verweilen Sie einige Augenblicke bis Minuten in dieser Stellung, und konzentrieren Sie sich sanft auf die Empfindungen im Bauch und im Herzen. Vielleicht spüren Sie einen Strom von Energie, der aus dem Bauch in den Brustkorb fließt und von dort durch die Arme bis in die Hände. Versuchen Sie aber nichts zu erzwingen, jagen Sie keinem Erlebnis und keiner Leistung nach. Öffnen Sie sich allem, was sich in Körper und Geist zeigt.

Nach einiger Zeit senkt sich das Becken achtsam nach unten, bis es wieder entspannt auf dem Boden ruht. Danach rutscht erst der eine Fuß langsam auf der Ferse nach vorne, dann der andere, bis beide Beine locker ausgestreckt aufliegen. Spüren Sie den Empfindungen einige Augenblicke nach, und wiederholen Sie dann die gleiche Bewegung ruhig und einfühlsam noch zwei weitere Male, jedes Mal mit einer kleinen Pause des Nachspürens.

Gönnen Sie sich nach der letzten Wiederholung ausreichend Zeit zum Nachspüren, und gewähren Sie im stillen, entspannten Liegen allen Empfindungen viel Raum in Ihrem Bewusstsein.

Nun hebt sich wieder erst das eine Knie und dann das andere, bis beide Fußsohlen nebeneinander dicht am Körper aufliegen und die Knie nach oben zeigen. Danach gehen beide Knie gleichzeitig im großen Bogen in Richtung Brustkorb so dicht an ihn heran, wie es ohne Gewalt möglich ist. Dabei lösen sich die Füße vom Boden und hängen entspannt herab. Am Ende der Bewegung heben sich die Arme langsam nach oben, umfassen die Knie und ziehen sie sanft noch etwas näher an die Brust heran *(Abb. 11.8)*. Dabei dehnt sich die

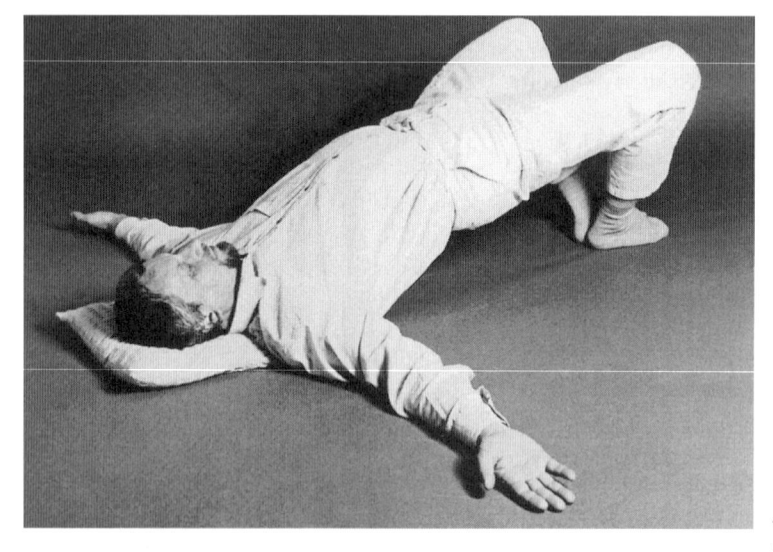

Abb. 11.7 und 11.8:
Die Vermählung von Bauch und Herz

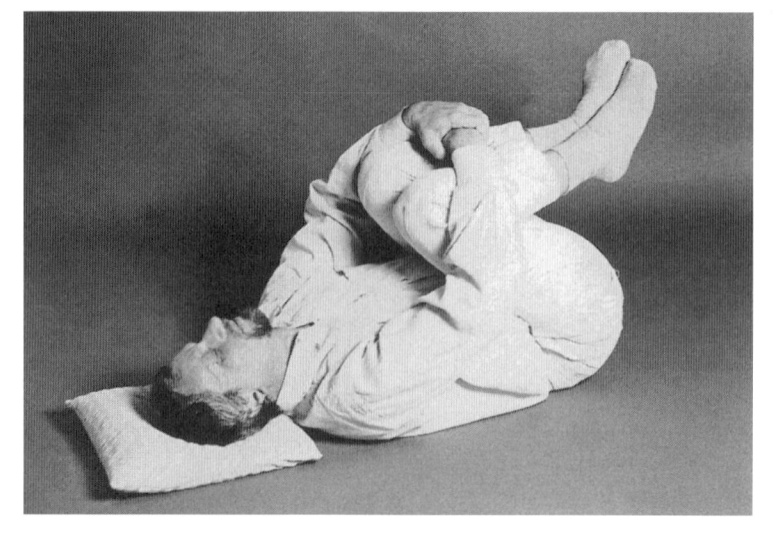

Lendenwirbelsäule und hebt noch ein wenig weiter vom Boden ab.

Bleiben Sie in dieser Position ein paar Augenblicke liegen, ehe sich die Arme langsam lösen und seitlich an den Körper herabsinken. Dann entfernen sich die Knie mehr und mehr vom Brustkorb, bis die Füße wieder auf dem Boden sind. Nun gleitet zunächst ein Fuß und danach der andere auf der Ferse nach vorn, bis beide Beine entspannt aufliegen.

Liegen Sie zum Abschluss der gesamten Übung noch 5–10 Minuten ruhig da, und betrachten Sie gelassen die Einheit von Körper, Atem und Geist.

FALLBEISPIEL

Hier die Schilderung einer Kursteilnehmerin[9] mit jahrelanger Übungserfahrung. Ihre Beschreibung bezieht sich auf eine intensiv konfrontative Spannungsübung.

Projektion Vergleich	Beim Beginn die Empfindung »Jetzt erwartet mich etwas Anstrengendes«, das ich mit anderen Situationen verglich, bei denen ich die gleiche Haltung mir selbst gegenüber an den Tag lege: »Du musst hart kämpfen, durchhalten, es mir oder anderen zeigen.« Während der Übung die Stimme in mir: »Das schaffst du doch sowieso nicht, gib doch gleich auf!« Wenn die Arme ganz oben und die Handflächen zueinander gekehrt sind, fühlt es sich an, als wäre ich ein Kanal, durch den von oben und unten Energie hindurchfließt. Beim Beugen zu den Seiten entsteht die Empfindung, dass sich die Räume um mich herum auftun, ich mich in sie hineinstrecke –
Teilpersönlichkeit Antreiber	
Teilpersönlichkeit Kritiker	
Energiefluss	
Offener Bewusstseinsraum	so war es mal danach, dass ich das Gefühl hatte, um mich herum sehr *freie Räume* zu spüren, was mir einerseits viele Möglichkeiten eröffnet, andererseits aber auch das Gefühl gab, dass es Mut erfordere, Neues auszuprobieren, mal andere Wege zu gehen. Beim Vorbeugen und Halten ist es manchmal so, als trete die körperliche Spannung im Empfinden in den Hintergrund, und daneben ist im sanften, tiefen Atem eine Leichtigkeit zu spüren, die mir ermöglicht, noch ganz lange diese Spannung zu halten, ohne dass sich Gefühle von Ungeduld oder Unwillen breit machen.
Willensentwicklung	
Disidentifikation	Einmal wurde die Spannung so groß, dass mich etwas hinabziehen wollte. Ich kam an Gefühle, die sich dunkel, unglaublich schwer anfühlten, einen Sog von Selbstmitleid auf mich ausübten, der beim zweiten Durchgang noch stärker wurde. Ich ließ diese Gefühle zu, halb ließ ich mich vom Selbstmitleid mitziehen, wodurch ich noch tiefer in die Empfindungen reinkam. Beim Sitzen und Betrachten danach spürte ich, dass dies alte Gefühle und Erinnerungen waren an Zeiten, in denen es mir über lange Zeiträume hinweg sehr schlecht ging, mich Gefühle des Alleinseins, tiefe Verzweiflung, Ausweglosigkeit und Schmerz gefangen hielten. Es war das Gefühl – genau wie beim Beugen – die Grenze des Ertragbaren erreicht zu haben, nur konnte ich das Ende damals nicht herbeiführen, was den Schmerz durch die Ohnmacht
Disidentifikation	
Erkenntnis	

9 Persönliche Korrespondenz mit dem Autor

Katharsis	noch vergrößerte. Jetzt waren es auch die Tränen, die ein wenig Erleichterung verschafften. Durch dies alles schien ich noch mal hindurchzugehen, wobei allmählich das Gefühl hinzukam, dass sich der alte Schmerz langsam aufzulösen begann, sich eine leichte Ruhe in mir ausbreitete, das Gefühl, ich habe wieder etwas hinter mir gelassen, was mich beengt, mich behindert hat. Nach dieser Übung habe ich oft ein vertrauensvolles Gefühl mir und meiner Kraft gegenüber, dass
Disidentifikation	ich – egal was passiert – immer wieder durch Situationen
Willensentwicklung	hindurchgehen kann, die all meine Kraft erfordern, aber dass ich nicht an ihnen zerbrechen muss, sondern mich jedesmal wieder nach dem Hängen-Lassen aufrichten darf und mich dem stellen kann, was vor mir liegt. Es ist ein Gefühl von geschmeidiger Stärke und weichem Gefestigt-Sein.
Ich-Stärke	Nach einem anderen Mal derselben Übung: Der Körper fühlte sich leicht an, wie durchlässig, transparent, als könne ich durch ihn hindurchfassen und stoße dabei auf einen *inneren* Körper, den ich bisher nicht wahrgenommen hatte, der
Gleichzeitige Wahrnehmung verschiedener Wirklichkeiten	aber auch zu mir gehört und mit dem äußeren untrennbar verbunden ist, mit ihm kommunizieren kann; diese Zwei-Körper-Einheit fühlte sich ganz *normal* an, gut an, ich nahm dies Gefühl mit in den Tag, erst allmählich verlor es
Generalisierung	sich, ist zeitweise wieder/noch spürbar.

Literatur

Steurich, M.: Tibetisches Heilyoga – Kum Nye. Das Übungsbuch zur sanften Selbstheilung; Herder Verlag, Freiburg i.Br., Basel, Wien 1999

Steurich, M.: Wache Stille. Sechs Kum-Nye-Übungen auf einer Doppel-CD inklusive einer Begleitbroschüre. Lapislazuli Productions, Bettwil/Schweiz 2000

Tarthang Tulku: Selbstheilung durch Entspannung; mehrere Auflagen, Scherz Verlag, Bern, München seit 1980

Die Abbildungen wurden mit freundlicher Genehmigung des Herder Verlags dem Buch »Tibetisches Heilyoga« von Matthias Steurich entnommen

Autor und Kontakte

Der Autor bietet Wochenendkurse und Intensivseminare zu Kum Nye – Tibetisches Heilyoga an. Information bei:

Matthias Steurich
Im Oberdorf 1
D-79292 Pfaffenweiler
Tel./Fax 07664-6 09 66
E-Mai: Matthias.Steurich@gmx.de
Internet: www.t-online.de/home/kum-nye

12

Kunsttherapie – Erkennen der eigenen Kreativität durch aktives Gestalten

Dr. phil. Lieselotte Benedict

EINLEITUNG

Durch äußere Reizüberflutung, wie Film und Fernsehen, haben wir unsere eigenen Bilder vergessen. Bitten wir z. B. ein Schulkind, etwas für uns zu malen, dann wird es meistens versuchen, eine Comicfigur zu kopieren. Manchmal malt es auch etwas Eingeübtes, eine Figur oder eine Gestalt, für deren Darstellung es schon einmal gelobt wurde. So wird ein technischer, wenn nicht sogar mechanischer Vorgang in Bewegung gesetzt, keinesfalls ein kreativer Vorgang. Natürlich hat die Wahl der Figur etwas mit dem Zeichnenden zu tun, in einer Art, oft oberflächlicher, Zuordnung zu Bestehendem, selten aber entspricht das so Akzeptierte den eigenen Empfindungen.

Wir Erwachsenen haben ähnlich vorgefertigte Figuren, im wahrsten Sinne des Wortes, bei der Hand. Falls wir solche Figuren überhaupt haben – meist heißt es: Ich kann nicht zeichnen, oder ich kann nicht malen. Dem wiederum liegen oft Enttäuschungen zugrunde, hervorgegangen aus zu hoch gesteckten Erwartungen. Oft Erwartungen von anderen, die wir für uns selbst angenommen haben, und nicht selten kommt die Befürchtung, ausgelacht zu werden, noch hinzu.

Mit dieser Einstellung bleibt uns eine wichtige Quelle unserer kreativen Möglichkeiten verschlossen. Im Folgenden soll versucht werden, uns von dem Anspruchsdenken zu befreien, dass bildnerische Tätigkeiten mit Kunst identisch sein müssen. Der lähmende Kunstbegriff soll ganz beiseite gelassen werden. Wir wollen uns entspannt auf das Abenteuer unserer eigenen Gestaltungsfähigkeit einlassen.

Hier wird ein Verfahren beschrieben, das Entspannung und Wissen um die eigene Kreativität fördern soll. Mitmachen kann jeder, der lesen und schreiben kann und bereit ist, mehr über sich zu erfahren.

Das Verfahren, in dem Entspannungs- und Konzentrationsphasen miteinander abwechseln, kann sowohl in der Gruppe als auch in Einzelsitzungen angewandt werden.

THEORETISCHER HINTERGRUND

Nach langjähriger kunsterzieherischer Arbeit mit Jugendlichen wurde ein mehrfach gegliedertes Verfahren gefunden, das die Selbstverwirklichung des Patienten fördert und ihm bei der Aufarbeitung seiner Probleme hilft. Es soll ihn befähigen zu erkennen, was für ihn eigentlich wichtig ist. Die aktive Auseinandersetzung mit der eigenen Kreativität und die Anregung zur Exploration von unentdeckten oder verschütteten Bereichen des Selbst verhilft zur grundsätzlichen Bejahung der eigenen Person.

I. Teil

Beim Arbeiten mit Gruppen von Jugendlichen oder Erwachsenen soll ein Bogen Papier bemalt werden, bzw. es soll eine Zeichnung entstehen. Wer kennt nicht den *horror vacui,* die Angst vor der unbeschriebenen, leeren Seite, die Angst, keinen Anfang zu finden und somit nichts zustande zu bringen. Diese unangenehme Situation beobachtend, schlage ich vor, den Bogen Papier zu zerknittern, ja, zu zerknittern bis zu einem Ball oder einem Wurfgeschoss. Dieser Vorschlag wird mit großer Freude angenommen und setzt soviel Energie frei, dass sich einige Teilnehmer zu Werfbewegungen angeregt fühlen. Die entstandene Dynamik wird für den *ersten Teil* des Verfahrens nutzbar gemacht, in dem aus den Knitterlinien des Papiers in freier Assoziation Figuren entstehen.

Dieser erste Teil der hier in vier Teilen vorgestellten »Kunsttherapieentspannung« wurde inzwischen erfolgreich in der Psychotherapie eingesetzt. Vergleiche hierzu »Kreative Figuration nach Benedict«, den Auszug einer Fallstudie am Ende dieses vierteiligen Verfahrens (1).

II. Teil

Das so erfolgte Sichtbarmachen der eigenen Sensibilität und der damit verbundenen Erkenntnisse verlangt nach einer Weiterverarbeitung. Darauf aufbauend bietet sich in einem *zweiten Teil* ein Rollenspiel mit Gipsfiguren an, das dem Spieler erlaubt, relativ verdeckt, seine Gefühle auszudrücken.

III. Teil

Wir arbeiten wieder mit Papier. Unangenehme Gefühle werden zu Wurfgeschossen. Wünsche werden zu Wolken in einer Phantasielandschaft.

IV. Teil

Das nun vielleicht entstandene Gefühl der Befreiung und Freude findet schließlich im *vierten Teil* des Verfahrens seinen Ausdruck: in einem groß angelegten »Action painting«.

Dem »Abstract Expressionism« oder »Action Painting« liegt ein instinktiver Äußerungswille zugrunde (2). Es bietet die Möglichkeit der spontanen Niederschrift psychischer Regungen. Die Idee der psychischen Interpretation hatten Klee und Kandinsky bereits vor dem Ersten Weltkrieg aufklingen lassen. Während des Zweiten Weltkrieges, und vor allem danach, geriet diese Idee dann in den Mittelpunkt des künstlerischen Denkens. In Deutschland wurde vor allem Jackson Pollock mit »Action Painting« bekannt.

FALLBEISPIELE

Das Setting

Auf einem großen Tisch sollten bereitgelegt werden:
DIN-A5-Schreibmaschinenpapier
DIN-A4-Schreibmaschinenpapier
Weiche Bleistifte
DIN-A3-Zeichenkarton
Jaxon-Malkreide
Deckfarben
DIN-A2-Zeichenkarton
Klebstoff
100×100 cm Zeichenkarton

Pinsel in verschiedenen Stärken
Gipsbinden
- Jede Störung von außen während der Übung durch Telefon o. Ä. sollte vermieden werden.
- Eine Musikquelle für entspannende Melodien steht bereit.

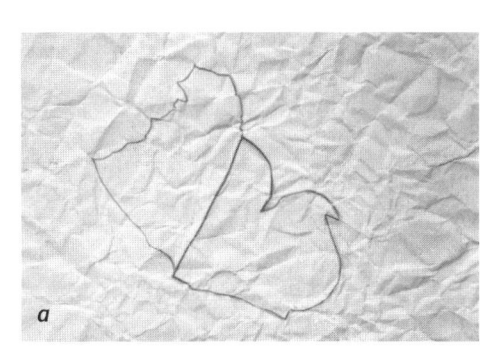

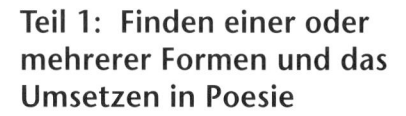

Teil 1: Finden einer oder mehrerer Formen und das Umsetzen in Poesie

● Die Teilnehmer sitzen am Tisch, jeder hat einen Bogen Zeichenpapier vor sich liegen und schreibt groß seinen Namen darauf. Der

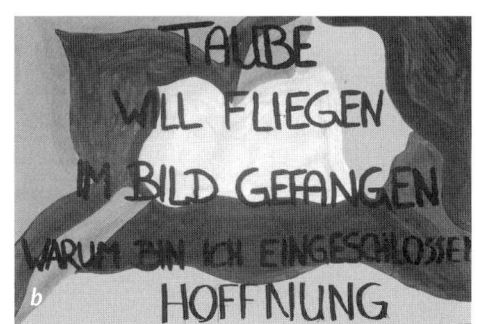

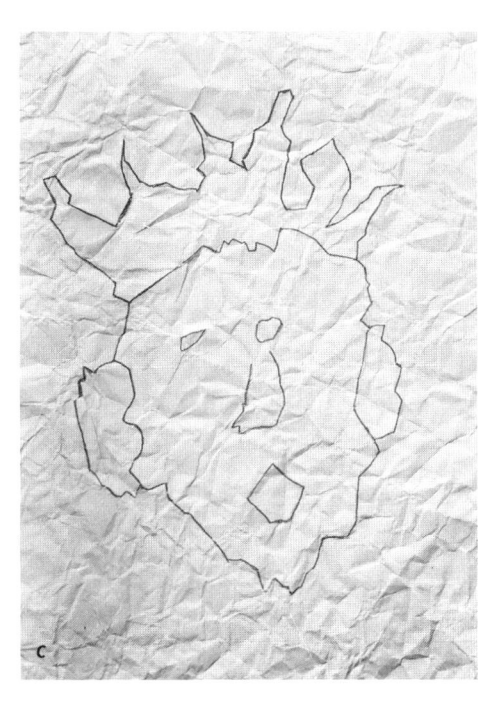

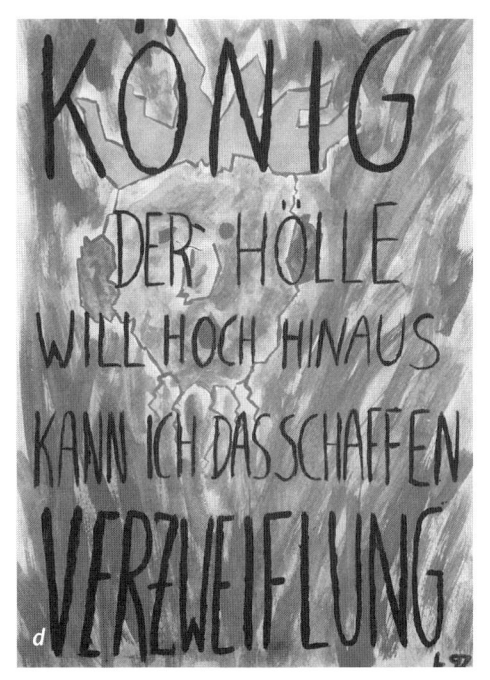

Abb. 12.1: Beispiele zu Teil 1 des Verfahrens: Finden einer oder mehrerer Formen und das Umsetzen in Poesie
a) Knitterbild »Taube«
b) Farbkomposition »Taube« auf der Basis von Abb. 12.1a; dabei wurde der Umriss »Taube« des Knitterbildes seitenverkehrt in die Farbkomposition überführt
c) Knitterbild »König«
d) Farbkomposition »König« auf der Basis von Abb. 12.1c

Papierbogen wird nun in beide Hände genommen und zerknittert, bis ein Papierball entsteht. Meist entsteht nun bei einigen Teilnehmern der Impuls des Werfens.
- Der Impuls wird aufgenommen und alle zum Werfen ermutigt. Der Platz kann verlassen werden, wenn man einen Papierball aufheben und noch mal werfen möchte. Es ist meist erstaunlich zu sehen, wie sich die Stimmung verändert. Manche Teilnehmer sind kaum wiederzuerkennen, und hätte nicht jeder vor dem Zerknittern seinen Namen groß auf das Blatt geschrieben, würde nach dem allgemeinen Durcheinander niemand sein Blatt wiederfinden.
- Nach dem Ausbruch der Überraschung und Freude werden die Papierbälle eingesammelt und auf den Tisch gelegt. Durch vorsichtiges Auseinanderfalten versucht jeder seinen Ball wiederzufinden. Nun legt jeder seinen halbgeöffneten Papierball vor sich auf den Tisch und beginnt ihn sorgsam auseinander zu streichen, so glatt wie möglich, ohne den zukünftigen Bildträger zu beschädigen. Das Blatt wird mit der nicht beschriebenen Seite nach oben gelegt.
- Wenn nun jeder einen glatt gestrichenen Papierbogen, auf dem deutlich die Spuren der vorhergehenden Aktion zu sehen sind, vor sich liegen hat, wird eine entspannende Melodie eingespielt, die es den Teilnehmern erleichtern soll, sich intensiv auf die Linien des Blattes zu konzentrieren.
- Dazu setzen sich alle aufrecht hin, atmen ruhig und heften den Blick für zwei Minuten auf das vor ihnen liegende Blatt. Die Falten werden sich vielleicht zu einer oder mehreren Figuren zusammenfügen oder an Figuren erinnern.
- Nun nehmen alle ihren Bleistift zur Hand und gehen die gefundenen Linien nach, die sich geschlossen zu einer Form fügen werden. Typische Resultate sind in den Abb. 12.1a und 12.1c dargestellt.
- Die gefundene Form wird nun vergrößert mit Bleistift auf ein größeres Blatt übertragen. Dabei ist es interessant zu sehen, wo auf dem Blatt die Formen angeordnet werden.
- Farben erwecken die Figuren zum Leben und geben ihnen ein Umfeld. Die Teilnehmer überlegen sich einen Hintergrund, der zu ihren Figuren oder Formen passt. Die Abb. 12.1b bzw. 12.1d geben wieder, was nach dieser Ausführungsstufe aus den »Knitterbildern« der Abb. 12.1a bzw. 12.1c entstanden ist.
- Wenn das Gemälde schließlich beendet ist, wird es betrachtet. Die Betrachtenden stellen Fragen:

Was bedeuten die gefundenen Formen und Figuren für mich?

Wo befinden sich diese Formen und Gestalten?
- Nach Beantwortung dieser Fragen ergeben sich neue Fragen, die in einem Gedicht mit elf Worten ihren Ausdruck finden:

Zeile 1: ein Wort, für das Dargestellte, z. B.
Adler

Zeile 2: zwei Wörter: Wo?, z. B.
im Himmel

Zeile 3: drei Wörter: Was geschieht?, z. B.
fliegt majestätisch davon

Zeile 4: vier Wörter: Der Bezug zu mir?, z. B.
er nimmt mich mit

Zeile 5: ein Wort, das entstandene Gefühl zusammenfassend, z. B.
Freiheit.

Das Gedicht kann auch mit einem Gefühl beginnen, wenn dies die Bildaussage ist, z. B.:
Wärme
im Herzen
wie ein Boot
durchs Chaos meiner Gefühle
Geborgenheit.

- Es wird nun eine Farbe gewählt, die gefällt, und das gefundene Gedicht über das Gemälde geschrieben, Buchstaben und Zeilen werden ansprechend über der Bildfläche angeordnet.
- Beim Ansehen seines Werkes ist vielleicht mancher erstaunt über das, was sich über ihn selbst zeigt. Vielleicht möchte er mit jemandem darüber reden. Vorab sollte nach der langen Konzentrationsphase eine »progressive«

Entspannungsübung im Sitzen durchgeführt werden.

- Ein Vorschlag für eine entsprechende Entspannungsübung ist die »Progressive Muskelentspannung«. Bei Bedarf im Beitrag von Dr. A. Olschewski »Progressive Muskelentspannung« nachzulesen (s. Kap. 15).
- Wer möchte, kann nun über seine Erfahrungen oder Entdeckungen berichten, die er gemacht hat.

Teil 2: Figurentheater

- Alle suchen sich einen Partner, um sich von ihm eine Hand eingipsen zu lassen. Um der einzugipsenden Hand die richtige Haltung zu geben, werden Schattenspiele erinnert, bei denen man mit der Hand zwischen Wand und Lichtquelle Tierköpfe darstellt.
- Wenn der Gips getrocknet ist, wird er vorsichtig ein wenig an der Handinnenseite aufgeschnitten, und dann, indem man die Finger leicht im Inneren bewegt, langsam von der Hand abgezogen.
- Dann denkt sich der Partner einen Tierkopf aus und lässt ihn sich in der gleichen Weise durch Eingipsen der Hand herstellen.

Alle haben nun die Form eines Tierkopfes oder Tieres vor sich liegen, die mit Pinsel und Deckfarben bemalt wird. Die Abb. 12.2a-2d zeigen typische Beispiele für bemalte Tiere und Tierköpfe, wie sie nach Durchführung der Anleitung vorliegen.

- Das fertige Tier wird als Handpuppe wieder über die Hand gestreift, und das Puppenspiel kann beginnen.

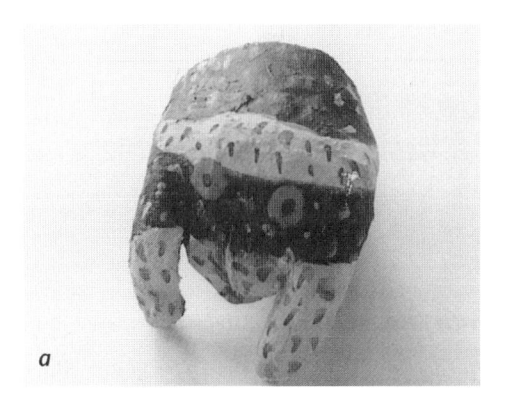

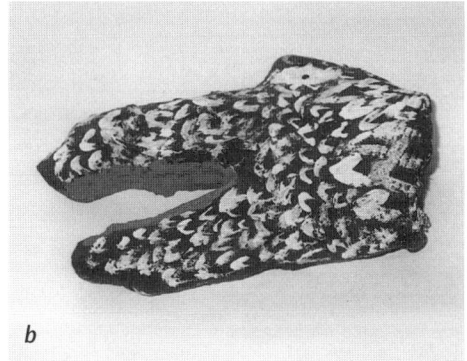

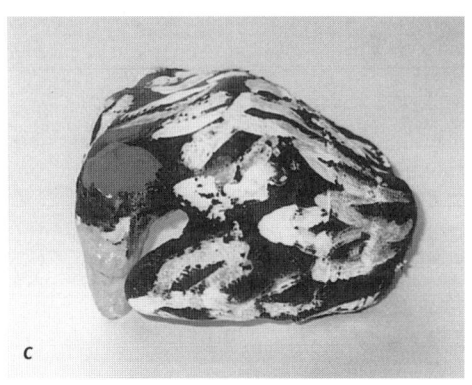

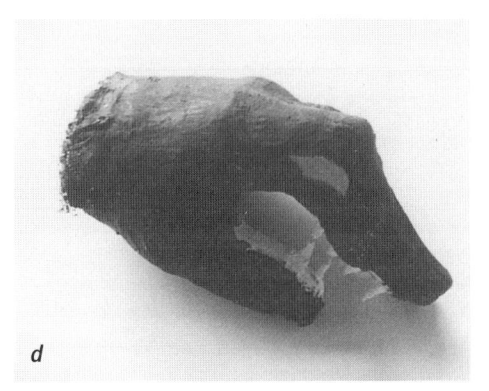

Abb. 12.2: Beispiele von Gipsfiguren aus Teil 2 des Verfahrens: Figurentheater
a) »Biene«, b) »Krokodil«, c) »Rabe«, d) »Wolf«.

Ein Tisch wird zur Bühne. Unter dem Tisch sitzen zwei bis drei Teilnehmer, die mit ausgestrecktem Arm ihre Tiere auf der »Bühne« zum Leben erwecken. Die Tiere können nun im Zwiegespräch freimütig über ihre Gefühle erzählen.

- Im Anschluss sollte auch hier wieder eine Entspannungsübung durchgeführt werden.

Teil 3: Verarbeitung negativer Gefühle

Diese Übung dient vor allem dazu, negative Gefühle zu verarbeiten und einzuordnen. Darüber hinaus konzentrieren sich die Teilnehmer auf ihre Hoffnungen und Wünsche.

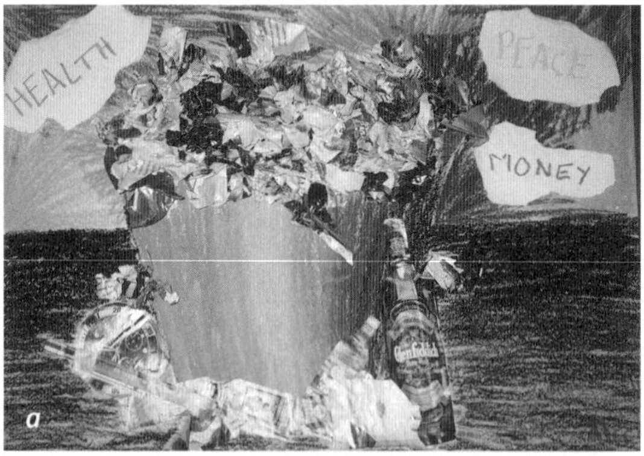

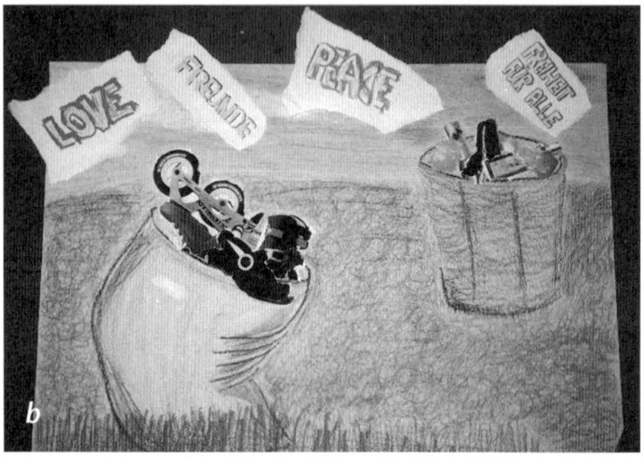

Abb. 12.3: Beispiele zu Teil 3 des Verfahrens: Verarbeitung negativer Gefühle
a) Negatives in den Abfall, Positives in den Himmel,
b) Konsum in den Abfall, Wünsche in den Himmel.

- Ein DIN-A4-Blatt wird mit Jaxon-Kreide bemalt und so gefaltet, dass es zu einem Papierkorb wird, dessen Rückseite offen ist.
- Nun gestalten alle auf einem DIN-A2-Zeichenkarton eine Landschaft.

Auf diese kleben sie ihren Papierkorb in einer plastischen Weise, so dass er nach oben, wie eine Tasche, offen ist. Diese Collage wird an eine Wand gepinnt.

- Dann schreiben alle etwas für sie Negatives auf ein DIN-A5-Papier. Sie sehen es sich gut an, dann knüllen sie das Blatt energisch zusammen, nehmen im »Treffabstand« Stellung vor ihrer Collage und werfen das Negative in den Papierkorb. So wird fortgefahren, bis sich alle von allem Negativen befreit haben.
- Wieder nimmt sich jeder ein Schreibmaschinenpapier und reißt daraus »weiße Wolken«. Auf jede dieser Wolken wird ein Wort geschrieben, das eine Hoffnung oder einen Wunsch ausdrückt.
- Diese Wolken werden nun in den Himmel der Collage geklebt. Auf diese Weise entstehen Gebilde, wie sie auf den Abb. 12.3a und 12.3b zu sehen sind.
- Es folgt eine Entspannungsübung, z. B. eine Körperreise.

Teil 4: »Action Painting«

Vor uns, möglichst am Boden, liegt ein 100 × 100 cm großer Zeichenkarton.

In verschiedenen Bechern ist Deckfarbe vorbereitet. Ob diese Farben nun mit verschieden starken Pinseln, mit gedrehten Stofflappen, Schuhsohlen, Fäden aufgetragen oder gar über den Bildträger geschüttet werden, bleibt dem Gefühl jedes Einzelnen überlassen.

Meist wird recht viel Farbe verwendet, die, solange sie noch nicht trocken ist, zum Teil mit beliebigen, auch ungewöhnlichen Gegenständen immer wieder umverteilt werden kann.

Die Jugendlichen und Erwachsenen waren zum Teil selbst erstaunt über das von ihnen Geschaffene *(Abb. 12.4a und b),* und es brauchte längere, oft lösende Gespräche. Da-

Fallbeispiele

bei kam mir die während meiner psychotherapeutischen Studien erlernte Gesprächstherapie nach Rogers zu Gute.

AUSZUG AUS EINER PSYCHOTHERAPEUTISCHEN FALLSTUDIE

Kreative Figuration nach Benedict

Theorie

Das auf vorbeschriebene Weise gefundene Verfahren hat bei Persönlichkeitsstörungen, reaktiven Depressionen, Angstneurosen sowie bei Tinnitus (1) gute Ergebnisse gezeigt. Inzwischen wird folgendermaßen vorgegangen: Nach der Anamnese wird der Patient in das Medium Malerei eingeführt. Dies geschieht bei Tinnituspatienten, indem ich den Patienten seinen Tinnitus malen lasse. Bei anderen Störungen lasse ich eine tragende, meist klassische Melodie auf einem CD-Player laufen. Ich erkläre, wie man mit Linien, dünn oder dick, rund oder spitz, abgehackt oder geschwungen, gedrängt oder ausgreifend, Gefühle, die vielleicht durch Geräusche oder Töne entstehen, bildnerisch ausdrücken kann. Als Farben stelle ich Gelb, Blau, Rot und Weiß zur Verfügung, dazu eine Reihe Pinsel in verschiedenen Stärken. Ich erkläre auch mit welchen farblichen Ergebnissen man Farben mischen kann.

Nun beginnen wir mit einem weißen DIN A 4 Blatt mit der Figurensuche, wie oben beschrieben. Obwohl bei jeder Übung ein neues Blatt geknittert wird, finden die Patienten bestimmte Figuren immer wieder. Die mit Bleistift gefundenen Figuren werden nun mit Tusche umrandet, damit man sie deutlich sieht. Der Patient muss sagen, woran ihn diese bzw. jene Figur erinnert, dabei kann das Blatt auch gedreht werden. Ist eine Bezeichnung gefunden, so wird diese an die Unterseite der Figur geschrieben, damit man auch später sehen kann, aus welcher Richtung die Figur gesehen wurde.

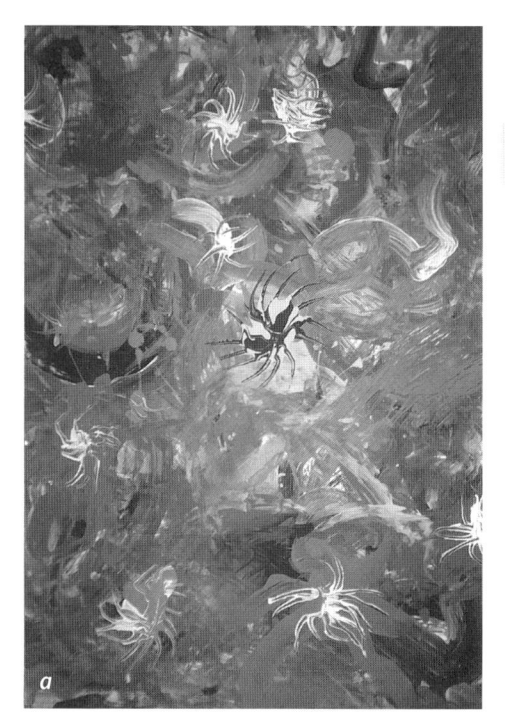

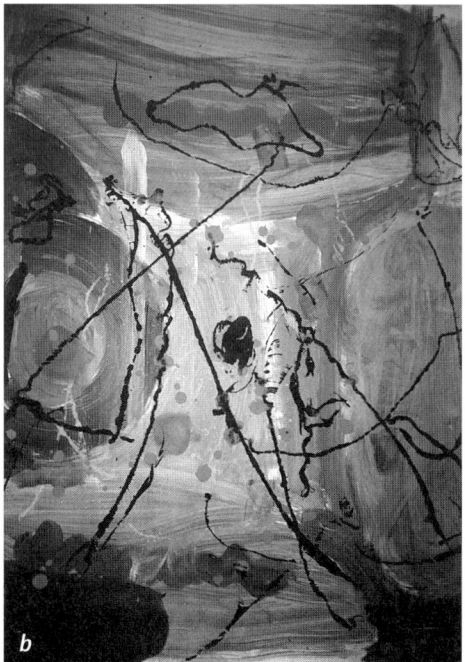

Abb. 12.4: Beispiele zu Teil 4 des Verfahrens: »Action painting« (Kunstgruppe Heydrich-Bodensieck). a) »Wirbel«, b) »Linien«

Als Nächstes wird nun mit den gefundenen Figuren, meist sind es sieben, ein Bild komponiert. Dabei ist zu beachten: Welche Figur wird zuerst gemalt, denn um sie rankt sich oft das Bildgeschehen. Beherrscht der Patient die Bildfläche oder werden vielleicht alle Figuren klein in eine Ecke gedrängt? Die Figuren können vergrößert oder verkleinert werden, auch das ist von Bedeutung. Die Farbgebung und Dynamik des Pinselduktus geben Auskunft über Stimmung und Energie.

Ist das Bild beendet, wird der Patient gebeten, die Bildgeschichte zu erzählen. Erstaunlich ist dabei, dass es oft zugeht wie im Traum. Alles ist möglich, Figuren verändern sich, der Vogel ist auf einmal ein Drache mit dem Gesicht der Mutter usw.. Hilfreich beim Verstehen der »Tagtraumbilder« war das Werk von Flöttmann (4). Wichtig ist hierbei auch die Lehre der Symbole von C.G. Jung (5), sie können im Verstehen der sich aufzeigenden Problematik weiterhelfen. Am bedeutendsten ist allerdings, wie der Patient selbst die Figuren und deren Bedeutung empfindet. Der Therapeut kann dabei im Rahmen der Rogers'schen Gesprächstherapie die Erkenntnisse des Patienten fördern. Es ist allerdings Vorsicht bei den Erklärungen geboten, um so nicht den Patienten bei seinen weiteren Bildern zu beeinflussen.

Aufgrund der Erzählungen und der daraus entstandenen Gefühle, entwickelt der Patient nun einen Vers nach der vorher beschriebenen Art. Dieser Vers wird in das Bild hineingeschrieben. Es kommt aber auch vor, dass die Patienten ihr Bild so sehr mögen, dass nichts hineingeschrieben werden soll, dann kann der Spruch auch auf die Bildrückseite geschrieben werden.

Eine Sitzung in der beschriebenen Art dauert 1,5 Stunden. Die Entspannung und Freude der Patienten drückt sich fast immer in den Versen aus und ist auch während der Arbeit zu beobachten. Es sind mindestens 5 Sitzungen nötig, um die der Störung des Patienten innewohnende Systematik zu erkennen. Sie zeigt sich in der häufigen Wiederkehr der entsprechenden Symbolik, der Farbwahl, der Komposition und des Pinselduktus. Bis der Patient selbst die Zusammenhänge erkennen kann, dauert es länger.

Frühestens nach der 5. Sitzung, wenn also mindestens 4 Gemälde vorhanden sind, lasse ich aus jedem Gemälde mindestens eine positive Figur auswählen und mit den gefundenen Figuren ein neues Bild gestalten. Ich mache den Patienten darauf aufmerksam, dass er hier seine Ressourcen zusammengestellt hat.

Stellt sich eine besonders beängstigende Figur ein, so lasse ich diese gesondert und groß auf ein Blatt malen und gehe in der Art der katathym-imaginativen Psychotherapie nach Leuner (6) vor, indem ich die bedrohliche Figur solange malerisch »füttern« lasse, bis sie ruhig, wohlig, rund und friedlich aussieht.

Nach diesen Eingriffen werden in den weiteren Arbeiten die Probleme oft geradezu aufgelöst. Es ist erstaunlich, wie sicher begriffen wird, was fehlt und nötig ist. C.G. Jung schreibt in »Seelenprobleme der Gegenwart«: »Indem der Patient sozusagen sich selber malt, kann er sich selber gestalten« (7).

Die Fallstudie

Der 47 Jahre alte Geisteswissenschaftler J. kam in die Sprechstunde, weil er sich »völlig blockiert« fühlte. Dies äußerte sich in Unlustgefühlen, einem Defizit in der Regulation des Selbstwertgefühls, bei allerdings konstantem Ich-Kern. Er fand sich arrogant, selbstidealisierend und narzistisch, traute eigenen Wahrnehmungen (Eindrücken) manchmal nicht und war verunsichert. Ledig, aber mit einem großen Bekanntenkreis, suchte er die Partnerin fürs Leben. Der Fehler in seinem Leben sei das »Nichttun«. Dinge nicht getan zu haben. Privat bestünde das Leben aus verpassten Gelegenheiten. Beruflich dagegen hat er Vorgenommenes mit Erfolg durchgezogen. Als die Mutter noch lebte, hat sich J. oft sehr mit der Mutter gestritten. Der Zank endete immer auf Seiten der Mutter mit Tränen und Vorhaltungen der Undankbarkeit. Von der guten Erziehung seiner Mutter sei nichts zurückgeblieben. Ihre Opferbereitschaft hätte sie als Mittel zur Manipulation benutzt. Sinn des Streites war es wohl, einmal zu hören, dass er es gut gemacht hätte. Überhaupt kam bei Erzählungen die Verwandtschaft äußert schlecht weg. Es konnte eine Störung der frühen Objektbeziehung angenommen werden, auch schienen die affektiven Einstimmungen der Primärpersonen teilweise ausgeblieben zu sein. Jede psychosoziale Beziehung wurde so zur Frage des eigenen Selbstwertes.

1. Sitzung, 1,5 Stunden
Setting wie in Teil I des vierteiligen Verfahrens beschrieben.

Nach Knittern eines DIN A 4 Blattes begannen wir mit der Figurensuche. J. fand: Einen Kopffüßler (Embryo) »ich«, einen sprechenden Kopf, aggressiv, einen vom Schicksal gebeutelten Menschen, ein Kleid ohne Frau, einen Kopf ohne Körper mit Krone, einen Kopf mit aufgeklappter Hirnschale, einen verwickelten Menschen, ein Hemd, entschwebend, einen lesenden Menschen *(Abb. 12.5)*.

Das Bild auf weißem Karton, 50 × 70 cm, zeigt auf dem unteren linken Bildviertel – ein großer Teil des Blattes bleibt frei – kreisförmig angeordnet: den Kopffüßler, ihm gegenüber den aggressiven Kopf, davon leicht unterhalb und abgewandt, den lesenden Menschen, links daneben den verwickelten Menschen, rechts davon, erhöht, den Kreis schließend, den vom Schicksal gebeutelten Menschen, darüber das entschwebende Hemd ohne jeglichen Hintergrund. Über die Hälfte des Blattes bleibt leer. J. ist zu diesem Zeitpunkt eine ausgewogene Komposition noch nicht möglich. Die nicht verarbeiteten Figuren will J. nicht mehr malen, auch keinen Hintergrund. Der Spruch wird in roter Farbe darüber geschrieben *(Abb. 12.6)*.

J. erzählt über sein Bild: »Die Figuren sind nirgends, weil ich nicht weiß, wo sie sind. Die Figuren bin ich in meinem Leben. Der Lesende ist unglücklich. Der vom Schicksal gebeutelte Mensch ist ein Mensch in Bewegung geworden, der nicht recht vorwärts kommt, weil das rechte Bein nur einen Oberschenkel hat. Der verwickelte Mensch am Boden ist eigentlich eine menstruierende Frau mit kleinem Kopf, aufrecht stehenden Brüsten und gespreizten Beinen. Der Körper ist gepanzert. Das wegfliegende Hemd ist eigentlich jetzt ein männlicher Torso, ein muskulöser Oberkörper mit ausgebreiteten Armen ohne Kopf, von hinten, völlig asexuell, er entschwebt.«

Der gefundene Vers:

Rot
Wärme, Liebe
die sonnige Wiese
erfüllt mich mit Glück
Vergangenheit

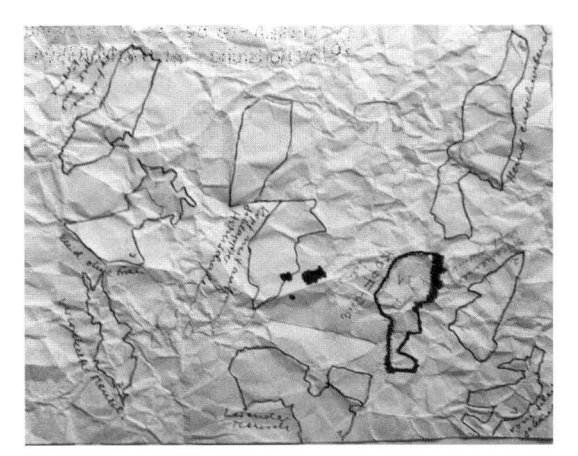

Abb. 12.5: *Figurensuche*

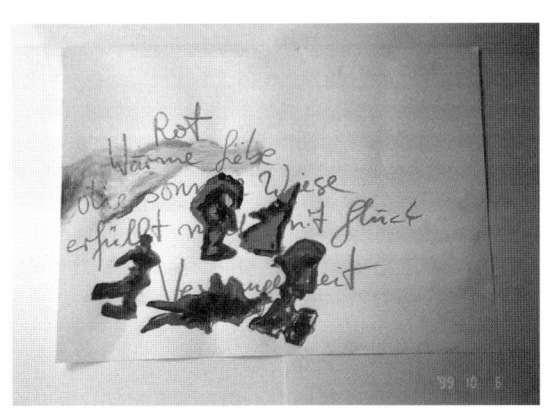

Abb. 12.6: *Mein Leben*

In der 2. und 3. Sitzung gelingen J. bedeutend dynamischere und ausgewogenere Kompositionen. Er möchte den Figuren immer noch keinen Hintergrund geben. Wieder sind als beweglich gefundene Figuren im Bild einzementiert, oder die Füße zeigen in zwei Richtungen, sodass sie sich nur im Kreis bewegen können, also nicht vorwärts. Es fallen auch immer wieder Figuren auf, die wie mit einer Nabelschnur mit einer kleineren Figur verbunden sind, oder leere Kleidungsstücke, die nach oben entweichen.

In der 4. Sitzung erscheint zum ersten Mal ein Mensch, dem es gelingt, über ein Hindernis zu springen. Eine Anzahl positiver Figuren erscheinen, die aber überschattet werden von einem an der rechten oberen Bildecke erscheinenden fordernden und schreienden Jungvogel, den J. als fordernde Mutter empfindet.

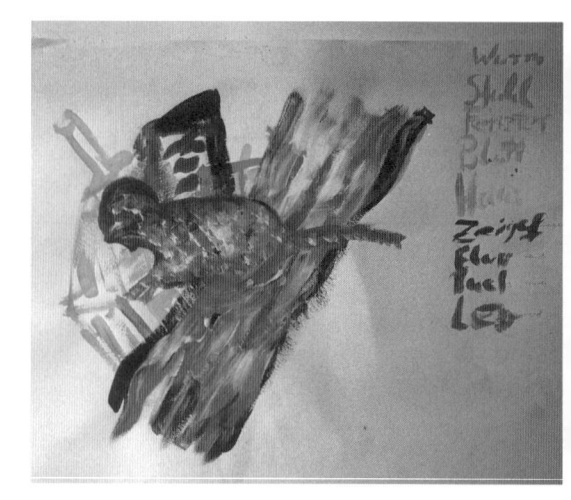

Abb. 12.7: Schreiendes Katzenkind

5. Sitzung, 2 Stunden
Es lag mir vor allem daran, diesen fordernden, Aggressionen auslösenden Vogel (Mutter) aufzuarbeiten. Daher schlug ich vor, den Vogel in die Mitte eines großen Blattes zu malen und ihn nach der Methode des katathymen Bilderlebens nach Leuner zu »füttern«. J. sollte an die Seite schreiben, was gefüttert wird, und dann den Vogel in seinen Veränderungen immer darüber malen. Meine Vorstellung war, dass der Vogel immer dicker und friedlicher würde und dann den Schnabel schließen würde. J. malte aber alle Gegenstände auf den Vogel, sodass dieser darunter völlig verschwand und ein neues Bild entstand *(Abb. 12.7).*

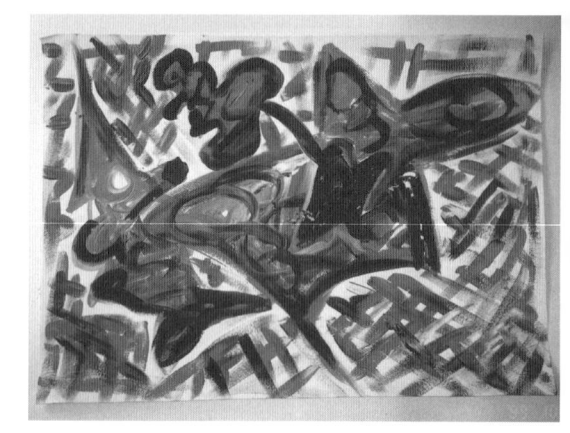

Abb. 12.8: Ressourcensuche

J. erzählt über sein Bild: »Das ist ein Fluss, darüber ein schreiendes Katzenkind. Der Schwanz reicht wie eine Brücke auf der rechten Seite über das Ufer und gibt mit den Vorderpfoten, die links über das Ufer reichen, einen gewissen Halt. Aber die Hinterpfoten sind im Fluss und bluten.«

6. Sitzung, 1,5 Stunden
Nun der Versuch, Ressourcen zu finden. Ich bitte J. aus seinen bisherigen Bildern für ihn positive Figuren herauszusuchen und mit ihnen ein Bild zu malen. Er findet nur ein kleines Kind und einen Stachelrochen. Das nun entstandene Bild zeigt bildbeherrschend den Stachelrochen, der beim Malen zu einem Hund wird, dem an einer Art Schnur ein stiefelartiges Gebilde aus der Seite herauswächst. Dann sieht der Hund aus wie ein Amboss. Dahinter das Kind verändert sich zu einer Figur mit einem spitzen Hut und einem riesigen weißen Auge. Beide Figuren sind netzartig umfangen. Die beherrschenden Farben sind Blau und Rot. Es entstand eine ausgewogene Komposition vor einem zum ersten

Fallbeispiel

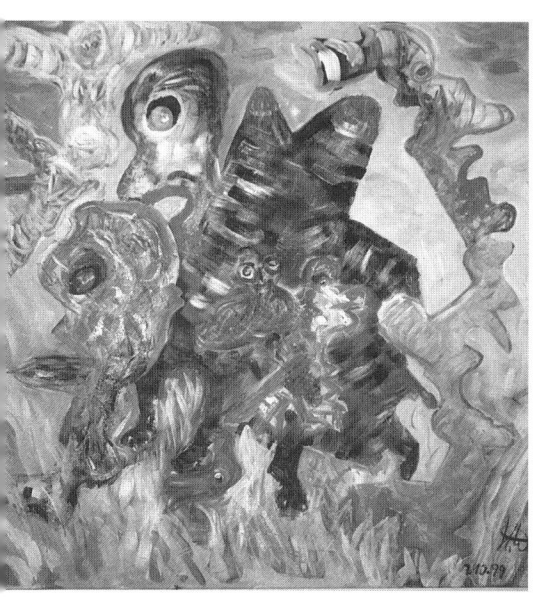

Abb. 12.9: *Selbständige Arbeit, die entschwebende Mutter*

Mal ausgemalten Hintergrund *(Abb. 12.8)*.

J. erzählt über sein Bild: »Dem Hund wächst aus einer verkrusteten Wunde mit einem Stiel eine Art Schuh mit Schaft, der ist aufgeklappt und eine Zunge hängt heraus. Das Auge irritiert mich. Jetzt ist der Hund eigentlich ein Amboss. Das Netz drum herum schützt und beengt.«

Kommentar:
In dem letzten Bild geschieht Erstaunliches. Nachdem die Wunde verkrustet ist, aus der ein Stiel herauswächst, verändert sich der Hund zu einem Amboss, der nach C.G. Jung ein Symbol der Wandlung ist. Die beiden eher schmerzlichen letzten Sitzungen lösten eine Art kreative Explosion bei J. aus. Außer, dass er noch in 5 weiteren Sitzungen mit mir malte, begann er in seiner freien Zeit, auch alleine zu malen. Dabei wurden ihm wichtige Ereignisse aus seiner Jugend und Kindheit bewusst. Es entstanden bemerkenswerte große und interessante Gemälde auf Leinwand. Ich möchte hier im Besonderen eines zeigen, 1m × 1m auf Leinwand, das wie ein Freimalen empfunden wurde. In der linken oberen Bildecke schwebt eine weiße Figur mit ausgebreiteten Armen nach oben. Sie wird von J. als seine Mutter beschrieben, die friedlich zum Himmel steigt. Die Hauptfigur auf dem Gemälde fühlt sich stark und gut. Alles Negative scheint zu verschwinden *(Abb. 12.9)*.

Der zu diesem Gemälde gefundene Vers:

> *Rot*
> *Die Wut*
> *Ist verraucht und*
> *Alle können glücklich sein*
> *Frieden*

Schlussbetrachtung

Die 10 Sitzungen hatten je 1,5 bis 2 Stunden gedauert, also etwa 18 Therapiestunden. Die Behandlung hatte sich über zehn Wochen, mit wöchentlich je einer Sitzung erstreckt. Für die kurze Therapiezeit ist der Erfolg erfreulich. In der Auswahl der Bilder und Kommentare wurde vor allem auf diejenigen eingegangen, die das grundlegende Problem besonders betrafen: Die Mutter-Sohn-Beziehung. Vorteilhaft für den Erfolg der Behandlung war auch der Umstand, dass der Patient nach der sechsten Sitzung mit großer Freude anfing selbst nach diesem Verfahren zu malen. Wir besprachen seine auf diese Art entstandenen Gemälde und die darin sichtbar werdende Entwicklung. Das Malen wurde als ganz besonderes Erfolgserlebnis empfunden, das immer wieder mit einem Erstaunen über die eigene Kreativität einherging. Auch zeitweilig aufgedecktes Schmerzliches konnte das Bedürfnis nach weiteren Entdeckungen nicht bremsen.

Ein Vorteil dieses Verfahrens liegt darin, dass auch ein Patient, der sich für malerisch unbegabt hält, ein leeres Blatt mit seinen Figuren bemalen und farbige Kompositionen schaffen kann. Hinzu kommt, dass er die so entstandene Bilderfolge, und die darin erkennbare Entwicklung auch später immer wieder ansehen kann und gelernt hat, selbst bildnerisch und in seinem Leben kreativ zu werden.

Literatur

(1) *Benedict, L.:* »Kreative Figuration nach Benedict« in Acta Medica Empirica, Erfahrungsheilkunde 48, 684–689 (1999)
(2) *Haftmann, W.:* Malerei im 20. Jahrhundert, Prestel, München 1976
(3) *Olschewski, A.:* Progressive Muskelentspannung. Stressbewältigung und Gesundheitsprävention mit klassischen und neuen Übungen nach Jacobson, Haug, Heidelberg 1996
(4) *Flöttmann, H. B.:* Träume zeigen neue Wege. Systematik der Traumsymbole. Kohlhammer 1998.
(5) *Jung C.G.:* Symbole der Wandlung. Walter-Verlag, Olten und Freiburg im Breisgau, 1981.
(6) *Leuner, H.:* Katathym-imaginative Psychotherapie (K.I.P.), Thieme 1994
(7) *Jung, C.G.:* Praxis der Psychotherapie, Bd. 16 (Rascher Ausgabe), Seelenprobleme der Gegenwart, S. 81
(8) *Benedict L.:* »Kreative Figuration und Tinnitus«. In Tinnitus Forum 2–2001, 27–28, 2001

Autorin und Kontakte

Dr. phil. Lieselotte Benedict
www.liben.de
e-mail: Benedict@liben.de

Im Haus des Hörens
Anke Bünting
Kaiserstraße 190
76133 Karlsruhe
Tel.: 0721/6802770

13

Der Erfahrbare Atem – Atemtherapie nach Middendorf

Astrid Schünemann

EINLEITUNG

*»Wir lassen den Atem kommen,
wir lassen den Atem gehen und warten,
bis er von selbst wiederkommt.«*

Ilse Middendorf

Jede Übungszeit – und warum nicht auch das Lesen dieses Artikels – beginnt mit dem Dehnen. Sie können es im Sitzen, Stehen oder Liegen ausführen. Räkeln Sie sich wie eine Katze, genüsslich und ohne Ziel, als ob Sie gerade aus tiefem Schlaf erwachen und Ihren Körper entdecken. Dehnen Sie sich frei und ohne Kontrolle, was leichter ist, wenn Sie die Augen geschlossen halten. Lassen Sie alle Müdigkeit oder Schwere aus sich heraus, dehnen Sie Arme, Beine, den Rücken, bis in die Finger- und Fußspitzen hinein. Gönnen Sie Ihrem Körper Weite und Bewegung, wo dieses Bedürfnis besteht. Es sollte sich dabei um ein sanftes Dehnen handeln, dem das Nachlassen folgt, und nicht etwa um ein Überdehnen und Recken, was zu fest wäre und den Atemstrom behindern würde. Halten Sie die Dehnung nicht fest, sondern überlassen Sie sich fließenden Bewegungen, die klein oder größer sind, je nachdem wonach Ihr Körper »ruft«. Sollten Sie gähnen und seufzen müssen, so ist dies ein Zeichen von Entspannung und von Sauerstoffbedürfnis, das Sie zulassen sollten. Gähnen bedeutet, dass Ihr Körper das Bedürfnis nach vermehrtem Atem hat, und ist somit schon eine Erfahrung frei zugelassenen Atems *(s. Abb. 13.1 u. 13.2)*.

Wenn Sie genug haben, lassen Sie die Übung im Sitzen oder Stehen nachwirken. Untersuchen Sie, wie Sie Ihren Leib empfinden, wie Sie sich heute fühlen, welche Körpergegenden sich wach und lebendig anfühlen und welche noch »schlafen«. Achten Sie dann einen Moment auf Ihren Atem, und nehmen Sie wahr, wie er Ihren Körper durchströmt, wie sein Rhythmus ist und wo er Sie bewegt.

Dehnungen des Körpers lösen Verspannungen, was sofort einen angeregten und stärkeren Atem zur Folge hat. Dehnung bewirkt überdies einen vermehrten Einatem, so dass Sie schon mit einer ziellosen und spontanen Morgendehnung viel für Ihren Atem tun können.

Die Atemarbeit nach Middendorf ist eine Form der Atemtherapie, deren Methode der frei zugelassene Atem ist, der weder unbewusst gelassen noch willentlich gesteuert

13 Atemtherapie nach Middendorf

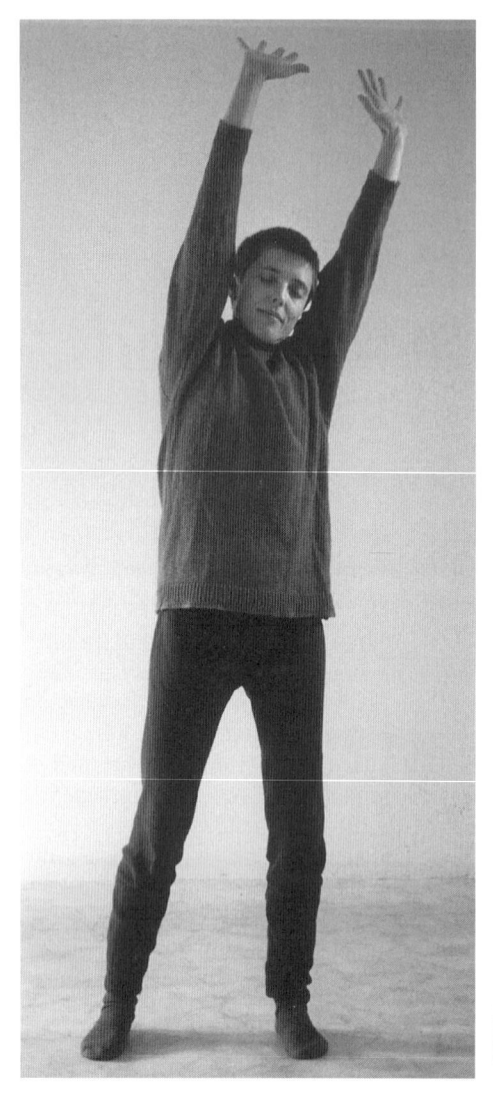

Abb. 13.1: Dehnen

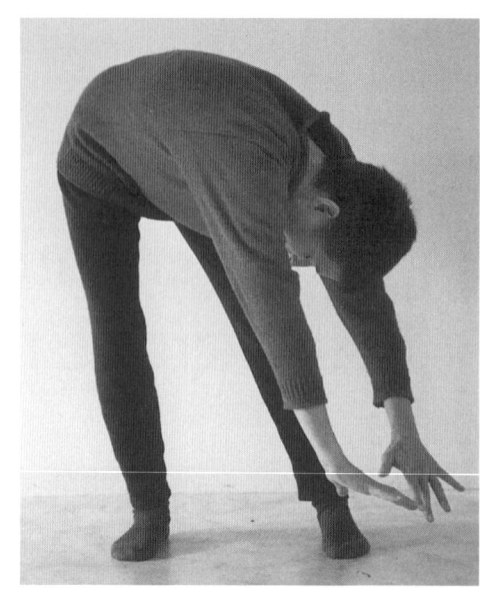

Abb. 13.2: Dehnen

wird: der Erfahrbare Atem. Frau Professor Ilse Middendorf hat in langer und gründlicher Eigenarbeit zahlreiche Gesetzmäßigkeiten des Atems entdeckt und diese schließlich in ein Lehrsystem gefasst. Sie stützte sich hierbei auf verschiedene Atem- und Gymnastikschulen des frühen zwanzigsten Jahrhunderts, deren Arbeitsweisen sie erlernte, und besonders auf die Atemarbeit nach Cornelius Veening, der lange Jahre ihr persönlicher Lehrer war. Reisen nach Indien und China inspirierten sie bei ihrer Forschung. Seit 1965 gibt es die Ausbildung zum Atemtherapeuten/-pädagogen nach Middendorf, und inzwischen entstanden mehrere Ausbildungsinstitute in Deutschland, der Schweiz und in den USA. Die dreijährige ganztägige oder fünfjährige berufsbegleitende Ausbildung beinhaltet eine grundlegende Einführung in den Erfahrbaren Atem in Einzel- und Gruppenarbeit sowie eine intensive Eigentherapie.

THEORETISCHER HINTERGRUND

Indikationen

Die Atemarbeit nach Middendorf ist vielfältig einsetzbar:
- Als allgemeine Gesundheitspflege und Prävention im weitesten Sinne
- zur Verbesserung der Selbstwahrnehmung und zum Abbau von Spannungen
- bei spezifischen und unspezifischen Atemstörungen, psychosomatischen und funktionellen Störungen innerer Organsysteme und des Bewegungsapparates.

Durch den psychophysischen Ansatz ist die Atemarbeit nach Middendorf darüber hinaus als eigenständige Therapie bei Lebenskrisen, Depressionen u. Ä. einsetzbar, sowie als Schwangerschaftsbegleitung, in der Arbeit mit Musikern, Tänzern, Schauspielern und Sängern, sowie mit bestimmten Berufsgruppen.

Ansprüche an die Übenden

Für die Atemtherapie nach Middendorf sollten die Übenden eine grundlegende Bereitschaft mitbringen, sich mit sich selbst zu beschäftigen und auf den eigenen Atem zu achten. Die Therapie ist bei starken Psychosen und bestehender Alkohol- und Drogenabhängigkeit kontraindiziert.

Wirkungsweise des Erfahrbaren Atems

Normalerweise spüren wir den Atem kaum oder nur recht undifferenziert. Erst wenn er sich durch körperliche Anstrengung oder durch innere Bewegtheit wie Trauer, Zorn oder Unruhe beschleunigt oder ins Stocken gerät, wird uns deutlich, wie sehr er auf alles, was wir erleben, reagiert.

Wenn wir lernen, den Atem in seiner Ursprünglichkeit zuzulassen, ohne ihn zu manipulieren, ihn jedoch wach erleben, hat dies einen Bewusstwerdungsprozess zur Folge, der nicht nur Weite und Lebenskraft schenkt, sondern auch Atemgewohnheiten verändern und somit körperliche Gesundung in Gang bringen kann.

In der Atemarbeit nach Middendorf wird nicht der Wille eingesetzt, um den Atem zu manipulieren. Der Atem wird nach Möglichkeit freigelassen, und das Üben dieses Lassens ist ein innerlicher Prozess großer Tragweite, der den Menschen ganzheitlich erfasst.

Durch Dehnungen, Bewegungen, Druckpunkte, Vokale und innere Achtsamkeit werden der Atem angeregt und die Atembewegung erweitert. Indirekt werden auf diese Weise Atemfülle und -tiefe erreicht, die gleichzeitig persönliche Reifung bedeuten. Da jede Lebenssituation des Menschen sich auf den Atem auswirkt, hat auch jede Veränderung des Atemgeschehens Einfluss auf seine seelische Befindlichkeit, sein Wachstum und sein Leben.

Anfänger dieser Atemweise erleben zu Beginn vorwiegend Wohlgefühl, Entspannung und Ruhe. Die Motivation, sich mit dem Atem zu beschäftigen, kann sehr unterschiedlich sein, entsprechend der umfassenden Möglichkeiten des Einsatzes. Atembeschwerden, Fehlatmung, Rückenschmerzen können ebenso der Grund des Interesses sein wie Unsicherheiten, Nervosität oder geistige Suche.

Der frei zugelassene Atem bedeutet eine innere Arbeit, die nicht nur durch das äußere Ausführen bestimmter Übungen zu erreichen ist. Das Vertrautwerden mit dem eigenen Atemgeschehen und der fortwährende Versuch, den Atem nicht willentlich zu manipulieren, vertieft die Selbsterkenntnis und lässt ihn schließlich von selbst voller und tiefer werden.

Eine gewisse Vorarbeit ist jedoch vonnöten, die aus Entspannung und Tonisierung des Körpers, Lockerung des Atemapparates, dem Bewusstwerden des Leibes und des Atemgeschehens besteht, aber auch ein Aufgeben fester Vorstellungen über den Atem erfordert. Erst dann kommt der natürliche, freie Atem mit seinem ursprünglichen Rhythmus zum Vorschein, an dem wir dann direkt arbeiten können. Die Bewegung aus dem Atem, das eigentliche Ziel der Middendorf-Arbeit, wird aus diesem Grunde besser von erfahrenen Atemlehrern im Rahmen regelmäßigen Unterrichts erlernt. Die hier erwähnten Übungen für Beginnende können Sie allein ausführen, um einen Einblick in die Ansatzweise und das Wirken des Erfahrbaren Atems zu gewinnen.

Es gibt zahlreiche Atemschulen, die ähnliche oder unterschiedliche Ansätze haben und die meistens ein in sich geschlossenes wirksames System darstellen. Jede dieser Schulen hat ihre eigene Methodik, die sich oft erst nach längerem Üben erschließt. Nach einer Phase der Orientierung ist es am günstigsten, sich für längere Zeit an eine Richtung zu halten, um selbst Klarheit über die zu erwartenden Resultate zu bekommen und einen wirklich tiefen Einblick in eine Arbeitsweise zu erhalten.

ATEMERFAHRUNG

Sammeln

Mit dem Begriff »Sammlung« ist Achtsamkeit oder umfassende Konzentration gemeint. Für Erfahrungen mit dem Atem ist Sammlung die Voraussetzung. Wir versuchen, anwesend und offen zu sein, ohne dass der Geist zu sehr abschweift, und werden uns der aktuellen Situation bewusst.

Empfinden

Der erste Schritt beim Üben am Atem ist die Schulung des Empfindungsbewusstseins, womit hier die körperliche Wahrnehmung gemeint ist. Die Empfindungsfähigkeit ist bei jedem Menschen unterschiedlich ausgeprägt und auch innerhalb des Organismus nicht an allen Stellen gleich. Empfindungen von Wärme oder Kühle, von Enge, Weite und Belebtheit können wahrgenommen und durch Übungen vertieft werden. Neue Empfindungen entstehen, andere verändern sich.

Atmen

Atembewegung kann stattfinden, ohne bewusst erlebt zu werden. Die Atmung reagiert auf alles, was sich im Menschen abspielt, auf körperliche Reize ebenso wie auf Gefühle und auf geistige Prozesse. Über die Erfahrung der Atembewegung im Leib gelangen wir zu Empfindungs- und Sammlungsfähigkeit.
Die Atmung reagiert auf Empfindungen, und so bedeutet eine Steigerung der Empfindungsfähigkeit auch eine Ausweitung der Atembewegung. Ebenso erleichtert eine Körperempfindung die Sammlung. Sammeln, Empfinden und Atmen bedingen sich also gegenseitig.

Dafür dienen am Anfang recht einfache Wahrnehmungs- und Körperübungen. Wir lernen, vorgegebene Übungen nach dem eigenen Rhythmus auszuführen und selbst Stärke und Maß zu bestimmen. Schließlich werden wir durch die Bewegungen und die innere Achtsamkeit empfindungsbewusst für die Atembewegung und die Atemräume.

Bei der Arbeit am Empfindungsbewusstsein ist eine klare Unterscheidung zwischen Empfindung und Gefühl vonnöten. Die Empfindung findet zuerst statt und bedeutet die körperliche Wahrnehmung eines Zustandes, das Erleben des Leibes und des Atems. Diese Empfindung kann dann durch das Gefühl eingefärbt werden: Ist sie mir angenehm oder unangenehm, macht sie mich traurig, froh, neugierig, mag ich sie spüren? Verdrängte Gefühle können sich an bestimmten Körpergegenden festmachen, über die Empfindungsarbeit auftauchen, und schließlich auch aufgelöst werden. Diese Wandlung erfolgt über den Atem.

Atmung

Im Gegensatz zu den anderen unbewussten Organfunktionen ist der Atem sowohl willkürlich als auch unwillkürlich beeinflussbar. Auffällig am Atemgeschehen ist dessen Verflechtung mit dem gesamten Organismus, und zwar auf mechanischer, chemischer und nervöser Ebene.

Die rhythmische Bewegung der Atmung, die Atemdruckwelle, pflanzt sich durch den ganzen Körper fort. Sie fördert die Beweglichkeit der Muskeln und der Wirbelsäule. Eine gesunde Atmung stimuliert die Versorgung des Blutes mit Sauerstoff (innere Atmung), welcher zu den Zellen befördert wird, die ihn für ihren Stoffwechsel benötigen. Auf dem Rückweg wird das Kohlendioxid zur Lunge transportiert, wo es die Ausatemluft anreichert und so den Körper verlässt. Die Bewegungs- und Zustandsveränderungen des Zwerchfells wirken sich auch auf das Nervensystem aus. Dies wirkt nervös-reflektorisch auf die benachbarten Organe und zentral-nervös über das Gehirn auf das Bewusstsein des Menschen.

Man könnte das körperliche Atemgeschehen Atmung, das feinstoffliche und psychische den Atem nennen. So wird auch deutlich, dass wir es mit einem höchst komplexen Vorgang zu tun haben, der nicht nur das Luftholen betrifft und sich nicht vorwiegend in den Lungen abspielt. Beim Einatemvorgang strömt nicht nur Sauerstoff, sondern auch Lebensenergie in uns ein, welche jede Zelle versorgt und mit Kraft erfüllt. Wir können längere Zeit ohne Nahrung, ja sogar ohne Wasser verbringen, aber ohne Atem sterben wir sehr schnell. Daran mag ersichtlich sein, wie elementar er ist. Er ist die Beseelung des Menschen und sein Lebenselixier.

Atemrhythmus

Alles Lebendige weist Rhythmen auf. Die Atmung besteht aus Einatem, Ausatem und Atemruhe. Die Polarität Ein- und Ausatem wird getragen von der Atemruhe, die der Ausgangspunkt der Atembewegung ist. Aus diesen drei Phasen baut sich der individuelle Atemrhythmus eines Menschen auf, und es ergeben sich vielerlei Spielarten. Die Atemrhythmik ist besonders störanfällig und reagiert sehr sensibel auf psychische Belastung, so dass tatsächlich jeder Mensch einen vom Leben gezeichneten Atem hat.

Der individuelle Ur-Atemrhythmus ist oft überlagert oder verloren und kann in sanfter Arbeit mit dem Atem wiedergefunden werden.

Die Einzelbehandlung

Neben dem Atem- und Bewegungsunterricht ist die Einzelbehandlung der zweite Schwerpunkt der Middendorf-Arbeit. Beide ergänzen sich, sind jedoch auch unabhängig voneinander einsetzbar. In der Einzelstunde, dem »Atemgespräch«, ist die Möglichkeit zu intensiver Selbsterfahrung besonders groß.

In diesem Gespräch über die Hände ist das Zentrale die Atembewegung, die durch Dehnungen, Streichen, Druck und stilles Handauflegen vertieft und erweitert wird. Die Griffe oder Bewegungen erfolgen zum Teil im Atemrhythmus. Die Hände des Behandlers bieten neue Atemmöglichkeiten an und helfen, sich zu entspannen und den Atem freizulassen. Mit einer langsamen und vorsichtigen Änderung des Atemgeschehens, unter Einbeziehung der seelischen Situation, kann das Allgemeinbefinden erheblich verbessert werden.

Der Behandler begleitet in erster Linie, er macht nichts im üblichen Sinne, sondern bietet andere Atem- und somit Seinsweisen an, deren Umsetzung die innere Mitarbeit der liegenden Person erfordert. Die Atembehandlung ist ein Gespräch zwischen zwei gleichwertigen Partnern. Atem und Körper sind die Kommunikationsmittel. Der Therapeut versteht sich als Begleitung und nicht als Führung, er stellt über die Hände Fragen und macht Angebote.

Bewusste und weniger bewusste und durchatmete Leibgegenden werden durch die gesammelte Anwesenheit beider angesprochen, und die Atembewegung kann jeweils dorthin folgen, sich schließlich ausbreiten und empfunden werden. Ausschlaggebend für die Art der Ansprache ist das Wohlbefinden des Behandelten. Er lernt, seinen Leib von innen heraus in Besitz zu nehmen, und ist aufgefordert, selbstständig und eigenverantwortlich an der Behandlung mitzuwirken.

Dabei wird das Gesunde im Menschen angesprochen. Stärken und Fähigkeiten werden durch die Behandlung unterstützt und angenommen und geben dann die Kraft, sich auch mit weniger lebendigen oder angstbesetzten Bereichen zu beschäftigen. Es handelt sich also nicht um ein oberflächliches Auflösen von Verspannungen durch Massieren und Streichen, sondern die bewusste Arbeit am Atem geht an die ursächlichen inneren, psychischen Gründe, die gemeinsam aufgedeckt und durch Anschluss an die innere Kraft verändert werden.

In der Einzelbehandlung gibt es hauptsächlich drei Komponenten, die zu beachten sind und die Auskunft über die grundsätzliche und die augenblickliche Situation des Betreffenden geben:

1. Die Spannungsverhältnisse des Körpers
Der Behandler orientiert sich an Über- oder Unterspannung einzelner Körpergegenden und deren Wechselwirkung. Da Überspannung an anderen Stellen mit Unterspannung kompensiert wird, sind Entsprechungen ausfindig zu machen, die indirekte Hilfe bei Lösung oder Tonussteigerung leisten können. Erstrebenswert ist eine grundsätzliche Wohlspannung, die den Atemfluss erleichtert.

2. Der Atemrhythmus
Das Verhältnis zwischen Einatem, Ausatem und Atemruhe ist hier von Wichtigkeit. Ideal ist ein ungefähres Gleichmaß der drei Phasen, was sich meistens einstellt, wenn ein Mensch zu seinem ihm gemäßen Rhythmus gefunden hat. Auch der Zusammenhang zwischen den Phasen spielt eine Rolle, und zwar inwieweit sie ineinander übergehen, abrupt enden oder festgehalten werden.

Am Atemrhythmus lässt sich erspüren, wie ein Mensch lebt. Ist jemand mit seinem Maß an Einatem zufrieden, oder möchte er mehr Leben in sich hineinholen? Kann er sich annehmen? Der Übergang zum Ausatem kann sanft und fließend sein oder verzögert und gehalten. Sackt der Ausatem kraftlos weg, oder wird er kontrolliert entlassen? Nimmt ein Mensch sich Zeit für seine Atemruhe, und kann er sie genießen, oder wartet er ungeduldig auf den neuen Einatem? Geht der Atem zu langsam, zu schnell, zu gleichmäßig? Oder ist er harmonisch und kraftvoll? Wir sehen, wie vielseitig und individuell Atemrhythmik und Atemgeschehen sind, und wie wir daran den Menschen erkennen können.

3. Die Person-Ansprache
Der Behandelte wird als Person angesprochen, ist in allen Körpergegenden, in seiner inneren Tiefe und seiner Ganzheit gemeint. Besonders der mittlere Raum drückt das Persönliche aus. Hier kann Begegnung stattfinden. Durch diese persönliche Arbeit entwickeln sich Selbstbewusstheit und Selbstsicherheit.

Anhand dieser Qualitäten – Spannungsverhältnisse, Atemrhythmus und Person-Ansprache – ergeben sich gezielte Ansprecharten, durch die der Behandler dem Liegenden neue Atemmöglichkeiten anbietet, abgestimmt auf die individuelle Situation und das jeweilige Lernvermögen. Dies geschieht gemeinsam in ständiger Rücksprache über die Hände und den Atemfluss.

Partnerübung: Atem erspüren

Ihr Partner liegt auf dem Bauch, die Arme seitlich am Körper. Fangen Sie am Kreuzbein an, die Hände quer auf den Rücken des anderen zu legen, und erspüren Sie die Atembewegung des Partners, der nicht willentlich mithilft, sondern den Atem entspannt kommen und gehen lässt. Legen Sie dann die Hände breit und geöffnet, mit den zehn Fingerspitzen in eine Richtung zeigend, rechts und links neben die Wirbelsäule in die Nierengegend. Legen Sie schließlich beide Hände quer auf den oberen Rücken auf die Brustwirbelsäule.

Lauschen Sie auch hier ebenso wie zuvor in der Nierengegend auf den Atem des Liegenden, und betrachten Sie gleichzeitig, wie der Rücken sich bewegt. Verändert sich der Atem durch den Kontakt mit den Händen? Wie sind die drei Atemphasen im Verhältnis zueinander? Geht der Atem schnell, langsam, flach? Wie empfinden Sie den Atem des Liegenden, wie empfindet er ihn selbst? Sprechen Sie dann darüber und tauschen Sie die Rollen.

Sie können die Übung abwandeln, indem sie nach den Phasen des Atemerspürens eine kleine Weile den Rücken an der betreffenden Stelle ausstreichen, von der Wirbelsäule seitlich nach außen hin, und dann dieselbe Stelle nochmals spüren. Hat sich der Atem durch das anregende Streichen verändert? Sehen Sie, dass Atmen den ganzen Körper betrifft? Vielleicht bekommen Sie durch die Begegnung mit dem Atem eines anderen Menschen eine Vorstellung von einer Atembehandlung.

PRAXISTEIL

Atem- und Bewegungsunterricht

Nachfolgend finden Sie eine kleine Auswahl der Übungen, die im Atem- und Bewegungsunterricht für Beginnende angeboten werden. Sie erhalten auf diese Weise einen Einblick in die Arbeitsweise des Erfahrbaren Atems. Dies ersetzt jedoch keine Atemstunde unter Leitung eines ausgebildeten Atemtherapeuten, da die Abfolge der Übungen einem System folgt und sich der jeweiligen Situation entsprechend verändern kann.

Die Übungen finden im Allgemeinen im Sitzen auf Hockern statt. Am besten eignen sich hierfür Hocker mit vier Beinen und gerader horizontaler Sitzfläche. Sie sollten so hoch sein, dass sich die Oberschenkel etwa parallel zum Boden befinden.

Jede Übung sollte mehrere Minuten ausgeführt werden. Finden Sie Ihre persönliche Dauer heraus, und beenden Sie eine Übung, sobald sie Ihnen unangenehm oder langweilig wird. Nach der Übung sollten Sie sich Zeit für das Nachspüren nehmen und schließlich eine Weile ausruhen und entspannen.

Am günstigsten ist es, beim Üben und Nachspüren die Augen zu schließen, es sei denn, bei den Übungsanleitungen wäre etwas anderes erwähnt.

Wenn Unwohlsein, Erregung, Erschöpfung oder Schmerz auftauchen, ist es besser, die Übung zu beenden, eine Ausruhhaltung einzunehmen oder sich bequem hinzulegen.

Beginnen Sie beim Üben immer unten, das heißt mit Füßen, Beinen oder Becken. So erleichtern Sie sich das spätere Loslassen im oberen Bereich. Wenn Sie täglich etwa zwanzig Minuten üben oder einmal in der Woche eine Stunde, dann können Sie mit der Zeit Änderungen herbeiführen. Zwingen Sie sich jedoch nicht, sonst wird Ihr Atem klein und eng.

Vor der Übung

Als Erstes sollten Sie sich daran erinnern, dass Sie nichts erreichen müssen. Der Atem verändert und vertieft sich, sobald wir uns entspannen, von Vorstellungen ablassen und den Körper für die Atembewegung durchlässig machen. Orientieren Sie sich bei den Übungen an Ihrem Wohlgefühl. Sollten Unwohlsein, Schwindel oder Verkrampfung auftauchen, ist es besser, die Übung zu unterbrechen. Bringt Ihnen eine Übung Erleichterung, Ruhe oder Freude, so ist sie gut für Sie geeignet. Eine eher unangenehme oder schwierige Übung sollten Sie an einem anderen Tag noch einmal probieren und die Reaktionen abwarten. Vielleicht erleben Sie dann eine völlig andere Wirkung.

Wenn Sie also Ihr Wohlbefinden als Orientierung nehmen, so vergrößern Sie die Chancen für einen tiefen und entspannten Atem.

Während des Übens

Sie sollten sich während der Übung so gut wie möglich sammeln und sie mit Ihrer Aufmerksamkeit begleiten. So können Sie sich am besten darauf einlassen. Sollte es Ihnen schwer fallen, sich zu konzentrieren, so seien Sie geduldig mit sich, und beginnen Sie das Üben erst einmal mit lebhaften Bewegungen, mit Dehnungen oder Schwüngen, die Ihren Kopf freier machen.

Nachspüren

Nach der Übung folgt das Nachspüren, das Wahrnehmen der Wirkung einer Übung. Dieses Nachwirkenlassen dauert einige Minuten. Während dieser Zeitspanne sollten Sie nicht über das Erfahrene nachdenken, sondern versuchen, Ihren Körper zu spüren, so dass Ihnen eventuelle Auswirkungen der Übung bewusst werden, die oft erst nachher auftreten.

Beim Nachspüren können Sie sich einige der folgenden Fragen stellen (nicht zu viele auf einmal): Wie fühle ich mich jetzt? Wie fühlt sich der Körperbereich an, mit dem ich vorwiegend gearbeitet habe? In welcher Körpergegend spüre ich eine Wirkung? Wo habe ich mehr Raum oder Kraft? Wie fühlt sich mein Körper insgesamt an? Wie ist mein Sitz? Kann ich besser anwesend sein? Bin ich entspannt? Spüre ich Wärme, Kühle, Leichtigkeit oder Schwere an bestimmten Stellen; erscheinen sie mir hell oder dunkel? Taucht ein Problem oder ein Schmerz auf?

Folgende Fragen sollten Sie sich erst nach längerer Zeit stellen: Wie spüre ich meinen Atem? Kann ich ihn so lassen und annehmen, wie er ist? Kann ich mich auf den Atem konzentrieren? Wo im Körper nehme ich die Atembewegung wahr? Hat sich der Atemrhythmus verändert? Atme ich tiefer, flacher, schneller oder langsamer, fließt der Atem?

Ruhen

Das Ruhen ist genauso wichtig wie das Üben. Setzen Sie sich bequem hin, wählen Sie eine Ausruhhaltung, oder bleiben Sie einfach aufrecht sitzen, und ruhen Sie sich gut aus.

Übung zum Dehngesetz

Sitzen Sie aufrecht und mit geradem Rücken. Beide Hände ruhen nach oben geöffnet auf den Oberschenkeln. Lassen Sie eine Hand vor sich in den Raum wandern, und dehnen Sie die Hand einschließlich der Finger leicht. Die Handfläche zeigt dabei nach oben. Öffnen Sie die Hand von der Mitte aus wie eine Blüte. Dann lösen Sie die Hand, wobei sie sich umdreht, locker vom Handgelenk aus herunterhängt und wieder auf den Oberschenkel gelegt wird. Wiederholen Sie dieses Öffnen und Schließen mehrere Male, und untersuchen Sie, welche der beiden Bewegungen vom Ausatem bevorzugt wird, das Dehnen und Öffnen oder das Lösen und Schließen. Wenn Sie Ihren Atem lassen können, wird er eher beim Lösen ausströmen, und entsprechend kommt bei der Dehnung der Einatem. Probieren Sie die Bewegung des öfteren.

Nach einiger Übung oder sofort wird deutlich, dass Dehnung Einatem bewirkt und Lösung Ausatem. Dies können wir an verschiedenen Stellen des Körpers erfahren.

Einige Grundübungen

Federn und Schütteln

Sie stehen mit lockeren Knien, die Füße parallel zueinander in Beckenbreite, und beginnen dann ein leichtes Federn oder Wippen, das von den Fußgelenken ausgeht und den ganzen Körper durchzieht. Die Fersen heben sich dabei stets leicht vom Boden ab. Alle Gelenke werden dadurch gelockert, der Kopf hängt etwas, und sogar der Kiefer kann sich dabei lösen. Das Gewicht verlagern Sie von einem Fuß auf den anderen, damit Sie sich nicht in den Waden verkrampfen.

Wenn Sie möchten, können Sie auch aus dem Federn ein kräftigeres Schütteln entstehen lassen und dabei alles, was Sie belastet, Müdigkeit, Gedanken, Gefühle oder anderes, abschütteln, indem Sie auch die Arme und Hände stark lockern. Der Atem kann sogar kräftig mit einem lautlosen »Hu« hinausgelassen werden.

Fühlen Sie, ob Ihr Atem Sie freier und tiefer durchströmt, ohne dass Sie willentlich etwas dazu beitragen müssen.

Der Atemsitz

Die Haltung hat einen bedeutenden Einfluss auf die Atmung. Die physiologisch günstigste Sitzhaltung für einen frei strömenden Atem können Sie sich wie folgt erarbeiten:

Sie sitzen aufrecht auf dem vorderen Teil des Hockers und haben die Füße parallel in Beckenbreite stehen, so dass Ober- und Unterschenkel etwa einen rechten Winkel miteinander bilden. Die Fußsohlen bleiben immer fest am Boden. Spüren Sie gut, wie Sie auf Ihren beiden Sitzknochen sitzen, setzen Sie sich eventuell vorher auf Ihre Hände, um ein Gespür dafür zu bekommen. Die Knie fallen weder auseinander noch zueinander. Merken Sie, wie die in der Breite des Beckens stehenden Beine und die Sitzknochen eine Basis bilden, von der Sie sich tragen lassen können.

Lassen Sie sich nun zusammensinken, so dass der Rücken rund wird und der Kopf hängt. Dann ergreifen Sie mit einer Hand

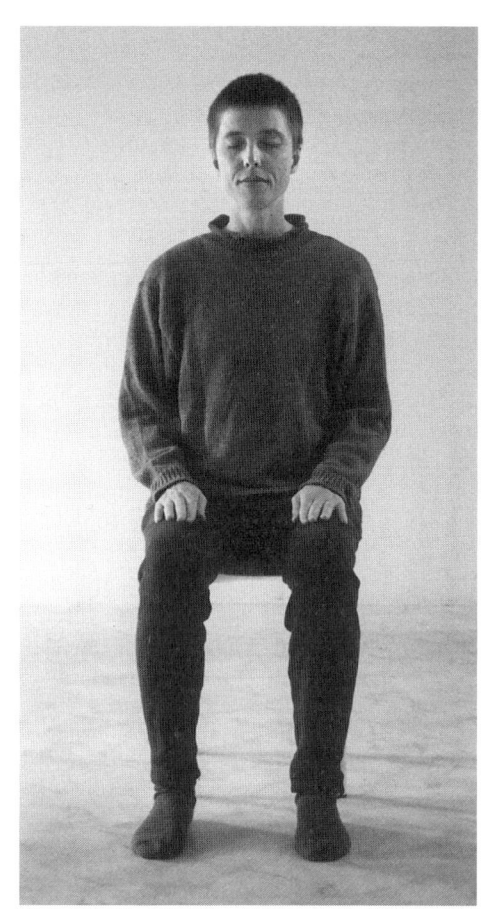

Abb. 13.3: Der Atemsitz

Sie auch die günstigste Armhaltung gefunden. Die Arme sollten ungefähr auf der Mitte der Oberschenkel liegen, dann haben die Schultern die beste Haltung. Der Kopf ist aufgerichtet, das Kinn etwas nach unten geneigt, die Brust ist nicht nach vorne gestreckt, jedoch auch nicht eingesunken. Sie befinden sich nun in einer für den Atem und den Körper insgesamt günstigen Haltung *(s. Abb. 13.3)*. Bleiben Sie eine Weile so sitzen, und erfahren Sie, wie Ihr Atem reagiert.

Verweilen Sie regelmäßig einige Zeit in dieser Haltung. Sie können sie auf der Vorderkante eines jeden Stuhls oder Sessels einnehmen. Sie sollten sich jedoch nicht in eine günstige Haltung zwingen, sondern sie sich durch Bewegungen und Körperbewusstsein langsam erarbeiten, um dabei nicht starr zu werden und womöglich die Luft anzuhalten.

Atem spüren

Sitzen Sie gut im beschriebenen Atemsitz, und legen Sie die Hände auf Ihren Leib. Beginnen Sie mit dem Unterbauch: Legen Sie die Hände breit und weich nebeneinander auf, so dass Sie wirklich Kontakt mit Ihrem Körper haben. Entspannen Sie sich, und fühlen Sie mit Ihren Händen, ob sich der Bauch im Rhythmus des Ein- und Ausatems bewegt. Findet unter den Händen Atembewegung statt, ohne dass Sie nachhelfen müssen? Ist es eine große oder kleine Bewegung? Bewegen sich die Leibwände des Rumpfes, werden sie im Einatem weit und im Ausatem wieder schmal? Nehmen Sie wahr, was geschieht, lassen Sie es zu, falls Ihr Atem klein sein sollte.

einige Haare am Scheitelpunkt Ihres Kopfes, dort, wo die höchste Erhebung ist. Nun ziehen Sie an den Haaren und richten sich dabei auf wie eine Marionette, bis Ihr Rücken gerade ist und Sie sich gut aufgerichtet fühlen. Führen Sie dieses Zusammensinken und Aufrichten mehrere Male durch, bis Sie die Ihrer Meinung nach günstigste Haltung erlangt haben. Achten Sie besonders auf die Stellung der Lendenwirbelsäule, Sie sollten weder im Hohlkreuz sitzen noch sich durchhängen lassen.

Wenn Sie nun noch Ihre Arme locker seitlich baumeln und mit einem kleinen Schwung auf den Oberschenkeln landen lassen, wobei die Handflächen nach unten zeigen, so haben

Gehen Sie zu entsprechender Zeit weiter zur Leibmitte. Legen Sie die Hände übereinander auf die Magengegend, zwischen Nabel und Brustbein *(s. Abb. 13.4)*. Wie ist die Atembewegung hier? Wenn Sie dort fertig sind, legen Sie die Hände in die Nierengegend. Eventuell können Sie die Hände nach einer Weile umdrehen, so dass die Handrücken aufliegen. Findet auch im Rücken Atembewegung statt? Dann kann eine Hand auf der jeweils gegenüberliegenden Flanke ru-

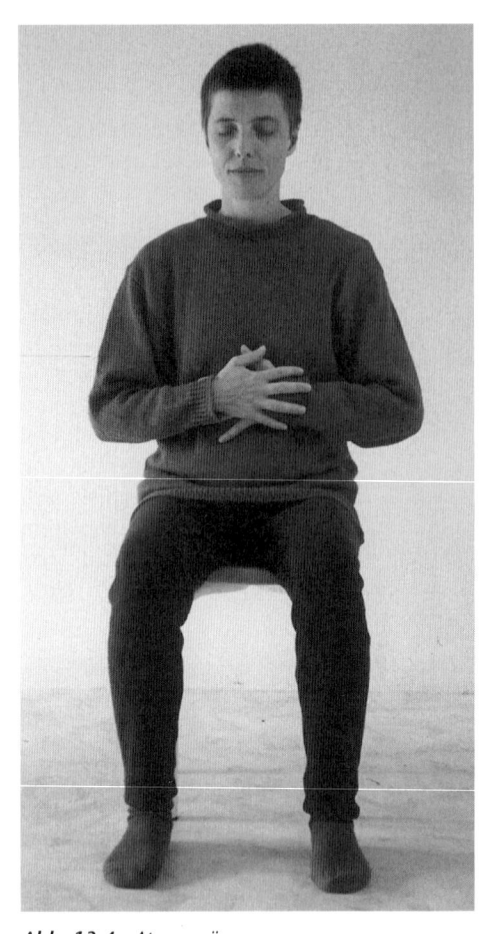

Abb. 13.4: Atem spüren

hen und dort die Atembewegung erfahren. Als Nächstes legen Sie eine Hand in die Kuhle unterhalb des gegenüberliegenden Schlüsselbeins, danach die andere auf die andere Seite, jeweils eine in die Achselhöhle und schließlich beide übereinander auf die Mitte des Brustkorbs. Dann kehren Sie zu der Stelle zurück, wo Ihnen das Aufliegen der Hände am angenehmsten war.

Nach dieser intensiven Spürarbeit können Sie sich noch einmal bewusst machen, wo Ihnen am meisten Atembewegung entgegenkam und wo am wenigsten.

Machen Sie diese Wahrnehmungsübung des öfteren, dann werden Sie mit der Zeit Unterschiede feststellen, je nachdem wie es Ihnen gerade geht und in welcher Situation Sie sich befinden.

Der Stand

Der nachfolgend beschriebene Stand ist sehr günstig für die Atembewegung und zugleich die Ausgangsposition für sämtliche Übungen im Stehen.

Sie stehen mit parallelen Füßen etwa in Beckenbreite und lassen sich bewusst vom Boden tragen. Das Körpergewicht ruht vorwiegend auf den Fußballen. Die Zehen sind gelöst, die Knie sind leicht gebeugt und locker, das Becken wird weder nach vorne noch nach hinten geschoben, und der Rücken ist gerade. Der Oberkörper ist aufgerichtet, die Schultern sind locker, und die Arme hängen seitlich am Körper. Versuchen Sie, das Getragenwerden durch den Boden zu erleben.

Sie können selbst ausprobieren, wie Sie sich im Rücken und besonders im Kreuzbein fühlen, wenn Sie die Füße mehr nach innen oder nach außen drehen. Ebenso können Sie Spannungs- und Haltungsveränderungen wahrnehmen, wenn Sie das Gewicht auf die Fersen verlagern. Der Rücken und die Knie reagieren sofort, die Beckenhaltung verändert sich, und dies hat einen Einfluss auf die Atemwelle. Haben Sie die oben beschriebene günstige Haltung eingenommen, wird es dem Atem erleichtert, in den Bauch zu fließen. Die Körperhaltung ist ein entscheidender Zugang zu einem kraftvollen, frei durchschwingenden Atem, da dieser direkt von ihr abhängig ist. Die Atemmuskeln, besonders das Zwerchfell, beeinflussen nachhaltig die Qualität der Atmung und sollten demnach bestmögliche Arbeitsbedingungen haben.

Nehmen Sie des Öfteren den beschriebenen Stand ein, und versuchen Sie, alles Gewicht in den Boden abzugeben. Fragen Sie sich dabei, ob Sie sich vom Boden tragen lassen können, wie Sie sich dabei fühlen und ob Ihre Füße spürbaren Kontakt zum Boden haben. Schweben Sie vielleicht über dem Boden, oder lasten Sie auf ihm? Sind Sie in Verbindung mit der Erdkraft? Wie stehen Sie in der Welt?

DIE ATEMRÄUME

Der untere Raum

Der untere Atemraum umfasst Füße, Beine und Becken. In ihm enthalten sind die Knie, das Kreuzbein und der »Harapunkt« unterhalb des Nabels sowie die Nabelgegend selbst. Wir erleben hier die Erde in uns, unsere Standfestigkeit, den Boden als tragendes Element, das Vertrauen in die uns haltende Kraft. Mit den Füßen stehen wir selbstständig in der Welt und können unser Gewicht an den Boden abgeben. Wir ruhen in der Tiefe und Geborgenheit der Beckenschale, die uns innere Ruhe und Gelassenheit verleihen kann. Fruchtbarkeit, Sexualität, auch Aggression im weitesten Sinne wohnen in diesem Bereich bzw. haben hier ihren Ausgangspunkt.

Das Kreuzbein ist das Zentrum der Lebenskraft, der dynamischen Impulse und der Vitalität. Für den Fluss der Lebenskräfte ist es von zentraler Bedeutung. Knie und Fußgelenke spiegeln die Erdverbundenheit einer Person wider. Der Harapunkt entspricht in seiner Bedeutung dem Kreuzbein und kann als »Erdmitte« des Menschen bezeichnet werden, als Zentrum des irdischen Lebens. Hier wird der Wille geboren. Die Nabelkraft ist die weibliche weiche Kraft des Bauches, durch die wir immer wieder neu ins Dasein geworfen werden.

Füße anregen

Im Sitzen oder Stehen können Sie Ihre Füße beleben, indem Sie mit den Sohlen auf dem Boden entlang schleifen, den Boden mit den Füßen erkunden und trippeln, stampfen oder die Füße langsam abrollen. Vergessen Sie nicht die Fußrücken und die Seiten. Sie können auch mit den Zehen über den Boden krabbeln, die Zehen spreizen oder mit ihnen greifen. Lassen Sie Ihre Gelenke locker. Tun Sie alles, was Ihnen einfällt und Freude bereitet.

Beim Nachspüren im Sitzen oder Stehen können Sie sich fragen, wie sich Ihre Füße jetzt anfühlen, wo Belebung stattgefunden hat und ob sich der Bodenkontakt verändert hat.

Gewicht verlagern

Sie stehen im vorher beschriebenen Stand und spüren gut, wie Sie von Ihren Beinen, Füßen und dem Boden getragen werden. Fangen Sie nun langsam an, Ihr Gewicht von einem Fuß auf den anderen zu verlagern, als würden Sie sehr langsam hin und her schwanken. Beide Sohlen bleiben in Kontakt mit dem Boden, auch die des nicht belasteten Fußes. Sie müssen die Knie hierfür etwas beugen. Wenn Sie möchten, können Sie sich vorstellen, dass Ihre Füße und Beine in den Boden hineinwachsen wie Wurzeln, dass sie viele Meter tief nach unten reichen. Beobachten Sie, ob Sie sich auch in den Schultern lösen und alles Schwere in den Boden fließen lassen können. Vielleicht kommen Sie mit der Zeit in einen Rhythmus und in ein Gefühl des Getragenseins.

Beim Nachspüren können Sie sich fragen, ob sich Ihr Kontakt zum Boden verändert hat und ob auch Ihre Stimmung anders geworden ist.

Der Beckenkreis

Sie sitzen auf dem vorderen Teil des Hockers, haben die Füße fest am Boden stehen und spüren gut die beiden Sitzknochen, über denen Sie sich aufrichten. Die Hände liegen locker auf den Oberschenkeln. Nun verlagern Sie das Gewicht auf einen der Sitzknochen, so dass der andere fast vom Hocker abhebt. Beugen Sie dann die Lendenwirbelsäule etwas nach hinten, kippen Sie das Becken, und beschreiben Sie langsam einen Halbkreis mit dem Becken über das Kreuzbein bis auf den anderen Sitzknochen, auf dem das Gewicht nun ruht. Dann kreisen Sie mit lockerem Bauch gut nach vorne und kommen in die Ausgangsstellung zurück.

Lassen Sie dieses Kreisen fortlaufen, und spüren Sie die Stellen des Beckens, die den Hocker berühren. Ändern Sie gelegentlich die Richtung und auch das Tempo. Sollte es knacken und knirschen oder die Bewegung unrund sein, so machen Sie sich keine Sorgen. Sie sind einfach dabei, festgehaltene und angespannte Muskeln und Sehnen zu entdecken. Sollte es zu sehr schmerzen oder ablenken, legen Sie sich ein flaches Kissen unter. Mit der Zeit wird das Kreisen vielleicht runder und harmonischer, und Sie können sich ganz auf die Bewegung einlassen, so dass Ihr Kopf entlastet wird. Wenn Ihnen das Kreisen in eine Richtung besser gefällt, so können Sie dabei bleiben. Da die Bewegung vom Becken ausgeht, bleibt der Oberkörper relativ ruhig. Wenn Sie überprüfen möchten, ob Sie wirklich hauptsächlich mit dem Becken kreisen, verschränken Sie die Arme vor der Brust. So merken Sie deutlich, ob Ihr Oberkörper ruhig bleibt.

Nachher können Sie sich fragen, ob Sie sich nun schwerer oder ruhiger fühlen, ob das Becken beweglicher geworden ist und ob der Atem tiefer in den Bauch strömt.

Das Beckenkreisen beruhigt, gleicht aus, ist wohltuend und lösend bei Verspannungen im Becken, Krämpfen und allgemeiner Unruhe. Es ist eine Grundübung, um den Atem in das Becken und den Bauch zu leiten, um Kraft zu bekommen und gleichzeitig Gelassenheit zu entwickeln.

Kreuzbein anregen

Klopfen Sie mit lockeren Handrücken oder Fäusten Ihr Kreuzbein, die Knochenplatte unterhalb der Lendenwirbelsäule. Hier können Sie fest klopfen. Legen Sie dann beide Hände nebeneinander auf das Kreuzbein auf, und streichen Sie mit den Händen über die Seite nach vorne. Sie können sich etwas in die Hände hineinbeugen. Beim Ausstreichen atmen Sie aus und richten sich auf. Schließlich bleiben Sie einen Moment sitzen und untersuchen, ob Sie Ihr Kreuzbein empfinden können.

Kreuzbein dehnen

Legen Sie eine Hand mit der Handmitte auf den Harapunkt (etwa vier Finger breit unterhalb des Nabels). Legen Sie die andere Hand mit dem Handrücken auf Ihr Kreuzbein. Kommen sie von innen her ganz unter den Händen an. Entspannen Sie sich, und lassen Sie Ihren Bauch locker. Merken Sie eine Atembewegung unter den Händen?

Wenn Sie eine ganze Weile in dieser Haltung gesessen haben, können Sie langsam beginnen, ein wenig über die beiden Sitzknochen nach hinten zu rollen und Ihr Kreuzbein in die hintere Hand zu dehnen. Sie richten sich gleich wieder auf, ohne dabei ins Hohlkreuz zu kommen. Sie kommen so in ein leichtes Schwingen, vor und zurück. Der obere Rücken bleibt dabei relativ ruhig, es bewegen sich hauptsächlich Kreuzbein und Becken. Sie können die hintere Hand auch nach einer Weile nach vorne auf die andere Hand legen. Strengen Sie sich nicht an, sondern begreifen Sie die Übung eher als ein Sich-Lassen. Lassen Sie auch Ihren Atem ganz natürlich weiter fließen.

Wenn Sie genug haben von dieser Bewegung, bleiben Sie still sitzen und spüren nach, ob sich etwas verändert hat, wie Sie sich im Bauch und im Kreuzbein empfinden und ob der Atem verstärkt ins Becken fließt.

Meditatives Gehen

Sie stehen gut in Beckenbreite und nehmen Kontakt zu Ihren Füßen auf. Als Vorbereitung für die folgende Übung können Sie das »Gewicht verlagern«. Nun ziehen Sie einen Fuß heran, so dass er den anderen berührt und Ihre Füße sehr eng stehen. Beginnen Sie dann, einen Fuß in Zeitlupentempo um eine halbe Fußlänge nach vorne zu schieben. Die ganze Sohle schleift langsam über den Boden. Dann verlagern Sie das Gewicht auf diesen Fuß. Danach schiebt sich der andere Fuß nach vorne. Sie kommen so zu einem schleifenden, sehr langsamen Gehen mit leicht gebeugten Knien. Nur wenn die Knie sich zu sehr berühren, nehmen Sie die Füße etwas auseinander. Ansonsten sollten sich die Fußinnenkanten berühren. Lassen Sie die Augen geöffnet, und richten Sie den Blick auf einen Punkt an der gegenüberliegenden Wand. Führen Sie diese Übung zehn bis fünfzehn Minuten lang aus.

Beobachten Sie genau, was in Ihrem Körper beim Gehen und beim Verlagern des Gewichtes geschieht. Wie pflanzt sich die Bewegung durch den Körper fort? Können Sie sich auch im Schultergürtel und Kopf lösen? Versuchen Sie, mit der Zeit immer ruhiger zu werden und sich ganz dem Gehen zu überlassen. Spüren Sie den Kontakt der Fußsohlen zum Boden. Vielleicht können Sie in einen meditativen Zustand kommen, der Ihnen erlaubt, körperliche und geistige Ruhe zu erfahren.

Schließlich stellen Sie sich in Beckenbreite hin und lassen die Übung gut nachwirken. Nehmen Sie alles wahr, was sich verändert hat. Wie fühlen Sie sich, wie ist Ihre Anwesenheit in diesem Raum, in der Gegenwart?

Aufsteigender Atem aus der Hocke

Üben Sie den Beckenkreis, bevor Sie diese Übung ausführen. Stellen Sie sich nun etwas breiter hin als üblich, gehen Sie in die halbe Hocke, und stützen Sie die Hände mit den Fingerspitzen nach innen und den Daumen nach außen auf die Oberschenkel kurz hinter die Knie. Machen Sie den Rücken rund, und spüren Sie gut die Beine und Füße. Die Sohlen beider Füße stehen fest am Boden. Richten Sie sich nach einem natürlichen Einatem im Ausatem auf. Gehen Sie dann wieder in die Hocke, und warten Sie auf einen neuen Ausatem, oder setzen Sie sich kurz auf den Hocker. Atmen Sie nicht zuviel aus, sonst verlieren Sie Kraft. Welche Wirkung hat diese Atemweise?

Der mittlere Raum

Dieser Raum, der etwa von der Höhe des Nabels bis zur Hälfte des Brustkorbs reicht, stellt die Verbindung des oberen und des unteren Raumes dar, die Mitte des Menschen. Er beinhaltet den wichtigsten Atemmuskel, das Zwerchfell, sowie das Nervengeflecht des Solar plexus.

Im mittleren Bereich können wir, zwischen Brustbein und Nabel, ein erstaunlich kraftvolles Zentrum spüren, das uns Sicherheit und Selbstverständlichkeit verleiht. Die Mitte ist der Raum, in dem wir uns persönlich verankern können. Sie verleiht Halt und Geborgenheit. Ohne Mitte verlieren wir uns im Ich-Losen, in der Außenwelt, in Ängsten oder starken Gefühlen oder in anderen Personen. Wir erreichen über diesen Raum auch das Herz, Sitz der Gemütswelt sowie des Blutkreislaufs. Wir können den mittleren Raum unterteilen in die obere, herznahe Mitte unter dem Brustkorb und die Mitte zwischen Nabel und Brustbein in der Nieren- und der Magengegend. Die inneren Organe sind hauptsächlich im Mittenbereich angesiedelt, und bekanntlich reagieren sie sehr sensibel auf psychische Vorgänge, auf alles, was uns persönlich betrifft.

Mitte streichen

Streichen Sie mit den Händen den gesamten mittleren Bereich, die Flanken, die Magen- und die Nierengegend. Lassen Sie Ihre Hände ruhen, wenn Sie das Bedürfnis haben, oder betasten Sie die unteren Rippen oder die Gegend um den zwölften Brustwirbel (hintere Mitte). Wenn Sie fertig sind, nehmen Sie wahr, wie Sie Ihren mittleren Raum empfinden, ob es dort eng oder weit ist und ob Sie eine Atembewegung feststellen.

Flanken anregen

Bilden Sie mit dem Daumen und dem Zeigefinger eine Spange, und reiben Sie damit schwungvoll Ihre Flanken – hin und her –, vom unteren Brustkorb bis fast unter die Achseln und von der Wirbelsäule in Richtung Bauch und zurück. Dieses Reiben geschieht sehr schnell und kräftig, und Sie können es nicht allzu lange ausführen, da Sie sonst Ihre Schultern verspannen. Sie können auch mit der ganzen Hand streichen. Spüren Sie dann nach, und stellen Sie fest, wie sich Ihre Seiten anfühlen und ob der Atem angeregt wurde. Vielleicht müssen Sie seufzen oder aufatmen. Bewegen sich die Flanken nachher im Atemrhythmus? Ist Weite vorhanden?

Großes Mittenkreisen

Nachdem Sie Ihren mittleren Bereich durch Streichen deutlicher erfahren haben, gehen Sie zu einem Kreisen über. Sie schieben im Sitzen eine Flanke nach außen, beugen sich dann etwas im mittleren Rücken nach hinten, schieben die andere Flanke nach außen und gelangen nun mit dem Bauch nach vorne, bis Sie wieder zur anderen Flanke kommen. Auf diese Art kreisen Sie mit dem gesamten mittleren Ring, der dadurch nach und nach beweglicher wird. Sie können die Richtung und die Geschwindigkeit ändern. Die Bewegung sollte hauptsächlich in der Mitte stattfinden, der Schultergürtel bleibt relativ ruhig.

Nachher haben Sie mehr Raum oder Beweglichkeit in der Mitte, und vielleicht haben Sie sogar Ihr Zwerchfell erreicht, was sich durch einen von selbst tieferen Atem zeigen kann.

Der obere Raum

Von der Brustkorbmitte aufwärts gehören zum oberen Raum die Schulterblätter, Schultern, die Arme mit Händen und Fingern, sowie Hals und Kopfraum mit den Sinnesorganen.

Im oberen Raum finden wir den Bereich der Entfaltung, hier sind Bewusstsein, Denk- und Unterscheidungsvermögen angesiedelt. Der Scheitelpunkt ist der höchste Punkt der körperlichen Aufrichtung, und durch ihn empfangen wir Intuition und Anschluss an Höheres. Mit Schultern und Armen zeigen wir uns und gestalten die Welt, breiten uns aus, umarmen, handeln. Wir können weit in die Welt hineingreifen. Ein Mensch, der seinen oberen Raum nicht entfaltet, sondern die Schultern einrollt oder Brustkorb, Hals und Arme verfestigt hat, mag sich eingeengt und traurig fühlen, angstvoll oder kontaktarm.

Schultern schütteln

Lassen Sie sich vornüber hängen, im Stehen oder Sitzen, und schütteln Sie Schultern, Arme und Hände kräftig aus. Lassen Sie alles von sich abtropfen, was Sie belastet oder einengt, und gönnen Sie Ihrem Oberkörper einen Moment des Hängens.

Wie fühlen Sie sich danach? Ist mehr Weite entstanden?

Schultern kreisen

Kreisen Sie im Sitzen mit einer Schulter sehr langsam und bewusst, und verfolgen Sie die Bewegung mit Ihrer Achtsamkeit. Der Arm hängt locker an der Seite. Probieren Sie nach einiger Zeit die andere Richtung aus. Tun Sie dies eine ganze Weile, bevor Sie sich aufrecht hinsetzen und spüren, wie sich die Schulter jetzt anfühlt.

Wie ist Ihre Schulter, kennen Sie sie eigentlich, können Sie sie empfinden? Ist sie fest, weich, zart, warm oder kühl? Hat sie einen guten Platz gefunden, an dem sie sich wohlfühlt? Ist sie durch das Kreisen beweglicher geworden? Wie ist die andere Schulter im Vergleich dazu?

Lassen Sie dann die andere Schulter kreisen, und vergleichen Sie nachher erneut. Fühlen sich beide Schultern gleich an? Gibt es eine Lieblingsschulter? Schließlich können beide Schultern gleichzeitig versetzt kreisen. Akzeptieren Sie es, falls es nicht so geht, wie Sie es sich vorstellen, und beenden Sie die Bewegung zu Ihrer Zeit. Geht mehr Atem in den oberen Raum?

In einen Brunnen greifen

Sitzen Sie wieder aufrecht, und lassen Sie die Arme seitlich hängen. Die Fingerspitzen zeigen nach unten. Dehnen Sie nun mit einer Hand nach unten, als wollten Sie in einen tiefen Brunnen greifen. Die Finger ziehen ein wenig in die Tiefe. Gleichzeitig neigen Sie Ihren Kopf in die Gegenrichtung, so dass eine leichte Dehnung im Hals entsteht. Wenn Sie mit dem linken Arm dehnen, kippt der Kopf etwas nach rechts und umgekehrt. Dann lassen Sie wieder los und dehnen den anderen Arm.

Nachher empfinden Sie Ihren Hals und oberen Rücken. Was hat sich durch die Übung verändert? Was ist Ihnen bewusst geworden?

Hände weit und schmal

Betasten Sie Ihre Hände, während Sie entspannt sitzen. Nehmen Sie sich Zeit, zunächst die eine und dann die andere Hand zu erfahren. Es gibt weiche und feste Stellen, Berge und Täler. Betrachten Sie auch einmal Ihre Hand. Haben Sie sich ihr eigentlich schon einmal gewidmet? Geben Sie einen Druck mit dem Daumen in die Handmitte der anderen Hand, und drücken Sie auch kurz Ihre Fingerkuppen. Legen Sie dann Ihre Hände auf die Oberschenkel und sammeln Sie sich in ihnen.

Halten Sie jetzt die Hände mit den Handflächen zueinander, in etwa zwei bis drei Zentimeter Abstand. Schultern und Achseln sind dabei gelöst. Halten Sie die Hände etwa vor der Herzgegend. Verweilen Sie eine kurze Zeit in dieser Haltung, und spüren Sie mit der linken die rechte und mit der rechten die linke Hand. Dann können Sie mit dem Abstand spielen. Wie weit können Sie Ihre Hände auseinander halten und trotzdem noch die Beziehung wahrnehmen? Gibt es etwas zwischen den Händen?

Nun lauschen Sie auf Ihren Atem und probieren vorsichtig, eine Weit-und-schmal-Bewegung im Einklang mit Ihrem Atem auszuführen. Wenn der Atem kommt, gehen die Hände auseinander, wenn er geht, wird der Abstand wieder geringer, und bei der Atempause ruhen sie. Der Atem sollte nicht an die Bewegung angepasst werden, sondern vorerst die Bewegung an den Atem. Erst nach längerer Zeit wird es wirklich der Atem sein, der die Hände bewegt, erst nach langem Üben werden Atem und Bewegung eins. Probieren Sie dies nicht zu lange, damit Sie den Atem nicht aus seinem Rhythmus bringen und sich nicht anstrengen. Sie können jederzeit zur einfachen spielerischen Bewegung zurückkehren und den Atem außer Acht lassen.

Zum Abschluss legen Sie die Hände nach oben geöffnet auf die Oberschenkel und lassen die Übung gut nachwirken. Fühlen Sie sich ganzheitlich angesprochen? Sind Sie erstaunt, erfreut, berührt? Vielleicht hat Ihre Mitte ebenso auf die Übung reagiert wie Ihr oberer Raum.

Kiefer lösen

Bewegen Sie Ihren Kiefer hin und her, nach vorne und nach hinten, machen Sie den Mund auf und zu, um Ihren Kiefer zu lösen. Streichen Sie Ihre Wangen, und geben Sie um die Wangenknochen herum einen kleinen Druck. Gähnen Sie, und machen Sie alle Grimassen, die Ihnen einfallen. Fletschen Sie die Zähne, und beißen Sie in lauter imaginäre Äpfel. Wenn Sie ausgiebig gähnen und seufzen müssen, ist das sehr gut, denn Ihr Atem hat sich schon gelöst.

Hinterhauptsloch ausstreichen und dehnen

Streichen Sie Ihren Hals von unten nach oben aus, und zwar mit einigen Fingerkuppen von der Halswirbelsäule zur Seite hin. Wenn es Ihnen guttut, so bleiben Sie eine Weile bei diesen Streichungen. Dann streichen Sie am unteren Schädelrand entlang. In dessen Mitte befindet sich das Hinterhauptsloch, eine kleine Kuhle am oberen Ende der Wirbelsäule. Massieren Sie sich in dieser Vertiefung, und streichen Sie sie kräftig aus. Meistens befinden sich dort Spannungen, was sich direkt auf den Atem auswirkt. Sie merken es an einem tiefen Gähnen, was auftauchen kann, wenn Sie sich dort lösen.

Nun legen Sie die Hände zurück auf die Oberschenkel und konzentrieren sich ganz auf das Hinterhauptsloch. Neigen Sie ein wenig den Kopf nach unten, und spüren Sie, wie das Hinterhauptsloch gedehnt wird. Gehen Sie genauso langsam wieder zurück in die aufrechte Kopfhaltung, und nicken Sie einige Male auf diese Weise. Es kann sich eine Empfindung einstellen, als ob sich das Hinterhauptsloch öffnet und schließt, wie ein Auge oder ein Mund. Die Bewegung kann sehr klein sein und doch eine große Wirkung haben.

Nehmen Sie sich Zeit zum Nachspüren, und fragen Sie sich, was durch diese Bewegung in Ihnen anders wurde. Fühlen Sie sich freier in Kopf und Nacken? Haben Sie einen freieren Atem?

Innenraum und Außenraum

Der Innenraum kann als das Körperinnere in seiner natürlichen Gestalt oder in Form eines Eies erlebt werden oder als der Leib mitsamt der ihn umgebenden feinstofflichen Ausstrahlung. Dieser wird mit der Steigerung der Empfindungsfähigkeit immer deutlicher spürbar. Der Außenraum ist die uns umgebende Welt, die Weite des Raumes um uns herum. Dazwischen befindet sich die Grenze der Körperwände, die die Form der menschlichen Gestalt bestimmt. Fortgeschrittene Übungen beziehen diese Räume in besonderer Weise mit ein.

Übungen für den Rücken

Großer Körperkreis

Stehen Sie gut mit lockeren Knien, und lassen Sie Ihren Oberkörper zu einer Seite hinunter. Der Kopf, beide Arme und Hände hängen auf dieser Seite nach vorne. Machen Sie die Bewegung langsam und ruhig. Wenn Ihre Hände nahe am Boden sind, führen Sie sie am Boden entlang zur anderen Seite, das bedeutet vom linken zum rechten Bein oder umgekehrt, und kommen dort wieder hoch. Wieder hängen beide Arme zur entsprechenden Seite und sind völlig ohne eigene Bewegung. Wenn Sie oben angelangt sind, drehen Sie den Oberkörper in die Mitte bzw. Gerade und lassen sich dann wieder zur anderen Seite hinunter, so dass ein Kreisen mit Ihrem Rumpf entsteht. Nach zwei- bis dreimal Kreisen ändern Sie die Richtung. Sollte Ihnen schwindelig werden, machen Sie die Übung langsamer oder weniger tief. Sackt das Blut zu sehr in den Kopf, arbeiten Sie schneller. Probieren Sie aus, wie es richtig für Sie ist.

Dann bleiben Sie stehen und erfahren die Wirkung der Bewegung. Beide Körperseiten wurden gedehnt. Breitet sich die Atembewegung entsprechend aus?

Sie können diese Übung mit dem »kleinen Körperkreis« kombinieren und ganz nach Ihrem spontanen Empfinden jeweils im Wechsel den oberen und den ganzen Rücken kreisen.

Wirbelsäule abrollen

Sie stehen in Beckenbreite mit lockeren Knien. Ihr Gewicht liegt vorwiegend auf den Fußballen. Lassen Sie langsam den Kopf Richtung Brustbein sinken, und rollen Sie dann Ihre Wirbelsäule sehr langsam, Wirbel für Wirbel, nach unten ab. Nur wenn das Blut zu sehr in den Kopf strömt, führen Sie die Übung schneller aus. Nehmen Sie Ihren Rücken wahr, stellen Sie fest, wo Sie sich deutlich spüren und wo Sie weniger bewusst sind. Wenn verspannte oder schmerzende Stellen sich bemerkbar machen, halten Sie sich einen Moment bei ihnen auf, oder rollen Sie einfach weiter ab. Arme, Schultern und Kopf sollten locker hängen. Schließlich kommen Sie unten an – so weit, wie Sie sich beugen können – und lassen den ganzen Rücken vom Kreuzbein aus hängen. Die Arme lassen Sie baumeln, oder Sie verschränken sie, wodurch der Rücken lang gezogen wird. Sie können die Arme auch einzeln schräg nach vorne dehnen.

Wenn Sie genug gedehnt haben, richten Sie sich genauso langsam wieder auf, spüren wieder so gut es geht jeden Wirbel und richten als letztes den Kopf auf. Nun bleiben Sie stehen und lassen die Übung nachwirken. Wie spüren Sie jetzt Ihren Rücken? Was haben Sie Neues über ihn erfahren?

Führen Sie dieses Abrollen am besten zwei- oder dreimal hintereinander aus, dann ist es besonders wirksam. Wenn Sie täglich abrollen, halten Sie Ihren Rücken geschmeidig und jung und bereiten ihn für einen kraftvollen tiefen Atem vor.

Rücken beugen

Sie sitzen im »Atemsitz« und dehnen Ihren Rücken, das heißt, Sie beugen sich ein wenig nach hinten, der Rücken wird rund, und richten sich wieder auf. Gleichzeitig heben Ihre Arme etwas ab und ziehen nach vorne. Der Rücken bewegt sich folglich in Ihren Hintergrund, und »die Arme werden weit« und nehmen Raum nach vorne ein. So werden Sie weit wie ein Ballon und lösen diese Haltung gleich wieder, so dass Sie schmal und aufrecht dasitzen. Wenn der Rücken rund wird, nehmen Sie wahr, wie die Wirbel auseinandergezogen werden, ohne dass Sie sich anstrengen müssen. Kehren Sie zurück, und lassen Sie los. Wippen Sie auf diese Art eine Weile sanft hin und her, und gestalten Sie die Bewegung nach dem Bedürfnis Ihres Rückens.

Nachher spüren Sie die Veränderungen. Achten Sie auch darauf, ob Sie mehr Raum im Rücken empfinden. Ist Ihr Rücken wie eine Schale, in der Sie sich bergen können? Wie erleben Sie Ihren Hintergrund?

Rumpf schwingen

Sitzen Sie bewusst auf Ihren beiden Sitzknochen, und beginnen Sie, Ihren Rumpf frei zu bewegen. Sie schwingen in alle Richtungen, wie es Ihnen gerade einfällt, nach vorne, hinten, zur Seite. Lassen Sie den Rücken dabei weich werden, und überlassen Sie sich eher dem Schwingen, als dass Sie es machen. Wenn Ihnen ein Kreis gefällt, dann kreisen Sie, wenn Sie nur von rechts nach links oder von vorne nach hinten pendeln möchten, dann tun Sie dies. Geben Sie einfach dem Gewicht Ihres Rückens nach, wobei Hals und Kopf möglichst loslassen.

Durch diese ziellosen und sehr feinen Bewegungen fühlen Sie sich nachher vielleicht wohler. Spüren Sie Ihren Leib, und wie er Sie trägt. Nehmen Sie einen Moment wahr, wie der Atem diesen Leib ausfüllt und belebt.

Rückenschwung

Stehen Sie gut auf Ihren Füßen, beugen Sie sich in den Rücken, indem Sie ihn rund machen, und nehmen Sie die Arme weit mit nach hinten. Die Handflächen öffnen sich nach hinten. Die Knie sind gebeugt. Warten Sie, und wenn ein Ausatem »vorbeikommt«, das heißt, wenn Ihr Atem von selbst entsteht, dann nutzen Sie diesen, um sich mit einem kräftigen Schwung aufzurichten und die Arme nach oben fliegen zu lassen. Ihre Knie machen einen kleinen Knicks. Machen Sie eine kleine Pause, und wiederholen Sie den Schwung.

Spüren Sie, ob der Schwung aus dem Rücken kommt, ob Sie Kraft dort spüren. Machen Sie die Bewegung locker und leicht. Sie können auch kräftig ausatmen, indem Sie den Atem aus dem Mund hinauslassen und »Hu« flüstern. Schwingen Sie nur sechs- bis achtmal, dann spüren Sie nach, was die Übung bei Ihnen bewirkt hat. Da es sein kann, dass Sie trotz aller Achtsamkeit ein bisschen zu viel Atem geholt haben, anstatt natürlich einzuatmen, sollten Sie nicht zu lange üben. Der Körper bekommt sonst zu viel Atem, viel mehr, als er braucht, da die Empfindsamkeit für das Maß des Atems erst wachsen muss. Dies gilt für alle Übungen, bei denen der Atem mit einbezogen wird. Wenn Sie nachher erschöpft, schwindelig, kribbelig und unruhig oder außer Atem sind, so war es schon zu viel.

Diese Übung ist gut geeignet zur Anregung am Morgen und zur Steigerung des Blutdrucks. Sollte es Ihnen schwer fallen oder Sie verwirren, den Atem mit einzubeziehen, können Sie dieselbe Bewegung auch mit fließendem Atem machen.

Wenn Sie genug davon haben, lassen Sie einfach die Arme ausschwingen, und bleiben Sie stehen. Spüren Sie, was sich in Ihrem Körper verändert hat, wo Sie Anregung erleben und ob Sie Ihre Wirbelsäule wie eine zentrale Achse in sich wahrnehmen. Wie kommt und geht Ihr Atem?

Übungen im Liegen

Beine ausgleiten lassen

Sie liegen auf dem Rücken, die Arme seitlich neben dem Körper, und stellen ein Bein auf. Lassen Sie dieses Bein in Zeitlupentempo ausgleiten. Die ganze Sohle schleift dabei so langsam, wie es geht, über den Boden. Verfolgen Sie die Bewegung mit, seien Sie achtsam, und versuchen Sie Ihr Bein zu spüren. Wenn es fast ausgestreckt ist, heben sich die Zehen ab, und es gleitet auf der Ferse aus. Lassen Sie das Bein ausruhen, wobei Sie es völlig loslassen.

Wiederholen Sie die Bewegung einige Male, und erleben Sie dann, wie es sich anfühlt. Gibt es einen Unterschied zum anderen Bein? Hat die Übung eine Wirkung auf Ihr Befinden und auf den Atem? Nehmen Sie dann das andere Bein, und lassen Sie es auf die gleiche Art ausgleiten.

Nierengegend zum Boden bringen

Sie liegen auf dem Rücken, die Arme ausgestreckt neben dem Körper und die Beine aufgestellt. Kippen Sie das Becken, so dass die Nierengegend (Lendenwirbelsäule) in Kontakt mit dem Boden kommt. Geben Sie einen leichten Druck mit der Nierengegend auf den Boden. Dann lassen Sie gleich wieder los und entspannen das Becken. Führen Sie dieses Kippen mehrmals aus, und achten Sie darauf, dass es eine sanfte, gleitende Bewegung wird, die nicht mechanisch abläuft, sondern von Ihrer Empfindung begleitet ist. Arbeiten Sie ohne Anstrengung oder Willen, sondern eher mit Hingabe und Weichheit. Mit der Zeit wird die Lendenwirbelsäule vielleicht beweglicher, und Sie können sich ganz auf die Übung einlassen.

Wenn Sie möchten, können Sie die Bewegung an Ihren Atemrhythmus anpassen, indem Sie das Becken während des Einatems kippen. Seien Sie auch hierbei umsichtig. Danach können Sie sich ausruhen und wahrnehmen, wie sich der Rücken anfühlt. Spüren Sie Wärmeempfindung oder Ruhe in sich?

Druckpunkt- und Vokalraumarbeit

Druckpunkte

Sitzen Sie gut im Atemsitz mit beiden Füßen fest am Boden. Legen Sie das obere Glied der Fingerkuppen von den beiden kleinen und von den Ringfingern jeweils flach und mit ein wenig Druck aneinander. Die anderen Finger werden verschränkt, und die Hände locker in der Schoß gelegt. Bleiben Sie sechs bis acht Atemzüge lang so sitzen, und spüren Sie Ihren Körper und Atem. Welche Körpergegend wird warm, lebendig oder angeregt? Wo bewegt sich der Atem? Welcher Raum wird vorwiegend bewusst und bewegt, der obere, mittlere oder untere?

Machen Sie einen Moment Pause, und legen Sie dann die Zeigefinger und die Daumen aneinander. Schließlich kommen als letztes die Mittelfinger an die Reihe.

Wenn Sie diese kleine Wahrnehmungsarbeit etwa sechs Wochen täglich üben, werden Sie eine Gesetzmäßigkeit feststellen. Die Druckpunkte der Fingerkuppen sprechen den unteren, oberen und mittleren Atemraum an, das heißt, dass sich mit der Zeit die Atembewegung durch das feste Aneinanderlegen der Fingerkuppen vorwiegend in dem entsprechenden Raum abspielt. Sie können sich im Alltag auf diese Weise beruhigen (kleinen und Ringfinger), anregen (Daumen und Zeigefinger) oder zentrieren (Mittelfinger). Die Auswirkungen der Druckpunkte an Händen, Füßen und im Gesicht werden im Gruppenunterricht erarbeitet sowie in der Einzelbehandlung eingesetzt.

Vokal-Atemraum-Arbeit

Vokale bilden Atemräume im Leib. Das Kontemplieren (das schweigende In-sich-Tragen) und das Tönen eines Vokals beeinflussen die Atembewegung nach bestimmten Gesetzmäßigkeiten. Dabei handelt es sich nicht um Resonanzräume der Töne und deren Schwingungen im Körper, sondern um die Bildung von Atemräumen, und zwar bereits in der Einatemphase. Im Folgenden finden Sie nur einige Anregungen, um mit den Grundvokalen zu experimentieren. Die Vokalraumarbeit ist so umfangreich, dass sie in diesem Rahmen nur erwähnt werden kann.

»U«-tönen

Setzen sie sich aufrecht auf ihre beiden Sitzknochen und kontemplieren Sie den Vokal U, das heißt, lassen Sie ein U in sich schwingen, ohne dabei einen Ton von sich zu geben. Erst nach einer Weile entlassen Sie den Ausatem als Ton auf U. Natürlich und ohne Kraftanstrengung tönen Sie ein U. Der Ausatem ist dabei relativ kurz und wird nicht wie bei Singübungen verlängert. Spüren Sie beim Kontemplieren, Tönen und Nachwirken, welcher Atemraum angesprochen wird und ob sich Ihre Stimmung verändert hat.

Sie können sich auf die gleiche Weise I, O, E und A erarbeiten. Es reicht, wenn Sie acht bis neun Atemzüge lang tönen. Für die Vokalarbeit ist es von großer Wichtigkeit, den Einatem von selbst kommen zu lassen, den Ausatem nicht zu verändern und die Atemruhe abzuwarten. Es stellen sich sonst keine Resultate ein.

Bewegung aus dem Atem

Im Atem- und Bewegungsunterricht wird zu Beginn neben Wahrnehmungsübungen und innerem Erspüren des Körpers vorwiegend mit Dehnungen gearbeitet, um das Empfindungsbewusstsein zu schulen und den Leib für die Atembewegung durchlässig zu machen. Sie kann ihn schließlich ganz erfassen, da er elastischer und beweglicher wird.

Wenn wir dann die Atemräume kennen gelernt haben, sie differenziert und gesetzmäßig wahrnehmen und durchlässig für die Atembewegung geworden sind, beginnt die Verdichtung der Atemsubstanz. Kraft reichert sich an, so dass sich Zentren bilden, aus denen wir schöpfen können. Wie in einem Sammelbecken zentriert sich diese Atemkraft und gibt uns innere Fülle. Wir nehmen uns raumhaft und zentriert wahr und erleben, wie die Atemkraft zur Bewegung drängt. Wir haben über Dehnungen, Druckpunkte und Vokale gelernt, den Atem bewusst wahrzunehmen und ihn dabei frei fließen zu lassen. Durch ein Angebot an Bewegungen und Übungen haben wir den Atem gelockt. Schließlich lösen wir uns von Übungen, und das Wesentliche des Erfahrbaren Atems beginnt: Die Bewegungen entstehen aus dem Atem.

Die Bewegung wird also erst willentlich eingesetzt und vom unbewussten Atem ausgefüllt, der sich an diese Bewegung angleicht. Schließlich erscheint die ursprüngliche Bewegung des Atems und vereint sich damit. Was als Üben am Atem begann, wird später dann zum Atemzustand, der uns im Alltag nicht mehr verlässt und aus dem alles geboren wird, was wir tun.

Wir entdecken auf diesem Wege drei Atemweisen: den aufsteigenden, den absteigenden und den horizontalen Atem. Die Hände und Arme folgen der Bewegung des Ausatems in eine der drei Richtungen, was anregend, beruhigend oder weitend wirkt und einen Einfluss auf unsere innere Befindlichkeit hat.

Atem-Meditation

Im Erfahrbaren Atem werden Achtsamkeit und stilles Gewahrwerden des Atems ohne Ziel oder Hilfsmittel geübt. Das Sitzen findet im Schneidersitz am Boden statt oder im »Atemsitz« auf dem Hocker.

Die Meditation auf den Atem kann ein Mittel sein, das Dasein vertieft zu erleben, das ständig pulsierende Leben wahrzunehmen und sich mit ihm zu vereinen. Sie führt zu einer Intensivierung jeglichen Erlebens im Alltag und zur völligen Gegenwärtigkeit, die der Schlüssel ist, um sich selbst zu erkennen. Die klare und stille Präsenz bei allem, was wir tun, führt uns und lässt uns wachsen. Wird mir mein Atem bewusst, so wird mir auch mein Geist bewusst. Zähme ich den Atem durch meine Bewusstheit, so zähme ich auch den eigenen Geist.

Atem beobachten

Tun Sie nichts anderes, als das Kommen und Gehen des Atems zu beobachten. Lassen Sie ihren Atem in seinem ursprünglichen Zustand und verändern Sie ihn nicht. Holen Sie den Einatem nicht hinein, sondern lassen Sie ihn von selbst einströmen, drücken Sie den Ausatem nicht hinaus, lassen Sie ihn einfach gehen, und vergessen Sie nicht die Atemruhe, bevor wieder der Impuls für den Einatem kommt. Seien Sie eins mit der Atembewegung. Gedanken und Gefühle können auftauchen, werden aber möglichst nicht weiter verfolgt. Überlassen Sie sich ganz der Bewegung Ihres Atems, ohne ihn zu analysieren oder zu beurteilen. Seien Sie Atem. Er kommt und geht von selbst und erscheint nach einer kleinen Pause wieder. Es gibt nichts zu tun. Entspannen Sie sich.

Literatur

Middendorf, I.: Der Erfahrbare Atem; Eine Atemlehre; Junfermann Verlag, Paderborn, 2. Aufl. 1985
Schünemann, A.: Himmel, Mensch und Erde im Erfahrbaren Atem; Verlag A. Schünemann, Heidelberg, 2. Aufl. 1995
Schünemann, A.: Das Atem-Übungsbuch nach Middendorf; Verlag A. Schünemann, Heidelberg, 3. Aufl. 1995

Autorin und Kontakte

Astrid Schünemann
Ermitage (Dargye Ling)
Embes
F-24590 Archignac
Fax: 0033/553596875

AFA (Verband der Atempädagogen/Atemtherapeuten, Arbeits- und Forschungsgemeinschaft für Atempflege e.V.)
Geschäftsstelle: Waldstr. 5
10551 Berlin
Tel. 030/395 3860
Fax 030/395 3823

BEAM (Berufsverband der AtemtherapeutInnen/-pädagogInnen des Erfahrbaren Atems nach Ilse Middendorf)
Postweg 23
64743 Beerfelden
Tel. 06068/912026
Fax 06068/4662

SBAM (Schweizerischer Berufsverband der Atempädagogen Middendorf)
Bonbijoustr. 35
CH 3011 Bern
Tel. +41/31-3820108

Phantasiereisen

*Martina Sauerzapf und
Dr. med. Adalbert Olschewski-Hattenhauer*

*»Ohne Phantasie keine Güte,
keine Weisheit.«*

Marie von Ebner-Eschenbach

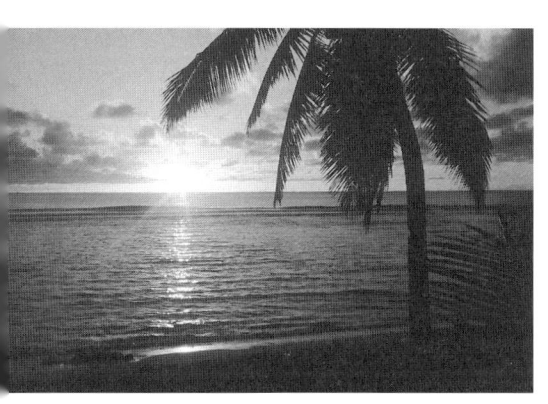

Abb. 14.1

EINLEITUNG

In unserer Zeit macht sich in breiteren Schichten der Bevölkerung zunehmend ein Interesse bemerkbar, sich mit Formen und Methoden der Entspannung und Stressbewältigung zu beschäftigen, um gesund und leistungsfähig zu bleiben. Viele Menschen, insbesondere die, die über Stresssymptome klagen oder an psychosomatischen Erscheinungen leiden, haben erfahren, wie hilfreich es sein kann, regelmäßig Entspannung zu erleben. Wenn nämlich der eigene Tagesablauf nur Phasen der maximalen Anstrengung und Konzentration enthält, können Körper und Geist nicht lange leistungsfähig bleiben. Früher oder später muss es zu Sresssymptomen oder anderen Warnsignalen des Körpers kommen.

Es gibt verschiedene Formen und Verfahren zur Entspannung. Am bekanntesten sind das Autogene Training und die Progressive Muskelentspannung. Formen der mentalen Entspannung, beispielsweise durch Phantasiereisen, sind noch wenig bekannt, obwohl sie von vielen Menschen sofort und ohne weitere Vorbereitung durchgeführt werden können und bei den meisten Menschen auch sogleich wirksam sind.

Wir möchten Sie nun einladen, sich einen Moment Zeit zu nehmen, um sich zu entspannen und mit einer kleinen Phantasiereise auf das Thema dieses Beitrages einzustimmen. Zwei alternative »Reisen« bieten wir Ihnen hierfür an. Probieren Sie eine davon einfach einmal aus.
- Die Reise auf eine ruhige, malerische Insel in der Südsee.
- Die Reise an einen angenehmen Ort Ihrer Wahl.

Entscheiden Sie bitte selbst, ob und an welchen Abschnitten der Reisen Sie jeweils teilnehmen möchten.

Reisevorbereitungen/Einstieg in die Entspannung

Um sich angemessen auf eine der beiden Phantasiereisen vorzubereiten, sollten Sie sich zunächst einen ruhigen und angenehmen Platz suchen, an dem Sie es sich bequem machen können. Strecken und räkeln Sie sich intensiv. Lassen Sie sich, während Sie ausatmen, locker und entspannt auf die Unterlage heruntersinken. Lassen Sie los. Lassen Sie nach dem Einatmen eine kleine Pause entstehen. Warten Sie ab, ob die Einatmung von selbst kommt. Nehmen Sie Ihren Atem wahr. Lassen Sie den Atem ruhig und tief fließen. Beobachten Sie, spüren Sie in sich hinein, hören Sie in sich hinein, wie Sie einatmen und ausatmen. Erleben Sie es einige Male ganz bewusst und lassen Sie sich Zeit dazu.

Vielleicht spüren Sie dabei, wie die Unterlage, auf der Sie sitzen oder liegen, Sie sicher trägt. Und vielleicht erleben Sie auch schon ein Gefühl zunehmender Ruhe, spüren es immer intensiver.

Sie können nun bewusst alle Gedanken wahrnehmen, die Sie mit dem heutigen Tag verbinden und sie dann mit dem nächsten Ausatmen einfach loslassen.

Und stellen Sie sich vor, wie Sie bei jedem Einatmen Frische und Kraft aufnehmen und dabei innerlich immer ruhiger werden.

Wenn Sie jetzt reisebereit sind, wählen Sie eines der beiden folgenden Reiseangebote aus.

Phantasiereise auf eine ruhige, malerische Insel in der Südsee

Stellen Sie sich eine ruhige, malerische Insel in der Südsee vor. Stellen Sie sich vor, wie Sie sich der Insel nähern. Vielleicht fahren Sie in einem Einbaum, einem Ruderboot, mit einem Floß oder einem Segelboot. Sie sehen die Palmen und den schönen, herrlich weißen Sandstrand und gleiten auf ihn zu. Sie kommen immer näher. Dann berührt Ihr Fahrzeug den Sand. Sie sind angekommen. Sie bleiben noch ein wenig sitzen, wenn Sie möchten, und genießen das herrliche Grün der Inselvegetation, die Palmblätter, die sich sanft im leisen Wind hin und herwiegen, das Gezwitscher der exotischen Vögel auf dieser Insel, die angenehm warme Sonne auf der Haut. Stellen Sie sich vor, Sie steigen ins Wasser, genießen, wie die Beine von dem wohlig lauen Wasser umspült werden, wie schön sich der Sand unter den Füßen anfühlt und ziehen Ihr Fahrzeug an Land. Der Sand wärmt behaglich Ihre Fußsohlen, und Sie genießen diesen angenehmen Augenblick.

Sie gehen einige Schritte am Strand entlang. Nehmen Sie das Geräusch wahr, das von den Füßen im Sand erzeugt wird?

Stellen Sie sich nun vor, wie Sie sich auf den Rücken legen, um sich auszuruhen. Der Sand fühlt sich ganz wohlig sanft an. Er hat eine herrliche, fast weiße Farbe. Die Sandkörner sind sehr fein. Lassen Sie sich auf dem Sand nieder, lassen Sie beim Ausatmen den Atem aus sich herausfließen. Lassen Sie am Ende der Ausatembewegung eine kleine Pause entstehen, in der Sie sich entspannen und erleben, wie die Einatembewegung ganz von selbst entsteht, ohne dass Sie bewusst Luft holen brauchen. Wie gut das tut.

Bleiben Sie noch eine Weile an diesem angenehmen Ort, lassen Sie alle Eindrücke, inneren Bilder, Naturgeräusche und Erfahrungen jetzt alle zugleich auf sich wirken, ohne einen bestimmten Eindruck herauszugreifen.

Rückführung

Kommen Sie anschließend langsam wieder zurück. Lassen Sie sich Zeit dazu. Bewegen Sie zuerst die Finger und die Zehen. Bewegen Sie anschließend die Arme und die Beine. Dehnen und räkeln Sie sich. Strecken Sie sich wie nach einem langen erholsamen Schlaf. Nehmen Sie anschließend wieder Spannung in den Körper auf. Strecken und dehnen Sie sich. Lassen Sie auch Gähnen zu, wenn es von selbst kommt. Kneifen Sie die Augen zusammen. Blinzeln Sie anschließend, und kommen Sie wach und entspannt ins Hier und Jetzt zurück.

ALTERNATIVE

Phantasiereise an einen angenehmen Ort Ihrer Wahl

Stellen Sie sich einen Ort vor, an dem Sie gerne sein wollen. Vielleicht ist es ein Strand, eine Wiese, ein Garten, eine Waldlichtung, eine verschneite winterliche Landschaft oder auch etwas ganz anderes.

Vielleicht sind es mehrere Bilder, die jetzt vor Ihrem geistigen Auge auftauchen. Lassen Sie ein Bild mehr und mehr in den Vordergrund treten, so dass der wunderschöne Ort immer klarer wird. Vielleicht gewinnt er an Farbe, vielleicht nehmen Sie den Kontrast von hell und dunkel wahr. Vielleicht werden auch die Konturen deutlicher.

Können Sie auch Bewegung in Ihrem Bild wahrnehmen? Wenn ja, wie ist diese Bewegung? Welche Qualitäten hat diese Bewegung? Ist sie z. B. harmonisch und ausgeglichen, ruhig und langsam oder eher schnell? Bewegen Sie sich selbst in diesem Bild?

Während Sie das Bild in sich aufnehmen, können Sie an dem schönen Platz vielleicht auch etwas hören. Hören Sie genau hin. Nehmen Sie Geräusche, Klänge oder Stimmen wahr? Ist es laut oder eher leise?

Bleiben Sie entspannt in Kontakt mit Ihrem angenehmen Ort. Vielleicht können Sie dabei auch Gerüche wahrnehmen? Wenn ja, wie intensiv erleben Sie diese?

Wie geht es Ihnen an diesem wunderschönen Ort? Fügen Sie ggf. das hinzu, was noch fehlt, so dass Ihr Aufenthalt »rund« und stimmig ist, und Sie in Einklang mit Ihrer Umgebung sind.

Verweilen Sie noch eine Weile an diesem angenehmen Ort. Genießen Sie die Stimmung, und lassen Sie alle Eindrücke, inneren Bilder, Geräusche und Erfahrungen zugleich auf sich wirken. Nehmen Sie noch einmal alles um sich herum wahr und verabschieden Sie sich allmählich von Ihrem schönen Ort.

Rückführung

Kommen Sie anschließend langsam zurück, indem Sie Ihre Finger und Zehen anschließend Arme und Beine bewegen, sich dehnen, räkeln und strecken wie nach einem langen erholsamen Schlaf. Lassen Sie auch Gähnen zu. Kneifen Sie die Augen zusammen, blinzeln Sie anschließend und kommen Sie wach und entspannt wieder ins Hier und Jetzt zurück. *(Nach einer Idee von Christoph Egerding-Krüger.)*

Diese kleinen Phantasiereiseangebote sollen eine erste Anregung für Sie als Leserin oder Leser sein, einmal innezuhalten, um Körper und Geist zu entspannen, und sich mit neuer Frische und Kraft den weiteren Ausführungen dieses Beitrages zuzuwenden.

In den folgenden Abschnitten wollen wir im Anschluss an eine kurze Begriffsklärung und der Skizzierung des historischen Kontextes von Phantasiereisen vor allem zeigen, wie mentale Entspannung[1] funktioniert. Wir wollen darstellen, welche Abläufe und Vorgehensweisen Sie beachten sollten, welche Formen und Varianten es gibt, wie die Umfeldbedingungen wirken, welche Voraussetzungen sich für wirksame und effektive Phantasiereisen und mentale Entspannungsverfahren bewährt haben und weitere praktische Beispiele vorstellen.

BEGRIFFSKLÄRUNG

Das Wort Phantasie lässt sich zurückführen auf das griechisch-lateinische Substantiv »phantasia«. Es hat vor allem folgende Bedeutungen: Vorstellung, Vorstellungskraft, Erfindungsgabe, Einbildung, Einbildungskraft, Einfallsreichtum oder auch Traumgebilde,

---

[1] Die Ausführungen hierzu haben in den folgenden Abschnitten vor allem die in der Literaturliste angegebene Literatur zur Grundlage.

Trugbild, Fiebertraum (s. z. B. Duden Bd.7: Etymologie 1963, 508; Duden Bd. 5: Fremdwörterbuch 1974, 555). Phantasie wird im Besonderen auch als Fähigkeit bezeichnet, neue Vorstellungsbilder zu erschaffen (vgl. Teml, H. / Teml, H. 1991). In unserem Zusammenhang wird das Wort Vorstellung analog zum englischen »imagery« verwendet. Es schließt somit all das ein, was ein Mensch intern sinnlich wahrnehmen kann und zwar unabhängig davon, wie wirklichkeitsnah oder wirklichkeitsfern bzw. abstrakt das intern Wahrgenommene ist.

Der Begriff »Phantasiereisen« umfasst gemeinhin verschiedene Formen von Vorstellungsübungen, die gewöhnlich in entspanntem Zustand durchgeführt werden. Während es für halluzinatorische Vorstellungen charakteristisch ist, dass die betroffene Person sie nicht von der realen Situation unterscheiden kann, bleibt es der Person bei der Durchführung von Phantasiereisen bewusst, dass es sich um Vorstellungen handelt. Die Vorstellungen können dabei relativ realistische Abbilder von erlebten Ereignissen und Welterfahrungen wiedergeben, sie können konstruiert sein, oder sie können sowohl Abbilder der bereits extern erlebten Welt sowie konstruierte Elemente enthalten.

Mit der englischen Bezeichnung »guided imagery« (»gelenkte Imagination«) für »Phantasiereisen« lässt sich die Wortbedeutung vielleicht noch sinnfälliger erhellen: Phantasiereisen sind »Reisewege«, die von der Außenwelt in die Innenwelt führen sollen, um dort einen Aufenthalt zu ermöglichen und anschließend wieder zurückzuführen ins Hier und Jetzt. Das »Vehikel« ist bei der Phantasiereise der »Gedankenflug« (vgl. Häußler 1995, 386). Phantasiereisen führen uns also in unsere innere Welt, bringen uns in Kontakt mit unseren Vorstellungen. Das Versinken in unserer Vorstellungswelt im Rahmen von Phantasiereisen hat dabei nicht ein regressives Verharren in einer irrealen Phantasiewelt und eine Verleugnung gegenüber den Anforderungen der realen Welt zum Ziel. Es soll vielmehr dazu beitragen, unser Leben im Alltag positiv zu gestalten. Die in unserer Phantasie auftauchenden Bilder, Klänge oder Gefühle sollen dabei zur Entspannung führen und geistige, seelische und körperliche Entwicklungsprozesse fördern.

HISTORISCHER UND THEORETISCH-KONZEPTIONELLER BEZUGSRAHMEN

Schon im Altertum erzählten sich die Menschen phantasiereiche Geschichten, um sich zu entspannen, um sich zu unterhalten, und um voneinander zu lernen. Im Nahen Osten gibt es auch heute noch jene Märchenerzähler, die durch ihre Erzählungen die Zuhörer in eine andere Welt geleiten, sie dadurch aus dem vielleicht sorgenvollen Alltag entführen, sie bezaubern und unterhalten und ihnen Selbstvertrauen und Zugang zu Quellen der inneren Kraft geben wollen, aber vielleicht auch eine neue Sichtweise für ein aktuelles Problem und dadurch gegebenenfalls sogar Wege zu dessen Lösung eröffnen.

Bereits zu Urzeiten wurde mentale Entspannung als Medium der Hypnose beispielsweise im Rahmen der Behandlung von Krankheiten genutzt. Bei den Medizinmännern der Urvölker ist dies heute noch üblich.

Der Einsatz von und die Beschäftigung mit Vorstellungsbildern ist »in der gesamten überlieferten Medizingeschichte Teil therapeutischer Intervention gewesen« *(Horowitz 1986, 51)*.

In der heutigen westlichen Welt sind vor allem Beiträge psychotherapeutischer, psychologischer, und pädagogischer Ansätze[2] bekannt, die Vorstellungsbilder in unterschiedlicher Ausprägung berücksichtigen.

---

2 Die nachfolgenden Ausführungen über entsprechende Ansätze orientieren sich vor allem an folgender Literatur: Ammann 1978; Burow / Quitmann / Rubeau 1987; Desoille 1961; Dufour 1978; Erickson, M. H./ Rossi, E. L. / Rossi, S. L. 1978; Erickson, M. H./ Rossi, E. L. 1978; Fabre 1986; Frétigny / Virel 1968; Knörzer, W. (Hrsg.) 1994; Leuner 1978 / 1986; Mahoney 1979[2]; Olschewski, A. 1995 a; ders. 1995 b; ders. 1996 b; Sauerzapf 1996; Shorr 1978 / 1986; Shorr 1983[1] 1994[3]; Schultz 1973[14]; Singer 1978 / 1986; Weerth 1992.

Sigmund Freud erprobte bereits 1892 ein Konzentrationsverfahren, das sich der *imaginären Bilder* der Patienten bediente. Er maß in seinen Anfängen bildhaften Assoziationen und der Erzeugung visueller Vorstellungen in der Psychotherapie einen gewissen Wert bei, wenngleich er später den freien verbalen Assoziationen selbst bei der Auswertung von Träumen den Vorrang gab.

Im Europa des 20. Jahrhunderts wurde das Interesse an der Imagination besonders durch Carl Gustav Jung wieder belebt. Er bestimmte den Begriff der Imagination neu und setzte mit seinem Konzept neue Akzente. Jung entwickelte die Methode der *aktiven Imagination* von Träumen. Durch sie soll die Vorstellungskraft für ein tieferes Verständnis von Problemen und für Hinweise zur Problemlösung genutzt werden.

Unter dem Einfluss der Freudschen Psychoanalyse und der Jungschen Tiefenpsychologie gab vor allem Robert Desoille wichtige Anstöße zur weiteren Entwicklung imaginativer Verfahren mit seinen Ausführungen über den *gelenkten Wachtraum,* den »rêve-éveillé-dirigé«. Mit dieser Methode sollen den Klienten Bilder angeboten werden, die wichtige Problembereiche menschlicher Erfahrung ansprechen (z. B. soll die Beziehung zum gegengeschlechtlichen Elternteil im imaginativen Verfahren thematisiert werden, indem sich eine Klientin vorstellt, in den Keller hinabzusteigen, und dort einem Magier zu begegnen). Der im Vorstellungsbild stattfindende Handlungsablauf, der symbolische Kampf oder Wandel soll der besseren Problembewältigung dienen. Die Technik des gelenkten Wachtraums wurde u. a. von Frétigny und Virel, Dufour und Fabre aufgegriffen und weitergeführt. Fabre (1986, 277) weist darauf hin, dass sich der gelenkte Wachtraum für einen Großteil neurotischer Zustandsbilder, zur Behandlung psychosomatischer Symptome und sexueller Störungen anbiete.

Unabhängig von Desoille wurde das *katathyme Bilderleben* als psychoanalytisch orientierte Psychotherapie von Hanscarl Leuner entwickelt. Leuner setzt eine Reihe von Standardmotiven ein, denen eine richtungsweisende Bedeutung zugeschrieben wird (z. B. Bach: Rückkehr zu den eigenen Ursprüngen oder Leitlinie für die persönliche Entwicklung; Haus als Symbol der eigenen Persönlichkeit; Waldrand als Symbol des Unbewussten), die jedoch von Fall zu Fall individuell zu modifizieren sind. Eine wichtige Erkenntnis Leuners (1978/1986, 169) ist, dass imaginierte Handlungen oder Reaktionen »zu unmittelbaren Eingriffen in die unbewusste Dynamik und damit zu schnellen Verhaltensänderungen disponieren (können), ohne dass diese Abläufe verbal angesprochen oder gar interpretiert zu werden brauchen«. Leuner gibt an, dass mit der Methode des katathymen Bilderlebens nicht vereinzelte Symptome behandelt werden, sondern Einflussmöglichkeiten auf einem breiteren psychodynamischen Hintergrund gegeben sind, so dass häufig eine Besserung mehrerer, gleichzeitig bestehender Symptome mit relativ geringer Rückfallquote beobachtet werden kann.

J. E. Shorrs Psychoimaginationstherapie, die ebenfalls psychoanalytisch orientiert ist, verwendet keine standardisierten Konfrontationsbilder. Shorr arbeitet vielmehr mit ganz unterschiedlichen, jeweils individuell auf den Klienten und dessen spezifische Entwicklungen abgestimmten Bildern:

»Ich betone die subjektive Bedeutung, indem ich anerkenne, dass die Bilder des Klienten einzig und allein seine Bilder sind, die aus dem Reservoir stammen, das jeder einzelne an Wissen und Erfahrung besitzt. Wenn er sein Bild beschreibt, beginnt er, es mit etwas Bedeutungsvollem in seinem Leben in Verbindung zu bringen.« (Shorr 1994[3], 1038).

Shorr (1994[3], 1037) betrachtet die Imagination als zentralen »Kern des Bewusstseins und als wichtiges Instrument, um Zugang zur Einzigartigkeit der Welt des Einzelnen zu erhalten.« Imaginäre Situationen sollen dem Klienten einen Zugang zu Handlungsmöglichkeiten eröffnen. Sie sollen es dem Klienten ermöglichen, »Phantasie und Realität sicherer und offener zu erkennen, sie zu unterscheiden, damit zu experimentieren und sie zu integrieren« (Shorr 1978/1986).

In der Verhaltenstherapie wurde in den 50er Jahren die Wirkung von positiven Vorstellungsbildern entdeckt. In einigen der kognitiv orientierten Verhaltenstherapien werden möglichst wirklichkeitsgetreue Vorstellungen zur sukzessiven Verhaltensantizipation des erwünschten Verhaltens angewandt. Dadurch soll der Transfer auf das tatsächliche Verhalten gefördert werden (vgl. Mahoney 1979^2, 267 ff).

Im *Neurolinguistischen Programmieren* (NLP) nehmen Methoden zur mentalen Vorwegnahme künftigen Verhaltens einen sehr breiten Raum ein. Von den Anfängen in den 70er Jahren bis zur Gegenwart hat das NLP-Modell eine Vielzahl an Potentialen zu persönlichen Einstellungs- und Verhaltensveränderungen, zur Überwindung von Lernhemmungen, zur Ermittlung von Lernstrategien, zur Förderung individueller Begabungen, Lernfreude und Erfolgszuversicht, zum konstruktiven Umgang mit Konflikten und zur Verbesserung interpersonaler Kommunikation, u. a. m. vorgestellt. Ziel dieses Modells ist es dabei, Menschen zu helfen, ihr mannigfaltiges Reservoir an Fähigkeiten selbständig verfügbar zu machen und zu nutzen, sich von scheinbar ausweglosen Zuständen zu lösen, indem es ihnen zu einer wirklichkeitsbezogenen bzw. nützlichen Korrektur ihrer kognitiven Repräsentationen verhilft und damit mehr Wahlmöglichkeiten eröffnet. Hierzu sollen die Schritte zur Erreichung eines zukünftigen Zieles und der Zielzustand mit allen Sinnen und mit all ihren Konsequenzen möglichst umfassend in der Vorstellung repräsentiert werden.

Viel Beachtung findet auch der Ansatz des amerikanischen Arztes und *Hypnosetherapeuten* Milton Erickson, der durch das Erzählen von Geschichten und Phantasiereisen bei seinen Patienten veränderte Bewusstseinszustände und dadurch neue Perspektiven für ihre Probleme erreichen wollte. Von ihm sind eine große Anzahl erfolgreicher Behandlungen bei zum Teil schweren psychischen und körperlichen Erkrankungen bekannt.

Besonders im Umfeld *humanistisch orientierter Ansätze im Bereich der Psychologie und Pädagogik* – vor allem in der Gestaltarbeit – werden seit den 60er Jahren zahlreiche Phantasiereisen entwickelt, deren positive Sichtweise des Menschen darauf beruht, dass jedes Individuum über die Fähigkeit und Kraft verfügt, sein Leben nach seinen Vorstellungen zu gestalten und auftretende Probleme und Schwierigkeiten in konstruktiver Weise zu bewältigen.

Im Bereich der Erziehung wurden Phantasiereisen seit den 70er Jahren besonders in Zusammenhang mit der *Gestaltpädagogik* und dem *Superlearning* eingesetzt. Um das individuelle Lernen hinsichtlich des motivationalen, kognitiven, emotionalen und psychomotorischen Aspektes zu unterstützen und um anwendbares Wissen aufzubauen, finden seit den 80er Jahren in pädagogischen Feldern, auch unter der Bezeichnung »*Ganzheitliches Lernen*« verschiedene Methoden und Lernformen Verbreitung, unter denen Phantasiereisen eine wichtige Stellung einnehmen.

Eine interdisziplinäre Arbeitsgruppe, in der Pädagogen, Psychologen, Mediziner und andere im Gesundheitswesen Tätige zusammenarbeiten, beschäftigt sich im Verein für Humanistische Psychologie, im IPEG-Institut und in der Heidelberger Akademie für Gesundheitsbildung seit einigen Jahren mit der Entwicklung *ganzheitlicher, integrativer Konzepte* im pädagogischen und therapeutischen Bereich. Die im Rahmen der Entspannungsverfahren entwickelten neuen Übungen sollen einen mehrdimensionalen, integrativen Zugang zur Entspannung erschließen. Erkenntnisse über Zugangswege zur Entspannung und aus der tiefenpsychologischen Forschung und insbesondere aus humanistisch orientierten Ansätzen im Bereich der Psychologie und Pädagogik und aus dem Neurolinguistischen Programmieren werden hierzu miteinbezogen. Neben atmungs- und körperzentrierten Entspannungsverfahren (s.

Kap. 9 IPEG-Atementspannung und Kap. 15 Progressive Muskelentspannung) erhalten dabei Phantasiereisen einen bedeutenden Stellenwert. Um ein intensives Entspannungserlebnis zu erzielen, wird ein angenehmer Ort oder ein angenehmes Erlebnis innerlich repräsentiert. Therapeutische Momente finden Eingang in Übungen, in denen ähnlich der »moment of excellence«-Technik aus dem NLP Problemlösungs- und Zielfindungsarbeit geleistet werden soll. Die neuesten Entwicklungen gehen noch weiter in diese Richtung: Phantasiereisen sollen den Zugang zu unbewussten Schichten des Bewusstseins schaffen, um sich mittelfristige Ziele zu setzen, um die Frage nach dem tieferen Sinn und den Intentionen hinter den Zielvorstellungen klären zu helfen, um Stimmigkeit für bestimmte Entscheidungen auf dem eigenen Lebensweg zu erarbeiten, um Lebensträume zu konzipieren und angemessen zu realisieren helfen.

Bei Phantasiereisen wird im Wesentlichen die Technik des *Autogenen Trainings* (Näheres siehe im Beitrag über Autogenes Training in diesem Band) zugrunde gelegt.

INDIKATIONEN, KONTRAINDIKATIONEN UND WIRKUNGSWEISE VON PHANTASIEREISEN

Indikationen

- Angstprobleme
- Stressfolgeerkrankungen
- psychosomatische Störungen (Asthma, Bluthochdruck, Colitis ulcerosa, M. Crohn, koronare Herzkrankheit)
- neurotische Fehlentwicklungen
- Essstörungen
- Schlafstörungen
- Depressionen
- Zwangsverhalten
- Sexualstörungen
- Lern- und Leistungsstörungen
- Prüfungsprobleme
- Sprechstörungen
- Schmerzen
- juvenile Verhaltensstörung (z. B. Daumenlutschen, Bettnässen)
- Suchtverhalten
- Tinnitus
- funktionelle Störungen.

Kontraindikationen

Bis auf sogenannte Neurosen, bei denen ein Spannungsverlust vermieden werden soll, und Psychosen gibt es keine Kontraindikationen. Hinweis: Bei den Neurosen, bei denen ein Spannungsverlust vermieden werden soll, ist der Einsatz von Phantasiereisen möglich, wenn anschließend Aktivierungsübungen durchgeführt werden. Es gibt inzwischen eine Reihe von Psychiatern und Psychotherapeuten, die auch bei Psychosen Phantasiereisen einsetzen.

Wirkungsweise

Schultz und andere haben durch viele wissenschaftliche Studien nachgewiesen, dass man durch Sammlung der Gedanken und Konzentration auf bestimmte Vorstellungen seinen Körper beeinflussen kann. Ganz besonders die Veränderungen im vegetativen Nervensystem, das auch autonomes (unabhängig für sich selbst funktionierendes) Nervensystem heißt, sind für den Vorgang der Entspannung wichtig. Die Beeinflussung des vegetativen Nervensystems wirkt sich messbar auf die Funktion der Organe aus (Näheres siehe im Beitrag über Autogenes Training in diesem Band). Es kommt also nicht nur zur Veränderung der psychischen Befindlichkeit, wie Sie es vielleicht bei den anfangs dargestellten Übungen selbst erlebt haben, sondern auch im Körper sind durch den Entspannungszustand positive Veränderungen feststellbar.

Man kann, wie beim Autogenen Training, durch bestimmte Formeln, die immer wiederholt werden, zu einem solchen Entspannungszustand kommen oder durch Phantasiereisen mittels eines vorgestellten Bildes und/

oder der Erzeugung einer dazugehörigen Erfahrung.

Phantasiereisen führen in der Regel zunächst zur Entspannung und zum bewussten Abschalten im Alltag. Sie ermöglichen wohltuende Pausen, Situationen der Sammlung und inneren Besinnung. Ziel ist es dabei, einen körperlichen und seelischen Entspannungszustand herbeizuführen. In einem solchen Zustand können innere Ruhe, Kraft und Gelassenheit erlebt werden. Die während der Phantasiereise gemachten Erfahrungen können dazu führen, dass die übende Person sich selbst und ihr Erleben von Welt aus einer neuen Perspektive wahrnimmt. Zugänge zu kreativen Potentialen, zu besonderen Einsichten bei Problemen oder zu tieferen Persönlichkeitsschichten können sich eröffnen und Wege zur Selbstvertiefung und geistigen sowie seelischen Veränderung werden möglich.

Wer regelmäßig Entspannungsübungen durchführt, lernt meist, bewusster auf sich selbst und seine inneren Bedürfnisse zu achten (sog. Verbesserung der Introspektionsfähigkeit). Der Umgang mit sich selbst und Anderen wird oft bewusster und sensibler. Eine solche Achtsamkeit sensibilisiert darüberhinaus für erfolgreiche Konfliktbewältigungsstrategien.

Mit Hilfe von regelmäßigen Entspannungsphasen lernt man auch darauf zu achten, wann im Alltag einmal kurze Pausen notwendig sind, weil das eigene Energieniveau nachlässt und die Aufmerksamkeit oder Konzentrationsfähigkeit abnimmt. So können Stresskrankheiten vermieden, und es kann auf Dauer eine Verbesserung des Gesundheitszustandes erreicht werden.

Neben den medizinischen Einsatzbereichen (s. Kap. Autogenes Training) sind die Hauptziele in Tabelle 14.1 aufgeführt.

Die Grenzen zwischen diesen einzelnen Aspekten sind fließend. So können etwa Phantasiereisen, die in erster Linie der Persönlichkeitsentwicklung oder der Stressbewältigung dienen sollen, ebenso dem Lernen förderlich sein.

PRAXISTEIL

Phantasiereisen zur Stressbewältigung und allgemeinen Gesundheitsvorsorge

Phantasiereisen zur Stressbewältigung und allgemeinen Gesundheitsvorsorge rege meist wohltuende harmonische Vorstellungsbilder

Tab. 14.1

Ziele	Beispiele in diesem Beitrag
• Stressbewältigung	Phantasiereise Insel, Phantasiereise an einen angenehmen Ort
• allgemeine Gesundheitsvorsorge	Phantasiereise Insel, Phantasiereise an einen angenehmen Ort
• Lernförderung	Entspannungsreaktion, Entspannung zu Beginn/Ende einer Seminarveranstaltung über den Aufbau zwischenmenschlicher Beziehungen
• Persönlichkeitsentwicklung	Josua, die drei Beduinen und der Bauernsohn
• Problemlösung	Der alte Josua und die 17 Kamele

an und sollen zur inneren Ruhe und Ausgewogenheit führen. Sehr häufig enthalten solche Phantasiereisen Schauplätze und Szenen aus der Natur, wie z. B. ein Aufenthalt auf einer Südseeinsel, einer Blumenwiese, in einer Berglandschaft, ein Spaziergang im Wald u.v.m.

Dergestalt sind beispielsweise die Phantasiereisen, die Sie am Anfang dieses Kapitels finden. Die im nächsten Abschnitt folgende Fassung stellt eine weitere Version der Phantasiereise mit dem Thema Südseeinsel dar. Mittels Fragen werden die Teilnehmenden hier auf innerliche Suchprozesse verwiesen, die dazu führen sollen, dass angenehme Vorstellungsbilder entstehen.

Beispiel: Südseeinsel
(Einstieg in die Entspannung s. o.)
Wenn Sie möchten, stellen Sie sich eine ruhige, malerische Insel in der Südsee vor. Sind Sie schon dort oder nähern Sie sich ihr jetzt gerade?

Was sehen Sie vor Ihren Augen? Wie sind die Farben, wie ist das Licht? Wie fühlt sich die Luft an? Gibt es einen leichten Lufthauch?

Vielleicht spüren Sie die Sonne auf der Haut oder Sie genießen angenehmen Schatten. Wie erleben Sie es dabei, hier zu sein? Freuen Sie sich innerlich? Wenn ja, wie spüren Sie Ihre Freude?

Genießen Sie noch ein wenig im Sitzen oder im Liegen die Atmosphäre. Lassen Sie Ihren Körper los, während Sie beim Ausatmen den Atem aus sich herausfließen lassen, und lassen Sie sich immer mehr auf die Unterlage herunter sinken.

Vor sich sehen Sie vielleicht den Strand und einige Muscheln. Gibt es, wenn Sie sich umsehen, in der Nähe noch andere Palmeninseln? Ist der Himmel wolkenlos und blau? Wie ist die Farbe des Wassers? Wo steht die Sonne?

Stellen Sie sich nun die herrliche Inselvegetation vor: bunte, duftende Blüten, verschiedene Sträucher und Bäume, alle möglichen Grüntöne, das leise Plätschern der Wellen. Stellen Sie sich vor, Sie wollen ein wenig spazieren gehen. Wie fühlt sich der Sand unter den Füßen an? Wird ein Geräusch von den Füßen im Sand erzeugt?

Stellen Sie sich vor, Sie sehen sich um und entdecken hinter sich die Palmen und einen angenehmen freundlichen Wald mit vielen bunten Blüten, prächtigen bunten Vögeln mit exotischen Stimmen. Ein kleines Bächlein fließt aus dem Wald heraus ins Meer.

Sie hören das Plätschern eines kleinen Urwaldwasserfalls im Inneren der Insel. Nehmen Sie dabei alles genau wahr. Was sehen Sie, was hören Sie, und wie fühlen Sie sich jetzt?

Stellen Sie sich vor, Sie würden sich nun aufmachen, um noch mehr von der Schönheit der Insel zu genießen. Stellen Sie sich vor, es gäbe einen schattigen, gemütlichen Pfad in den Wald mit den bunten Blüten hinein. Gehen Sie auf dem kleinen Pfad und nehmen Sie alles wahr, was Sie sehen, hören, spüren und sonst noch erleben. Dann sehen Sie vor sich den kleinen Dschungelwasserfall. Vielleicht ist er nur ein/zwei Meter hoch vielleicht noch ein klein wenig höher. Erleben Sie, wie das Wasser nach unten fällt, hören Sie, wie es rauscht und plätschert. Um den Wasserfall herum schweben kleine Tröpfchen, die regenbogenfarbig wie kleine bunte Edelsteine glitzern. Beobachten Sie für ein paar Augenblicke einen Tropfen ganz genau, wie er fast schwerelos in der Luft schwebt. Wie fühlt es sich an, wenn ein Wassertröpfchen auf die Haut trifft?

Erleben Sie bewusst das Rauschen und das Plätschern des Wasserfalls. Sehen Sie über den Rand des Felsens, von dem das Wasser herunterfließt. Nehmen Sie seitlich die Bäume und die bunten Blüten und über sich den blauen Himmel wahr. Genießen Sie die Farben, und versuchen Sie alles das gleichzeitig wahrzunehmen, was Sie sehen, hören, spüren, riechen.

Der Wasserfall hat ein kleines flaches Becken im Stein gebildet, in dem sich das Wasser sammelt. Vielleicht wollen Sie ein wenig Wasser trinken oder Ihr Gesicht und die Arme mit dem Wasser kühlen. Stellen Sie sich vor, wie Sie es tun. Spüren Sie, wie sich das Wasser auf Ihrer Haut anfühlt. Sehen Sie auf den Boden des Beckens. Vielleicht ist das Wasser nur ganz flach. Sehen Sie die Kieselsteine auf dem Grund des Baches? Möchten Sie einen davon in die Hand nehmen? Nehmen Sie ihn aus dem Wasser. Fühlt er sich glatt an? Hat der Stein eine Maserung? Ist er durchscheinend? Sind vielleicht kleine kristallartige glitzernde Einschlüsse innerhalb der Oberfläche oder weiter drinnen zu sehen? Halten Sie ihn gegen die Sonne, genießen Sie die Farbeffekte im Licht.

Nehmen Sie nun wieder das gesamte Bild wahr? Genießen Sie die Naturgeräusche dieses schönen Ortes in der paradiesischen Natur? Wie fühlen Sie sich?

Wenden Sie sich nun einer Blüte zu, die ihnen besonders gut gefällt. Welche Farbe hat Sie? Wie ist die Form? Sehen Sie sich in der Mitte der Blüte einzelne Blütenstempel, Staubgefäße oder kleinste Blütenblätter an und genießen Sie den Anblick und den Duft der Blüte. Wie fühlt sich die Oberfläche der Blütenblätter an? Wie schmeckt wohl der Nektar, den Insekten oder kleine Vögel aus dieser Blüte trinken können?

Wenden Sie sich nun wieder dem Gesamteindruck zu. Nehmen Sie das Rauschen des kleinen Wasserfalls wahr, das Plätschern des Bächleins, die exotischen Vogelstimmen, das Wohlgefühl in der angenehmen Luft, die vielleicht sanft an der Haut vorbeistreicht, die bunten Farben um Sie herum?

Stellen Sie sich vor, Sie entdecken eine kleine Anhöhe, die eben gerade über die Baumwipfel hinausragt. Blicken Sie von hier aus in die Ferne. Wenn Sie vorher keine andere Insel gesehen haben, können Sie jetzt vielleicht eine entdecken, oder Sie können eine Insel, die Sie vorher sahen, aus einem anderen Blickwinkel sehen. Nehmen Sie das Bild genau wahr. Welche Gedanken gehen Ihnen durch den Kopf (z. B. wer wird dort wohnen, welche Pflanzen gibt es dort usw.)?

Das Rauschen des Wasserfalls ist etwas weiter weg. Vielleicht fließt in der Nähe plätschernd der Bach vorbei, der den Wasserfall speist. Spiegelt sich die Sonne in der Oberfläche dieses kleinen Bächleins? Wenn Sie den Bach vor sich sehen, konzentrieren Sie sich einmal auf eine einzige kleine Wellenstruktur und nehmen Sie sie bewusst wahr. Wie geht es Ihnen dabei?

Genießen Sie nun wieder den Gesamteindruck der Insel. Was sehen, hören, riechen, fühlen Sie in der Nähe – und was weiter weg? Gehen Sie zum Strand zurück und lassen Sie die verschiedenen Eindrücke auf dem Weg dorthin bewusst vorbeiziehen. Registrieren Sie, was Sie sehen, was Sie hören, was Sie fühlen und wie es riecht? Wenn Sie möchten, kosten Sie von den exotischen Früchten, die Sie hier an den Bäumen finden können. Welche finden Sie zuerst? Sind es Papayas, Mangos, Ananas oder Bananen? Pflücken Sie die Frucht, riechen Sie daran, sehen Sie sie genau an, und befühlen Sie sie mit geschlossenen Augen. Essen Sie die Frucht und genießen Sie ihren Geschmack. Pflücken Sie noch eine von der gleichen Sorte, wenn Sie wollen oder eine andere. Welche ist es? Welche mögen Sie hier auf der Insel am liebsten?

Kommen Sie nun zurück zum Strand und stellen Sie sich vor, Sie würden eine Hängematte, die zwischen zwei Bäumen aufgespannt ist, vorfinden. Wenn Sie möchten, legen Sie sich hinein und schaukeln sanft hin – und her – hin – und her –, so wie der Atem in den Körper aufgenommen wird und wieder aus ihm herausfließt, so wie die Wellen langsam auf den Strand hinauf ausfließen und langsam wieder zurücksinken ins Wasser. Nehmen Sie noch einmal alles, was Sie um sich sehen wahr, was Sie fühlen, die Naturgeräusche, die Meeresluft, die Düfte der Blüten usw. und verabschieden Sie sich dann in Ihrer Weise von der malerischen Insel.

(Rückführung s. o.)

Phantasiereisen zur Lernförderung

Bei Phantasiereisen zur Lernförderung werden die Grundprinzipien der mentalen Phantasiereisen eingesetzt. Der Lernstoff wird in ansprechende und anregende Bilder, Sichtweisen und Erlebnisformen überführt. In der Lernphantasiereise soll der Lernstoff lebendig vergegenwärtigt und dadurch dauerhaft verankert werden.

Dies soll hier verdeutlicht werden anhand einer Lernphantasiereise über die physiologischen Vorgänge im menschlichen Körper bei der Entspannungsreaktion nach Stresssituationen.

Beispiel: Die Entspannungsreaktion
(Einstieg in die Entspannung s. o.)

Stellen Sie sich vor, Sie würden eine ungewöhnliche Forschungsreise unternehmen. Sie haben sich gut vorbereitet. Es ist Ihnen gelungen, sich selbst so klein zu machen, dass Sie als Beobachterin oder Beobachter im eigenen Körper umhergehen können, um die physiologischen Abläufe zu studieren, die im Körper stattfinden. Sie wissen, dass es Ihnen dadurch viel leichter fallen wird, physiologische Vorgänge zu lernen und sich nachher daran zu erinnern.

Sie wollen erforschen, wie die Alarmreaktion, die bei Stress innerhalb des Körpers abläuft, in die Entspannungsreaktion umschlägt. Sie beobachten das Gehirn. In schneller Folge treffen elektrische Impulse durch die Nervenbahnen im Gehirn ein. Von dort werden blitzschnell viele neue Impulse ausgesandt. Hormone und andere Botenstoffe werden hin- und hergeschickt. Ringsum leuchten Warnzeichen auf, Sirenen tönen. Alles signalisiert, dass von den Sinnesorganen ein bedrohlicher Reiz aufgenommen und an das Gehirn übermittelt wurde. Der Organismus steht unter Stress.

Sie sehen einen Strang vor sich, der seitlich an der Wirbelsäule entlang nach unten führt. Es ist der Sympathikus. In rascher Folge werden Erregungsimpulse ausgesandt. Sie reiten auf dem Strang nach unten und gelangen zur rechten Nebenniere. Von hier aus (und auch von der linken Nebenniere) wurden schon eine Menge Hormone ausgesandt. Sie erkennen zwei Schilder: Auf dem Einen steht mit großen gelb leuchtenden Buchstaben »ADRENALIN« und auf dem Anderen in giftgrün »NORADRENALIN«. Sie stellen fest, dass immer weniger Hormone ins Blut abgegeben werden. Da sie im Moment nicht gebraucht werden, können Sie zwei Hormone befragen, warum sie eben so schnell und zahlreich ausgesandt wurden. »Wir kümmern uns darum, dass alle Körpervorgänge angeregt werden, die der Organismus für das optimale Stressverhalten, also für Angriff oder Flucht, braucht. Dafür treiben wir den Herzschlag und den Blutdruck in die Höhe, damit Sauerstoff rascher zu den Muskeln hin- und Kohlendioxyd schneller von den Muskeln wegtransportiert werden können. Außerdem sorgen wir dafür, dass Fettreserven und Zucker zu den Muskeln gebracht werden. Schließlich können mit unserer Hilfe die Reize in den Nervenbahnen viel schneller weitergeleitet werden.

Die beiden Hormone begeben sich zurück in die Zellen der Nebenniere, denn nun setzt die Erholungsreaktion ein. Der Stress ist vorbei. Es ist Ihnen vielleicht aufgefallen, dass das Herz eben noch viel lauter und schneller pochte. Jetzt schlägt es ruhig und leise und regelmäßig. Wandern Sie etwas nach oben im Körper. Die Atmung ist langsamer geworden. Die Muskeln sind jetzt locker und entspannt. Fühlen Sie mal den großen Brustmuskel. Die Blutgefäße sind ganz entspannt. Sanft fließt das Blut hindurch, wie ein Bächlein im Sommer.

Da hören Sie es im Bauch grummeln und arbeiten. Wenn Sie dorthin wandern, werden Sie bemerken, dass sich dort wieder etwas tut. Der Pförtner im Magen erzählt Ihnen: »Vorher gab es eine Pause für den Magen und den Darm. Die Verdauungsfunktion ist im Stress abgestellt. Sie ist nicht so wichtig, wenn man beispielsweise um sein Leben kämpft oder einem Tier nachjagen möchte, das man erlegen will. Jetzt ist der Organismus dabei, sich zu erholen. Auch das Essen gehört zur Erholung. So nebenbei werden die Depots aufgefüllt. Fettspeicher werden angelegt und aufgestockt. Später soll in der Alarmsituation Glukose, energiereicher Blutzucker, aus den Fetten hergestellt und ins Blut abgegeben werden, damit die Muskeln schnell wirksamen Brennstoff haben. Jetzt hat der Organismus Ruhe. Auch beim Schlafen ist der Blutdruck niedrig, die Atmung ruhig, und der Bauch arbeitet. Dafür hat die Nebenniere eine Ruhepause. Jetzt braucht man kein Adrenalin und kein Noradrenalin.«

Das Mittelhirn und die Hirnanhangsdrüse sorgen in Stresssituationen dafür, dass neben den Erregungsimpulsen vom Zwischenhirn noch weitere Botschaften in die Nebenniere geleitet werden. Die Botschaft in Stresssituationen hat einen Geheimcode. Der Magenpförtner sagt Ihnen, dass sie ihn auf den Zellen der Nebenniere finden können. Sie steigen nach hinten zur Nebenniere und sehen nach. Sie sehen viele kleine Punkte auf jeder Zelle. In Großbuchstaben steht dort in roter Farbe »ACTH.«

»Was bedeutet die Botschaft, auf die Ihr wartet?« fragen Sie die Zellen. »Die Hirnanhangdrüse, die Hypophyse, schickt uns den Stoff ACTH (Adrenocorticotropes Hormon, ein Steuerungshormon für die Nebenniere). Wir bekommen die Botschaft, dass wir das Hormon Hydrocortison ausschicken sollen.« »Wozu denn dies?« wollen Sie wissen. Befragen Sie doch eines der Hormone! Sie sehen gerade ein Molekül vorbeigleiten, auf dem in blauer Farbe »HYDROCORTISON« steht. Es ist im Moment nicht beschäftigt und kann Ihnen antworten. »Wir sorgen dafür, dass all jene Abläufe im Körper reduziert werden, die in der Stressreaktion nicht gebraucht werden. Sexualfunktion, Verdauungsprozesse und Immunabwehr werden weitgehend ausgeschaltet oder stark gesenkt. Überdies sorgen wir dafür, dass das Blut schneller gerinnen kann, damit bei einer eventuellen Verletzung der Blutverlust gering bleibt.«

Als Sie dann in den Bereich der Sexualorgane weiterwandern, bemerken Sie, dass das dichte Geflecht von Adern dort reichlich durchblutet ist. Jetzt ist Zeit für genussvolle Sexualfunktion. Ein starkes Pulsieren findet dort statt.

Auch die Stoffe, die für die Immunabwehr wichtig sind, strömen nun vermehrt durch den Körper und suchen nach Eindringlingen wie Bakterien, Viren und anderen fremden Stoffen, die abgewehrt werden müssen. Jetzt ist die Zeit dafür. Auch die Heilungsvorgänge von Wunden sind jetzt besser möglich. Alle Stoffe, die dazu gebraucht werden, sind im Überfluss vorhanden.

Sie untersuchen noch einmal das Blut. Es ist viel dünnflüssiger als vorher. Es fließt sanft und mit niedrigem Druck durch die Gefäße.

Sie haben das Wichtigste über den inneren Ablauf beim Umschalten von Alarmreaktion auf Entspannung herausgefunden. Zufrieden darüber, dass Sie dies nun wissen, suchen Sie sich eine Stelle im Körper, wo Sie sich besonders wohl fühlen.

Sie spüren, dass sich alle physiologischen Vorgänge wieder normalisiert haben. Der Organismus ist zur Ruhe gekommen. Sie wollen genießen und für eine Weile ausruhen. Mit der Gewissheit, das Wesentliche über die Entspannung gelernt zu haben und zu wissen, dass Sie alles, was Sie selbst so intensiv miterlebt haben, auch leicht wieder erinnern können, verlassen Sie Ihren kleinen Erforschungsorganismus wieder. *(Nach einer Idee von Wolfgang Knörzer.)*

(Rückführung s. o.)

Neben Phantasiereisen zur Veranschaulichung theoretischer Sachverhalte können auch lernförderliche Vorstellungsbilder z. B. von Lernerfolg, Erfolgszuversicht, Selbstvertrauen und Selbstsicherheit mittels Phantasiereisen angeregt werden. Die beiden folgenden Texte wurden z. B. im Rahmen von Lehrveranstaltungen zur Förderung kommunikativer Kompetenz in der Ausbildung von Lehrpersonen mehrfach eingesetzt. Ziel war es, die Teilnehmenden in entspanntem Zustand auf die Thematik einer Seminareinheit über Fähigkeiten, Einstellungen und Haltungen zum Aufbau zwischenmenschlicher Beziehungen einzustimmen, eine positive Lernhaltung zu fördern und eine Integration gewonnener Erkenntnisse und Erfahrungen sowie die Umsetzung des neu Erlernten im Alltag anzuregen.

Beispiel:
Entspannung zu Beginn einer Seminarveranstaltung über den Aufbau zwischenmenschlicher Beziehungen

Einstieg in die Entspannung
Ich möchte Sie einladen, sich einen Moment Zeit zu nehmen, um sich etwas Ruhe und Erholung zu gönnen, und sich dabei von der Musik im Hintergrund und meiner Stimme begleiten zu lassen.

Setzen Sie sich bequem hin. Fühlen Sie, wie Ihre Füße auf dem Boden stehen. Wenn Sie möchten, können Sie die Augen schließen

Nehmen Sie Ihren Atem wahr, und atmen Sie einige Male tief ein und aus. Vielleicht spüren Sie dabei, wie der Stuhl Sie sicher trägt. Vielleicht beginnen Sie auch schon, ein Gefühl zunehmender Ruhe zu spüren .

Sie können noch einmal alle Gedanken wahrnehmen, die Sie mit dem Tag draußen verbinden, die Bilder Ihres Weges hierher, die Geräusche und Klänge, die Sie begleitet haben, um sie dann mit dem nächsten Ausatmen einfach loszulassen.

Hervorrufen von Vorstellungsbildern
Wenn Sie möchten, stellen Sie sich jetzt eine angenehme Begegnung mit anderen Menschen vor. Stellen Sie sich z. B. vor, Sie kommen mit vielen Leuten gut zurecht und fühlen sich wohl mit Ihnen, selbst wenn Sie sie zum ersten Mal treffen.

Nehmen Sie wahr, was Sie in der Situation sehen, was Sie hören, und nehmen Sie auch wahr, was Sie fühlen. Lassen Sie die angenehmen Eindrücke ein wenig wirken.

Jeder von uns hat eine ganze Reihe von Fähigkeiten, Verhaltensweisen und Eigenschaften, die uns dabei behilflich sind, mit anderen Menschen angenehme Begegnungen zu haben, tragfähige Beziehungen aufzubauen und aufrechtzuerhalten. Stellen Sie sich vor, dass Sie einige dieser Verhaltensweisen, Fähigkeiten und Eigenschaften in diesem Seminar vielleicht etwas näher kennenlernen werden.

Und vielleicht sind Sie neugierig auf die heutige Veranstaltung, Neues kennenzulernen oder altes Wissen neu und anders zu beleben, offen zu sein für Erfahrungen, und andere Menschen neu und anders kennenzulernen.

Genießen Sie noch einmal das Gefühl der Ruhe die Sie gleich mit zurückbringen, wenn Sie nun ganz langsam in Ihrem Tempo wieder beginnen, Ihre Aufmerksamkeit nach außen zu richten.

Rückführung (allmählich lauter werden)
Lassen Sie jetzt allmählich Bewegung in Ihren Körper fließen. Kreisen Sie mit den Füßen, öffnen Sie die Hände und schließen Sie sie. Nehmen Sie einige tiefe Atemzüge. Öffnen Sie Ihre Augen, und nehmen Sie den Raum und die Anderen wahr.

Entspannung am Ende der Seminarveranstaltung

Einstieg in die Entspannung
Ich möchte Sie wiederum einladen, sich einen Moment Zeit zu nehmen, um sich Ruhe und Erholung zu gönnen, und sich dabei von der Musik im Hintergrund und meiner Stimme begleiten zu lassen.

Setzen Sie sich bequem hin. Fühlen Sie, wie Ihre Füße auf dem Boden stehen, und wenn Sie möchten, können Sie die Augen schließen.

Nehmen Sie Ihren Atem wahr, und atmen Sie einige Male tief ein und aus, vielleicht spüren Sie dabei, wie der Stuhl Sie sicher trägt. Vielleicht beginnen Sie schon, ein Gefühl zunehmender Ruhe zu spüren.

Hervorrufen von Vorstellungsbildern
Sie können noch einmal die Gedanken wahrnehmen, die Sie mit dem heutigen Seminartag verbinden, die Bilder die Geräusche und Klänge, die Sie begleitet haben.

Vielleicht haben Sie jetzt Einiges über Fähigkeiten und Verhaltensweisen erfahren, die wir Menschen nutzen, um gut miteinander zurecht zu kommen.

Erleben Sie jetzt ein paar angenehme Momente, die Sie während des Seminars erlebt haben nach, und stellen Sie sich vor, wie Sie gleich heute, Morgen oder in einigen Tagen eine angenehme Situation mit einem anderen Menschen erleben werden. Lassen Sie die angenehmen Eindrücke wirken.

Genießen Sie das Gefühl der Ruhe, die Sie gleich mit zurückbringen, wenn Sie nun ganz langsam, in Ihrem Tempo wieder beginnen, Ihre Aufmerksamkeit nach außen zu richten.

Rückführung (allmählich lauter werden)
Lassen Sie jetzt allmählich Bewegung in Ihren Körper fließen, kreisen Sie mit den Füßen, öffnen Sie die Hände und schließen sie wieder. Nehmen Sie einige tiefe Atemzüge. Öffnen Sie Ihre Augen, und nehmen Sie den Raum und die Anderen wahr.

Phantasiereisen zur Förderung der Persönlichkeitsentwicklung und Problemlösung

Phantasiereisen werden z. B. in der Hypnotherapie benutzt, um neben dem Zugang zur Entspannung auch in Richtung Persönlichkeitswachstum und Persönlichkeitsbildung zu arbeiten. Es soll ein Zugang zu unbewussten Potentialen wie beispielsweise zu Problemlösungsfähigkeiten geschaffen werden. An dieser Stelle ergeben sich Überschneidungen zur Psychotherapie.

Bei den beiden nachfolgenden exemplarischen Phantasiereisen zur Förderung der Persönlichkeitsentwicklung und Problemlösung wird eine Rahmengeschichte verwendet, um die Übenden in eine noch tiefere Entspannung zu führen, in der sie die Geschichte dann auf sich wirken lassen können.

Es kann eine Identifikation mit den Personen erfolgen, die in der Geschichte vorkommen, mit ihren Problemen und den Handlungen, die sie ausführen. Es besteht somit die Möglichkeit, eigene innere Entwicklungen bzw. das eigene Problem erst einmal »im Licht« der Geschichte auf sich wirken zu lassen und nicht krampfhaft eine Lösung zu suchen.

Die Phantasiereise »Josua, die drei Beduinen und der Bauernsohn« (s.u.) soll vorrangig die Persönlichkeitsentwicklung unterstützen. Sie versucht, im Verlauf des Lebens erfolgende innere Entwicklungsprozesse und die dazu nötigen Schritte in Form einer symbolischen Geschichte darzustellen, sie bewusst werden zu lassen und dadurch zu erleichtern.

Josua, die 3 Beduinen und der Bauernsohn (Einstieg in die Entspannung s. o.)

Rahmengeschichte
Stellen Sie sich vor, Sie seien zum Urlaub in der Schweiz. Stellen Sie sich vor, wie Sie auf einer Blumenwiese sitzen und über die herrliche Landschaft mit einem See vor Ihnen, lieblichen Wäldern, Bergen und einem strahlend blauen Himmel blicken. Die Vögel zwitschern munter vor sich hin. Sie genießen den angenehmen Sonnenschein auf Ihrer Haut und einen leicht kühlen, frischen Lufthauch von dieser herrlichen Frühlingsluft in der Schweiz. Stellen Sie sich vor, dass eine Sennerin zu Ihnen heraufsteigt, um sich an diesem wunderschönen Ort ein wenig auszuruhen. Sie hat lange dunkle Haare. Sie lächelt und grüßt Sie schon von weitem. Als sie näherkommt, fragt sie, ob sie sich zu Ihnen setzen darf. Wenn es Ihnen angenehm ist, lässt sie sich nieder auf dem Gras und schaut sich um und genießt den schönen Ausblick auf den See und die Berge, die herrliche Luft, die Sonne und die Ruhe der Natur. Sie fragt, ob Sie möchten, dass sie eine von ihren berühmten Geschichten erzählt, mit denen sie ihre Besucher erfreut und unterhält. Sie hat sie fast alle von einem Freund, der weit weg lebt, erzählt bekommen und sie sich bewahrt, da die Geschichten viel Weisheit und Wissen fürs Leben enthalten, wie man sie in vielen Büchern und wissenschaftlichen Abhandlungen nicht finden kann. Wenn es Sie nicht stört, beginnt sie alsbald mit ihrer Geschichte:

Josua, die 3 Beduinen und der Bauernsohn
Eines Tages kam der alte Josua ins Kaffeehaus und fand dort drei Beduinen vor, die mit einem jungen Bauernsohn aus dem kleinen Städtchen, in dem auch Josua lebte, zusammensaßen.

Die Beduinen prahlten und stellten in alle Richtungen dar, dass sie was Besseres als die anderen seien, dass sie die Welt besser kennen würden und zu allem möglichen, vor allem aber mehr als die einfachen Leute auf dem Lande fähig seien. Nach einiger Zeit kamen der junge Mann und auch die Beduinen so in Eifer, dass eine Wette zustande kam. Die jungen Beduinen wollten dem Bauernsohn 10 Goldstücke bezahlen für den Fall, dass er in der Lage sei, eine ganze Nacht auf dem hohen Berg, welcher sich unmittelbar neben dem Städtchen befand, auf dem Gipfel zu verbringen, ohne dort ein Feuer zu machen.

Am Abend des nächsten Tages machte sich der junge Bauernsohn auf, um eine Nacht auf dem hohen Berge zu verbringen. In seinem Gewand hatte er eine Kerze und ein Buch dabei, denn er dachte sich, dass er nicht schlafen können würde bei der Kälte dort oben. Die drei Beduinen begleiteten ihn und sahen ihm, als er den Berg hinaufstieg, noch lange nach. Als es dunkel wurde, wurde es gleichzeitig auch sehr kalt. Mit dem Rücken an einen Baum gelehnt saß der Bauernsohn, vor Kälte zitternd, durchgefroren und zündete sich erst einmal die Kerze an. Als diese brannte, schlug er das Buch auf und las ein wenig. Aber trotz Kerze, einer fesselnden Geschichte und eines wunderschönen Sternenhimmels fror der arme Bauernsohn erbärmlich. Zähneklappernd und vor Kälte zitternd durchwachte er die ganze Nacht, bis sich endlich wieder der erste Sonnenstrahl am Himmel zeigte und er stocksteif durchgefroren seinen Weg nach Hause antreten konnte. Unten erwarteten ihn schon die drei Beduinen, die natürlich nicht sehr erfreut waren, dass er die Wette nun gewonnen hatte. Und so fragten sie noch einmal genau nach: »Hast Du auch wirklich kein Feuer dabei gehabt?«

Der Bauernsohn berichtete, dass er nur ein Buch und eine Kerze zum Lesen dabei hatte und sonst überhaupt nichts. Da sagte einer der Beduinen: »Eine Kerze ist auch ein Feuer, da Du doch ein Feuer dabei gehabt hast, hast Du die Wette verloren!«

So sehr der Bauernsohn auch schimpfte, die Beduinen waren dennoch nicht bereit ihm den versprochenen Wettlohn auszuzahlen. Betrübt und enttäuscht ging der junge Mann nach Hause. Nachdem er ein wenig darüber nachgedacht hatte, suchte er den alten Josua auf, der in der Nähe wohnte. Dieser war bekannt dafür, dass er immer dann den armen, einfachen und ehrlichen Leuten beisprang, wenn sie von den vermeintlich mächtigen hinterlistigen und unehrlichen Leuten hereingelegt und übervorteilt werden sollten. Er sagte dem Bauernsohn, er solle am Abend zum Essen kommen. Ebenso schickte er den drei Beduinen, die in der Karawanserei abgestiegen waren, eine Nachricht, damit sie ebenfalls zum Abendessen kommen sollten.

Zum Abendessen gab es zunächst Kaffee und als Vorspeise Früchte. Sowohl der Bauernsohn als auch die Beduinen wollten sofort über die Dinge, die sich zugetragen hatten, sprechen. Josua aber meinte, man solle diese Dinge doch zunächst beiseite lassen und erst essen. So unterhielten sie sich über dies und das, und es kam eine insgesamt nette und anregende Unterhaltung zustande. Nun war einige Zeit vergangen, und den jungen Männern knurrte der Magen. Als Josua dies bemerkte, fragte er seinen Nachbarn, der heute für ihn kochte, was mit dem Essen sei. Dieser antwortete: »Das Feuer brennt zwar schon den ganzen Tag, das Wasser im Kessel ist jedoch noch kein bißchen warm.«

»Na gut«, meinte Josua, »dann wollen wir noch ein wenig warten.«

Sie unterhielten sich weiter so über dies und das und nach einer weiteren halben Stunde rief Josua wieder in die Küche. Der Nachbar berichtete, dass sich kaum etwas verändert habe. An Essen sei überhaupt noch nicht zu denken.

Da meinte Josua: »Das ist aber sehr bedenklich, kommt, lasst uns in die Küche gehen und nachsehen, was los ist.«

Sie gingen hinüber zum Nachbarn, der das Essen zubereitete, fanden dort den alten Sem, den Friedensrichter des kleinen Städtchens, der am Tisch saß und mit Josuas Nachbarn einen Mokka getrunken hatte. Josua fühlte das Wasser im Kessel, der über der Feuerstelle hing und sagte dann: »Der Mann hat recht. Noch nicht mal lauwarm ist das Wasser.« Da man kein Feuer sehen konnte, rief einer der Beduinen: »Das ist auch kein Wunder, wenn man kein Feuer unter dem Kessel hat,« und ein anderer »der ist wohl nicht ganz richtig im Kopf der Koch.« Doch Josua meinte: »Du irrst. Das Feuer ist da.« Er beugte sich unter den Kessel und deutete auf eine Kerze, die unter dem großen Kessel stand. Die drei Beduinen bückten sich ebenfalls nach unten. Einer von ihnen sagte: »So ein Unsinn, wer glaubt, man könnte mit Hilfe einer Kerze kochen, ist ein Narr!« Der Andere meinte: »Eine Kerze ist zum Leuchten da, sie entwickelt doch praktisch keine Wärme, wie kann man denn auf so eine dumme Idee kommen und versuchen, mit einer Kerze einen Kessel voller Wasser zu erhitzen.«

»Nun, wenn Ihr es selbst sagt, so oder so ähnlich ist es ja dann auch mit Eurer Wette. Wenn Ihr selbst sagt, dass man mit einer Kerze keine richtige Wärme entwickeln kann, dann sagt Ihr ja selbst, dass ihr die Wette verloren habt.« Da schwiegen die Beduinen betreten und blickten vor sich hin auf den Boden. Alle gingen zusammen zurück in Josuas Speisezimmer, wo sie ein köstliches Mahl vorfanden, welches von einem anderen Nachbarn zubereitet worden war.

Der alte Josua aber ergriff nun das Wort: »Nun, einerseits ist es bedauerlich, wenn man eine Wette verliert. Andererseits kann es gut sein, dass Euch alles, was ihr jetzt nacherleben werdet, sehr bereichert. Ihr gebt dem armen Bauernsohn so viel Geld, dass er sich Land, Saatgut und Geräte kaufen, ein Haus bauen und eine Familie gründen kann. Ihr erfüllt ihm den größten Traum in seinem ganzen Leben. Vielleicht, und ich bin sogar sicher, dass es so kommen wird, werdet ihr Freunde. Jedes Jahr, wenn ihr hier vorbeikommt, werdet Ihr den Bauernsohn besuchen und sehen, wie es mit ihm und seiner Familie weiter gegangen ist. Ihr werdet ihm von Euren Erfahrungen erzählen und er von seinen. Ihr werdet euch gegenseitig bereichern. Das ist unbezahlbar. Lebensfreundschaft, persönlicher Austausch, Zusammengehörigkeit.« Die Beduinen zahlten dem armen, einfachen Bauernsohn den ausgemachten Wettlohn. Anschließend saßen sie noch lange zusammen und sprachen angeregt miteinander.

Später geschah es, dass die Beduinen mit dem Bauernsohn eine lange Freundschaft pflegten und immer, wenn einer von ihnen in die Gegend kam, suchte er den Bauernsohn auf, erzählte, was er erlebt hatte und hörte sich an, was der Bauernsohn erlebt hatte. Und so lernten sie voneinander und freuten sich, dass sie sich kannten, und das war gut so. Sie waren gute Freunde geworden und schätzten einander und lernten noch viel voneinander. Die Beduinen aber legten ihre Überheblichkeit und ihre Intoleranz ab.

Rahmenhandlung
Nachdem die Sennerin diese Geschichte zu Ende erzählt hat, bedankt sie sich fürs Zuhren, schaut sich noch ein wenig um, genießt nochmals bewusst die schöne Natur, die Sonne auf der Haut, die Luft, die vorbeistreicht, das Vogelzwitschern, den Blick auf den See und die Berge und verabschiedet sich dann, um nach unten auf die Alm zu gehen, wo sie sich wieder ihrem Tagwerk widmet.

Rücknahme (s. o.)

Das folgende Beispiel einer Phantasiereise soll helfen, innere Potentiale und Fähigkeiten zur Problemlösung zu entdecken und zu entwickeln. Dabei kann die Rahmengeschichte von oben verwendet werden.

Der alte Josua und die 17 Kamele

Im fernen Morgenland lebte einmal ein alter Mann, der drei Söhne hatte, und der auf ein erfülltes Leben zurückblicken konnte. Eines schönen Tages, er saß gerade mit seinem Freund, dem alten Josua zusammen, meinte er zu diesem: »So, jetzt ist es genug. Ich will mich zur Ruhe setzen und mein Leben genießen. Ich möchte mich den Erinnerungen an mein reich erfülltes Leben hingeben, und ich will meine lieben Söhne von dort oben erleben und sie begleiten.« Da meinte der alte Josua: »Du musst vorher mit ihnen reden und ihnen alles erklären, denn sie werden es zuerst nicht verstehen und sich dagegen wehren. Und Du solltest natürlich auch die Dinge regeln, die zuvor geregelt werden sollten.«

Der alte Mann rief seine Söhne zu sich und verbrachte mit ihnen mehrere Tage, in denen er ihnen alles erklärte. Er hatte einen Sohn, der der jüngste war, und der ein Handelsgeschäft mit vielen Kamelen und eine Karawanserei betrieb. Ein mittlerer Sohn betrieb in der Oase, in der sie lebten, eine Obstbauplantage, die die besten Datteln und Feigen und noch viele andere Früchte mehr lieferte. Fürstenhäuser aus der ganzen Welt bestellten nur bei ihm. Der älteste Sohn betrieb eine Manufaktur für kostbare Truhen und Schatullen, in der edle Hölzer, Silber, Gold und Edelsteine verarbeitet wurden. Auch der älteste Sohn hatte den Betrieb, den der Vater gegründet hatte, übernommen und erfolgreich weitergeführt. Der Vater erklärte den drei Söhnen nun, dass jeder von ihnen ab jetzt den eigenen Betrieb voll und ganz vom Vater übertragen bekomme, und dass nun jeder für sich sein eigener Herr sei. Er sprach zu den Söhnen über seinen Entschluss, dass er in die Glückseligkeit des siebten Himmels für immer eingehen wolle. Da waren sie zunächst sehr betrübt. Doch der Vater sprach lange mit ihnen und erklärte den Söhnen alles genau. Er erzählte von seinem reich erfüllten Leben, von den Abenteuern und vom Glück der frühen Jahre, von der Liebe, von den Freuden, was es bedeutet, ein äußeres und ein inneres Zuhause für sich zu schaffen und zu sehen, wie alle Belange fortschreitend wachsen, reifen und sich mehren. Dann erzählte er, wie wohl es tut, sich mehr und mehr an reicher Ernte zu freuen und schließlich Leben und Weisheit und Freude und Glück und noch so vieles mehr an Facetten und Farben des Daseins zu genießen. Dann meinte er, dass es nun genug sei, und dass er müde werde und sich entschlossen habe, den siebten Himmel aufzusuchen, von wo aus er immer bei seinen Söhnen sein werde.

Mehr und mehr verstanden die Söhne, und sie hatten ihren Frieden mit dem Entschluss des Vaters. Nachdem sie mehrere Tage so zusammen gesessen waren, meinte dann der Vater: »Und nun habe ich noch eine besondere Aufgabe für Euch, an der Ihr sehen werdet, dass sich alles zum Besten fügt, dass man aber oftmals nicht weiß, wie und warum man die Lösung fand und wie und warum genau sie die Richtige ist. Dennoch aber ist es immer so, dass man genau weiß, dass das, was man gefunden hat, für allemal das Richtige ist und sein wird.« Nach diesen für die Söhne noch unverständlichen Worten stellte er ihnen folgende Aufgabe: »Ihr wisst doch, dass ich 17 wertvolle und besondere Kamele besitze, die hier hinter dem Haus im Garten stehen und weiden. Jeder von Euch soll den richtigen Anteil daran bekommen, so wie es der Tätigkeit und dem Geschäft entspricht, das Ihr jeweils betreibt. So soll nun der Jüngste von allen die Hälfte der Kamele bekommen, der Mittlere ein Drittel und der Älteste ein Neuntel der Kamele. So sind zur Unterstützung des Handelsgeschäftes viele Kamele die beste Hilfe, für die Plantage halte ich ein Drittel für angemessen und für die Manufaktur, wo es auf kleine Gewichte und Volumina ankommt, wird eine kleinere Zahl von Kamelen das Richtige sein.« Die Söhne waren überaus zufrieden und dankten dem Vater für seine weise Entscheidung.

Noch lange blieben sie zusammen, bis sich der Vater verabschiedete und sich auf seinen Weg in den siebten Himmel begab. Noch einige Wochen darauf war es für die Söhne schwer damit zurecht zu kommen, dass sie den Vater nun nicht mehr direkt aufsuchen und um Rat fragen konnten. Sie spürten jedoch, dass er bei ihnen war und mit all seiner Kraft zum Gelingen ihres Tagwerks und ihrer Pläne beitrug. Und so kam es ihnen auch vor, als hätte der Vater darauf hin gewirkt, dass sie sich nach einigen Wochen wieder trafen, um über der Aufgabe der Teilung der Kamele des Vaters zusammen zu sitzen. Als sie über die Aufgabe des Vaters, die er an sie gestellt hatte, sprachen, fiel ihnen zum erstenmal auf, dass man eine Zahl wie 17 ja weder durch 2 noch durch 3 noch durch 9 teilen konnte, jedenfalls nicht in geraden Zahlen. Dass der Vater gemeint haben könnte, sie sollten ein Kamel in Stücke schneiden, konnten sie sich alle nicht vorstellen. So sehr sie auch darüber nachdachten, was der Vater mit seinen ausführlichen Anweisungen gemeint haben könnte, es fiel ihnen nichts ein, was einer solchen Lösung ähnlich kam. Nach einiger Zeit, in der sie sich ergebnislos den Kopf zerbrochen hatten, meinte der Älteste: »Ich hab's! Ich denke, wir sollten den alten Josua, Vaters Freund, aufsuchen.«

Der alte Josua war als Weiser und dennoch bescheidener Mann bekannt als jemand, der in den vielfältigsten Fragen und Problemen des Lebens immer wieder einen Rat wusste. Die drei Brüder suchten ihn auf und trafen ihn im Garten seines Hauses, wo er gerade sein altes, betagtes Kamel fütterte, es streichelte und mit ihm sprach. Nachdem die drei jungen Männer ihre Geschichte erzählt hatten, meinte Josua: »Nun, so etwas habe ich mir doch schon gedacht.« Er schmunzelte wissend und ging sogleich, sein Kamel mit sich führend, vor den drei jungen Männern her zum Haus des Vaters, wo im Garten die 17 Kamele grasten. Diese nahmen kaum Notiz davon als die vier Männer herein kamen und als Josua sein Kamel mitten zu den anderen hinzustellte. Dieses genoss wie die anderen das köstliche, frische, herrlich duftende und lecker schmeckende Gras und achtete nicht weiter auf Josua und die drei Männer. Josua aber sprach zum Jüngsten der drei Brüder: »Sag an, mein Sohn, wie viele Kamele siehst Du hier?« »Ach Josua, wieso fragst Du? Es ist doch klar, wie viele Kamele hier stehen: Die 17 unseres Vaters und Deines, das sind 18.« »Nun«, sagte Josua, »sag an, was ist die Hälfte von 18?« »Aber Josua, das weiß doch jedes Kind, es sind 9.« »Na gut«, sagte Josua, »dann führe jetzt 9 von den Kamelen Deines Vaters zur Seite und binde ihnen eine rote Schleife um.« Der junge Mann konnte sich zwar nicht vorstellen, wie auf diese Weise das Problem gelöst werden sollte, folgte jedoch einfach den Anweisungen, die ihm Josua gab. Als es so geschehen war, wandte sich Josua an den mittleren der drei Brüder und fragte ihn: »Wieviel ist ein Drittel von 18?« Dieser antwortete: »Nun gut, es sind 6 wie jeder weiß, aber ich weiß nicht so recht, ob alles so gehen wird, einer von uns wird doch jetzt bevorzugt oder benachteiligt oder so.« »Nun, dann warte einfach zu, führe 6 Kamele zur Seite und binde ihnen weiße Schleifen um. Dann warte ein wenig, und anschließend magst du sagen, wer von euch Dreien bevorzugt oder benachteiligt wurde und wie. Und dann werden wir weiter sehen.« Auch der Mittlere der drei Söhne führte seine Kamele zur Seite und band ihnen weiße Schleifen um. Anschließend wartete er gespannt darauf, was Josua als Nächstes tun würde. Dieser wandte sich an den ältesten Sohn und fragte ihn, wieviel der 9. Teil von 18 sei. »Nun, wie jedes Kind bereits weiß, sind 18 geteilt durch neun 2. Nun gut, ich kann mir schon denken, wie es werden soll, aber so richtig verstehen kann ich es im Moment nicht.« »Dann führe doch einfach deine beiden Kamele zur Seite und binde ihnen eine blaue Schleife um.« Als auch der älteste Sohn seine Kamele zur Seite geführt hatte, stand Josuas Kamel noch alleine friedlich grasend in der Mitte des Gartens. Da meinte Josua: »Wir beide kennen uns so gut, dass ich mein Kamel und mein Kamel mich mitten in der Nacht kennen würde, deswegen braucht mein Kamel keine Schleife.« Die drei Brüder standen nun mitten in dem wunderschönen Garten, den der Vater seiner Zeit angelegt hatte. Der Eine kratzte sich am Kinn und drehte die Augen nach oben und überlegte, der Andere kratzte sich am Kopf und schaute nach unten und überlegte, der Dritte legte mal einen Finger an die Nase und zählte dann wieder die ganze Sache noch mal lautlos mit den Fingern durch. Nur Josua stand verschmitzt schmunzelnd mit vor dem Bauch verschränkten Händen da.

Es war ganz still, so dass man das Gezwitscher der Vögel hörte, die im Garten wohnten, das Plätschern des kleinen Bächleins, das sich von der Quelle der Oase her durch den

Garten zog, und das ruhig vor sich hin genießende Kauen der Kamele, die sich das köstliche Gras nach Herzenslust schmecken ließen. Die Sonne schien und tauchte die Szene in ein angenehm warmes hellgelbes Licht. Zwischen Jasminbüschen mit weißen Blüten, die ihren intensiven Duft verströmten, gab es rote und violette Orchideen, hellgrüne Blätter durch die die Sonne angenehm durchschien und intensiv dunkles Grün von Zedernbäumen. Auf manchen Zweigen saßen bunt gefiederte Vögel, die mit exotischem Gezwitscher Josuas Ohr verzauberten. Er genoss es, in der wärmenden Sonne zu stehen, die kühlende Luft in dem Garten an seiner Haut vorbeistreichen zu lassen, während die drei Brüder immer noch schweigend nachdachten und nachdachten. Als einige Zeit vergangen war, begann Josua wieder zu sprechen, und er sagte: »An Euren Mienen sehe ich, dass es keinem von Euch so vorkommt, als sei ein Anderer benachteiligt worden. Ebenso scheint es so zu sein, dass keiner besonders bevorteilt worden ist und zum Dritten ist durch die Lösung, die wir jetzt gefunden haben, anscheinend die Aufgabe, die der Vater Euch gestellt hat, in überraschender Weise gelöst worden, so wie es Euer Vater ja wollte.« Nachdem die Brüder ihm zustimmten, jedoch weiterhin fragend drein blickten, ohne dass sie wussten, was sie eigentlich fragen wollten, sprach Josua weiter: »Das, was ihr gerade erlebt habt, kommt öfters vor. Jeder hat es in seinem Leben schon mehrfach erlebt, vielleicht ohne einmal bewusst darauf zu achten. Es ist so, als würde man bei Nebel eine Brücke überqueren. Man weiß zwar, dass es eine andere Seite gibt, aber man kann sie nicht sehen. Wenn man das Ufer, von dem her man kam, aus den Augen verloren hat und das andere Ufer noch nicht sieht, kann man in der Regel nur schätzen, wo genau man sich befindet. Bis zu dem Punkt, wo man die andere Seite sieht, weiß man niemals so ganz genau, wo man sich eigentlich befindet. Manchmal kommt einem die Strecke lang, dann auch wieder sehr kurz vor, und immer erlebt man es so, dass man sich in irgend einer Form den Geschehnissen und Abläufen anvertrauen muss und – obwohl es unwahrscheinlich wäre, dass es anders sei – dass es ein anderes Ufer gibt, und dass die Brücke dorthin führt. Und letztlich ist es doch so, dass man zwar auf der anderen Seite ankam, aber dann doch nicht so genau wusste wie. Die drei Männer standen noch eine ganze Weile schweigend da, sie schienen aber ein wenig mehr verstanden zu haben. Josua führte sein Kamel weiterhin verschmitzt lächelnd nach Hause. Nach einigen Tagen kamen die drei wieder zu ihm. Der erste der drei Brüder brachte ihm eine Schachtel mit Essenzen und Ölen und einen Sack mit einer bunten Auswahl von Gewürzen aus allen Ländern, und er versprach ihm, von jeder Handelsreise ein Mitbringsel zu bringen. Der Mittlere brachte ihm einen prächtigen Obstkorb mit allen möglichen bunten, herrlich duftenden Früchten und kündigte an, er werde ihm jede Woche so einen Korb bringen. Der älteste der drei Brüder brachte dem alten Josua eine prächtige Truhe. So geschah es, und die drei Brüder führten ein glückliches und erfülltes Leben – so wie ihr Vater – und mehrten Weisheit, Erfolg und Ansehen.

VERSCHIEDENE FORMEN VON PHANTASIEREISEN

Vielleicht ist Ihnen in unseren Beispieltexten bereits aufgefallen, dass die Vorgaben in den Anleitungen von Phantasiereisen verschieden stark ausformuliert sein können. Je nachdem wie intensiv die Bilder und Erfahrungen beschrieben werden, spricht man von »gelenkten« oder auch »geschlossenen« Phantasiereisen, von »halbgelenkten« und von »nicht gelenkten« »freien«, »aktiven« oder »offenen« Formen von mentalen Phantasiereisen.

Rezeptive Form (gelenkte bzw. geschlossene Phantasiereise)

Der Inhalt der Phantasiereise wird bei der rezeptiven Form von Übungsleitenden sehr detailliert, stark gelenkt, vorgegeben.

Die innerlich wahrzunehmenden Inhalte werden bei geschlossenen Phantasiereisen bis ins Detail präzise vorgegeben. Ungeübte finden in gelenkten Phantasiereisen gute Leitlinien für die Entwicklung eines inneren Erlebnisraums, und die Imaginationsfähigkeit wird durch rezeptive Phantasiereisen geschult.

Wenn Übungsteilnehmerinnen und -teilnehmer im Bereich der Entspannungsverfahren bereits größere Vorerfahrungen haben, empfinden sie die detaillierten Vorgaben von außen häufig als Einschränkung. Sie empfinden es oft als störend, wenn ihnen weniger Raum für die Entwicklung eigener Wege der Phantasie bleibt.

Die Phantasiereise mit dem Thema »Südseeinsel«, die Sie am Anfang dieses Kapitels finden, ist ein Beispiel für eine gelenkte (geschlossene) Phantasiereise.

Rezeptiv-aktive Form (halbgelenkte Phantasiereise)

Bei der halbgelenkten Form wird der Inhalt nicht präzise ausformuliert. Die Teilnehmenden können sich innerhalb eines vorgegebenen Rahmens frei bewegen. Mit Fragen werden sie auf innerliche Suchprozesse verwiesen, die dazu führen sollen, dass sie das innere Erlebnis entstehen lassen.

Die Phantasiereise mit dem Thema »angenehmer Ort Ihrer Wahl«, die Sie am Anfang dieses Kapitels finden, ist ein Beispiel für eine halbgelenkte Phantasiereise.

Aktive Form (nicht gelenkte, freie Phantasiereise)

Bei den aktiven nicht gelenkten, freien Phantasiereisen werden keine Einzelheiten und auch keine konkreten Themenbereiche vorgegeben. Den Übenden wird lediglich ein Zeitraum zur Verfügung gestellt, in dem sie eigene Phantasien entwickeln können. Es ist sinnvoll, ein mögliches Ziel der Phantasie vorzuschlagen wie beispielsweise das Nacherleben und die Integration der Erlebnisse eines bestimmten Tages oder eines Seminars. Diese Erlebnisse oder Erfahrungen sollen dabei »verdaut« und innerlich mit bereits erworbenem Wissen, mit den bewussten und unbewussten Fähigkeiten (Ressourcen) verbunden werden (vgl. Egerding Krüger 1994, 334f).

Charakteristisch ist für alle Formen von Phantasiereisen eine bestimmte Abfolge von Phasen und eine sprachliche Fasson, die die Erzeugung mentaler Erlebnisräume unterstützen soll. Auf diese Aspekte wird im folgenden Abschnitt besonders eingegangen.

AUFBAU VON PHANTASIEREISEN

Für den Aufbau von Phantasiereisen sind in der Regel die folgenden Teile wichtig:
– der Einstieg in die Entspannungsübung
– das Hervorrufen einer mentalen Vorstellung des Zielortes der Phantasiereise
– die Rückführung und
– ggf. die Auswertung der mentalen Erlebnisse.

Einstieg in die Entspannungsübung

In der Einstiegsphase werden die Teilnehmerinnen und Teilnehmer einer Phantasiereise sozusagen aus der Außenwelt abgeholt und in die Innenwelt geleitet. Hierzu wird zunächst die äußere wahrnehmbare Realität der Teilnehmenden aufgegriffen (z. B.: »Sie sitzen bequem auf Ihrem Stuhl. Die Füße berühren den Boden.«). Dadurch soll den Teilnehmenden ein Gefühl von Sicherheit und Kontakt mit der sie umgebenden Umwelt ermöglicht werden. Dem Eingehen auf die äußeren Wahrnehmungen folgt das Ansprechen des inneren Erlebens (z. B. »Sie spüren vielleicht, wie Sie innerlich immer ruhiger werden.«). Die objektiv wahrnehmbare Umgebung und Realität rückt dabei in der Einstiegsphase sukzessiv in den Hintergrund.

Das Führen in die konzentrative Entspannung kann mit Ruhe-, Wärme- und Schwereformeln unterstützend begleitet werden, wie wir sie aus dem Autogenen Training kennen (z. B. »Sie sind vollkommen ruhig. Die Arme sind ganz schwer. Die Arme sind ganz warm.«).

Die Übungsleiterin oder der Übungsleiter kann darüber hinaus den Atemfluss mit Worten begleiten, um entspanntes, ruhiges und tiefes Atmen zu unterstützen (z. B. »Der Atem geht auf und ab wie Wellen, die langsam auf dem Strand auslaufen und wieder ins Meer zurücksinken.«).

Wie auch in den Kapiteln Atmung und Progressive Muskelentspannung ausgeführt, ist es lohnend, sich mit der Atmung zu beschäftigen. Man kann sich durch bewusste Atmung entspannen. Wenn man bei anderen Entspannungsverfahren noch zusätzlich auf die Atmung achtet, wird sich der Entspannungszustand weiter vertiefen. Menschen, die Entspannung nicht gewohnt sind, profitieren nach unseren Erfahrungen am meisten von einem Entspannungsverfahren, das verschiedene Zugangswege zu einem Entspannungszustand verbindet.

Musik (Musikliste s. S. 249) kann das Generieren einer inneren Erfahrung zusätzlich fördern und so zur Vertiefung des Entspannungszustandes beitragen.

Die Zeitdauer und Ausgestaltung der Einstiegsphase kann unterschiedlich sein und sollte sich an den Erfahrungen sowie an der Trainiertheit der Teilnehmenden orientieren.

Als Beispiel für einen sehr effektiven Einstieg in die mentale Entspannung folgt nun ein Text von Christoph Egerding-Krüger (1994), der Interventionen enthält, wie sie auch bei der Hypnose des amerikanischen Hypnosetherapeuten Milton Erickson verwendet werden. Auch Ungeübten gelingt es mit dieser Form des Einstiegs meist sehr gut, in einen Entspannungszustand hineinzukommen.

1. Es werden vier Beobachtungen über die objektiv wahrnehmbare Realität mitgeteilt (Realitätspacing) etwa:
   a) Sie sitzen bequem auf dem Stuhl.
   b) Sie spüren, wie Ihre Füße den Boden berühren.
   c) Ihr Atem fließt ruhig und tief.
   d) Sie hören die Musik im Hintergrund.
2. Es folgt dann eine Vermutung über das innere Erleben (Illusionspacing) etwa:
   a) Sie spüren vielleicht, wie Sie innerlich immer ruhiger werden.
3. Es folgen drei Beobachtungen über die objektiv wahrnehmbare Realität:
   a) Es ist jetzt dunkel geworden.
   b) Der Stuhl, auf dem Sie sitzen, stützt Sie sicher.
   c) Ihre Füße berühren den Boden.
4. Es folgen dann zwei Vermutungen über das innere Erleben etwa:
   a) Vielleicht gehen Ihnen noch Gedanken durch den Kopf.
   b) Sie sind möglicherweise schon mehr ganz bei sich selbst.
5. Es folgen dann zwei Beobachtungen über die objektiv wahrnehmbare Realität etwa:
   a) Sie nehmen die Geräusche von außen wahr.
   b) Ihre Hände liegen ruhig auf Ihren Oberschenkeln.
6. Dann drei Vermutungen über das innere Erleben etwa:
   a) Sie kommen immer mehr bei sich selbst an.
   b) Die Entspannung breitet sich immer mehr aus.
   c) Sie hören sich selbst vielleicht innerlich zu, wie Sie sich selbst sagen, wie gut es Ihnen jetzt hier geht.
7. Dann noch eine Beobachtung über die objektiv wahrnehmbare Realität etwa:
   a) Sie spüren immer mehr, wie Sie sicher und ruhig in diesem Raum sitzen.
8. Zum Schluss noch vier Vermutungen über das innere Erleben etwa:
   a) Ihre Gedanken kreisen vielleicht noch in Ihrem Kopf.
   b) Wenn Sie wollen, stellen Sie sich vor, Sie sind wie der Wind, der kommt und geht.
   c) Sie spüren vielleicht, wie entspannt und ruhig Sie jetzt sind.
   d) Vielleicht kennen Sie das Gefühl der tiefen Entspannung schon.

Illusionspacing	Realitätspacing
4 3 2 1	4 3 2 1

Nach diesem Muster können Sie selbst ihre eigenen Anleitungen zusammenstellen, die für die jeweilige Situation passen.

Beispiel: Einstieg in die Phantasiereise

Suchen Sie sich eine bequeme Sitzhaltung. Sitzen Sie möglichst locker und entspannt. Achten Sie darauf, dass Sie sich beim Ausatmen mehr und mehr entspannen. Wenn Sie möchten, schließen Sie die Augen. Gehen Sie nach innen und nehmen Sie wahr, welche inneren Bilder jetzt vielleicht auftauchen. Achten Sie einmal auf das, was Sie hier im Raum hören. Welche Geräusche nehmen Sie hier in diesem Raum wahr, welche sind von draußen zu hören. (Falls Sie Musik einsetzen: Hören Sie der Musik zu. Lassen Sie die Musik auf sich wirken. Wenn sie Ihnen gefällt, und Sie es möchten, lassen Sie sich von ihr verzaubern, tragen und anregen. Vielleicht entstehen mit Hilfe der Musik angenehme innere Bilder und Gefühle. Wenn Sie möchten, konzentrieren Sie sich nur auf die Musik oder nur auf die Sprache). Vielleicht spüren Sie, wie alles um Sie herum immer weniger wichtig wird, und wie Sie mehr und mehr nach innen gehen und vielleicht immer ruhiger werden und entspannen können.

Der Atem fließt ruhig und regelmäßig. Die Luft dringt wie von selbst in den Körper ein und fließt aus ihm heraus, so wie am Strand die Wellen des Meeres sanft auslaufen und wieder zurücksinken.

Falls Sie noch an irgend etwas denken, lassen Sie die Gedanken vorbeiziehen wie Wolken am blauen Himmel. Lassen Sie die Gedanken mit dem Ausatemzug aus sich herausfließen. Lassen Sie Platz für den nächsten Gedanken, das nächste angenehme innere Bild. Lassen Sie auch innerlich immer mehr los.

Sie sind immer mehr bei sich selbst, immer entspannter und ruhiger. Nehmen Sie wahr, wie gut es tun kann, so loszulassen und zu entspannen.

Dieser Einstieg kann bereits für sich als mentale Entspannungsübung dienen. Man kann innerlich in diesem Zustand bleiben und nach einiger Zeit eine Rücknahme aus der Entspannung durchführen.

Die eigentliche Phantasiereise wird in der Regel im Anschluss an einen solchen Einstieg beginnen.

Das Hervorrufen einer mentalen Vorstellung des Zielortes der Phantasiereise

Durch von außen gegebene Anweisungen während der Phantasiereise wird für die Übenden die Möglichkeit geschaffen, sich zu den Vorgaben ein inneres Erlebnis zu schaffen. Die Inhalte der Phantasiereise, die vorgegebenen Vorstellungsbilder, orientieren sich insbesondere an der jeweils zugrundegelegten Intention der Phantasiereise.

Die Sprache von Phantasiereisen ist meist im Präsens gehalten und gekennzeichnet durch einen Reichtum an Symbolen und metaphorischen Darstellungsweisen, die Raum lassen für individuelle innere Vorstellungen.

Übende sollen sich mit Hilfe der Vorgaben ein Bild von dem inneren Erlebnisraum machen, ein Gefühl dafür bekommen und auch innere Klangerlebnisse haben können, wenn sie sich innerlich am Ziel der Phantasiereise aufhalten. Damit dies gut gelingt, sollte bei der Anleitung jeweils besonders darauf geachtet werden, dass die Bilder und Erfahrungen, die sich Übende vorstellen sollen, auch für alle Sinne wahrnehmbar beschrieben werden.

Schon bei der Wortwahl sollen deshalb visuelle, auditive und kinästhetische Verben, Substantive und Adjektive verwendet werden. Jeder von uns bevorzugt einen bestimmten Sinneskanal und braucht Bilder, Gefühle oder Klänge, um sich etwas vorstellen und innerlich erfahren zu können. Wenn der betreffende Sinneskanal in der Übungsanleitung angesprochen wird, gelingt es dem Betreffenden in der Regel leichter und schneller, den inneren Erlebnisraum abzurufen.

Wesentlich ist es außerdem, dass keine verneinenden Formulierungen (z. B. »Sie sind nicht verkrampft«) verwendet werden, sondern positive Formulierungen (z. B. »Sie fühlen sich frei«), damit positive Erlebnisse entwickelt werden.

Am Ende jeder Phantasiereise sollte den Teilnehmenden noch etwas Zeit zum Nachspüren gegeben werden, bevor die eigentliche Rückführung beginnt. In der Regel ist eine Minute ausreichend. Erfahrene Übungsteilnehmerinnen und -teilnehmer empfinden es oft als angenehm, nach längeren Phantasiereisen bis zu fünf Minuten Zeit zu haben, in der sie sich noch weiter mit dem inneren Erleben beschäftigen können.

Rückführung

Nach jeder Entspannungsphase ist es wichtig, eine Rückführung durchzuführen. Dies ist nötig, um die Übenden aus der veränderten Bewusstseinslage, in die sie durch die Entspannung gelangt sind, herauszuführen und auf die Alltagssituation, in der Wachbewusstsein gefordert ist, einzustellen. Eine Ausnahme bilden Entspannungsübungen, die vor dem Einschlafen durchgeführt werden. Hier können Übende von dem entspannten Bewusstseinszustand aus leichter einschlafen.

Beispiele für verschiedene Rückführungen finden Sie in den Übungsanleitungen dieses Beitrags und im Kapitel über das Autogene Training. Es ist sinnvoll, den anfangs verwendeten Einstieg in die Entspannung aufzugreifen und eine dazu passende Rückführung durchzuführen. Für die Teilnehmenden ist es in der Regel angenehmer, wenn sie sich bei der Rücknahme innerlich auf die eingangs gemachte Erfahrung beziehen können.

Am Ende hat es sich bewährt, körperlich aktiv zu werden (sich recken, räkeln, dehnen usw.).

Übungsleiter sollten darauf achten, dass nach der Entspannung alle Teilnehmerinnen und Teilnehmer wieder vollkommen wach sind.

Auswertung

Manchmal ist es angenehm, sich noch etwas Zeit zu nehmen, um die Erlebnisse während einer Phantasiereise zu vertiefen oder weiter zu verarbeiten. Ist dies erwünscht und möglich, beispielsweise wenn die Übung in einer Entspannungsgruppe durchgeführt wird, kann es den Einzelnen wichtig sein, über ihre Erfahrungen zu berichten. Neben der Versprachlichung in Form gesprochener bzw. geschriebener Sprache bieten sich als Möglichkeiten der Auswertung und Verarbeitung körperliche Aktivitäten, das Malen sowie Modellieren und andere Formen kreativen Gestaltens an. Wenn Sie eine Phantasiereise alleine zu Hause durchführen, sollten Sie dies einmal ausprobieren.

Was man neben einem sinnvollen Aufbau von Phantasiereisen tun muss, um sie wirkungsvoll einsetzen zu können, soll im Folgenden aufgezeigt und an einigen Beispielen genauer dargestellt werden.

HINWEISE ZUR VORBEREITUNG UND DURCHFÜHRUNG VON PHANTASIEREISEN

Vorbereitungen, Voraussetzungen und Vorgehensweisen:
Diese betreffen
- den Raum
- den Umgang mit »Unsicherheiten«
- die richtige Körperhaltung
- das Dehnen, Räkeln und Strecken zum Abbau von Anspannung
- die Sprechgeschwindigkeit und Lautstärke.

Vorbereitung des Raumes

Damit eine Entspannungsübung gelingen kann, empfiehlt es sich zuallererst, mögliche Störungsquellen auszuschalten. Ist ein Telefon im Raum, kann es vielleicht abgestellt werden. Um Störungen durch unerwartete Besucher auszuschließen, kann ein »Bitte nicht stören«-Schild an die Tür gehängt werden.

Wer alleine übt, kann sich eine bequeme Sitzgelegenheit bereitstellen oder, wenn die Übung im Liegen bevorzugt wird, eine Decke, Matte oder Liege vorbereiten und mit Kissen oder Polstern ausstatten. In einer Gruppe werden in der Regel Kompromisse erforderlich sein, was die Sitz- oder Liegemöbel angeht.

Oftmals ist es angenehmer, den Raum etwas abzudunkeln (Vorhänge vorziehen – Jalousien herunterlassen – Licht ausschalten).

Umgang mit »Unsicherheiten«

Es ist sinnvoll, vor Beginn der mentalen Entspannungsübung über die möglicherweise während der Phantasiereise auftretenden Erfahrungen zu sprechen und sie dadurch hervorzurufen. Wer keine Vorerfahrungen hat, wird sich so leichter auf eine Phantasiereise einlassen können. An dieser Stelle sollte auch die Erlaubnis gegeben werden, von der Anleitung, die vorgegeben wird, abzuschweifen und innerlich eigene Wege zu gehen. Sollten bestimmte Teile einer geleiteten Phantasiereise dem Übenden nicht gefallen, kann er sie verändern oder sogar etwas ganz anderes erleben und sich gleichermaßen gut entspannen.

Die Phantasiereise ist ein Angebot, sich vom Erleben der wahrnehmbaren Außenwelt mehr zu einem inneren Erlebnis zurückzuziehen. Sollte eine Person sich entschließen, aus welchen Gründen auch immer, dieses Angebot nicht anzunehmen oder es zu verändern, ist dies in Ordnung. Es ist wichtig, darauf zu achten, dass die Entspannungsphase in einer Gruppe nicht gestört wird.

Anleitende von Phantasiereisen sollten Übenden vermitteln, dass alles, was die Person erlebt, so wie es auftritt, auch in Ordnung ist. Manches kann dem Einzelnen gefallen oder missfallen. Es kann sein, dass die Stimme des oder der Anleitenden als zu leise, zu laut, die Anleitung als zu langsam oder zu schnell empfunden wird. Wenn möglich, sollte die oder der Übende innerlich verändern, was ihr bzw. ihm nicht gefällt.

Förderliche Körperhaltung

Jeder muss die für sich beste und angenehmste Körperhaltung herausfinden. Sowohl im Sitzen als auch im Liegen sollte man mit verschiedenen Haltungen experimentieren und versuchen, sie durch Kissen und Polster zu optimieren.

Wer im Beruf keinen eigenen Arbeitsraum hat, kann, ohne dass die Anderen etwas bemerken, zwischendurch im Sitzen entspannen. Dies kann zu Hause geübt werden.

Als Sitzhaltung hat es sich bewährt, sich entweder bequem anzulehnen und die Arme auf einer Lehne aufzustützen oder ganz gerade und gleichzeitig entspannt zu sitzen.

Es empfiehlt sich, diese Haltung auszuprobieren. In der Gruppe sollte sie vom Kursleiter demonstriert werden. Die sogenannte Droschkenkutscherhaltung, die klassischerweise beim Autogenen Training im Sitzen empfohlen wird, ist für die Wirbelsäule belastend und sollte speziell bei Menschen, die bereits einen Wirbelsäulenschaden haben, vermieden werden.

Dehnen, Räkeln, Strecken

Es ist sinnvoll, vor dem Einstieg in die Entspannungsübung durch dehnen, räkeln und strecken alle unwillkürliche Spannung, die sich noch im Körper befindet, bewusst wahrzunehmen und sie durch die Wahrnehmung oder durch die Bewegung zu reduzieren. Danach ist man besser in der Lage, sich auf die vorgegebenen Anleitungen einzulassen.

Sprechgeschwindigkeit und Lautstärke

Wenn Sie eine Gruppe beim Entspannen anleiten, sollten Sie auf das Tempo, die Lautstärke des Sprechens und die Sprechweise achten.

Phantasiereisen sollten langsam und mit ruhiger Stimme gesprochen werden. Oft empfinden Übende bei ungeübten Übungsleitern die Sprechgeschwindigkeit als zu schnell.

Diese können versuchen, ihr Sprechen an den Atemrhythmus einer übenden Person anzupassen und nur dann zu sprechen, wenn jene Person ausatmet. Dies wirkt zwar anfangs ungewohnt, da auf diese Weise Sätze in mehrere Abschnitte zerteilt werden müssen. Es stört jedoch erfahrungsgemäß weniger, als wenn zu schnell gesprochen wird.

Es ist sinnvoll, während des Textes Pausen zu machen. Die inneren Bilder und Wahrnehmungen brauchen in der Regel etwas Zeit, um sich zu entwickeln.

Die Sprechweise sollte natürlich nicht übertrieben oder theatralisch wirken.

Die Lautstärke sollte so sein, dass in einer Gruppe alle Teilnehmer das Gesagte deutlich verstehen können.

Wenn Sie Musik verwenden, sollte die Lautstärke unterhalb der der Stimme liegen, so dass beides harmonisch aufeinander abgestimmt ist. Richten Sie es so ein, dass Sie die Lautstärke der Musik bei Bedarf während der Übung nachregeln können.

AUSBLICK

Mentale Entspannungsverfahren erweisen sich als effektiv, besonders, wenn sie mit Atementspannungsverfahren und gestalterisch sowie körperlich wirksamen Methoden kombiniert werden. Sie werden heute in verschiedenen Bereichen erfolgreich eingesetzt.

Im Bereich der Gesundheitsvorsorge gab es das Problem, dass bei den alten, heute noch verbreiteten Curricula aus der klassischen Verhaltenstherapie (z. B. AOK-Rückenschule) keine Wirkung, vor allem aber keine Langzeitwirkung, nachgewiesen werden konnte. Moderne Curricula zur Stressbewältigung, Rückenschule, Raucherentwöhnung und Gewichtsreduktion enthalten im Gegensatz dazu moderne Formen von mentaler Entspannung. Neben den Aktivierungsübungen werden sie inzwischen zunehmend als der Wirkfaktor betrachtet, der dazu führt, dass sich das Gesundheitsverhalten nachweislich und auf Dauer verändert.

Im Sport, besonders im Hochleistungssport, werden beim Training von Spitzensportlern zur Beschleunigung der Lernprozesse und des Abrufens von erlernten Techniken und Bewegungsabläufen im Wettkampf und zur Verbesserung von Konzentration und innerer Grundverfassung sog. »moments of excellence-Übungen«, also Formen der mentalen Entspannung zur Visualisierung von Erfolgserlebnissen, Erfolgszuversicht, verbunden mit Lernprozessen eingesetzt.

In der medizinischen Therapie sind Entspannungsverfahren immer schon als zusätzliche Behandlungsverfahren z. B. bei internistischen oder psychosomatischen Erkrankungen eingesetzt worden.

Die moderne Psychotherapie profitiert von den Methoden der mentalen Entspannung, um beispielsweise Selbsterkenntnisprozesse zu beschleunigen. Ebenso können die neuen Entspannungsmethoden dazu beitragen, dass die Patienten besser autonom an ihrer eigenen Entwicklung arbeiten können.

Diese Umsetzungsmöglichkeiten haben sich praktisch schon seit einiger Zeit bewährt. Nun ist es an der Zeit, zu untersuchen, wie und warum sie so positiv wirken. Wir können uns gut vorstellen, dass diese Untersuchungen dazu führen, dass die neuen Methoden größere Relevanz bekommen und sich das Weltbild in den genannten Bereichen ändern wird. Neue Wege können sich eröffnen, Phantasie, Kreativität und innovative Entwicklungen erhalten einen neuen Stellenwert.

Literatur

Ammann, A.N. (1978): Aktive Imagination. Olten

Burow, O.A. / Quitmann, H. / Rubeau, P. (1987): Gestaltpädagogik in der Praxis. Unterrichtsbeispiele und spielerische Übungen für den Schulalltag. Salzburg

Desoille, R. (1961): Théorie et pratique du Rêve-Eveillé-Dirigé. Genf

Duden (1963): Band 7. Etymologie. Mannheim

Dufour, R. (1978): Ecouter le rêve. Paris

Egerding-Krüger, C. (1994): Phantasiereisen – Formen mentaler Entspannung. In: Knörzer,

W. (Hrsg.): Ganzheitliche Gesundheitsbildung in Theorie und Praxis. Heidelberg
Erickson, M.H./Rossi, E. L./Rossi, S. L. (1978): Hypnose. Induktion – Psychotherapeutische Anwendung – Beispiele. München
Erickson, M.H./ Rossi, E.L. (1978): Hypnotherapie: Aufbau, Beispiele, Forschungen. München
Ders. (1980): The collected Papers od M.H. Erickson on Hypnosis. Edited by Rossi, E. L. New York
Fabre, N. (1986): Der gelenkte Tagtraum nach Desoille. In: Singer, J. L. / Pope, K. S. (Hrsg.): Imaginative Verfahren in der Psychotherapie. Paderborn, S. 263–288. (Original erschienen 1978: The power of human imagination)
Fink, M. / Schneider, R. (1994): Meditieren mit Kindern. Stilleübungen, Phantasiereisen, Musikmeditation, Wahrnehmungsübungen. Set mit Anleitungsbuch, Musikkassetten und Dias. Mülheim an der Ruhr
Frétigny, R. / Virel, A. (1968): L'imagerie mentale. Genf
Geisler, R. (1989): Entspannung in der Gesundheitsvorsorge. In: Zt. Hochschulsport Heft 3 / 4, S. 26/26
Häußler, A. (1995): Phantasiereisen in der Grundschule. In: Heitkämper, P. (Hrsg.): Mehr Lust auf Schule. Ein Handbuch für innovativen und gehirngerechten Unterricht. Paderborn, S. 385–396
Halpern, S. (1985): Klang als heilende Kraft. Freiburg
Horowitz, M. J. (1986): Die Kontrolle der visuellen Vorstellungskraft und therapeutische Intervention. In: Singer, J. L. / Pope, K. S. (Hrsg.): Imaginative Verfahren in der Psychotherapie. Paderborn, S. 51–65. (Original erschienen 1978: The power of human imagination)
Kellner, E. (1988): Entspannung als innerer Ausgleich. In: Scheibenpflug, P. u.a.: Gesundheitserziehung. Wien, S.145–147
Knörzer, W. (Hrsg.) (1994): Ganzheitliche Gesundheitsbildung in Theorie und Praxis. Heidelberg
Leuner, H.(1986): Die Grundprinzipien des Katathymen Bilderlebens (KB) und seine therapeutische Effizienz. In: Singer, J.L. / Pope, K.S. (Hrsg.) (1986): Imaginative Verfahren in der Psychotherapie, S. 149–194. (Original erschienen 1978: The power of human imagination.)
Ders. (1990): Katathymes Bilderleben. Stuttgart

Mahoney, M. J. (1979[2]): Kognitive Verhaltenstherapie. Neue Entwicklungen und Intergrationsschritte. München. (Original erschienen 1974: Cognition and behavior modification)
Müller, D. (1994): Phantasiereisen im Unterricht. Braunschweig
Müller, E. (1983): Du spürst unter deinen Füßen das Gras. Autogenes Training in Phantasie- und Märchenreisen. Frankfurt
Murdock, M. (1989): Dann trägt mich eine Wolke Wie Große und Kleine spielend lernen. Freiburg
Olschewski, A. (1995a): Atementspannung. Abbau emotionaler und körperlicher Anspannung durch Atemtherapie. Heidelberg
Olschewski, A. (1996a): Praxis der Rückenschule. Ein ganzheitliches Kursprogramm. Heidelberg
Olschewski, A. (1996b): Progressive Muskelentspannung. Heidelberg / 3., überarbeitete und erweiterte Auflage
Olschewski, A. (1993): Sich vom Wasser tragen lassen. In: Mit Rheuma leben Heft 4 1993, S. 6 – 8
Olschewski, A. (1995b): Streß bewältigen, ein ganzheitliches Kursprogramm. Heidelberg
Olschewski, A. (1997): Wassertherapie. Entspannung Bewegung Heilung. München
Ornish, D. (1992): Dr. Dean Ornishs Programm for Reversing Heart Diseas. San Francisco
Sauerzapf, M. (1996): Das Neurolinguistische Programmieren – ein Modell für Veränderungen in der pädagogischen Praxis. In: Karlsruher pädagogische Beiträge Heft 39, S. 164–191
Shorr, J. E. (1986): Kategorien des imaginativen Erlebens in der Therapie und ihre klinische Anwendung. In: Singer, J. L. / Pope, K. S. (Hrsg.): Imaginative Verfahren in der Psychotherapie. Paderborn, S. 117–148. (Original erschienen 1978: The power of human imagination)
Ders. (1983[1]/1994[3]): Psychoimaginationstherapie. In: S. 1032–1051. Corsini, R. J. (Hrsg.): Handbuch der Psychotherapie. Bd. 2. Weinheim
Schultz, J. H. (1973[14]): Das Autogene Training. Konzentrative Selbstentspannung. Versuch einer klinisch praktischen Darstellung. Stuttgart
Simonton, C. O. (1996): Auf dem Weg der Besserung. Reinbek b. H
Singer, J. L. / Pope, K. S. (Hrsg.) (1986): Imaginative Verfahren in der Psychotherapie. Paderborn. (Original erschienen 1978: The power of human imagination)

Syer, J. / Connoly, C. (1988): Psychotraining für Sportler. Reinbek
Teml, H. (1993⁴): Entspannt lernen. Streßabbau, Lernförderung und ganzheitliche Erziehung. Linz
Teml, H. / Teml, H. (1991): Komm mit zum Regenbogen. Phantasiereisen für Kinder und Jugendliche. Linz
Dies. (1989): Zielbewusst üben – erfolgreich lernen. Lerntechniken und Entspannungsübungen für Schüler. Linz
Vopel, K. (1989): Kinder ohne Streß. Hamburg. Teil 2: Im Wunderland der Phantasie. Teil 3: Reise mit dem Atem
Weerth, R. (1992): NLP & Imagination. Grundannahmen, Methoden, Möglichkeiten und Grenzen. Paderborn

Musik zur Entspannung

- Stephen Halpern
  - DawnStephen
  - Spectrum Suite
  - Crystal Suite
  - Eventide
  - Prelude Stephen
  - Connections Stephen

- Anugama
  - Healing und andere Titel (Nature)

- Tony Scott
  - Music for Zen Meditiation

- P.M. Hamel u. Gruppe Between
  - Dharana
  - Contemplation und andere Titel

- Shawkie Roth
  - You are the Ocean Teil I + II

- Roberto Pereira
  - Erotica

Autoren und Kontakte

Martina Sauerzapf
Dr. med. Adalbert Olschewski-Hattenhauer
Bergstraße 152
69121 Heidelberg

15

Progressive Muskelentspannung

Dr. med. Adalbert Olschewski-Hattenhauer

EINLEITUNG

Die Progressive Muskelentspannung (PM) wurde in den dreißiger Jahren von Edmund Jacobson entwickelt. Er arbeitete in den USA an der berühmten Harvard Universität und untersuchte, wie Menschen, die unter Angstzuständen und Angstreaktionen leiden, am besten damit zurechtkommen. Er setzte Hypnose, Meditation, Atementspannung und andere mentale Entspannungsmethoden ein. Da Jacobson festgestellt hatte, dass Angst immer mit erhöhter Muskelanspannung einhergeht, suchte er nach einer Möglichkeit, die Muskeln zu entspannen. Er entdeckte, dass man angespannte Muskeln lockern kann, wenn man sie zuerst für kurze Zeit noch mehr anspannt. Jacobson entwickelte schließlich einen Übungsablauf, der in sechzehn verschiedenen Anspannungsübungen alle Muskelgruppen des Körpers erfasste. Seine Patienten sollten diese Übungen in einer bestimmten Reihenfolge durchführen und die Muskeln jeweils einige Sekunden lang intensiv anspannen und anschließend sofort wieder entspannen. Es folgte eine Ruhe- und Entspannungsphase und danach die Anspannung der nächsten Muskelgruppe.

VORÜBUNG ZUM KENNEN-LERNEN UND AUSPROBIEREN

Wer keine Erfahrung mit der Progressiven Muskelentspannung hat, kann mit der folgenden Übung einen ersten Eindruck bekommen. Viele Menschen stellen bei dieser ersten Übung fest, dass sie dabei bereits erleben, wie Entspannung wirkt.

Sitzen Sie möglichst bequem. Wenn Sie möchten, lehnen Sie sich an. Probieren Sie vielleicht einmal etwas breitbeinig zu sitzen. Legen Sie die Hände in den Schoß, ohne dass diese sich berühren.

Bilden Sie nun mit der rechten Hand (bei Linkshändern mit der linken) eine Faust. Der Daumen soll nicht von den Fingern umschlossen sein. Probieren Sie aus, in welcher Stellung der Hand Sie am besten fest drücken und die meiste Kraft entwickeln können. Schließen Sie die Augen. Drücken Sie die Faust fest zu, und spannen Sie die Hand und die Muskeln des Unterarms fest an. Halten Sie die Spannung (etwa 5–7 Sekunden). Lassen Sie jetzt los. Legen Sie die Hand wieder in den Schoß. Die Hände sollen sich gegenseitig nicht berühren. Spüren Sie (etwa 20–30 Sekunden lang) die Entspannung. Wiederholen Sie diese Übung nochmals. Spüren Sie anschließend nach:

Welche Unterschiede zwischen dem rechten und dem linken Arm stellen Sie fest? Ist einer der beiden Arme wärmer als der andere? Fühlt sich einer der Arme lebendiger oder frischer an? Fühlt sich einer der beiden Arme länger an? Ist einer schwerer oder leichter? Fühlt sich einer der Arme so an, als würde er nach oben schweben oder nach unten sinken? Fühlt sich vielleicht die ganze Körperhälfte anders an als die andere?

Kommen Sie nun bewusst aus der Übung zurück, indem Sie sich intensiv dehnen, strecken und räkeln wie nach einem langen, erholsamen Schlaf.

Haben Sie sich entspannen können? Haben Sie Unterschiede zwischen den beiden Armen erlebt? Wie war es für Sie?

GESCHICHTLICHES

Jacobson nannte sein Muskelentspannungsverfahren progressiv, weil man beim Üben von einer zur nächsten Muskelgruppe weiter fortschreitet (engl.: to progress). Er stellte ferner fest, dass sich der Angstpegel noch besser als mit den anderen Methoden, die er untersucht hatte, durch die von ihm entwickelten Muskelübungen senken ließ.

Er stellte fest, dass dieses Entspannungsverfahren von allen Menschen leicht und in kurzer Zeit erlernt werden kann. Mit Hilfe der Progressiven Muskelentspannung können auch Menschen in kurzer Zeit tiefe und wohltuende Entspannungszustände erreichen, die mit anderen Entspannungsverfahren, wie dem Autogenen Training, Atementspannungsverfahren und Methoden aus dem Bereich der Meditation, die auch zur Entspannung führen sollen, nicht so gut zurechtkommen.

Jacobson begann etwa 1930 mit der Entwicklung der sog. »Progressiven Muskelrelaxation« (PM). Er war so begeistert von seiner Methode und ihren Anwendungsmöglichkeiten, dass er 1934 zuerst eine Veröffentlichung schrieb die sich an Laien richtete. Sie trug den Titel »You Must Relax«. Erst danach stellte Jacobson seine Methode, seine Ergebnisse und seine Theorie 1938 in einer wissenschaftlichen Veröffentlichung mit dem Titel »Progressive Relaxation« an der Universität von Chicago vor.

Joseph Wolpe griff Jacobsons Technik auf und verwendete sie bei seinen Arbeiten über Gegenkonditionierung von Furchtreaktionen (1948). Er war der Begründer der in der Verhaltenstherapie wichtigen »systematischen Desensibilisierung«. G. L. Paul und seine Mitarbeiter fanden in mehreren Studien eine allgemeine Abnahme der durchschnittlichen Werte für Blutdruck, Puls und Atemfrequenz sowie auch eine abgeschwächte Reaktion dieser Werte auf Angstreize. Ebenso berichteten die untersuchten Personen, dass sie nach der Progressiven Muskelentspannung subjektiv weniger Stress empfanden, wenn bestimmte angstauslösende Reize vorgegeben wurden. Im Verlauf dieser Studien erwies sich die Progressive Muskelentspannung im Vergleich zur Hypnose und allen anderen geprüften Entspannungsmethoden als das effektivste Verfahren. Mit der PM gelang es am besten einen von der Versuchsperson subjektiv empfundenen Entspannungszustand herbeizuführen, die Muskelspannung zu vermindern und Blutdruck, Puls und Atemfrequenz zu senken.

Zusätzliche Untersuchungen von Husek und Alexander über das Angstpotential bei Testpersonen, die Progressive Muskelentspannung gelernt hatten, bestätigten 1963 diese Ergebnisse. Weitere interessante Untersuchungen, die 1969 von Straughan und Dufort durchgeführt wurden, zeigten, dass sich Lern- und Merkfähigkeitsleistung durch PM verbessern ließ. Graziano und Kean zeigten 1968, dass bei verhaltensgestörten und psychotischen Kindern durch PM das Aggressionspotential herabgesetzt wurde. Kahn, Baker und Weiß berichteten 1968 und Steinmark und Borkovec 1973 und 1978 über die Therapie von Schlafstörungen durch die Anwendung der Progressiven Muskelrelaxation.

Köhler untersuchte 1989 den Einsatz des Verfahrens bei Asthma bronchiale und bei hohem Blutdruck. Hay und Madders wiesen 1971 seine positiven Wirkungen bei Migräne nach.

Nach Modifikation des klassischen Verfahrens und der Entwicklung neuer PM-Techniken durch Knörzer, Egerding, Krüger-Egerding, Olschewski, Schley und Weiss wurde u. a. 1989 bei einem Projekt des Vereins für Humanistische Psychologie die Verbesserung des allgemeinen Gesundheitszustandes bei Lehrlingen nachgewiesen. Innerhalb eines Modellprojektes im Landkreis Emmendingen wurde 1993 die Effektivität des Verfahrens für den Bereich Gesundheit und Wohlbefinden durch Heynen und Bengel belegt. In einem 1995 begonnenen Modellprojekt der Kassenärztlichen Vereinigung Südbaden und Nordbaden zur »Ganzheitlichen Rückenschule« sind die modernen Varianten der Progressiven Muskelentspannung ein wichtiger Wirkfaktor.

THEORIE

Es geht bei dieser Entspannungsmethode zunächst darum, den Gegensatz zwischen Anspannung und Entspannung zu erspüren. Die Übenden sollen dadurch zunächst eine Steigerung der Sensibilität für körperliche Anspannungszustände erwerben. Nach einiger Übung wird man in der Regel schon nach kurzer Zeit sensibler für die körperlichen Anspannungszustände, wie sie in unserem von Stress geprägten Alltag in der westlichen Welt häufig sind. Viele Menschen stellen, nachdem sie mit dem Üben begonnen haben, fest, dass ihre Muskulatur im Alltag in vielen Situationen erstaunlich stark angespannt ist. Die Muskelspannung ist meist wesentlich stärker, als sie es für die jeweilige Tätigkeit sein müsste. Auch Muskelgruppen, die man für einen bestimmten Bewegungsablauf gar nicht braucht, werden meistens zusätzlich angespannt. Viele Menschen bemerken, dass sie willentlich nicht entspannen und ihre muskulären Verspannungen loslassen können. Dies gelingt jedoch viel besser, wenn man die Muskeln vorher intensiv anspannt.

Auf der anderen Seite erleben viele Menschen erstmals bewusst, dass eine erhöhte muskuläre Anspannung meist auch mit einem inneren Angespanntsein einhergeht. Die Übenden sollen durch die Progressive Muskelentspannung fähig werden, nicht nur die körperliche, sondern auch ihre innere, emotionale Anspannung besser zu spüren. Mit der Zeit lernt man ganz von selbst, im Alltagsleben auf Anspannungs- und Entspannungszustände zu achten, und die zugehörigen Empfindungsqualitäten bewusst wahrzunehmen. Dies ermöglicht es, darauf Einfluss zu nehmen.

Nachdem man gelernt hat, sich körperlich zu entspannen, kann man leichter zu einem innerlichen Ruhe- und Entspannungszustand kommen. Meist kann man mit der Progressiven Muskelentspannung schon in kurzer Zeit einen tiefen Entspannungszustand erreichen. Ziel ist das Erlernen der Fähigkeit, sich selbst bewusst z. B. auch in »angespannten« Situationen zu entspannen.

Viele Übungsteilnehmer beschreiben, dass sie auch in Anspannungssituationen, wie beispielsweise in einer Prüfung, immer mehr innere Ruhe entwickeln und spürbar besser zurechtkommen. Diese innere Ruhe lässt sich an einer Abnahme der Herzfrequenz, der Atemfrequenz und oftmals auch des Blutdruckwertes feststellen, wenn man dies direkt nach dem Üben untersucht. Nach längerem regelmäßigen Üben bleiben diese günstigen Veränderungen auch auf Dauer stabil. Menschen mit erniedrigtem Blutdruck erleben in der Regel eine Verbesserung ihrer Kreislaufsituation.

Durch regelmäßiges Üben wird eine entspannte und gelassene innere Grundhaltung entwickelt. Mit deren Hilfe gelingt es besser, mit dem alltäglichen Stress umzugehen und Stressfaktoren wie beispielsweise der in unserer Zeit üblichen Reizüberflutung entgegenzuwirken.

Wenn man erste Erfahrungen mit der Progressiven Muskelentspannung machen möchte, kann man sich zuerst von einem darin Erfahrenen anleiten lassen. Es ist aber auch möglich, die Progressive Muskelentspannung nach einer schriftlichen Anleitung zu erlernen. Wichtig ist es zunächst, zu erleben, wie man durch die Übungen zum Entspannungszustand gelangt. Anschließend kommt es darauf an, zu Hause regelmäßig selbständig zu üben. So wie Sie alle Tätigkeiten des alltäglichen Lebens – vom Schreiben und Lesen bis hin zu sportlichen Fertigkeiten wie Skilaufen und Tennisspielen erst erlernt und dann mit der Zeit immer weiter perfektioniert haben, wird sich Ihre Fähigkeit zu entspannen durch regelmäßiges Üben immer weiter verbessern.

Vorstellungen zur Wirkungsweise der PM

Das autonome Nervensystem und das willkürmotorische Nervensystem, das die Arbeit unserer Muskeln steuert, sind untereinander verbunden. Auch mit anderen Systemen, wie z. B. dem limbischen System, welches für psychische Befindlichkeit und unsere Stimmung wichtig ist, gibt es Verbindungen.

Wenn es gelingt, am zugänglichen Teil des Gesamtsystems, nämlich an der willkürlich gesteuerten Muskulatur eine günstige Veränderung (Entspannung) zu erreichen, sollen dadurch gleichzeitig günstige Veränderungen an den anderen Teilen des Systems hervorgerufen werden.

Indikationen

- allgemeine Gesundheitsprophylaxe
- Verbesserung der eigenen Leistungsfähigkeit (Wenn man sich zwischen Situationen, in denen man wach, konzentriert und erwartungsvoll gespannt sein muss, kurz einmal tief entspannen kann, wird man anschließend wieder konzentrations- und leistungsfähiger sein.)
- Schlaflosigkeit (bestimmte Formen)
- Spannungskopfschmerz
- Migräne cephalea, adjuvante Therapie
- adjuvante Therapie bei verschiedenen weiteren Schmerzformen
- allgemeine Spannungsgefühle und Nervosität
- frei flottierende Angst
- Prüfungsangst
- bestimmte Formen von Phobien (Dies gilt, wenn eine organische Ursache ausgeschlossen wurde und eine andere Behandlung nicht in Frage kommt.)
- adjuvante Therapie bei Stressulkus und bei anderen durch innere Anspannung bzw. durch diverse Stressfaktoren begünstigten Erkrankungen
- adjuvante Therapie bei Asthma bronchiale
- adjuvante Therapie während der Reduktion oder beim vollständigen Absetzen von Schmerzmitteln und Tranquilizern.

Bei den genannten Indikationen kann die Progressive Muskelentspannung (PM) teilweise als alleiniges oder als zusätzliches Therapieverfahren eingesetzt werden. Da die Behandlung von Krankheiten im eigentlichen Sinn immer dem Fachmann überlassen bleiben sollte, muss, wenn eine Krankheit behandelt werden soll, vor der Anwendung des Entspannungsverfahrens eine diagnostische Wertung des Krankheitsbildes z.B. durch den Hausarzt stattfinden. Dies ist nötig, um Kontraindikationen zu erkennen und auch um zu vermeiden, dass z. B. Symptome von Zusatzerkrankungen, wie z. B. Tumorschmerzen, durch den erzielten Entspannungszustand weniger deutlich wahrgenommen und dadurch verschleiert werden.

Kontraindikationen

- akute Lumbago
- Myositis
- akutes Muskelrheuma
- akute Arthritiden (Erfahrene Probanden sind oftmals in der Lage, durch Durchführung der Übung im Bereich nicht betroffener Muskelgruppen eine Reduktion der Spannung in den betroffenen Bereichen und damit auch eine Schmerzreduktion herbeizuführen.)
- dekompensierter Hypertonus
- grenzkompensierte Herzinsuffizienz
- andere Herz-Kreislauf-Erkrankungen, wie auch das Aortenaneurysma, bei denen das Valsalva-Manöver kontraindiziert ist (Auch bei

geübten Probanden kann selbst bei Anspannung peripher gelegener Extremitätenmuskelgruppen ein intrathorakaler Druckanstieg erfolgen.)
• bestimmte Neurosenformen, bei denen ein Spannungsverlust vermieden werden soll.

PRAXISTEIL

Das klassische Verfahren nach Jacobson, PM mit 16 Muskelgruppen:

Bei der progressiven Muskelentspannung werden nacheinander einzelne Muskelgruppen jeweils für etwa fünf Sekunden maximal angespannt. Es gibt verschiedene Körperhaltungen und entsprechende Möglichkeiten, diese einzelnen Muskelgruppen anzuspannen. Probieren Sie aus, mit welcher Körperhaltung es bei Ihnen am besten geht.

Atmen Sie während der Anspannungsphase weiter oder atmen Sie aus, und beginnen Sie erst dann mit der Anspannung. Halten Sie die Spannung jeweils für etwa fünf Sekunden und lassen Sie anschließend augenblicklich die Spannung los. Konzentrieren Sie sich für etwa 30 Sek. auf die tiefe Entspannung, die sich ganz von selbst nach der Anspannungsphase einstellt.

Mit der Muskulatur folgender Regionen wird geübt:
1. rechte Hand und Unterarm;
2. rechter Oberarm;
3. linke Hand und Unterarm;
4. linker Oberarm;
5. obere Stirnpartie;
6. Augen, Nase und Wangen;
7. Mund, Zunge und Hals;
8. Schulter-Nacken;
9. Schultergürtel und Brustmuskeln;
10. Bauch- und Rückenmuskeln;
11. rechter Oberschenkel;
12. rechte Wade;
13. rechter Fuß und Zehen;
14. linker Oberschenkel;
15. linke Wade;
16. linker Fuß und Zehen.

Es hat sich bewährt, zusätzlich zu diesen Muskelgruppen die Gesäß- und Beckenbodenmuskulatur hinzuzunehmen. Die Übung mit diesen Muskelgruppen sollte zwischen der 10. und 11. Gruppe eingefügt werden.

Übungsanleitung

Sitzen Sie auf einem bequemen Stuhl, der es Ihnen ermöglicht, locker zu sitzen. Achten Sie darauf, dass der Stuhl Sie trägt, auch wenn sämtliche Muskelgruppen Ihres Körpers entspannt sind. Im Verlauf dieser Sitzung werden Sie die Gelegenheit haben, sich tief zu entspannen und vielleicht tiefer entspannt zu sein, als Sie es jemals waren.

Wir beginnen diese Sitzung, indem wir verschiedene Muskelgruppen durchgehen und diese zunächst anspannen und anschließend intensiv entspannen und locker werden lassen. Wir beginnen mit der rechten Hand und dem rechten Unterarm (bei Linkshändern mit der linken Seite).

Bilden Sie mit der rechten Hand eine Faust und spannen Sie jetzt die Muskeln Ihrer rechten Hand und des rechten Unterarmes maximal an. Fühlen Sie diese intensive Spannung, halten Sie sie noch ein wenig (5 bis 7 Sek.) und lassen jetzt wieder los ... (15 bis 20 Sek. Pause).

Wir wiederholen diese Übung nochmals. Spannen Sie jetzt die rechte Faust und halten, halten ... und loslassen ... (30 bis 40 Sek. Pause).

Wir kommen zum rechten Oberarm, den Sie anspannen können, indem Sie mit angewinkeltem Arm den Oberarm gegen den Brustkorb drücken und die Muskeln des Oberarmes intensiv anspannen. Achten Sie darauf, die Muskeln des Unterarmes und der Hand weitgehend locker zu lassen. Spannen Sie jetzt fest an, und halten, halten ... (5 bis 7 Sekunden) und jetzt loslassen.

Wir kommen nun zur linken Hand und zum linken Unterarm .... Nun folgt der linke Oberarm ... .

Anschließend werden die Gesichtsmuskeln angespannt: Ziehen Sie die Augenbrauen nach oben und spannen Sie die Stirn- und Scheitelregion an (evtl. sollte der Anleitende dem Übenden zeigen, wie es geht, indem er die Anspannung zunächst selbst ausführt und der Übende zusieht).

Es folgt die Anspannung der mittleren Gesichtspartien, indem Sie die Augen fest zukneifen und gleichzeitig die Nase rümpfen, um Spannung im gesamten mittleren Gesichtsbereich zu erzeugen.

Die Anspannung des unteren Gesichtsdrittels wird dadurch erzeugt, dass Sie die Zähne fest zusammenbeißen und die Mundwinkel stark nach unten und außen ziehen.

Anschließend werden die Nackenmuskeln angespannt, indem Sie das Kinn in Richtung Brust ziehen, gleichzeitig aber durch eine Gegenspannung im Nacken gegen diese Spannung gegenhalten, so dass sich die Anspannung der vorderen Halsmuskulatur und der Nackenmuskulatur aufhebt.

Als Nächstes werden die Muskeln des Schultergürtels, der Brust und der oberen Rückenpartie angespannt, indem Sie die Schultern nach hinten zum Rücken und die Schulterblätter zur Wirbelsäule zusammenziehen. Gleichzeitig sollten die Brustmuskeln angespannt und dadurch die Schultern etwas nach unten gezogen werden.

Anschließend spannen Sie die Bauchmuskeln an, indem Sie den Bauch hart werden lassen und gleichzeitig mit den Lendenmuskeln etwas dagegenhalten, so dass sich der Rumpf nicht nach vorne bewegt, was geschehen würde, wenn man nur die Bauchmuskeln anspannt.

Nun kommen wir zu den Muskeln des rechten Oberschenkels (bei Linkshändern des linken Oberschenkels): Spannen Sie den vorderen Oberschenkelmuskel an, so, als wollten Sie das Knie strecken, und halten Sie gleichzeitig mit den hinteren Muskeln dagegen. Sie können dabei das Bein vom Boden abheben und ein wenig nach vorne strecken.

Wenn Sie mit der Anspannung beider Muskelgruppen Schwierigkeiten haben, können Sie das Knie beugen, den Fuß aufstellen und so tun, als wollten Sie mit dem Fuß ein Loch in den Boden drücken oder den Boden ein wenig nach vorne schieben.

Wir kommen zum rechten Unterschenkel: Ziehen Sie die Zehen in Richtung ihres Kopfes und spannen Sie gleichzeitig die Rückseite des Unterschenkels an, so dass gegen diese Anspannung eine Gegenkraft entsteht.

Wir kommen zu den Fußmuskeln des rechten Fußes: Heben Sie den Fuß etwas vom Boden ab, strecken Sie den Fuß in Richtung Boden, beugen Sie die Zehen und drehen Sie den Fuß vielleicht zusätzlich noch leicht nach innen. Lassen Sie eine maximale Spannung in den Fußmuskeln entstehen.

Nun folgt der linke Oberschenkel ... .

Anschließend wird der linke Unterschenkel angespannt, indem die Zehen des linken Fußes nach oben gezogen werden ... .

Schließlich erfolgt das Beugen der Zehen des linken Fußes und das Anspannen des Fußgewölbes.

Sitzen Sie anschließend locker und entspannt noch einige Minuten auf Ihrem Stuhl und nehmen Sie wach und mit allen Sinnen wahr, welche Veränderungen aufgetreten sind und welche Veränderungen Sie jetzt noch beobachten können.

Strecken und dehnen Sie sich anschließend, gähnen Sie vielleicht. Achten Sie darauf, dass Sie aus dem Übungszustand vollständig zurückgekehrt sind und wach sowie gleichzeitig entspannt sind.

Ergänzung: Es hat sich bewährt, zusätzlich zu den Muskelgruppen beim klassischen Verfahren nach Jacobson zwischen die Anspannungsphasen der Bauchmuskulatur und des Oberschenkels noch eine Übung mit der Gesäß- und Beckenbodenmuskulatur einzufügen: Spannen Sie die Gesäß- und Beckenbodenmuskulatur maximal an. Kneifen Sie die Pobacken fest zusammen. Beim Anspannen wird das Becken vielleicht ein wenig von der Unterlage nach oben abgehoben. Nehmen Sie wahr, ob sich auch der Beckenboden mit anspannt? Achten Sie beim Entspannen darauf, ob Sie wahrnehmen können, wie der Beckenboden beim Einatmen ganz leicht fußwärts gedrückt wird und beim Ausatmen sanft nach oben zurückfedert.

Modifikationen des klassischen Verfahrens für Fortgeschrittene

Jacobson selbst hat aus der ursprünglichen Form seines Entspannungsverfahrens verschiedene Varianten abgeleitet.

Er hat die ursprünglich verwendeten 16 Muskelgruppen zusammengefasst in sieben Muskelgruppen und später auch einen Übungsablauf mit vier Muskelgruppen entwickelt, den Fortgeschrittene verwenden können. Bei einer weiteren Übungsform schließlich werden alle Muskeln des Körpers gleichzeitig angespannt.

Das später entwickelte Vergegenwärtigungsverfahren ermöglicht die Entspannung einer bestimmten Muskelgruppe ohne vorherige Anspannungsphase. Es wird lediglich mit bewusster Wahrnehmung einer bestimmten Muskelgruppe und der Vorstellung von Entspannung gearbeitet. Das Vergegenwärtigungsverfahren hat Ähnlichkeiten mit dem Autogenen Training.

Weiterentwicklungen der PM

Bei neueren Varianten des Verfahrens wurde die Reihenfolge, in der die verschiedenen Muskelgruppen angespannt werden, abgeändert. Diese Verfahren arbeiten im Vergleich zum »klassischen« Jacobson-Verfahren teilweise auch mit völlig anderer Zusammensetzung der gleichzeitig kontrahierten Muskelgruppen.

Die Progressive Muskelentspannung (PM) nach Jacobson wurde ursprünglich in entspannter Sitzhaltung durchgeführt. Bei einigen neuen, nachfolgend dargestellten Varianten der Methode wird zur Intensivierung des Entspannungsprozesses im Liegen geübt.

In einer Arbeitsgruppe des Vereins für Humanistische Psychologie in Heidelberg wurden Übungsabläufe entwickelt, die in bestimmten Alltagssituationen anwendbar sind. Sie sind in kurzer Zeit durchführbar und ermöglichen beispielsweise Berufstätigen, sich im beruflichen Alltag immer wieder zu entspannen. Die meisten Menschen glauben, dass sie wegen der langen Dauer und der nötigen Vorbereitungen keine Gelegenheit zum Üben haben oder sich nicht die Zeit nehmen können. Die von der Berufsgenossenschaft für am Computerbildschirm Arbeitende vorgeschriebene stündliche Bewegungspause von 3–5 Minuten kann für eine solche Übung genutzt werden. Die neuen Alltagsübungen aus der PM sind auch Bestandteil von Gesundheitsprophylaxe-Trainingsprogrammen, die wir für Betriebe zusammengestellt haben. Die relativ trockene Bewegungsanweisung der klassischen PM, bei der nur die Anweisung zum Anspannen, Halten und Loslassen gegeben wird, kann mit Hilfe einer lustigen Rahmengeschichte (s. S. 257) aufgelockert werden. Durch solche Rahmengeschichten verbessert sich die Motivation der Teilnehmer und auch die Einsetzbarkeit der PM beispielsweise in betrieblichen Gesundheitsvorsorgegruppen.

Auch bei Kindern ist das klassische Verfahren nicht gut einsetzbar, da sie sich die Muskelgruppen nicht gut vorstellen können und ihnen die technischen Anweisungen bald langweilig werden. Der von uns entwickelte neue Übungsablauf für Kinder (s. S. 261) und auch eine von Gröninger und Stade-Gröninger veröffentlichte Übung sind in Kindergarten und Schule gut einsetzbar.

Neueste Entwicklungen des PM-Verfahrens, die auf Arbeiten von Knörzer, Olschewski und Schley zurückgehen, enthalten zusätzlich zu den Muskelentspannungsübungen Anweisungen zum bewussten Atmen sowie zu mentalen Vorstellungen (s. S. 258), die sich der Übende innerlich vergegenwärtigen soll. Hier sind Entwicklungen aus dem Bereich der Humanistischen Psychologie, insbesondere aus dem Neurolinguistischen Programmieren, und verschiedene Atem- und Körperpsychotherapierichtungen berücksichtigt.

Diese neuen Verfahren sollen eine weiter vertiefte Körperwahrnehmung ermöglichen, und es dem Übenden erleichtern, sich noch intensiver als beim bisherigen Verfahren auf den Entspannungsprozess einzulassen. Durch das Ansprechen der verschiedenen möglichen Zugänge zur Entspannung (körperzentriert, auf die Atmung bezogen, mental) können auch Übungsteilnehmer erreicht werden, die es bisher nicht geschafft haben, ein Entspannungsverfahren zu erlernen, oder die durch ihre psychische Sozialisation oder durch das Erlernen eines bestimmten anderen Entspannungsverfahrens üblicherweise einen anderen Entspannungszugang gewohnt sind.

Moderne Variante der PM mit allen Muskeln des Körpers gleichzeitig

Die Übung wird im Sitzen ausgeführt. Sitzen Sie breitbeinig und mit gerade aufgerichtetem Rücken. Der Kopf balanciert auf Ihrer Wirbelsäule.

Stellen Sie sich vor, Sie seien einer der furchtlosen Gallier, die zusammen mit Asterix und Obelix den Römern trotzen. Sie haben vor den Römern und auch vor sonst niemandem Angst. Die einzige Angst ist die, dass Ihnen einmal der Himmel auf den Kopf fallen könnte.

Stellen Sie sich nun vor, der Himmel würde tatsächlich langsam auf Sie heruntersinken. Strecken Sie die Arme nach oben und stützen Sie den Himmel mit den Händen. Die Ellbogen werden langsam gebeugt. Der Himmel wiegt immer schwerer. Der ganze Körper spannt sich an, um den Himmel zu stützen. Stellen Sie sich vor, Miraculix, der Druide, gibt Ihnen einen Löffel vom Zaubertrank, der Ihnen übernatürliche Kräfte verleiht. Stehen Sie langsam auf. Der ganze Körper ist angespannt. Sie verziehen das Gesicht wie ein Gewichtheber. Langsam werden nun auch die Arme gestreckt. Der Himmel ist wieder ganz oben. Lassen Sie langsam den linken Arm los und prüfen Sie, ob der Himmel oben bleibt. Lassen Sie dann den rechten Arm langsam locker. Der Himmel bleibt, und Sie können sich jetzt entspannen.

Schließen Sie für einen Moment die Augen und spüren Sie nach, ob Sie sich noch ein wenig strecken und räkeln möchten und welche Bewegung jetzt guttun würde. Führen Sie diese Bewegung dann aus. Dehnen, strecken und räkeln Sie sich nochmals. Öffnen Sie dann wieder die Augen.

Effekte

Die körperlichen Effekte sind zum einen körperliche Entspannung, zum anderen Vitalisierung.

Auf der geistig-seelischen Seite wird eine innere Harmonisierung und Stabilisierung sowie eine »Resonanzdämpfung überschießender Affekte« angestrebt. Es soll also ein Zustand der inneren Gelassenheit und Ausgeglichenheit erreicht werden. Auch im psychischen Bereich soll so wie im körperlichen eine allgemeine Vitalisierung und eine Steigerung des psychischen Energieniveaus durch die Progressive Muskelentspannung erreicht werden.

Unterschiede der PM zum Autogenen Training und anderen Entspannungsverfahren

Die Progressive Muskelentspannung nach Jacobson ist ebenso wie das Autogene Training nach Schulz ein Entspannungsverfahren, das zu einer Intensivierung der körperlichen Wahrnehmungsfähigkeit führen soll. Psychisches Angespanntsein, körperliche Verspannungen und vegetative Reaktionen auf Stressoren im eigenen Umfeld sollen durch diese Methoden abgemildert und für den Übenden beherrschbar werden. Chronische Schäden bis hin zu organischen Krankheiten, die als Folge von psychischen und somatischen Daueranspannungen denkbar sind, sollen durch Entspannungsverfahren verhindert werden.

Die Progressive Muskelentspannung ist im allgemeinen leichter als das Autogene Training und auch andere Entspannungsverfahren erlernbar. Der Unterschied zwischen Anspannung und tiefer Entspannung kann auch von Menschen, die noch keine Vorerfahrung mit Entspannungsmethoden haben, bereits beim ersten Üben wahrgenommen werden. Weil sich schnell und zuverlässig Erfolge einstellen, wird man eher als bei anderen Verfahren zum weiteren eigenständigen Üben motiviert. So verwundert es auch nicht, dass die Progressive Muskelentspannung von Psychotherapieforschern als das effektivste Entspannungsverfahren bezeichnet wurde.

Unter der direkten Anleitung eines Therapeuten oder Übungsleiters gelingt es den Übenden, üblicherweise schon in der ersten Sitzung, die angenehm entspannenden Effekte der Progressiven Muskelentspannung unmittelbar körperlich zu empfinden.

Beim Autogenen Training ergibt sich in den Anfangssituationen oftmals die typische Situation, dass bei manchen Teilnehmern »der Arm einfach nicht schwer wird«. Manche Psychotherapeuten setzen an dieser Stelle die Progressive Muskelentspannung ein, um die Fähigkeit, körperliche Prozesse wahrzunehmen, bei ihren Patienten zu steigern und ihnen so über die ersten Klippen bei der Erlernung des Autogenen Trainings hinwegzuhelfen. Auch bei der Atementspannung und der Hypnoseentspannung gelingt es nicht immer gleich in der ersten Sitzung zu einer Entspannungserfahrung zu kommen. Vielen Menschen fällt es schwer, sich beim Autogenen Training, beim katathymen Bilderleben oder bei der Hypnoseentspannung auf die vom Therapeuten gegebenen Suggestionen einzulassen, da sie befürchten, die Kontrolle zu verlieren, etwas Unvorhergesehenes zu erleben oder zu tun oder manipuliert zu werden.

Bei der Progressiven Muskelentspannung werden vom Übungsleiter allenfalls in späteren Sitzungen Suggestionen eingesetzt. Die gegebenen Anweisungen sind leicht zu verstehen und einfach auszuführen. Da vom Anleitenden immer klare Anweisungen gegeben werden, fühlen sich viele Übungsteilnehmer ähnlich wie in einer Gruppensituation in einem Sportverein, bei der ihnen ein Übungsleiter konkrete Handlungsanweisungen zu bestimmten Übungsabläufen gibt.

Die Funktionsabläufe beim Progressiven Muskelentspannungstraining ähneln den isometrischen Krafttrainingseinheiten, wie sie bei vielen Sportarten vorkommen. Breite Bevölkerungsschichten sind also mit vergleichbaren Abläufen bereits gut vertraut und kommen deshalb mit dem Muskelrelaxationstraining, bei dem lediglich das besondere Achten auf die Entspannung zwischen den Anspannungsphasen hinzukommt, gut zurecht.

Durch den fortwährenden Wechsel von intensiver muskulärer Anspannung und Entspannung wechselnder Muskelgruppen, bleibt der Übende mit seiner Aufmerksamkeit zumindest teilweise in Kontakt mit dem Therapeuten, dessen Anleitungen er folgt. Ein Absinken des Aktivitätsniveaus, welches beispielsweise beim Autogenen Training häufig sogar zum Einschlafen während der Übungssitzungen führt, wird somit vermieden. Auch Ablenkung von außen oder durch eigene Gedankenaktivität wird durch die Aufmerksamkeit in Richtung auf den Therapeuten und durch die Konzentration auf bestimmte Körperregionen weitestgehend vermieden oder vermindert. Die Übungsteilnehmer fühlen sich sicher, da sie die Situation jeder Zeit unter Kontrolle haben.

Da die Übungsteilnehmer weder besondere Voraussetzungen von seiten der Fähigkeit zur Introspektion, der konzentrativen Fähigkeiten oder des Intelligenzniveaus mitbringen müssen, ist die Progressive Muskelrelaxation nach Jacobson eine universell einsetzbare Entspannungsmethode.

PM mit 7 Muskelgruppen und Phantasiereise Insel
(s. auch Phantasiereise Insel in Kap. 14)

Nehmen Sie eine bequeme Liegehaltung ein. Betonen Sie das Ausatmen.

Stellen Sie sich vor, Sie kommen mit einem Boot auf einer ruhigen, malerischen Insel in der Südsee an. Stellen Sie sich vor, Sie steigen an Land und genießen das Gefühl des angenehm wärmenden Sandes unter Ihren Fußsohlen. Welches Geräusch wird beim Laufen im Sand erzeugt? Wie fühlt sich der Sand an, welche Farbe, welche Temperatur hat der Sand? Sind die Sandkörner ganz fein oder etwas größer?

Lassen Sie sich auf dem Sand nieder. Lassen Sie beim Ausatmen den Atem aus sich herausfließen. Lassen Sie am Ende der Ausatembewegung eine kleine Pause entstehen. Vielleicht entsteht die Einatembewegung ganz von selbst ohne dass Sie bewusst Luftholen brauchen. Lassen Sie innerlich und körperlich los.

Muskelanspannungsphase 1

Strecken Sie die Füße nach unten. Beugen Sie gleichzeitig die Zehen nach unten in Richtung zum Boden. Beugen Sie sie maximal nach unten, so dass in den Fußmuskeln und Wadenmuskeln eine maximale Anspannung entsteht. Halten Sie die maximale Spannung 3 bis 5 Sekunden und lassen Sie sie JETZT wieder los.

Stellen Sie sich vor, Sie sehen sich um. Hinter Ihnen sind Palmen und ein angenehmer freundlicher Wald mit vielen bunten Blüten. Vor sich sehen Sie den Strand, vielleicht einige Muscheln. Ist der Himmel klar und blau? Wie ist die Farbe des Wassers? Wo steht die Sonne? Nehmen Sie alles genau wahr. Was sehen Sie, was hören Sie, und wie fühlen Sie sich jetzt? Nehmen Sie wahr, wie Sie atmen. Lassen Sie sich mit dem Ausatmen zugleich nach unten sinken und von der Unterlage mehr und mehr tragen.

Muskelanspannungsphase 2

Ziehen Sie die Zehen kopfwärts und tun Sie so, als könnten Sie die Beine im Kniegelenk noch mehr strecken, und lassen Sie durch diesen Vorgang die Oberschenkelmuskulatur eine maximale Spannung entwickeln. Spannen Sie die genannten Muskeln maximal an. Heben Sie, wenn Sie gut trainiert sind, die Beine ein wenig vom Boden ab. Die Bauchmuskulatur wird angespannt. Halten Sie die Spannung für 3 bis 5 Sekunden und lassen Sie JETZT wieder los.

Stellen Sie sich vor, Sie gehen auf einem gemütlichen Pfad in den Wald mit den bunten Blüten hinein, bis Sie vor sich den kleinen Dschungelwasserfall sehen. Vielleicht ist er nur ein/zwei Meter hoch vielleicht noch ein klein wenig höher. Erleben Sie wie das Wasser nach unten fällt und sich in kleine Tröpfchen auflöst, die wie kleine bunte Edelsteine glitzern. Beobachten Sie einen Tropfen, wie er in der Luft schwebt. Erleben Sie bewusst das Plätschern des Wasserfalls. Nehmen Sie seitlich die Bäume und die bunten Blüten und über sich den blauen Himmel wahr. Genießen Sie die Farben, und versuchen Sie, das gesamte Blickfeld gleichzeitig zu erfassen, ohne dass Sie einen bestimmten Gegenstand näher ansehen. Vielleicht fühlen Sie den einen oder anderen Wassertropfen auf Ihrer Haut. Genießen Sie die kühle klare, angenehm duftende Luft, die beim Einatmen sanft in den Körper aufgenommen wird und beim Ausatmen wieder aus ihm herausströmt.

Muskelanspannungsphase 3

Spannen Sie die Gesäßmuskulatur an, so dass sich das Becken etwas vom Boden abhebt. Drücken Sie beide Beine nach innen gegeneinander.

Spannen Sie die Gesäßmuskeln und die Muskeln der Beine maximal an. Halten Sie die Spannung 3 bis 5 Sekunden und lassen Sie JETZT los.

Sehen Sie nach unten. Vor ihren Füßen fließt ein kleiner Bach mit klarem Wasser vorbei. Setzen Sie sich. Strecken Sie die Hände ins angenehm kühlende Wasser. Vielleicht trinken Sie ein wenig und genießen es. Wie fühlt sich das Wasser auf der Haut an? Sehen Sie sich die Kieselsteine auf dem Grund des Baches an. Nehmen Sie einen davon in die Hand. Wie fühlt er sich an? Ist er durchscheinend? Sind vielleicht kleine kristallartige glitzernde Einschlüsse zu sehen? Nehmen Sie nun wieder das gesamte Bild der Natur um sich herum wahr? Genießen Sie die Naturgeräusche dieses schönen Ortes in der paradiesischen Natur. Wie fühlen Sie sich? Wie atmen Sie jetzt? Ist der Ausatemzug länger geworden?

> *Muskelanspannungsphase 4*
> Ziehen Sie Schultern und Arme fußwärts bis im Schultergürtel eine leichte Spannung entsteht. Spreizen Sie die Finger. Drücken Sie mit dem gesamten Schultergürtel, den Rückseiten der Oberarme (mit dem Trizepsmuskel) und Unterarme und den Handrücken nach unten gegen den Boden. Spannen Sie alle genannten Muskelgruppen maximal an. Halten Sie die Spannung 3 bis 5 Sekunden und lassen Sie JETZT los.

Wenden Sie sich einer Blüte zu, die ihnen besonders gut gefällt. Welche Farbe hat Sie? Wie fühlt sich die Oberfläche der Blütenblätter an? Wie schmeckt der Nektar, den Insekten oder kleine Vögel aus dieser Blüte trinken können? Sehen Sie sich die Blüte genau an und genießen Sie den Duft der Blüte. Wie klingt die Stimme des Vogels, der am liebsten aus dieser Blüte trinkt?

Erleben Sie das Rauschen des kleinen Wasserfalls, das Plätschern des Bächleins, die exotischen Vogelstimmen, das Wohlgefühl der angenehmen Luft, die vielleicht sanft an der Haut vorbeistreicht, die bunten Farben um Sie herum. Atmen Sie ruhig und sanft ein und aus.

> *Muskelanspannungsphase 5*
> Strecken Sie die Arme nach unten, und umgreifen Sie von der Seite mit den Händen die Oberschenkel. Üben mit den Schulter-, Arm- und Handmuskeln einen Druck von seitlich gegen den Körper aus. Spannen Sie alle genannten Muskelgruppen maximal an. Halten Sie die Spannung 3 bis 5 Sekunden und lassen Sie JETZT los.

Stellen Sie sich vor, Sie gehen weiter durch die Insel und entdecken eine kleine Anhöhe, die eben gerade über die Baumwipfel hinausragt. Blicken Sie von hier aus in die Ferne. Vielleicht entdecken Sie eine weitere Insel. Nehmen Sie das Bild genau wahr. Lassen Sie Ihren Körper angenehm von der Sonne durchwärmen. Vielleicht mögen Sie lieber Schatten. Das Rauschen des Wasserfalls ist etwas weiter weg. Vielleicht möchten Sie sich eine kleine Blume, ein Gras genauer ansehen.

Genießen Sie nun wieder den Gesamteindruck der Insel. Was sehen, hören, riechen, fühlen Sie in der Nähe – weiter weg. Atmen Sie ruhig und entspannt und genießen Sie es. Lassen Sie die Ausatemluft aus sich heraussinken.

> *Muskelanspannungsphase 6*
> Kneifen Sie die Augenmuskeln zusammen, rümpfen Sie die Nase, ziehen Sie den Mund ganz breit (Breitmaulfroschmund) und strecken Sie das Kinn in Richtung Brustbein und spannen Sie dadurch die Halsmuskulatur an.
> Spannen Sie alle genannten Muskelgruppen maximal an. Halten Sie die Spannung 3 bis 5 Sekunden und lassen Sie JETZT los.

Gehen Sie wieder zum Strand zurück. Registrieren Sie, was Sie sehen, was Sie hören, und was Sie fühlen? Wie riecht es?

Wenn Sie möchten, kosten Sie von der einen oder anderen exotischen Frucht, die Sie an den Bäumen finden können. Genießen Sie ihren Geschmack.

Kommen Sie zurück zum Strand, und stellen Sie sich vor, Sie würden eine Hängematte, die zwischen zwei Bäumen aufgespannt ist, vorfinden. Wenn Sie möchten, legen Sie sich hinein und schaukeln sanft hin – und her – hin – und her –, so wie der Atem in den Körper aufgenommen wird und wieder aus ihm herausfließt, so wie die Wellen langsam auf den Strand fließen und langsam wieder zurücksinken ins Wasser. Nehmen Sie alles, was Sie um sich sehen, wahr, was Sie fühlen, die Naturgeräusche, die Meeresluft, die Düfte der Blüten ...

> *Muskelanspannungsphase 7*
> Drücken Sie den Hinterkopf nach unten gegen die Unterlage, und spannen Sie die Rückenmuskeln dadurch an. Drücken Sie Arme und Schultern gegen die Unterlage.
> Spannen Sie alle genannten Muskelgruppen maximal an. Halten Sie die Spannung 3 bis 5 Sekunden und lassen Sie JETZT los.

Rücknahme.

Übungsanleitung zur Progressiven Muskelentspannung für Kinder

Muskelgruppe 1
Stell' Dir vor, Du bist das tapfere Schneiderlein.

Schließe Deine rechte Hand zur Faust. Du hast einen Käse (Quark) in Deiner Hand und drückst ganz fest, bis der Saft herausläuft. Stell' Dir vor, wie der Riese vor Dir steht und sich wundert, wie so ein kleines tapferes Schneiderlein Wasser aus einem Stein pressen kann. (In dem Märchen ist es so, dass er denkt, das tapfere Schneiderlein hätte einen Stein in der Hand.)

(Diese Übung kann bereits mit Kindern von 2 $\frac{1}{2}$ bis 3 Jahren durchgeführt werden, wenn man ihnen einen kleinen Schaumstoffball oder Softball in die Hand gibt, den sie drücken sollen.)

Muskelgruppe 2
Beuge Deinen rechten Arm und drücke den Arm ganz fest an Dich heran.

(Man kann den Kindern einen Luftballon geben, den sie zwischen Oberarm und Brustkorb legen und drücken sollen.)

Muskelgruppe 3
Siehe Muskelgruppe 1

Muskelgruppe 4
siehe Muskelgruppe 2

Muskelgruppe 5
Alternative 1: Der Lehrer zieht die Augenbrauen hoch und runzelt die Stirn, weil ihm die Klasse einen Streich gespielt hat.

Alternative 2: Die kleine Anna geht zum erstenmal in den Zoo, sie reißt die Augen weit auf und ist begeistert über die vielen Tiere, die sie noch nie gesehen hat.

Muskelgruppe 6
Stell' Dir vor, Du hast auf eine saure Zitrone gebissen, oder Du hast sonst etwas im Mund, dass Dir nicht schmeckt. Du kneifst die Augen zusammen, das ganze Gesicht zieht sich zusammen! iiii!

Muskelgruppe 7
Stell' Dir vor, Du bist ein Breitmaulfrosch, die Mundwinkel ziehen sich vom linken Ohr bis zum rechten.

Muskelgruppe 8
Alternative 1: Stell' Dir vor, Du bist ein Roboter, er schiebt den Kopf ganz nach hinten und nach oben und plötzlich »klemmt« der Hals.

Alternative 2: Papa hat einen steifen Hals/Nacken.

Muskelgruppe 9
Alternative 1: Sitze gerade und drücke die Schultern nach unten und auch nach hinten, so als könnten sich die Schultern gleich Guten Tag sagen.

Alternative 2: Gerade sitzen und mit den Schultern den Stuhl nach hinten drücken.

Muskelgruppe 10
Der Bauch wird hart wie eine Wand, gleich kommt ein Ball geflogen. Der soll von der Wand wieder abprallen.

Alternative 2: Der Bauch wird so hart wie ein Holzklotz. Gleich will Dich jemand kitzeln, aber Du bist gar nicht mehr kitzelig.

Muskelgruppe 11
Alternative 1: Den Po fest zusammen kneifen, die Beine nach innen gegeneinander drücken. Stell' Dir vor, Du hältst ein Handtuch zwischen den Knien. Dein kleiner Bruder zieht an dem Handtuch, und Du hältst es mit den Knien fest.

Alternative 2: Mit dem Po Nüsse knacken und gleichzeitig zwischen den Knien und zwischen den Füßen Nüsse knacken.

Muskelgruppe 12
Das Bein wird gestreckt und immer weiter gestreckt, obwohl es schon gerade ist. Ziehe die Zehen ganz weit nach oben, so als wolltest Du mit dem Fußnagel vom großen Zeh an Deinem Schienbein kitzeln. Die Muskeln des Oberschenkels sind ganz fest.

Muskelgruppe 13
Das Gaspedal beim Auto herunterdrücken oder ganz fest bremsen. Die Wadenmuskeln werden angespannt.

Muskelgruppe 14
Stell' Dir vor, Du hast ein Handtuch, dass Du mit den Zehen festhältst. Jemand zieht daran, aber Du hältst ganz fest. Die Fußmuskeln sind fest angespannt.

Muskelgruppe 15
wie 12

Muskelgruppe 16
wie 13

Muskelgruppe 17
wie 14

Literatur

Olschewski, A.: Progressive Muskelentspannung, Stressbewältigung und Gesundheitsprävention mit klassischen und modernen Übungen nach Jacobson, Haug Verlag Heidelberg, 3. Auflage 1996

Gröninger, S., Stade-Gröninger, J.: Progressive Relaxation, Pfeiffer Verlag, München 1996

Autor und Kontakte

Dr. med. Adalbert Olschewski-Hattenhauer
Bergstraße 152
69121 Heidelberg
Tel.: 06221/413279

IPEG – Institut für Persönlichkeitsentwicklung und Gesundheitsbildung
Laurerstraße 6
69117 Heidelberg

16

Psychotonik
Atem- und Bewegungslehre

MOIA GROSSMANN-SCHNYDER UND ANNELIES WIELER-HAUSAMANN

EINLEITUNG*

Entstehung und Begründer der Psychotonik

Psychotonik wurde vom deutschen Arzt Prof. Dr. Volkmar Glaser (1912–1997) begründet. Ausgehend von der subjektiven Erfahrung, dass sich seelische Veränderungen unmittelbar im Atemgeschehen niederschlagen, erforschte und zeigte Glaser seit den 30er Jahren die komplexen Zusammenhänge zwischen Psyche und Atemsystem auf und brachte sie in eine Systematik.

Anwendungsgebiete und Wirkungsweise der Psychotonik

In der Psychotonik und ihren beiden Arbeitsweisen Kommunikatives Bewegen und Atemmassage wird an der gesunden Fähigkeit, angemessen zu handeln und zu reagieren und den körperlichen Voraussetzungen dazu, d. h. an der Erweiterung der Atem- und Bewegungsmöglichkeiten, gearbeitet. Über Interaktion wird eine gefühlsmäßige Orientierung auf das Umfeld aufgerufen, dabei
– wird ein Körperschema aufgebaut, welches für die Bewegungsplanung in diesem Raum notwendig ist
– verändert sich das Atem- und Tonusgeschehen so, dass es für die Aktivitäten in diesem Raum angepasst zur Verfügung steht.

Bei dieser Vorgehensweise wird das tonusregulierende System in seiner Gesamtheit angesprochen. Deswegen kann gleichzeitig an Koordination, Ökonomie und Optimierung von Atmung, Bewegung und Stimme gearbeitet werden. Wenn es gelingt, die in der Therapie angebahnten Verhaltensänderungen in den Alltag zu übertragen, geht damit eine bleibende Verbesserung der Atem- und Bewegungsfähigkeit einher.

Psychotonik Atem- und Bewegungslehre wird in den verschiedensten pädagogischen und therapeutischen Berufsfeldern angewendet. Entsprechend ihrem Grundberuf arbeiten Psychotonik-Diplomierte derzeit vor allem in den Bereichen Atemtherapie, Arbeit mit Behinderten, Erwachsenenbildung, Geburtsvorbereitung, Logopädie, Pflege, Physio-

---

* Der Einleitung und dem Abschnitt Theoretischer Hintergrund (s. S. 264) liegen Passagen aus Psychotonik Atem- und Bewegungslehre (5); dem Abschnitt Atemmassage (s. S. 269) solche aus Berühren (3) zugrunde, die zum Teil wörtlich zitiert sind.

therapie, Rückenschule, Schmerztherapie, Turn- und Sportunterricht, Sprecherziehung, Stimmbildung, Stressbewältigung und Wahrnehmungsschulung (5).

Spezifische Indikationen spielen beim verhaltenspädagogischen Ansatz der Psychotonik eine untergeordnete Rolle. Das schliesst nicht aus, dass Psychotonik je nach Berufsfeld gezielt und differenziert symptomorientiert angewendet wird. Im Gesundheitswesen wird Psychotonik eingesetzt zur Prävention, Therapie und Rehabilitation von Beschwerden und Behinderungen, die sich über den Atem- und Bewegungsapparat bemerkbar machen.

Indikation für Psychotonik
Wenn über Kontaktnahme eine Verbesserung des Gesundheitszustandes bewirkt werden kann.

Kontraindikation für Psychotonik
Wenn es der Behandlerin* nicht möglich ist, Kontakt zur Patientin aufzubauen.

THEORETISCHER HINTERGRUND

Zum Begriff Psychotonik

Der Begriff Psychotonik macht deutlich, dass psychische Prozesse und Muskeltonusgeschehen untrennbar vernetzt sind. Dabei meint
– *Psyche* die beiden Aspekte Verhaltensweise und Befindlichkeit.
– *Tonus* Körperausdruck und alle muskulären Ausdrucksphänomene wie Atem, Bewegung (inkl. Mimik, Gestik, Haltung) und Stimme, die letztlich alle Tonusphänomene sind.

Psychotonik steht für die Korrespondenz von Befinden, Verhalten und Körperausdruck.

Jede Änderung von Verhalten, Befinden oder Körperausdruck verändert die anderen Momente mit. So ändert sich z. B. der Körperausdruck und mit ihm das Symptom, wenn sich die Einstellung oder Verhaltensweise ändert. Eine Änderung im Körpergeschehen wird in der Psychotonik in der Regel nicht direkt, sondern über eine Veränderung der Verhaltensweise oder Befindlichkeit angegangen. Damit ist eine emotionale Ansprache verbunden, die es erleichtert, die in der Therapie gemachten Erfahrungen in den Alltag zu übertragen.

Psychotonik und Wohlbefinden, Eutonie, Situationsbezug

Psychotonik ist salutogen ausgerichtet. Sie orientiert sich am Wohlbefinden, weil das subjektive Gesundheitsgefühl eine maßgebende Voraussetzung ist, sich gesund und damit gesundheitsfördernd zu verhalten. Wohlbefinden, wie es in der Psychotonik definiert wird, korrespondiert mit der optimalen Tonusregulation, der Eutonie.

Eutonie im Spannungsfeld zwischen Entspannung und Anspannung, zwischen Erschlaffung und Verspannung ist zu verstehen als eine Mitte, die nach allen Seiten hin offen ist, und in der alle Atem-, Bewegungs- und Handlungsmöglichkeiten enthalten sind.

Dieser Auffassung von Wohlbefinden und Eutonie entspricht eine kommunikative Verhaltensweise, die ihrerseits nach allen Seiten hin offen und in unterschiedlichsten Situationen handlungs- und reaktionsfähig ist, der Situationsbezug.

Das sensomotorische Modell der Eutonie nach Glaser begründet die Wichtigkeit dieser Verhaltensweise für eine gute Tonusregulation. Es wird durch die neuen physiologischen Erkenntnisse weitgehend bestätigt. Nach Schmidt/Thews (seit Auflage 26/1995) erfolgt die motorische Regulation über ein kooperatives Zusammenspiel der verschiedenen Sinnesrezeptoren. Der sensorische Informationsfluss aus Haut, Gelenken, Muskeln und Sehnen wird im Zentralen Nervensystem verarbeitet und dient vorwiegend der unbewussten Kontrolle der Motorik. Damit ist gewährleistet, dass sich die Muskulatur »den mechanischen Bedingungen der Umwelt anpasst«.

---

* Es wird die weibliche Form verwendet, weil die Mehrzahl sowohl der Psychotonik-Diplomierten als auch der Patienten Frauen sind, Männer sind selbstverständlich eingeschlossen.

Andererseits wird durch »zentrale Verarbeitung der somatosensorischen Signale ein Körperschema vermittelt, das für die Bewegungsplanung notwendig ist« (zit. nach 3).

Die beiden Momente, Körperschema oder Raumgefühl und ständige Anpassung an die sich verändernde Umwelt sind bestimmend für den Situationsbezug und die Bewegungsfähigkeit. Dabei misst Glaser der Bewegungssteuerung über das Gamma-Nervensystem und der damit einhergehenden Möglichkeit, die Empfindlichkeit der Sensoren in der Muskulatur (Muskelspindeln) auch von zentral zu steuern (d. h. über Einstellungsänderung), große Bedeutung zu.

Psychotonik und Atem, Bewegung

Der Atem wird in der Psychotonik unter zwei Gesichtspunkten betrachtet:
- funktionell: Atmung als physiologisches System mit seiner Struktur und Steuerung
- emotional: Atem als erlebbarer Befindlichkeits- und Verhaltensausdruck, erkennbar in Mimik, Gestik, Haltung, Bewegung und Stimme.

Bewegung wird in der Psychotonik unter drei Gesichtspunkten betrachtet:
- funktionell: Bewegung als physiologisches System mit seiner Struktur und Steuerung
- emotional: Bewegung als erlebbarer Befindlichkeits- und Verhaltensausdruck, erkennbar in Mimik, Gestik, Haltung, Atem und Stimme
- kommunikativ: Bewegung zu Alltagsbewältigung und Integration in das soziale Umfeld, bestätigt durch die Rückmeldung aus der Um- und Mitwelt.

Psychotonik und Meridiansystematik

Die Verhaltensinterpretation der Meridiansystematik nach Glaser (Kei Raku) ist Ordnungssystem der Psychotonik, Leitfaden für die Wahl des passenden Angebotes, der notwendigen Intervention und günstigsten Annäherungsform, für Diagnose und Therapie. Glaser schreibt den Meridianachsen Muskelverläufe zu, deren Dehnung oder Kontraktion zu unverwechselbaren Bewegungsformen führt. Sechs Meridianachsen entsprechen sechs Bewegungsformen, den Grundformen der Bewegungsentwicklung. Sie sind Körperausdruck von sechs grundlegenden Verhaltens- und Befindlichkeitsformen. Die Komponenten des Raumgefühls und der Haltung werden in dieser Systematik den Sondermeridianen zugeordnet.

Schlussfolgerung

Das Wissen um diese Zusammenhänge bestimmt die Vorgehensweise der Psychotonik und ihrer Arbeitsweisen Kommunikatives Bewegen und Atemmassage. Veränderungen im Körpergeschehen werden in der Regel nicht direkt, sondern über das Aufrufen einer gefühlsmäßigen Orientierung auf die Umwelt und über Interaktion angegangen. Dabei
- wird die Tonusadaption verbessert. Von der Optimierung der Tonusregulation profitiert auch die verspannte oder erschlaffte, die schmerzende oder kranke Stelle, die Ursache des Schmerzes (ver-)schwindet
- werden Spielraum und Spektrum der Handlungs-, Atem- und Bewegungsmöglichkeiten erweitert
- wird der Transfer in den Alltag erleichtert.

PRAXISTEIL

Kontaktaufnahme und therapeutische Beziehung

In der Psychotonik wird über Kontakt und Interaktion gearbeitet.

Diese Vorgehensweise verlangt von Behandlerinnen, dass sie sich begleitend am Prozess beteiligen. Eine entsprechend kommunikative Grundhaltung wird in der Psychotonik-Ausbildung reflektiert, geschult und durch eine auf der Bewegungs- und Verhaltensinterpretation der Meridiansystematik (Kei Raku) aufbauende, differenzierte Atem-, Tonus- und Bewegungsdiagnostik ergänzt.

Kontaktaufnahme und therapeutische Beziehung bestimmen wesentlich den Therapieverlauf. In der Psychotonik wird Wert darauf gelegt, eine Atmosphäre zu schaffen, in der sich Patientinnen wohl und akzeptiert fühlen können. Das setzt voraus, dass Therapeutinnen
- sich als Gegenüber einbringen
- mit ungeteilter Aufmerksamkeit wahrnehmen
- Rückwirkung der Patientin zulassen.

Diese Einstellung wird u. A. in so einfachen Dingen deutlich wie:
- Bei Erstkontakt und Befundaufnahme interessiert neben der Diagnose z. B. mit welchen Erwartungen, Wünschen, Hoffnungen und Ängsten kommt die Patientin zu mir, wie ist ihre Motivationslage? Wie ist sie mit ihrer Krankheit bisher umgegangen, und vor allem: wie kommuniziert sie, welches sind ihre gesunden Möglichkeiten (6)?
- Die Therapie erfolgt in einem geschützten Raum, in dem, wenn möglich, nur eine Therapeutin mit nur einer Patientin oder Gruppe arbeitet. Die Therapeutin wird während der Dauer der Therapie möglichst nicht durch äußere Umstände gestört (1).
- Es wird darauf geachtet, dass der Unterrichts- oder Behandlungsraum aufgeräumt, sauber und gelüftet ist und Matten, Bälle etc. bereitliegen.
- Die Therapeutin bereitet sich gefühlsmäßig auf die Gruppe oder Patientin vor, indem sie sich deren Ressourcen, Symptome und Behandlungsauftrag in Erinnerung ruft. Sie vergegenwärtigt sich auch ihre eigene Befindlichkeit und stellt sich auf die Begegnung ein (vgl. dazu die Übungsbeispiele S. 270 ff).

Kommunikatives Bewegen

Kommunikatives Bewegen beinhaltet Bewegungs-, Haltungs- und Verhaltensschulung. Im Vordergrund steht das Erlernen eines kompetenten Bewegungsverhaltens. Kompetent bzw. natürlich empfinden wir eine Bewegung dann, wenn Intensität, Kraftaufwand und Dauer mit dem Bewegungszweck übereinstimmen. Somit hat jede Bewegung ein klar begrenztes Wirkungsfeld, einen Bezugsraum.

Schwerpunkte:
- Wahrnehmungsübungen Körperwahrnehmung, Orientierung in Raum, Umfeld, Situation
- Bewegungsübungen zur Erhaltung einer leistungsfähigen Stützmuskulatur: Dehnungs-, Kräftigungs- und Koordinationsübungen
- Erlernen einer gesundheitsfördernden Berufs- und Alltagsbewegung (5).

Im Kommunikativen Bewegen
- wird die gefühlsmäßige Orientierung auf die Umwelt aufgerufen
- werden die Einwirkungen aus der Um- und Mitwelt bei der Ausführung eines Bewegungsentwurfes in dieser Weise beachtet.

Dazu werden Übungssituationen angeboten, in denen möglichst alle Sinne und vor allem die Tiefensensibilität angesprochen und angeregt werden. Dazu braucht es keine neuen Übungen; Übungen egozentrischer Prägung werden durch Außenreize so gestaltet, dass sie eine gefühlsmäßige Orientierung auf das Umfeld, Kontaktnahme und Intentionsbewegungen erfordern und ermöglichen.

Es wird bevorzugt im Miteinander und d. h. prozesshaft gearbeitet. Prozesshaftes Arbeiten folgt keinem fest strukturierten Aufbau, sondern der sich ständig ändernden Situation, d. h. die Übungsansage muss immer wieder so geändert werden, dass sie der Übenden hilft, die Aufgabe gesundheitsfördernd zu bewältigen.

Übungsbeispiel Wahrnehmen der Unterlage beim Liegen

⇒ *Körperschema erweitern, Tonusregulation aktivieren*

Die Übende liegt auf dem Rücken bequem auf einer Matte oder Liege. Sie erfährt sich liegend und wie sie liegend von der Unterlage getragen wird. Schritt für Schritt soll sie wahrnehmen, wie sich die Unterlage anfühlt unter dem Becken, dem rechten Oberschenkel, Knie, Wade, Fußgelenk und der rechten Ferse. Kann die Unterlage an einzelnen Stellen nicht deutlich erfahren werden, wird z. B. mit der Wade etwas dagegen gedrückt. Wo man nicht aufliegt, wie z. B. beim Knie, soll der Abstand zur Unterlage ausgelotet werden. Danach wendet man sich dem linken Bein, dem Rücken, den Armen und zum Schluss dem Kopf zu. Wenn die Übende so mit allen Körperteilen die Unterlage erfragt hat, soll sie sich die Auflagefläche als Ganze vergegenwärtigen.

Die Übende wird dann darauf hingewiesen, dass die Unterlage über die Auflagefläche des Körpers hinausgeht. Sie soll sich die vier Eckpunkte der Matte oder Liege vergegenwärtigen und ebenso deren Dicke (oder Abstand vom Boden).

In einem dritten Schritt wird die gefühlsmäßige Orientierung auf den ganzen Raum ausgedehnt, indem der umliegende Boden bis zu den Zimmerecken als mittragendes Element erfahren wird.

Die Hinwendung auf den gesamten umgebenden Raum bis zu den Wänden und der Decke schließt die Übung ab.

Diese Übung kann bei jedem Zwischenschritt abgeschlossen werden. Das Wahrnehmen der Auflagefläche des Körpers ist eine bewährte Entspannungsübung; das entspannende, beruhigende Moment kann noch verstärkt werden, wenn die Unterlage vom Kopf ausgehend zu den Füßen hin als tragend erlebt wird. Wird eine Bewegungsaufgabe an diese Übung angeschlossen, sollte sie im wahrgenommenen Raum stattfinden, dazu muss je nachdem entweder die Matte/Liege oder der ganze umgebende Raum erfasst werden.

Übungsbeispiel Wahrnehmen der Unterlage mit mind. 6 Tennisbällen

⇒ *Muskeltonus regulieren, Stoffwechselgeschehen anregen*

Wieder liegt die Übende auf dem Rücken bequem auf einer Matte oder Liege, mit je 3–4 Tennisbällen neben ihren Händen. Nachdem die Matte oder Liege wie in der obigen Übung erfahren wurde, werden die Beine aufgestellt. Mit den Füßen gibt sie einen leichten Druck gegen die Unterlage und lässt wieder nach. Sie wiederholt mehrmals, variiert den Druck bis sich das Becken von der Unterlage weghebt. Sie sollte darauf achten, nicht das Becken anzuheben, sondern so mit den Füßen gegen die Unterlage zu drücken, dass es sich hebt und erst dann diese Bewegung unterstützen, so dass von beiden Seiten die Tennisbälle unter das Becken geschoben werden können.

Sie lässt sich dann mit immer noch aufgestellten Beinen auf dem Kugellager der Tennisbälle nieder. Kann die Unterlage unter den Bällen wahrgenommen werden, können die Bälle auf der Unterlage bewegt werden, kann sie sich auf den Bällen bewegen, wie weit zu den Seiten hin kann sie sich auf den Bällen bewegen etc.? Wie liegt es sich auf den Bällen, wenn die Beine eins nach dem anderen wie auf einer Schiene auf der Unterlage ausgefahren worden sind?

Zum Abschluss werden die Beine wieder aufgestellt, wird mit den Füßen gegen die Unterlage gedrückt, werden die Bälle hervorgeholt und die Beine eines nach dem anderen achtsam ausgefahren. Wie wird jetzt die Unterlage erfahren? Wie fühlt sie sich?

Charakteristisch für viele Übungen, die nach psychotonischem Prinzip gestaltet werden, ist die Verbindung von dehnender und kräftigender Wirkung. Die folgenden Beispiele machen deutlich, wie klassische Dehnübungen etwa aus dem Sportunterricht in psychotonischer Weise im Umweltbezug gegen den Widerstand einer Partnerin ausgeführt werden.

Übungsbeispiel mit Partnerin

⇒ *Dehnung und Kräftigung*

a) Die Übende stützt sich mit einem Fuß und beiden Händen in ca. Hüfthöhe an einer Wand oder Sprossenwand ab. Die Partnerin gibt Widerstand im Kreuz-Gesäßbereich. Die Übende versucht die Partnerin so weit wie möglich wegzuschieben.

Aufforderung an die Übende: Schieb' die Partnerin weg, schaffe Dir mehr Platz, wachse am Widerstand.

b) *Die Übende steht mit allen Vieren auf dem Boden, die Partnerin gibt im Kreuz-Gesäßbereich Druck nach unten. Die Übende versucht die Partnerin möglichst weit nach oben zu schieben, ohne dabei die Hände vom Boden zu lösen.*

Aufforderung an die Übende: wie a) und: *Versuche die Partnerin zu tragen.*

c) *Die gleichen Übungen ohne Partnerin aber über die Vorstellung etwas wegzuschieben oder zu tragen.*

Solche Intentionsbewegungen aktivieren den multimodalen Regelkreis der Bewegungssteuerung (vgl. S. 264/265), was zu einem optimalen Kräftezusammenspiel führt und das Verletzungsrisiko mindert.

Übungsbeispiel mit dem Pezziball

⇒ *Beweglichkeit, Reaktionsfähigkeit, Stabilität*

Auf dem Pezziball sitzend soll dieser wahrgenommen werden in seiner Größe, seiner Gestalt und Verformbarkeit. Welche Figuren entstehen auf dem Boden, wenn der Ball vor- und rückwärts, zu den Seiten hin bewegt, wenn er gekreist wird? Welche Formen können auf den Boden gezeichnet werden? Wie verändert sich die Auflagefläche des Balls auf dem Boden, wenn der Ball zusammengedrückt und wieder losgelassen wird? Wie kann die Kraft des Balls ausgenützt werden, die beim Zusammendrücken und Loslassen entsteht? Wie weit kann man sich hochtragen lassen? Wie kann man diese Kraft des Balls ausnutzen, um sich fortzubewegen?

Die Bewegungsmöglichkeiten des Balls erproben, ihn mit anderen, mit wechselnden, mit allen Körperteilen berühren; auf dem Ball sitzen, liegen, rollen und den Boden nur mit einem, mit keinem Körperteil berühren.

Zum Abschluss sitzt man auf dem Ball und nimmt wahr, wie sich das Sitzen und die Befindlichkeit verändert haben (Poststimulation).

Auch diese Übung kann bei jedem Zwischenschritt abgeschlossen oder verändert werden. Die Beweglichkeit des Balls regt über die gefühlsmäßige Orientierung auf das Umfeld hinaus Beweglichkeit, Reaktionsfähigkeit und Stabilität an. Sie ist eine gute Vorbereitung für interaktives Arbeiten im Partnerbezug.

Übungsbeispiel mit dem Pezziball und Partnerin

⇒ *Beweglichkeit, Reaktionsfähigkeit, Stabilität*

Zwei Partnerinnen sitzen Rücken an Rücken auf einem Pezziball. Jede nimmt den Rücken der Partnerin zunächst als Lehne, Halt und sodann in seiner Struktur und Beweglichkeit wahr. Das kann in Ruhe oder Bewegung geschehen.

Beide versuchen, ihren Platz zu vergrößern und die Partnerin vom Ball zu schieben.

Sie setzen sich so auf den Ball, dass Beide bequem sitzen können und bewegen sich gemeinsam auf und mit dem Ball, versuchen unterschiedliche Bewegungsmöglichkeiten.

Das Üben im Miteinander fordert und fördert Beweglichkeit, Reaktionsfähigkeit und Stabilität besonders umfassend und differenziert. Mit Variationen dieser Übung kann sehr gut am Haltungsaufbau gearbeitet werden.

Übungsbeispiel mit Partnerin

⇒ *Gelenkbeweglichkeit*

Zwei Partnerinnen geben sich die Hand. Zunächst bewegt die eine die Hand, den Unterarm, den Arm der anderen. Dann werden die Rollen gewechselt. Zum Schluss bewegen sich beide gegenseitig Hand, Unterarm, Arm bis sich ein gemeinsames Bewegen ergibt.

Die Bewegung kann auch auf die ganze Partnerin ausgedehnt werden.

In Gruppen kann diese Übung im Kreis stehend (oder im Kreis auf Pezzibällen sitzend) angeboten werden, so dass gleichzeitig mehrere Partnerinnen bewegt werden (vgl. dazu 2).

Die Bewegung wird fließend, wenn beide auf die jeweils andere eingestellt sind. Natürlicherweise wird die Einstellung auf die Partnerin durch diese Art des Bewegens angeregt.

Die mit dieser Übung angebahnte Einstellung ist sehr hilfreich z. B. beim Mobilisieren, weil dabei Patientinnen nicht passiv bewegt werden und ihr aktives Bewegen nicht egozentrisch ist. Außerdem kann die Therapeutin dabei kleinste Abweichungen von der physiologisch günstigen und gesundheitsfördernden Bewegung wahrnehmen und durch eine Veränderung der Aufgabenstellung korrigieren.

Atemmassage

Beim ruhig liegenden Menschen zeigen sich Befindlichkeit und Verhaltensweise ausschließlich in der Atembewegung, deswegen der Name Atemmassage. In der Atemmassage wird über Berührung an der Änderung der Muskelspannung und des Atems gearbeitet. Mit der Veränderung der Atembewegung (Rhythmus, Intensität, Volumen) wird die Atemfunktion, die Muskelspannung und die Befindlichkeit verändert.

Schwerpunkte der Atemmassage:
- Sensibilisierung auf Berührung
- Wahrnehmen der Atembewegung und Bewusstmachen der Zusammenhänge von Atembewegung und Befindlichkeit
- Orientierung in Umfeld und Situation, Erlernen von gesundheitsfördernden Atem- und Verhaltensformen.

Durch unterschiedliche Anfassweisen der Behandlerin erlebt die Patientin, wie ihr Körper auf unterschiedliche Angebote reagiert. Sie erlernt durch Veränderung des Verhaltens, der Muskelspannung und der Atembewegung unterschiedliche Interventionen zu beantworten. Das geschieht am besten, wenn sie durch das Berührungsangebot zu einer kontaktenden Antwort induziert wird. Was wen wann induziert, ist individuell verschieden und wird bestimmt durch die aktuelle Situation zwischen Behandlerin und Patientin.

Wer mit der Behandlungsweise Atemmassage arbeitet, muss sich einer *guten,* d. h. kontaktenden Berührungsqualität sicher sein. Man kann von seiner Patientin keine Hinwendung und Kontaktnahme erwarten, wenn man selbst nicht zugewandt ist. Die folgenden Übungsbeispiele enthalten Tipps zum kontaktenden Berühren, für die ausführliche Darstellung verweisen wir auf Grossmann-Schnyder, Moia: Berühren (3).

Verhalten drückt sich im Muskeltonus und also auch in einer Berührung aus (vgl. S. 264). Mit jeder Einstellungsänderung verändert sich die Berührungsqualität, was von der Patientin (unbewusst) immer wahrgenommen wird und sie zur Stellungnahme induziert.

Dieser Zusammenhang soll in den folgenden Experimenten erfahren werden, dazu wird die jeweils gleiche Behandlungssequenz mit unterschiedlichen Einstellungen verbunden.

Übungsbeispiel kontaktend berühren

Die Behandlerin stellt sich hinter eine auf einem Hocker sitzende Partnerin und legt ihr die Hände auf die Schultern. Sie lässt sie einen Moment liegen und streicht ihr dann mit den flachen Händen um die Schultern. Danach kehren die Hände in die Rückenmitte zurück und streichen langsam rechts und links der Wirbelsäule entlang bis über das Gesäß.
- *Beim ersten Mal hält sich die Behandlerin zurück, um der Partnerin nicht zu nahe zu treten.*
- *Beim zweiten Mal bietet sie das vorgegebene Behandlungsprogramm aufmerksam und gewissenhaft, achtsam an.*
- *Beim dritten Mal wendet sie sich aufmerksam ihrer Partnerin zu. Dabei nimmt sie wahr, was sich ihr unter den Händen zeigt, und lässt auf sich wirken, was sie dabei von ihrer Partnerin erfährt.*

Beim *guten* Berühren spielen diese drei Momente zusammen. So müssten eigentlich alle drei Verhaltensweisen gleichzeitig aufgerufen werden.

Übungsbeispiel Wirkraum erweitern

Diesmal setzt sich die Behandlerin an die Füße einer auf dem Rücken liegenden Partnerin.
- *Zuerst fasst sie beide Füße an mit der Absicht, sie im Fußgelenk zu bewegen. Dazu ist sie auf die Beweglichkeit der Fußgelenke gerichtet, damit ist ihr Raumgefühl oder Wirkraum (Transsensus) bis dorthin ausgeweitet. In dieser Einstellung bewegt sie.*
- *Beim zweiten Mal will sie die Beine der Partnerin bewegen. Dazu hält sie immer noch die Füße, ist aber gefühlsmäßig auf die Beweglichkeit der Beine in den Hüften eingestellt, dadurch ist ihr Transsensus bis dahin ausgeweitet. In dieser Einstellung bewegt sie.*
- *Beim dritten Mal soll die Partnerin als Ganzes bewegt werden. Dazu hält die Behandlerin noch immer die Füße, umfasst ihre Partnerin aber gefühlsmäßig ganz und bewegt so.*

Wenn die Einstellung sicher verwirklicht wird, wird die Intention deutlich ausgeführt und die Partnerin entsprechend bewegt. Um eine Partnerin über die Berührung zur Kontaktnahme aufzurufen, ist die letzte Einstellung am besten geeignet.

Es ist auch möglich, z. B. beim Mobilisieren eines Gelenkes über die Bewegung dieses Teilbereiches den Menschen anzusprechen. Die spezifische Handlung des Gelenkmobilisierens findet dann innerhalb des den ganzen Menschen umfassenden unspezifischen Gefühlsraumes (Gastraum) statt.

Übungsbeispiel Gastraum anbieten

Bevor man die auf dem Rücken liegende Partnerin an den Füßen anfasst, stellt man sich darauf ein, sie und sich selbst gefühlsmäßig so zu umfassen, dass der Gefühlsraum hinter dem Rücken und an den Außenseiten der Arme der Behandlerin und um die liegende Gestalt der Partnerin herumgeht. Diese Einstellung (Gastraum anbieten) behält man bei, wenn wie im vorangehenden Beispiel nacheinander die Füße, die Beine und die Partnerin als Ganzes bewegt werden.

Soll die Partnerin außerdem zum Mitbewegen induziert werden, muss das Bewegungsangebot dazu auffordern und Rückwirkung zulassen.

Übungsbeispiel Rückwirkung zulassen und Mitbewegen induzieren

Wieder wird eine auf dem Rücken liegende Partnerin von den Füßen her bewegt. Nachdem eine Weile bewegt wurde, ändert man die Einstellung so, dass man nicht nur eine Bewegung anbietet, sondern sie auffordert mitzumachen und ihr auch die Möglichkeit gibt, die Führung der dann gemeinsamen Bewegung zu übernehmen. Diese Aufforderung muss nicht verbalisiert werden. Selbst wenn die Partnerin nicht aktiv mitmacht oder von sich aus die Führung übernimmt, verändert sich in der Regel der Tonus und die Atembewegung als Ausdruck ihrer veränderten Aufmerksamkeit.

Menschen fühlen sich in der Regel intensiver angesprochen, wenn sie die Möglichkeit haben, mitzumachen. Wer sich dieser Einstellung sicher ist, kann sie auch verbal unterstützen. Wird auf diese Weise mobilisiert, und nimmt die Patientin das Angebot an,
- ist die Muskulatur optimal tonisiert
- wird ein gesundheitsförderndes Bewegungsmuster eingeübt
- und der Transfer in den Alltag begünstigt.

Übungsbeispiel Tonusveränderungen wahrnehmen

In den vorangehenden Übungsbeispielen wurde deutlich, wie sich Berührungsqualität und Bewegungsangebot ändern, wenn sich die Einstellung ändert. In diesem Übungsbeispiel soll die Einstellungsänderung bei der Patientin wahrgenommen werden.

Dazu wählt die auf dem Bauch liegende Partnerin nacheinander drei Einstellungen. Die neben ihr sitzende Behandlerin legt ihr (in der im vorletzten Übungsbeispiel erarbei-

teten Einstellung) eine Hand in der Kreuzgegend an der Flanke auf.

Zunächst richtet die Liegende ihre Aufmerksamkeit auf die auf ihrem Rücken liegende Hand.

Sodann nimmt sie sich (wie im Übungsbeispiel Wirkraum erweitern) vor, den Arm der neben ihr sitzenden Partnerin zu bewegen, sie bewegt nicht, aber sie stellt sich so ein, dass sie jederzeit bewegen könnte. Wenn nötig kann zur Kontrolle, ob die Einstellung verwirklicht wurde, anfangs kurz bewegt werden.

Zum Schluss nimmt sie sich vor, die neben ihr sitzende Partnerin zu bewegen, sie bewegt nicht, aber sie stellt sich so ein, dass sie jederzeit bewegen könnte. Wenn nötig kann zur Kontrolle, ob die Einstellung verwirklicht wurde, anfangs kurz bewegt werden.

Das Anschmiegungsgefühl, das sich ergibt, wenn sich die Liegende darauf einstellt, die sitzende Partnerin zu bewegen, ist Ausdruck der optimalen Tonusregulation.

Die kontaktend wahrnehmende Einstellung des *guten* Berührens behält die Behandlerin während der ganzen Atemmassage bei.
● So werden von ihrer Seite die Bedingungen sichergestellt, die der Patientin am ehesten Kontaktnahme und die Ausweitung ihres Raumgefühls zum Situationsbezug ermöglichen.
● In dieser Einstellung kann die Rückwirkung der Patientin, die sich in der Atem- und Tonusveränderung zeigt, am besten deutlich und differenziert wahrgenommen werden. Das Erkennen dieser Phänomene ist Voraussetzung dafür, die therapeutischen Schritte abzuleiten und die taktilen Angebote für Patientin und Situation stimmig zu variieren.

FALLBEISPIEL

Behandlung eines cerebralparetischen Kindes

Auf der Grundlage der Psychotonik hat Gertrud Jörimann ihr Konzept für die Arbeit mit mehrfach- und schwerstbehinderten cerebralparetischen Kindern entwickelt (4).

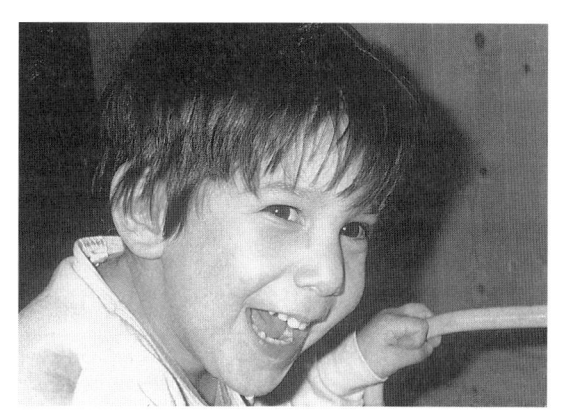

Abb. 16.1: Das Kind hält sich mit spastischem Faustgriff an den Gegenständen fest

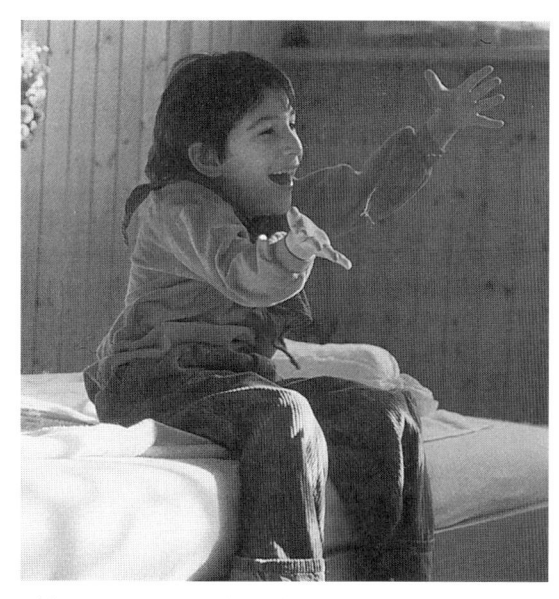

Abb. 16.2: Das Kind kann beide Hände öffnen, kann spielen

Zwischen *Abb. 16.1* und *16.2* liegt die Atemmassage. In der beschriebenen therapeutischen Grundhaltung wurde das Kind zunächst ganzkörperlich, wurden sodann die Hände behandelt.

Gertrud Jörimann schreibt dazu: »Die feinsten Impulse, die dem inneren Bedürfnis des Kindes entsprechen, dürfen nicht unbeachtet ins Leere fallen. Sie bedürfen einer ebenso feinen wie klaren Rückmeldung, die dem Kind signalisiert, dass es angenommen ist. Finden diese Regungen des Kindes eine entsprechende weiterführende Antwort durch die Therapeutin, wird im gemeinsamen Bewegen die Freude des Kindes wach. Gelingt das, so ist die Brücke zu einem sinnvollen Miteinander geschlagen.« (4) Als Ausdruck dieses Gelingens ist die Tonusregulation optimiert.

Arbeit mit einem erwachsenen Hemiplegiepatienten

In der Arbeit mit Hemiplegiepatienten lassen sich Übungen aus der Bobath-Therapie sehr gut durch Außenreize so gestalten, dass sie eine situationsbezogene, kontaktende Reaktion erfordern und ermöglichen. Dabei ist es sehr wesentlich, dass immer berücksichtigt wird, »wo der Patient steht in Bezug auf:
- seine Bewegungsmöglichkeiten
- seine geistigen Fähigkeiten
- seine emotional Gestimmtheit
- seine Lebensinteressen/-ansprüche«. (7)

Herr S. zum Beispiel spricht sehr gut auf Angebote an, die phantasievoll Alltagssituationen aufnehmen und seine Imagination ansprechen.

Aufgabe: Isolierte Beinbewegung im Sitzen.

Mit einem Lappen unter dem Fuß wischt er einen »Fleck« vom Boden.

Oder die Therapeutin legt ihre Hand unter seine Fußsohle, lässt ihn die Hand wahrnehmen und bewegt sie dann leicht. Herr S. soll diese Bewegungen mitmachen. Indem die Therapeutin ihren Gefühlsraum vom Fuß zum Knie und zur Hüfte ausweitet (vgl. S. 270), kann sie alle Fuß-, Knie- und Hüftbewegungen anbieten. Lässt sich Herr S. induzieren, und ist er während der ganzen Übungssequenz wahrnehmend auf die Hand der Therapeutin gerichtet, ist seine Tonusregulation (für seine Verhältnisse) optimal aktiviert.

Aufgabe: Isolierte Beinbewegung, Gleichgewicht im Sitzen, Rumpfstabilität.

Die Therapeutin rollt Herrn S. einen Tennisball zu. Er fängt ihn mit dem Fuß auf und rollt ihn einen vorgegebenen Weg, z. B. um einen Schuh herum zurück zur Therapeutin.

Aufgabe: Schulterbeweglichkeit im Sinne der Elevation und Extension.

Herr S. sitzt, hat die Hände gefaltet. Mit der Vorstellung, dass er in den gefalteten Händen einen Pinsel hält, der mit schöner Farbe vollgesaugt ist, soll er vor/über sich die Zimmerdecke frisch streichen mit langen, ausladenden Pinselstrichen von vorne nach hinten und wieder zurück«. (7)

Literatur

(1) *Blecha, Marina:* Die Gestaltung des Einstiegs der physiotherapeutischen Behandlung. In LIP-Info 1/2000
(2) *Glaser, Volkmar:* Eutonie. Das Verhaltensmuster des menschlichen Wohlbefindens. 4. Auflage 1993, Haug Heidelberg
(3) *Grossmann-Schnyder, Moia:* Berühren. Praktischer Leitfaden zur Psychotonik in Pflege und Therapie, 3. Auflage 2000, Hippokrates Stuttgart
(4) *Jörimann, Gertrud:* Kleine Einblicke in meine Arbeit mit cerebral paretischen Kindern in: LIP-Info 2/97 S. 21 ff
(5) Psychotonik Atem- und Bewegungslehre LIP-Portofolio, Lehrinstitut für Psychotonik Glaser, Zürich Juli 2000
(6) *Rösner, Stefanie:* unveröffentlichte Mitteilung vom 15.8.2000
(7) *Weitbrecht, Bärbel:* Die Verbindung des Bobath- mit dem Psychotonik-Konzept zur Behandlung von erwachsenen Hemiplegiepatienten. Auszüge aus der Diplomarbeit in LIP-Info 1/2000

Fallbeispiel

Autorinnen und Kontakte

Moia Grossmann-Schnyder
Annelies Wieler-Hausamann

LIP am Zoo Lehrinstitut für Psychotonik Glaser
Zürichbergstrasse 193
CH 8044 Zürich
Fon +41.1.245 80 40
Fax +41.1.254 80 41
E-Mail: lipamzoo@datacomm.ch
www.psychotonik.com

Qi Gong

Petra Böker

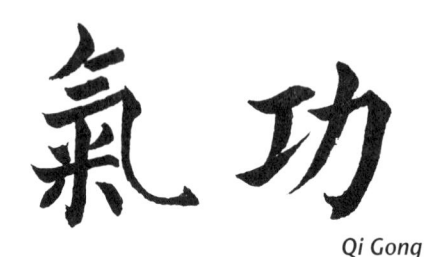

Qi Gong

EINLEITUNG

Morgens in China

Am frühen Morgen, noch bevor der Lärm des Alltags beginnt, bereiten sich in China die Menschen jeden Alters in Parks und Anlagen mit den Körperübungen alter Traditionen auf ihr Tagewerk vor.

Die Einen sieht man in rhythmischen Streckbewegungen, Andere üben sich in den Künsten des Kampfsports. Wenn man genauer hinsieht, stellt man noch Erstaunlicheres fest: Gestalten wie die Bäume selbst, voller Leben, gleichzeitig aber vollkommen still. Obgleich gar keine Bewegung erkennbar ist, sind sie verstrickt in eine der anspruchsvollsten und wirkungsvollsten Übungen des Stillen Qi Gongs. In einer anderen Form des Qi Gongs sieht man Menschen in außergewöhnlich langsamen und anmutigen Bewegungen üben.

Wenn man zum ersten Mal so viele Menschen sieht, einige in fortgeschrittenen Jahren und andere wiederum im frühen Kindesalter, wie sie sich friedvoll nebeneinander unter den Bäumen ihren Übungen hingeben, dann wird das zu einem der unvergesslichsten Augenblicke des Lebens.

Die Bedeutung von Qi Gong

Ich übersetze Qi Gong gerne mit *»Lerne, Zeit für dein Wohlbefinden zu gewinnen«*.

Dem Begriff »Qi« kommt nicht nur in der chinesischen Medizin, sondern auch in der Philosophie, Malerei und auch sonst fast jedem Bereich der chinesischen Kultur eine enorme Bedeutung zu. Dies spiegelt sich bereits in der breit gefächerten Bedeutung des chinesischen Schriftzeichens Qi wieder, die von Dampf, Wolke, Atem, Nahrung bis hin zu Kommunikation mit den im Kosmos vorhandenen Kräften reicht.

Allen diesen Bedeutungen ist das »Moment des Durchdringens, Strömens, Sich-Verbreitens« gemein. So bewegt sich das Qi gemäß der traditionellen chinesischen Medizin in Leitbahnen durch den menschlichen Körper und durchbricht ihn, wie Flüsse und Seen eine Landschaft durchströmen.

Im Qi Gong besagt das »Qi« eine Art ursprünglicher, »vitaler Energie im Körper des Menschen«. Ob jemand einen Gegenstand fest anfasst oder eher schwächlich zurückhaltend sagt aus, welche Qualität von Qi in diesem Menschen steckt. Es gibt das angeborene Qi, das der Mensch bereits im Mutterleib empfängt, und das erworbene Qi, das täglich mit der Nahrung und Atmung aufgenommen wird. Dieser *»Lebenssaft«* ist allgegenwärtig und doch nicht sichtbar. Er strömt durch den Körper und ist lebensnotwendig für den ganzen Organismus. Er ist nicht greifbar, und doch ist seine Auswirkung in körperlicher, geistiger und seelischer Hinsicht spürbar. Der ungehinderte Fluss des Qi und der harmonische Umgang damit wurde in China stets als Grundvoraussetzung für Gesundheit und Vitalität angesehen. Ein Qi Gong Meister sagte mir einmal: *»Wer Qi zu führen weiß, nährt im Inneren seinen Körper und wehrt nach außen hin schädliche Einflüsse ab.«* Über das Qi wird hier im Westen immer noch gerätselt. Es gibt diverse Definitionen, aber ich glaube, es ist wichtig, Qi in sich selber einmal zu spüren, um es verstehen zu können.

Die Bedeutung von »Gong« liegt in der Aktivität, etwas für sich zu tun. Man kann auch sagen, man muss sich Zeit nehmen, sich selbst zu finden, oder andere Gedanken, die ablenken, abschirmen lernen. »Gong« bedeutet aber auch *»beharrliche Arbeit«,* was für sich selbst spricht.

Durch Qi Gong-Übungen erreicht man, das Qi im Körper in gleichmäßigem Fluss zu halten, den Qi-Fluss zu harmonisieren und damit Krankheiten entgegenzuwirken. Somit ist Qi Gong ein Weg, durch eigenes Üben kerngesund zu bleiben.

Historischer Hintergrund

Schriftliche Quellen belegen, dass die Übungen, die man heute als Qi Gong bezeichnet, bereits vor über 2000 Jahren durchgeführt wurden. In Legenden wird der Ursprung dieser Übungsweise noch weiter zurückdatiert.

So soll sich vor 4000 Jahren, zu einer Zeit, in der die Menschen durch klimatische Bedingungen sehr geschwächt waren, ein *»Heiltanz«* entwickelt haben, um die Stimmung des Volkes zu heben und die Sehnen und Knochen zu stärken. Tanzen und tanzähnliche Bewegungen als Bestandteil von Heilungsritualen sowie als Mittel, die Harmonie mit der Natur und dem allem zugrundeliegendem Urprinzip wiederherzustellen, haben in China eine lange Tradition. Häufig enthielten die Tänze nachahmende Elemente von Tierbewegungen, wie man sie auch heute noch bei den Qi Gong Übungen »Das Spiel der fünf Tiere« wiederfindet.

Laotse sagte über Qi Gong, es sei der beste Weg, das Leben zu optimieren und zu verlängern. *»Kehre zurück zur Quelle und finde die Stille, das ist der Weg der Natur.«* Der weise Laotse, der vor mehr als 2000 Jahren lebte, begründete die Philosophie des *Taoismus,* die den sanften Bewegungskünsten zu Grunde liegt. Das »Tao«, wörtlich »der Weg«, ist ein Grundbegriff der chinesischen Philosophie, der zufolge alle Dinge miteinander in Zusammenhang stehen, somit auch der Mensch in Harmonie mit der Natur.

Im 20. Jahrhundert wurde Qi Gong, wie viele andere alte Kulturgüter auch, durch die Kulturrevolution verpönt, teilweise sogar verboten, da es als antirevolutionär galt. Nach Maos Tod brach das medizinische System zunächst ganz zusammen und wurde dann langsam mit Hilfe der alten Erkenntnisse und Meister wieder aufgebaut. Die Menschen besannen sich auf alte, lang erprobte Werte wie die traditionelle chinesische Medizin, Akupunktur und Qi Gong. China erlebte die *Wiedergeburt einer alten Kunst,* denn die Beliebtheit dieser alten Bewegungskunst nahm unerhörte Maße an.

In der heutigen Volksrepublik China praktizieren täglich viele Millionen Menschen die unterschiedlichsten Formen von Qi Gong. Qi Gong ist fester Bestandteil der traditionellen chinesischen Medizin und wird in China von Ärzten in Krankenhäusern und Sanatorien angewendet, was sich bis nach Europa auswirkt. Anwendungsmöglichkeiten und Wirkungen werden auch hier erforscht, und es wird bereits von einigen Kliniken und Ärzten als unterstützende Maßnahme angewandt.

THEORETISCHER HINTERGRUND

Wirkungsweise

Traditionelle Chinesische Medizin (TCM)

Kernpunkt der chinesischen Medizintheorie ist die »*Qi-Lehre*«, die besagt, dass man gesund und das Abwehrsystem stark ist, wenn das Qi in Harmonie ist. Krankheit wird infolgedessen als eine Störung der Qi-Zirkulation im Körper gesehen.

Diese Krankheitsdefinition unterscheidet sich grundlegend von jener der westlichen Schulmedizin. Diese baut auf naturwissenschaftlichen Erkenntnissen auf. Sie sieht als Ursache der Krankheit einen gestörten Funktionsablauf einzelner Organsysteme und gründet ihre Heilmethoden auf der Analyse der Krankheiten nach den kausalen Gesetzen von Ursache und Wirkung, mathematischen Messmethoden, statischen Überprüfungen und Ähnlichem.

Demgegenüber ist die traditionelle chinesische Medizin eine *Ganzheitsmedizin,* die die ganze Persönlichkeit in ihrer Einheit von Körper, Seele und Geist im Auge behält. Möglichst alle Phänomene der Lebensäußerungen werden beobachtet und zu einem Gesamtbild zusammengesetzt. Unter Zuhilfenahme der Zungendiagnose (Zungenbelag, Zungenfarbe, Zungenform), Augen-, Ohr- und Pulsdiagnose wird die Qualität des Qis festgestellt.

Beispiel: Bei einer Hitzeerkrankung eines Patienten interessiert sich der chinesische Arzt für die Gesichtsfarbe, ob er kalte Füße hat, ob er eher fröstelt oder schwitzt, ob er einen rasenden Puls hat, sich eher schwach fühlt oder eher aufgeregt ist. Er interessiert sich wenig für die Höhe der Körpertemperatur.

Seine Diagnostik setzt auch schon viel früher ein, dann, wenn für seine westlichen Kollegen noch keine ernst zunehmenden Anzeichen für eine Krankheit bestehen. Eine leichte Veränderung der Zungenfarbe, eine diskrete Veränderung der Hautfarbe, des Schweißgeruches, des psychischen Erlebens der Träume, des Appetits, der geschmacklichen Vorlieben. Das alles lässt ihn schon viel früher zu dem Schluss kommen, dass hier etwas nicht mehr in der richtigen Bahn verläuft.

Diese Störungen der Qi-Zirkulation führen zum Missverhältnis zwischen den 5 Elementen, wodurch auch das Gleichgewicht zwischen Yin und Yang aus der Balance gerät.

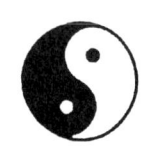

Yin und Yang

Die erste wichtige Säule der chinesischen Medizin bildet die Lehre von Yin und Yang.

Einem alten Naturglaube zufolge lebt der Mensch als schwaches, schutzloses Wesen zwischen den übermächtigen Kräften des Himmels »Yang« und der Erde »Yin«. Der Himmel als Spender des Klimas verkörpert die Kraft. Diese trifft auf die Erde, den Ort des Gegenständlichen, dem Prinzip des Mütterlichen, des Gestaltgebenden. Erst die Durchmischung dieser beiden Kräfte bringt das Leben hervor. In der chinesischen Kultur ist das Prinzip der beiden Grundkräfte nach Himmel und Erde so absolut, dass es zu einem Unterscheidungsmoment einer ganzen Kultur wird. Alle Gegenstände, alle Eigenschaften und einfach Alles, wird gemäß der Grundprinzipien eingeordnet und das Wechselspiel dieser beiden Kräfte gesehen und beschrieben. Die polaren Kräfte Yin und Yang ergänzen einander, bedingen sich gegenseitig und ergeben miteinander eine Einheit, dargestellt im *Yin-Yang-Zeichen.*

Man kann auch den menschlichen Charakter im Licht von Yin und Yang interpretieren. Es gibt Menschen, die sehr Yang sind, und zwar dünne, geschäftige, die ständig in Eile sind, nicht besonders gut schlafen. Bei anderen ist das Yin beherrschend, das sind entspannte, verschlafene Typen, manchmal recht gleichgültig scheinende.

Ein chinesischer Arzt ordnet auch die Beschwerden seiner Patienten nach den Gesichtspunkten von Yin und Yang. Z. B. würde ein Patient mit lautem, krachendem Husten und starkem Auswurf dem Yang-Charakter zugeordnet. Ein leiser Husten mit geringem Auswurf und Kälteschauer würde man zu einer Yin-Erkrankung zählen und ihn dementsprechend unterschiedlich behandeln.

Wahrscheinlich gerade weil die zu Grunde liegenden Ideen fast bestürzend einfach sind in ihrer naiven Logik, sind sie so unverwüstlich und haben somit alle Zeiten überdauert.

5 Wandlungsphasen

Die Lehre von den *5 Elementen* bzw. Wandlungsphasen bildet die zweite wichtige Säule der chinesischen Medizin. Himmel und Erde, Yin und Yang erzeugen als die allumfassenden Kräfte in der Natur den beständigen, feinen, unaufhaltsamen und sichtbaren Wandel der Jahreszeiten.

So wird bei dem 5-Elemente-System eine Zuordnung der Eigenschaften zu den Jahreszeiten vorgenommen. Alle kalten Eigenschaften werden z. B. mit dem Winter und der Nacht in Verbindung gebracht, alle in Wandlung begriffenen mit dem Frühling. Dieses System der Zuordnung lässt sich beliebig erweitern um Farbe, Geschmack, Geruch, Form, Körperorgan, Klang der Stimme, Geruch des Schweißes und auch Tageszeiten. Sie werden wahrscheinlich auch feststellen, dass Sie sich zu bestimmten Tageszeiten besser oder schlechter fühlen.

Bei gesunden Menschen sind die Elemente im Gleichgewicht, bei Kranken sind sie unausgeglichen. Hinweise darauf kann man in unterschiedlichen Anzeichen, wie etwa eine ungewöhnliche Farbe der Haut oder die Wiederkehr eines spezifischen Symptoms zu einer bestimmten Tages- oder Jahreszeit erkennen. So lässt z. B. eine starke Rötung des Gesichtes auf eine Hitzestörung (Sommer) schließen, und gelbes Augenweiß legt die Vermutung nahe, dass eine Störung der Mitte, der Erde vorliegt. Auch die Einordnung der Ernährung und der Heilpflanzen, die bei der Behandlung eingesetzt werden, erfolgt nach diesem System. Ein Kraut mit süßem Geschmack wird sich beispielsweise auf die Mitte des Körpers auswirken, eins mit scharfem Geschmack auf die Lunge.

Hieraus wird deutlich, wieviel Erfahrung und Sensibilität ein chinesischer Arzt benötigt, um diese vielen, feinen Veränderungen wahrzunehmen.

Energieleitbahnen

Wie wird nun aber erklärbar, dass zwischen den äußeren Erscheinungen und den inneren Organen eine Beziehung aufgebaut wird? Dies ist über das System der Energieleitbahnen oder auch *Meridiane* genannt möglich. Es ist das Herzstück der chinesischen Medizin. Die alten Chinesen beobachteten ein lineares Fließen und Ziehen unter der Haut, welches in Bahnen durch den Körper zieht. Bei langen Qi Gong-Übungen bemerkten sie, dass sich die Energie immer wieder in den gleichen Bahnen bewegte. Leitbahnen muss man sich wie Flüsse vorstellen, die sich durch den Körper ziehen, so wie durch eine Landschaft. Und da sie ihren Ursprung in den inneren Organen haben, wird damit die Innen- und Außenbeziehung möglich.

Dantien

Zusätzlich zu den Leitbahnen gibt es auch Speicherorte für das Qi. Der wichtigste Speicherort ist der »Dantien«, auch »*Meer der Energien*« oder »*Quelle des Lebens*« genannt. Er ist der Körperbereich, den jeder als seine eigene Mitte empfindet. Er liegt im Nabelbereich oder etwas darunter in unserer Körpermitte. Dorthin wird je nach Übung vor, während und nach dem Üben die Aufmerksamkeit geleitet, und man stellt sich vor, das Qi dort zu sammeln und somit die Mitte zu stärken.

Therapie

Bei einer Störung des Energieflusses auf den Energieleitbahnen bzw. einer Organstörung gibt es in China unterschiedliche Behandlungsformen. Sie werden unterteilt in *äußere und innere Therapieformen.*

Zu der äußeren Therapie gehört die *Akupunktur,* also das Setzen von Nadeln auf bestimmten Akupunkturpunkten, die auf den Energieleitbahnen sitzen, und daneben noch eine andere wirksame Behandlungsform, die *Tuina,* die chinesische Massage. Sogar das *Wai Qi,* das Heilen durch willentlich ausgestrahltem Qi, ist heute ein anerkannter Zweig der chinesischen Medizin. Qi Heiler werden, wenn sie ihre Fähigkeiten unter Beweis gestellt haben und registriert sind, in chinesischen Gesundheitshäusern (im Westen Krankenhäuser genannt) offiziell eingesetzt.

Die innere Therapieform ist die Behandlung über die richtige *Ernährung* und die Behandlung mit *Heilkräutern.*

Zwischen beiden Therapieformen liegt *Qi Gong.* Es bewegt die Muskulatur, dabei wird die äußere Schicht angesprochen. Durch die Atmung und Vorstellungskraft, die im Körper geleitet wird, ist es andererseits auch eine innere Therapie. Also sind die Qi Gong-Übungen ein besonders effektiver Weg, den Qi-Fluss in den Energieleitbahnen zu erhalten, diese durchlässig zu machen und somit die Basis für eine gute Gesundheit zu bilden.

Indikation und Kontraindikation

Jeder Mensch ist in der Lage, Qi Gong-Übungen zu erlernen und zwar völlig unabhängig von Herkunft, Wissen und Alter, da die Übungen sorgsam den individuellen Bedingungen angepasst werden können.

Somit entfalten die Qi Gong-Übungen ihre Wirkung auch unabhängig davon, ob sie alle Aspekte der chinesischen Medizin genau verstanden haben. Nebenwirkungen im Sinne von unvermeidbaren Effekten gibt es keine. Allerdings muss man die Prinzipien des Übens beachten. Wer glaubt, sich über diese hinwegsetzen zu können, kann durchaus Unangenehmes verspüren.

Bei der Entscheidung, welche Qi Gong-Übung für mich die Beste ist, kann nur gesagt werden, dass jeder nach den eigenen Vorlieben auswählen soll. Denn Qi Gong wird in dem Sinne nicht symptomorientiert angewendet, so dass mit einer Übung eine bestimmte Krankheitserscheinung beseitigt werden soll. Bei richtiger Anwendung harmonisiert Qi Gong das gesamte geistige, körperliche und seelische System.

Also werden natürlich auch psychische und körperliche Krankheiten nicht mehr voneinander unterschieden. Denn nicht der Körper, der Geist oder die Seele erkrankt, sondern eben der Mensch. Spezielle Übungen für einzelne Beschwerden entsprechen nicht dem Wesen des Qi Gong. Denn jede einzelne Übung ist bezüglich ihrer Wirkung vollständig.

Mit Qi Gong können funktionelle Erkrankungen der inneren Organe, psychosomatische sowie konstitutionelle Erkrankungen erfolgreich behandelt werden. Hier im Westen hat man besonders bei den chronischen Erkrankungen ohne organischen Befund großen Erfolg mit Qi Gong.

Dennoch gibt es für manche Situationen gewisse *Einschränkungen,* aus dem Grunde sollte auf jeden Fall immer unter Anleitung eines Qi Gong-Lehrers geübt werden. Zusätzlich sollte man bei bestehenden Erkrankungen Rücksprache mit seinem Arzt halten, sofern dieser der »Alternativen Medizin« wohlwollend gegenüber steht und die Wirkungen von Qi Gong kennt.

Während aller akuten Erkrankungen und Fieber, bei Entzündungen oder unmittelbar nach Operationen und Geburten sowie bei Geisteskrankheiten sollte Qi Gong nicht praktiziert werden.

Frauen wird geraten, während ihrer Menstruation oder in der Schwangerschaft Qi Gong-Übungen mit weniger Krafteinsatz oder gar nicht zu praktizieren. Da die Lehrer meist Männer sind und »Frau« sich somit auf deren Erfahrungen verlassen muss, finde ich, jede

Frau sollte zur »Fachfrau« für sich selbst werden und selbst darauf achten, ob sich das Üben negativ auswirkt und gegebenenfalls in dieser Zeit aussetzen.

PRAXISTEIL

Innere und äußere Haltung

Wie wird nun aber die Qi-Zirkulation durch das Üben von Qi Gong angeregt?

Dies geschieht durch die Regulierungen von Körper, Atem und Geist.

Körper

Obwohl die optimale Ausrichtung der Körperhaltung zu den natürlichen Funktionen des menschlichen Körpers gehört, scheint sie uns nach der Kindheit verloren zu gehen. Fehlhaltungen, die auch durch negative Emotionen geprägt werden, hindern uns Menschen daran, in einer harmonisch ausgeglichenen Verfassung zu leben. Durch die Qi Gong-Übungen korrigieren wir bewusst unsere Haltung, bis die natürliche Ausrichtung wieder zum Bestandteil unseres Körpers wird.

Eine aufrechte und entspannte Körperhaltung allein kann schon den Qi-Fluss anregen und wirkt sich somit positiv auf unsere Gesundheit aus. Die fließenden und weichen Bewegungen des Körpers wringen zusätzlich die Leitbahnen und fördern so deren Durchlässigkeit. Vor allem die Gelenke, in deren Bereichen die Akupunkturpunkte liegen, werden massiert und durchlässig gemacht. Außerdem stimulieren Elemente der Akupressur und der Leitbahnmassage wichtige Akupunkturpunkte auf den Leitbahnen. Auch in der Schulmedizin ist bekannt, dass Bewegung die Gelenke ernährt und somit zur Vorbeugung und Behandlung von Gelenkerkrankungen sehr geeignet ist.

Atmung

Durch den ständigen Stress im Alltag verlernen wir Menschen regelrecht den natürlichen Atem, wir atmen überwiegend in den Brustkorb und vernachlässigen die Zwerchfellatmung.

In den Qi Gong-Übungen hat die Atmung eine zentrale Rolle. Durch das Entspannen des Bauchraums hat das Zwerchfell mehr Platz bei seiner Bewegung nach unten beim Einatmen, wir nehmen mehr Energie auf, und wir können den Weg zur natürlichen Atmung zurückfinden. Eine tiefe Atmung in den Unterbauch fördert Ruhe und Entspannung und massiert innere Organe. Außerdem sorgt sie für das Herauslassen von altem Qi und damit für die Möglichkeit, frisches Qi aufzunehmen.

Aufmerksamkeit

Unsere alltägliche Gedankenwelt gleicht oft einer *»Horde wilder Affen«*, da wir gedanklich mit mehreren Dingen gleichzeitig beschäftigt sind. Gelingt es uns beim Üben, diese »Horde« zu bändigen, kommen wir zu geistiger Ruhe und klarem Bewusstsein. Durch die Führung der Aufmerksamkeit sollen die Gedanken sanft gebündelt und auf die Übung orientiert werden. Dabei ruht die Aufmerksamkeit bei inneren Bewegungs- oder Atemweisen, Akupunkturpunkten oder Qi-Zentren. Oder sie richtet sich auf Vorstellungsbilder, wie Naturerscheinungen, was eine stark harmonisierende Wirkung auf den Energiefluss hat.

Gelingt diese Konzentration nicht, wird die Übung ihres Kerns beraubt. Ein Qi Gong-Meister sagte einmal: *»Die menschliche Vorstellungskraft ist mächtiger, als man im Westen gemeinhin glaubt. Deshalb gilt es, sorgsam mit ihr umzugehen. Wenn also jemand sagt, Ihre Erfahrungen mit dem Qi Gong beruhen ja doch nur auf reiner Einbildung, dann können Sie getrost lächeln und ihm zustimmen.«*

Die durch Vorstellung bewirkten physiologischen und physischen Veränderungen werden häufig unterschätzt. Das zeigen viele alltägliche Beispiele: Der Gedanke an eine unangenehme oder bedrohliche Situation löst die unterschiedlichsten Reaktionen aus, wie kalten Schweiß, Engegefühl in der Brust, Herzklopfen. Die Erinnerung an ein Ärgernis treibt uns nachträglich noch die Röte ins Gesicht, und die Vorstellung einer köstlichen Speise hingegen entspannt die Gesichtszüge und lässt uns das Wasser im Mund zusammenlaufen. Extreme Gemütszustände können auf Dauer zur Undurchlässigkeit der Leitbahnen und somit zu gesundheitlichen Schädigungen führen.

Die Gemütsverfassung in der Qi Gong-Praxis ist durch eine gelassene, zuversichtliche und freundliche Grundhaltung gekennzeichnet, in diesem Zustand werden die erholenden Funktionen des Körpers aktiviert und gestärkt.

Allen Qi Gong-Übungen liegen die gleichen Prinzipien zu Grunde. Daher ist das Verständnis dieser grundlegenden Übungsprinzipien und deren Umsetzung in die Praxis unerlässlich, um nicht die Wirksamkeit der Übung in Frage zu stellen.

Übungsprinzipien

»Sich wohl fühlen«
Das bedeutet, dass man Übungsplatz und Grundhaltung stets so wählt, dass man sich wohl fühlt. Wichtige Voraussetzungen für das Wohlfühlen im Qi Gong sind die Entspannung, die Ruhe und die Natürlichkeit. Mit *Entspannung* ist keine bewusstlose Entspannung gemeint, sondern vielmehr ein Zustand von gelöster Spannung. Also ein angenehmer Zustand, in dem An- und Entspannung in einem guten Verhältnis zueinander stehen.

Ruhe meint geistige Ruhe, in der wir mit Herz und Gedanken bei der Übung sind, also ein Zustand geistiger Klarheit und Gelassenheit.

Natürlich zu sein, hört sich zwar ganz einfach an, doch in der Praxis erweist es sich als mühevolles Unterfangen. Natürlichkeit meint eine harmonische Verbindung von strengen Übungsregeln und individuellen Gegebenheiten, wie Körperhaltung, Übungsweise, Umgang mit den geistigen Kräften oder Wahl der Vorstellungsbilder. Also keinesfalls die Übungsanforderungen vernachlässigen, aber auch nicht die notwendigen kleinen Variationen unterdrücken. Sonst werden Sie sich unbehaglich fühlen und Widerwillen gegen die Übung entwickeln, weil Sie gegen Ihre Natur üben.

»Oben leicht, unten schwer«
Das bedeutet, dass man einen sicheren und festen Kontakt zum Boden haben sollte, damit man sich oben stets rund und leicht bewegen kann, ohne dabei aus dem Gleichgewicht zu geraten.

Im Qi Gong wird die Stabilität der Körperbasis betont, sie ist Bestandteil jeder Übung. In der TCM heißt es: *»Yin ist die Wurzel des Yang«*. Im unteren Körperbereich (Yin) befindet sich nach chinesischer Vorstellung die Kraft, die sich oben (Yang) entfaltet. Der untere Körperbereich sollte sich also fest verwurzeln und kraftvoll anfühlen, der obere locker, leicht und leer.

»Jede Bewegung kommt aus dem Dantien«
Jede Bewegung im Qi Gong entsteht aus der Mitte, breitet sich aus und kehrt wieder zur Mitte zurück. Sich vom Körpermittelpunkt aus zu bewegen, ist effektiv und energiesparend. Es ist die natürlichste Weise, sich zu bewegen. Zur Mitte hin orientierte Bewegungen wirken tief auf die seelische Verfassung. Sie beruhigen, stabilisieren, sammeln Geist und Qi.

»Übe gelassen und frei von Wünschen«
Das Herz der Übung sind die Gedanken und die Vorstellungskraft. Das Qi, also die wahrnehmbaren und fühlbaren Aktivitäten der Lebenskraft, folgt unserer Vorstellungskraft. Wenn Sie sich vorstellen, den Mond zu tragen, lenken Sie damit die Aufmerksamkeit in die Handflächen. Nach längerem Üben werden Sie fühlen, dass die Handflächen warm werden und mit dem Gefühl innerer Kraft erfüllt sind. Wichtig ist, dass man auf die Vorstellungskraft achtet, aber sie nicht betont, so dass man das Bewahren der Vorstellungskraft nicht vergisst, es aber auch nicht zu sehr beachtet – also das richtige Maß, ganz gelassen und unverkrampft. Je weniger es Sie kümmert, dass das Qi fließt, desto schneller werden Sie den warmen Energiestrom spüren.

»Den Atem fließen lassen«
Eine Grundanweisung im Qi Gong lautet: Den Atem natürlich fließen lassen, ohne anfangs mehr zu tun, als ihn hin und wieder wahrzunehmen und dann wieder zu vergessen, also der Atmung keine besondere Aufmerksamkeit schenken. Eine ruhige, tiefe Bauchatmung stellt sich nach längerem Üben von selbst ein.

Im Qi Gong unterscheidet man verschiedene Arten der Atmung, die sollte man aber nur unter qualifizierter Aufsicht ausüben, da sehr starke Reaktionen auftreten können.

»Schritt für Schritt«
Der Qi Gong Zustand ist etwas, das man nicht machen kann, man kann ihn lediglich wachsen lassen. Diese abwartende, geschehen lassende Haltung ist die Voraussetzung für eine gute Entfaltung der Wirkungen. Lassen Sie sich Zeit beim Üben, und haben Sie Geduld mit sich selbst. Versenken Sie sich ins Üben, und beobachten Sie entspannt Ihre inneren Vorgänge. Das, was Sie Ihrem Körper, Geist und Ihrer Seele zum Teil jahrzehntelang zugemutet und aufgebürdet haben, lässt sich nicht über Nacht beheben. Wer sein Qi nicht sofort spürt, sollte sich nicht entmutigen lassen. Es strömt durch den Körper – unabhängig davon, ob wir etwas merken oder nicht. *»Der Weg ist das Ziel«* (Laotse).

»Beharrliches Üben«
Einfache Neugier oder ein diffuses Bedürfnis nach Abwechslung werden keinen Erfolg bringen. Nur mit einer echten Motivation werden Sie stetig üben und Ihr Befinden harmonisieren. Eine lasche, passive Einstellung zu Qi Gong lässt das Üben irgendwann versanden. Beharrliches Üben bedeutet aber auch nicht verbissen zu üben.

Während der ersten Zeit des Übens wird eine ganze Menge von Gedanken und Gefühlen auf Sie einwirken, und viele davon werden gegen Ihre Entscheidung rebellieren, die Übungen weiterzuführen. Geben Sie nicht nach, denn mit Qi Gong können Sie selbsttätig Ihre Genesung und Ihr Wohlbefinden fördern.

In China lernen die Menschen Qi Gong auf eine Art, die für uns sehr schwer nachzuahmen ist. Die Bewegungen eines Lehrers werden einfach imitiert, die Anweisungen werden befolgt, ohne zu fragen. So lernen die Übenden langsam immer mehr die Technik des Qi Gong kennen, bis sie eigenständig spüren, worum es geht. Uns erscheint schon die simple Anweisung, sich auf einen Stuhl zu setzen, ins Weite zu schauen und in den Bauch zu atmen als völlig sinnlos, wenn wir keinen Hintergrund darüber erfahren.

Vorbereitung und Abschluss der Übungen

Qi Gong-Übungen bestehen aus drei Abschnitten: Vorbereitung – Übung – Abschluss.

Sie können vor dem Qi Gong Lockerungsübungen durchführen, müssen es aber nicht. Gehen Sie von Ihrem eigenen Bedürfnis aus. Als besonders geeignet halte ich schwingende Übungen, wie Arme und Beine vor und zurück schwingen oder um den Körper schwingen lassen. Eine gute lösende Übung stellt das »Energieschütteln« dar, in der sich gestaute Energien lösen und die Leitbahnen durchlässig werden. (Frauen mit starker Menstruation und schwangere Frauen sollten diese Übung unterlassen.)

»Energieschütteln«

Sie stehen in der Grundhaltung (wird im Übungsteil erklärt) und beginnen, mit den Knien zu wippen. Die Bewegung ist schnell und leicht und wird mindestens 100mal wiederholt. Atmen Sie dabei ruhig ein und bewusst aus. Unterbrechen Sie den natürlichen Atemfluss nicht. Ihre Aufmerksamkeit richtet sich zur Erde. Sie haben das Gefühl, mit den Füßen in der kühlen Erde zu versinken. Leiten Sie dann mental alles alte und verbrauchte Qi in die Erde ab. Sie beenden die Übung, indem Sie ruhig stehenbleiben, um der Wirkung nachzuspüren. Nehmen Sie nun die Sonne in Ihrem Gesicht wahr, die ein inneres Lächeln entstehen lässt, das sich langsam im ganzen Körper ausbreitet. Genießen Sie dieses Gefühl.

Die Vorbereitung dient dem *In-die-Ruhe-Treten* und dem Aufbau der Grundhaltung. Die Gedanken beruhigen sich, lösen sich vom Alltagsgeschehen und wenden sich dem Qi Gong zu. Bei einer guten Einstimmung auf die Übungen können sich deren Wirkungen besser entfalten.

Nach der letzten Übung der jeweils praktizierten Methode werden die Hände übereinander liegend auf den Bereich des Dantien gelegt und dort die Aufmerksamkeit gesammelt. Damit wird Qi wieder zum Dantien zurückgeführt, dort bewahrt und somit die Mitte gestärkt. Dabei spricht man vom *»Einbringen der Ernte«*, woraus sich die große Bedeutung der Abschlussübungen für die Wirksamkeit des Qi Gong ergibt.

Da in den Händen nach dem Üben noch Qi ist, sollten wir dieses durch Abstreichen am Körper nutzen. Für besonders geeignet halte ich folgende Massagetechniken:

»Das Qi im Dantien einsammeln«

Die Hände liegen übereinander (Frauen haben die rechte Hand zuunterst – Männer die linke) auf dem Dantien. Streichen Sie nun mit den Händen, nach rechts unten beginnend, in vier größer werdenden Kreisen um das Dantien. Nach dem vierten Kreis ruhen die Hände einen Moment auf dem Magenbereich. Genießen Sie die Wärmeausstrahlung auf das Sonnengeflecht. Dann streichen Sie nach links unten beginnend vier kleiner werdende Kreise, die auf dem Dantien enden. Der Körper senkt und hebt sich ein wenig im Einklang mit der kreisenden Bewegung. Ihre innere Achtsamkeit ruht im Dantien.

»Reibe die Shenshu-Punkte«

Reiben Sie die Handflächen gegeneinander und führen Sie die Hände bogenförmig nach hinten, legen Sie die Handflächen mit sanftem Druck auf den unteren Rücken, rechts und links der Lendenwirbelsäule. Die Finger zeigen dabei nach unten. Spüren Sie die Wärme Ihrer Hände. Führen Sie die Hände auf kleinen Kreislinien abwärts entlang der Wirbelsäule bis in Hüfthöhe, dann wieder aufwärts bis zu den Schulterblättern. Entsprechend der Massagebewegung senkt und hebt sich auch der Körper ein wenig. Wiederholen Sie die kreisende Auf- und Abbewegung viermal. Seien Sie immer mit Herz und Gedanken dabei.

»Schließe den Daimai«

Drehen Sie die Hände, die noch auf dem Rücken liegen, so, dass die Finger nach vorne zeigen, und streichen Sie mit den Handflächen über die Hüften bis zum Dantien. Legen Sie dort die Handmitten übereinander. Führen Sie die Bewegung sehr langsam und bewusst aus.

»Gesichtsmassage«

Reiben Sie die Hände aneinander und streichen Sie Ihr Gesicht liebevoll aus und dann den ganzen Körper abwärts.

Verlagern Sie nun das Gewicht auf das rechte Bein, und setzen Sie den linken Fuß heran. So stehen Sie wieder in Ihrer Ausgangsposition. Lassen Sie sich für den Übergang vom Qi Gong zum Alltag ausgiebig Zeit.

PRAXISTEIL

Ruheübungen

Ruheübungen sind Übungen mit äußerer Ruhe und innerer Bewegung, also keine sichtbare Bewegung, aber ein Bewegen der Gedanken.

Die korrekten Grundhaltungen sind für sich bereits sehr wirksame Qi Gong-Übungen, denn sie wirken sehr positiv auf die Gelenke und schaffen die Möglichkeit für einen freien Qi-Fluss im ganzen Körper.

Die Ruheübungen können je nach körperlicher Verfassung in unterschiedlichen Grundhaltungen ausgeführt werden:

Im Liegen: Liegen Sie auf dem Rücken und legen Sie die Arme seitlich neben den Körper. Liegt Ihr Kopf im Nacken, legen Sie sich ein Kissen unter den Nacken. Schmerzt Ihr Rücken, legen Sie eine Rolle unter die Knie.

Im Sitzen: Sitzen Sie, wenn möglich, unangelehnt und aufrecht, Ihre Füße stehen parallel auf dem Boden. Auch das Sitzen im Schneider- oder Fersensitz ist möglich.

Im Stehen: Strengt Sie das Stehen zu sehr an, üben Sie angelehnt an einer Wand.

Grundhaltung im Stehen

Sie beginnen in einer natürlichen, geschlossenen Standhaltung. Das Gewicht verlagert sich langsam nach rechts, den linken Fuß stellen Sie nach links zum schulterbreiten Stand mit parallel stehenden Füßen.

Verteilen Sie das Gewicht gleichmäßig auf beide Füße, und stehen Sie fest auf der Erde, wobei die Zehen sanft zur Erde fassen. Rücken, Lendenbereich und Hüften entspannen, das Becken leicht senken, so als wollten Sie sich setzen – *wie auf eine Wolkenbank.* Dabei die Knie leicht beugen.

Der untere Körperbereich von der Taille abwärts ist fest und stabil. Der obere Körperbereich ist leicht und locker. Schultern und Arme sind entspannt. Spannen Sie beide Arme leicht nach außen auf, so dass sie eine Kreisform bilden – *Luft unter die Achseln lassen* –, wobei die Ellenbogen entspannt – *wie auf einem Luftkissen* abgelegt – sind. Die Finger spannen sich sanft auf, und in Ihrer Vorstellung sind die Fingerspitzen beider Hände miteinander durch elastische Fäden verbunden, die Sie spielerisch auseinanderziehen können.

Der Kopf ist aufrecht, der Blick entspannt und gelöst – das innere Lächeln – in die Ferne gerichtet. Sehen und doch nicht sehen. Das Kinn kuscheln Sie in ein weiches Luftkissen. Der Mund ist leicht geschlossen und die Kiefergelenke entspannt. Die Zunge berührt leicht den Gaumen hinter den oberen Vorderzähnen. Der Speichel, der sich dann oft vermehrt im Mund sammelt, ist ein Zeichen für einen guten Qi-Fluss und sollte in kleinen Portionen, mit einem Lächeln dazu, bis zum Dantien hinuntergeschluckt werden.

Ihr Geist kommt zur Ruhe, und Ihr Atem ist gleichmäßig und ruhig. Verweilen Sie ei-

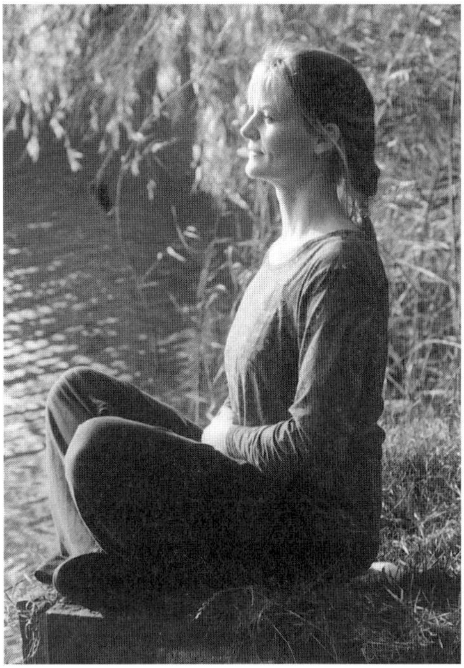

Abb.17.1: »*Dem Atemmeer lauschen*«

nen Moment bei dem Gefühl, mit den Füßen verwurzelt zu sein und die Kraft der Erde durch Ihre Fußsohlen durch die sprudelnden Quellen in sie hineinströmen zu lassen. Genießen Sie, von der Erde getragen zu werden.

»Dem Atemmeer lauschen«

Legen Sie Ihre Hände auf den Bauch. Der Mund ist geschlossen, und Sie atmen langsam und ruhig durch die Nase. Beobachten Sie dabei, wie sich Ihre Hände heben und senken, und lauschen Sie ohne Anstrengung Ihrem Atem. Bewerten oder verändern Sie Ihren Atem nicht, hören Sie ihm nur zu, wie dem Wind oder dem Meer und spüren Sie, wie er anfängt zu fließen *(Abb. 17.1).*

»Die Zentrierungsübung«

Sie sind aufrecht und gelassen. Ihre Aufmerksamkeit richtet sich zu den Füßen. Sie spüren die Berührung der Fußsohlen mit der Erde und verwurzeln sich mit jeder Ausatmung mit der Erde – *durch die Füße atmen*. Die Erde wird dem Yin zugeordnet und verkörpert Ruhe und Geborgenheit. Verweilen Sie eine kurze Zeit bei dieser Übung, störende Gedanken schieben Sie beiseite.

Nun richtet sich Ihre Aufmerksamkeit zum Himmel und der Sonne. Der Himmel wird dem Yang zugeordnet und verkörpert Kraft, Klarheit und Wärme. Sie stellen sich vor, dass die Kraft des Himmels – *der goldene Faden* – Sie ganz entspannt aufrecht hält. Sie nehmen die wohlige Wärme der Sonne über Ihr Gesicht in sich auf. Erinnern Sie sich an einen Frühlingstag, an dem Sie die ersten Sonnenstrahlen auf Ihrem Gesicht spüren und diesen Augenblick nur genießen. Die Sonne durchströmt das Gesicht, so dass ein inneres Lächeln entsteht. Ihre Gesichtszüge werden ganz weich, die Augen ruhig und der Unterkiefer entspannt. Ihre Zungenspitze ruht am oberen Gaumen hinter den Schneidezähnen. Wenn Sie vermehrten Speichelfluss spüren, schlucken Sie diesen in kleinen Portionen hinunter bis zum Dantien.

Spüren Sie, wie sich das innere Lächeln als ein wohliges Gefühl weiter ausbreitet, bis es auch Ihre Mitte erfüllt, wohin sich nun auch Ihre Aufmerksamkeit wendet. Stellen Sie sich Ihre Mitte als einen Magneten vor, der die Kräfte des Himmels und der Erde – *Yin* und *Yang* – an sich zieht und in sich vereint. Spüren Sie, wie sich bei jedem Atemzug mehr Energie in Ihrer Mitte sammelt – *Schaue in Deine Mitte* (Abb. 17.2).

»Die Flügelarme«

Sie sitzen aufrecht und gelassen. Ihre Handflächen liegen auf den Oberschenkeln, wobei die Fingerspitzen mit den Knien abschließen. Stellen Sie sich nun ein Luftpolster vor, das sich zwischen Oberschenkel und Handflächen schiebt und diese ganz leicht abhebt, so dass keine direkte Berührung mehr da ist, aber die Hände ganz nah über den Beinen ge-

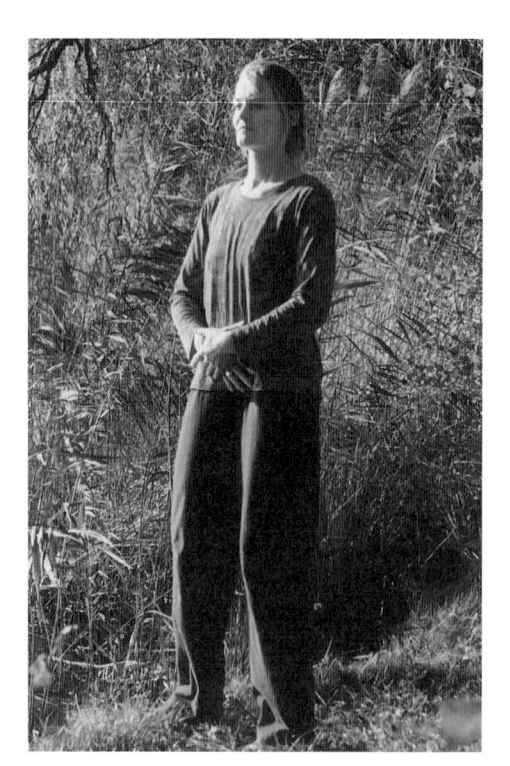

Abb. 17.2: Die Zentrierungsübung

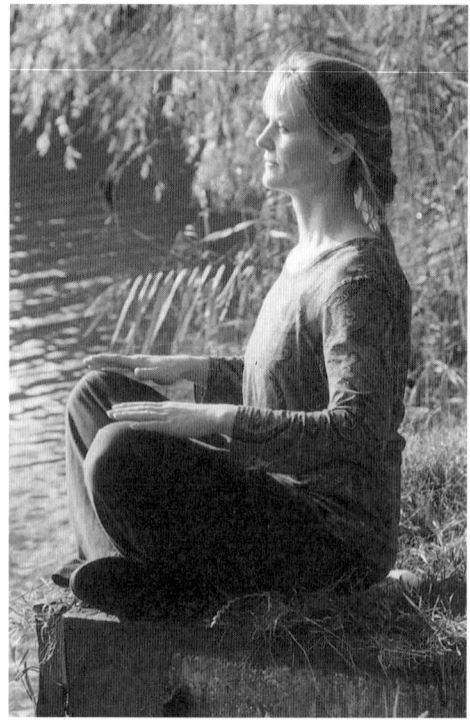

Abb. 17.3: Die Flügelarme

halten werden. Ihre Aufmerksamkeit bleibt bei dem Luftpolster und lässt ein Gefühl der Leichtigkeit in den Armen entstehen. Schließen Sie die Übung ab, indem Sie Ihre Aufmerksamkeit im Dantien sammeln *(Abb. 17.3)*.

»Stehen wie eine Kiefer«

Der große Vorteil dieser Übung liegt darin, dass sie relativ leicht auszuführen ist, da keine komplexen Bewegungen zu erlernen sind. Man benötigt wenig Platz zum Üben, und in relativ kurzer Zeit stellt sich eine deutliche Stärkung der Konstitution und ein großer Kraftzuwachs ein. Die Schwierigkeit dieser Übungsmethode liegt darin, dass viele Übende zunächst den Wert der Übung nicht erkennen und nicht die Geduld aufbringen, solange regelmäßig zu üben, bis sich ihnen die Wirksamkeit erschließt. Obwohl die Körperhaltung einfach erscheint, ist es zu Beginn der Übepraxis oft schwierig, einen ausgewogenen Zustand zu erreichen. Verspannungen zeigen sich deutlich oder stellen sich ein, und das Üben erscheint mühsam und anstrengend.

Sie stehen aufrecht und ruhig wie eine Kiefer. Ihr Geist kommt langsam zur Ruhe, und der Körper entspannt sich. Die Aufmerksamkeit sinkt zum Dantien und wird dort bewahrt. Die Kiefer ist mächtig und stark, hoch aufragend füllt sie den Raum zwischen Himmel und Erde, und doch ist sie nicht starr. Wenn ein Wind aufkommt, bewegen sich ihre Äste und Nadeln ganz weich mit dem Wind. Sie ist mit der Erde gut verwurzelt und dadurch ganz stabil. Mit Ihrer Vorstellung sind Sie bei der Übung wie die Kiefer: Der Körper ist aufrecht und ruhig, aber nicht starr. Die Gelenke bleiben weich und durchlässig – *oben leicht*. Sie verwurzeln sich und bauen einen guten Kontakt mit den Füßen zur Erde auf – *unten schwer*. Sie können auch vor einem Baum üben, um seine Wurzelkraft und seine Leichtigkeit in sich aufzunehmen.

Bei dieser Übung können ein paar Sekunden zur Ewigkeit werden, ein paar Minuten zur Tortur. Die Langweile macht Sie verrückt.

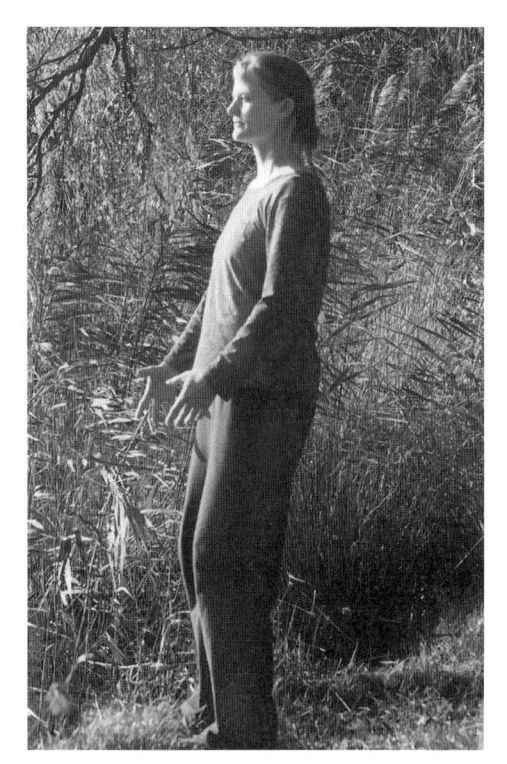

Abb. 17.4: Stehen wie eine Kiefer

Diese Reaktionen sind nur ein Nachweis der permanenten Spannungen in Ihrem Nervensystem und beweisen, dass Sie diese Übungen dringend brauchen.

Schließen Sie die Übung ab, indem Sie die Hände auf den Dantien legen und Ihre Aufmerksamkeit dort sammeln *(Abb. 17.4)*.

»Den Ballon halten«

Diese Übung, die man auch »*den Baum umfassen*« nennt, stellt eine zunehmende Anforderung an Ihr Energie- und Gefäßsystem. Wahrscheinlich werden Sie erleben, dass die Verkrampfungen in Schultern, Armen und Knien ziemliche Schmerzen verursachen, erlauben Sie sich dann kleine ausgleichende Bewegungen und bleiben Sie ruhig.

Bringen Sie beide Arme langsam nach oben, und formen Sie etwa in Schulterhöhe vor der Brust einen offenen Kreis. Die Handflächen weisen zur Brust. Der Abstand zwi-

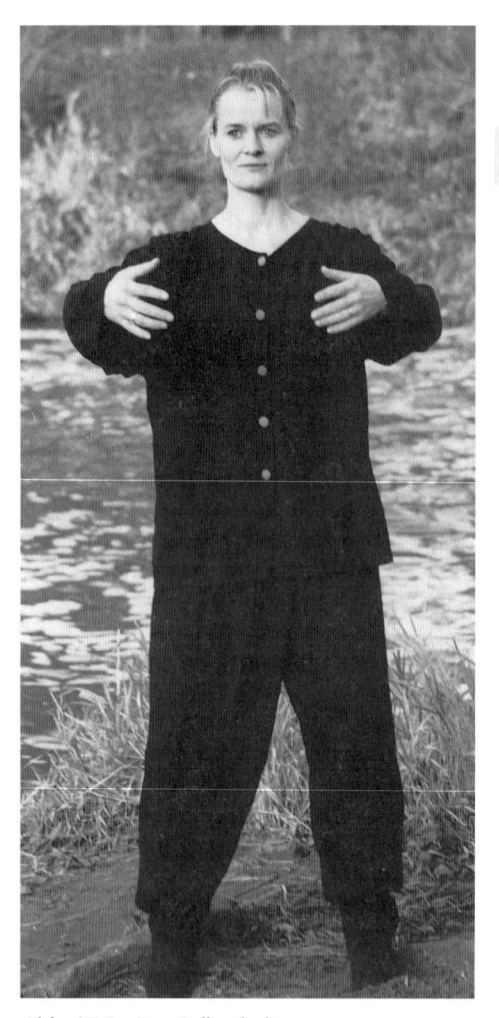

Abb. 17.5: Den Ballon halten

schen den Fingerspitzen kann eine bis drei Handbreit betragen, wobei die Daumen nicht höher sein sollen als die Schultern. Die Ellenbogen halten Sie ein wenig niedriger als Handgelenke und Schultern. Sie bilden einen Bogen. Stellen Sie sich vor, Sie halten zwischen Unterarmen, Händen und Brust einen großen Ballon. Sie halten ihn ganz leicht und ohne Druck an seinem Platz. Er schmiegt sich ganz natürlich an den inneren Kreis Ihrer Finger, Handflächen, Arme und Brust an. Der imaginäre Ballon ist eine große Hilfe für vollkommene Entspannung.

Schließen Sie die Übung ab, indem Sie die Hände auf den Dantien legen und Ihre Aufmerksamkeit dort sammeln *(Abb. 17.5)*.

ÜBUNGEN IN BEWEGUNG

Übungen in Bewegung sind Übungen mit äußerer Bewegung aber innerer Ruhe.

»Schwingen wie ein Baum«

Sie stehen in der Grundhaltung und verlagern Ihr Gewicht sanft und spielerisch von einem Bein auf das andere. Mit der Vorstellung, dass an Ihrem Steißbeinende ein Pendel bis zum Boden hängt, welches Sie ganz langsam hin und her pendeln lassen. Der Atem kommt und geht dabei ganz gelöst. Kommen Sie dann zur Ruhe, und stehen Sie wie ein Baum, fest verwurzelt und lebendig. Nehmen Sie bewusst Ihre Füße auf dem Boden wahr. Schließen Sie die Übung ab, indem Sie Ihre Aufmerksamkeit im Dantien sammeln.

»Zum Himmel wachsen und sich in die Wolken setzen«

Sie stehen in der Grundhaltung und achten darauf, wie Ihr Atem kommt und geht. Sie werden dabei bald eine kleine Schaukelbewegung wahrnehmen, bei der sich das Gewicht minimal auf die Zehenballen und dann wieder zurück auf die ganzen Sohlen verlagert. Verstärken Sie diese Bewegung ein wenig, und genießen Sie das Schaukeln, wobei Sie sich beim nach vorne Schwingen etwas aufrichten und größer werden und sich beim Zurückkommen wieder setzen.

Ihr Atemrhythmus passt sich von ganz allein der Bewegung an, beim Aufrichten atmen Sie ein, beim Hinsetzen atmen Sie aus. Legen Sie zum Schluss der Übung die Hände auf den Dantien und sammeln sie dort ihre Aufmerksamkeit.

»Wecke das Qi«

Nehmen Sie die Grundhaltung im Stehen ein. Lassen Sie beim Einatmen die Arme langsam vor dem Rumpf bis in Schulterhöhe aufsteigen, so als ob sie vom Atem nach oben beför-

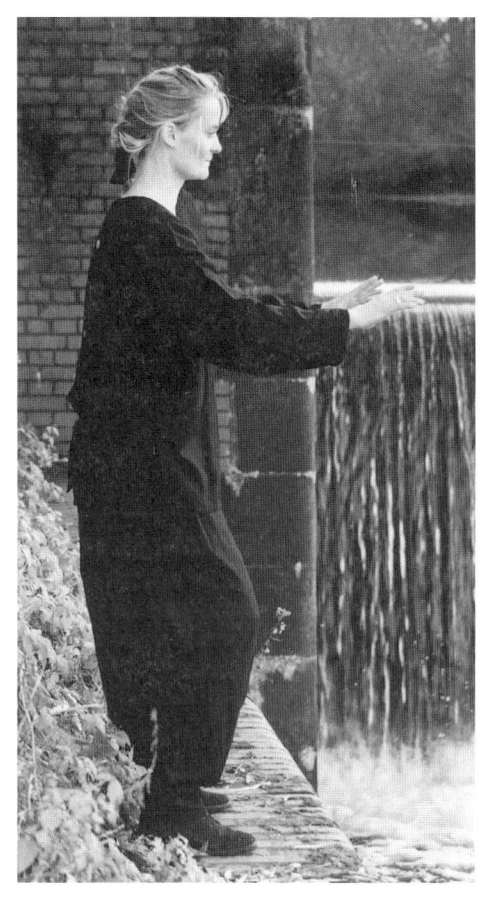

Abb. 17.6: Wecke das Qi

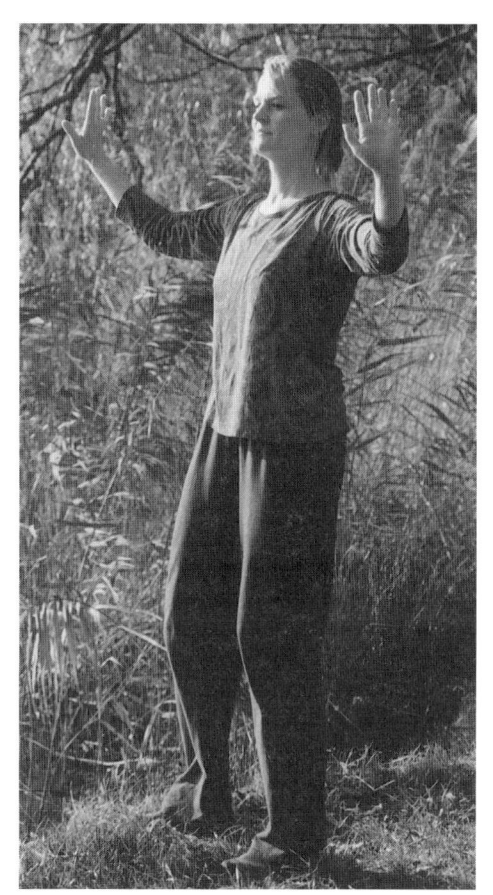

Abb. 17.7: Fliege wie die Wildgans

dert würden. Sie liegen wie auf einem Ballon, der sich aufbläht – mit der Vorstellung einer inneren steigenden Kraft, die die Arme ganz leicht nach oben steigen lässt. Beim Ausatmen setzen Sie sich in die Wolkenbank. Dadurch senken sich auch die Arme, als wenn Sie diese durch das Wasser ziehen würden. Die Handgelenke sind dabei ganz weich, und die Finger zeigen nach oben – mit der Vorstellung einer inneren sinkenden Kraft. Diesen Bewegungsablauf mehrfach wiederholen und die Bewegung zum Fließen bringen. Legen Sie zum Schluss der Übung die Hände auf den Dantien und sammeln Sie dort Ihre Aufmerksamkeit *(Abb. 17.6).*

»Fliege wie die Wildgans«

Nehmen Sie die Grundhaltung im Stehen ein und lenken Sie Ihre Aufmerksamkeit in die Handflächen. Mit dem Einatmen heben Sie beide Arme seitlich hoch, bis sich die Handrücken über dem Kopf beinahe berühren. Richten Sie sich dabei ganz auf, und verlagern Sie Ihr Gewicht auf die Fußballen. Mit dem Ausatmen senken Sie die Arme in einer leicht schwingenden Bewegung wieder ab. Verlagern Sie das Gewicht wieder auf die ganzen Fußsohlen, und sinken Sie dabei etwas ab. Setzen Sie sich in eine Wolke. Wiederholen Sie diesen Bewegungsablauf mehrmals, und stellen Sie sich dabei vor, Sie würden wie eine Wildgans über einen See fliegen *(Abb. 17.7).*

»Qi Gong Gehen«

Sie stehen in der Grundhaltung und verlagern Ihr Gewicht langsam auf das rechte Bein. Heben Sie den linken Fuß vom Boden ab und setzen Sie ihn mit der Ferse zuerst nach links vorne. Verlagern Sie Ihr Gewicht nun langsam ganz nach vorn auf das linke Bein und heben Sie den rechten Fuß vom Boden ab. Wiederholen Sie die Bewegung gegengleich und dann den ganzen Ablauf mehrmals.

Jeder Schritt verläuft langsam und mit vollkommener Aufmerksamkeit – so als ginge man auf dünnem Eis. Fühlen Sie sich ganz leicht und verlassen Sie sich auf die sichere Führung Ihrer Füße. Die Hände breiten Sie zu beiden Seiten aus, um Ihr Gleichgewicht zu finden. Ihr Blick ist nach vorn gerichtet. Schließen Sie die Übung in der Grundhaltung ab, legen Sie die Hände auf den Dantien und sammeln Sie dort Ihre Aufmerksamkeit.

Qi Gong im Alltag

Wenn Sie regelmäßig üben, wird es Ihnen zunehmend besser gelingen, mit Hilfe kurzer Übungen oder sogar nur durch die gedankliche Sammlung auch im Alltag in einen Zustand innerer Ruhe einzutauchen und Kraft zu schöpfen.

Beim Aufstehen: Wenn Sie wach werden, besinnen Sie sich erst einmal für einen Moment. Entspannen Sie sich einen Augenblick in der Grundhaltung im Sitz oder Stand und beginnen erst dann mit Ihrem Tagesablauf.

Beim Einschlafen: Angenehm am Abend ist die Massage der Füße, vor allem der *»Sprudelnden Quelle«*. Das beruhigt und entspannt den Körper. In bequemer Haltung kommen Sie zur Ruhe und streichen mit beiden Händen ein paarmal den gesamten Fuß aus. Kreisen Sie dann sanft und langsam mit den Daumen in dem Bereich der Sprudelnden Quellen, in der Mitte des Vorfußes unter der Fußsohle. Kreisen Sie mindestens 10mal in beide Richtungen, und legen Sie dann die Hände um den Fuß, um nachzuspüren. Massieren Sie dann den anderen Fuß.

Vor dem Einschlafen werden wir oft lästige Gedanken nicht los. Richten Sie dann Ihre Aufmerksamkeit für einen Moment zum Dantien und führen die Übung »Das Qi im Dantien einsammeln« (Abschlussübungen) durch. Mit Hilfe dieser Übungen werden Sie einen gelösten und entspannten Schlaf finden.

Im Sitzen: Denken Sie daran, wann und wo immer Sie sitzen oder stehen, gibt es eine Möglichkeit, Ihre entspannte Grundhaltung zu üben. Angenommen Sie sind beruflich gerade sehr angespannt und haben Rückenschmerzen oder hängen abends schlapp in Ihrem Sessel, dann lockern Sie sich durch ausgiebiges Räkeln, und gähnen Sie herzhaft. Erinnern Sie sich an die Grundhaltung der Qi Gong-Übungen. Sie lassen Luft zwischen die Wirbel, wachsen gen Himmel und greifen mit den Zehen zur Erde, um sich zu verwurzeln. Schließen Sie für einen Moment die Augen, und lassen Sie mit dem Ausatmen alle Spannungen in die Erde abfließen. Legen Sie Ihre Hände auf den Dantien und spüren dem Atem nach (»Dem Atemmeer lauschen«, Ruheübung). Sie werden bald merken, wie wohltuend solche kurzen Ruhephasen sind.

Im Stehen: In Situationen, in denen Sie länger warten müssen, z. B. am Kopierer, wenn Sie an der Kasse anstehen oder an der Bushaltestelle, haben Sie eine vorzügliche Gelegenheit, unbemerkt zu üben. Entlasten Sie Ihren Rücken in der Grundhaltung oder entspannen Sie sich beim »Schwingen wie ein Baum« (Übung in Bewegung). Sie werden erstaunt sein, wie schnell Wartezeiten, über die Sie sich sonst unnötig aufgeregt haben, vorübergehen.

Effektives Arbeiten: Sie können die im Laufe des Tages anwachsenden Belastungen Ihres Körpers auch mindern, indem Sie darauf achten, wie Sie etwas tun. Wenn Sie schreiben, schwere Gegenstände heben oder das Lenkrad Ihres Autos festhalten, wenden Sie dann mehr Energie auf als notwendig wäre? Setzen Sie nicht Ihre Muskeln ein, sondern Ihre Energie. Die großen Kalligraphen Chinas führen ihre Zeichenpinsel mit einem

Minimum an Kraftaufwand und schaffen fehlerlos fließende Bewegungen, die zugleich voller Lebenskraft und vollkommen kontrolliert sind.

Erinnern Sie sich an die Art, wie Sie sich im Qi Gong bewegen. Sie werden dieselbe Wirkung erzielen mit weniger Muskelkraft und werden erkennen, wieviel unnötige Kraft und Spannung Sie in den alltäglichen Verrichtungen vergeuden.

Ärger beschwichtigen: Wenn Sie sich ärgern oder unter Druck setzen, kann der Energiefluss in Ihrem Körper ernstlich blockiert werden. Was immer Sie dann gerade tun, hören Sie auf damit. Nehmen Sie eine entspannte Haltung ein und schauen ins Weite, wenn möglich ins Grüne – in China schaut man in ein Aquarium, um das Gemüt zu beruhigen. Erinnern Sie sich in der Grundhaltung an das **innere Lächeln,** und Ihre Stimmungslage wird sich verändern. Auch eine sehr wirkungsvolle Übung stellt die **»Energiewäsche«** dar. Waschen Sie Ihr Gesicht mit warmem Wasser und trocknen es ab. Dann legen Sie Unterarme und Handrücken auf einen Tisch. Schließen Sie die Augen, atmen gleichmäßig und ruhig und sitzen für einen Moment ganz still. Danach öffnen Sie die Augen und legen Ihre Handflächen aufs Gesicht. Sie waschen sich mehrmals mit den Händen das Gesicht, wobei Sie langsam vom Kinn über das Gesicht bis zum Haaransatz und zurück über die Ohren streichen. Sie werden schnell die belebende und erfrischende Wirkung spüren.

Erinnern Sie sich an das Wesentliche: Unterbrechen Sie für Minuten Ihren Tagesablauf und lassen Sie das Leben geschehen, denn wenn Sie sich solche Augenblicke erlauben, stärken und nähren Sie Ihre Lebenskraft.

Übungstipps

Üben Sie möglichst täglich, mindestens 15 Minuten, wobei Sie nicht versuchen sollten, so viele Übungen wie möglich zu machen, sondern wenige Übungen ganz langsam und bewusst.

Es ist ratsam, sich einen günstigen Übungsplatz zu suchen. Ideal ist ein vor Wind geschützter Platz *im Freien,* wo Bäume stehen, weil dort das Qi der umgebenden Natur besonders stark fließt, und auch auf den Körper positiv Einfluss nehmen kann. Wenn das Üben im Freien nicht möglich ist, wählen Sie einen gut durchlüfteten, ruhigen Raum, in dem Sie störungsfrei üben können. Weder Menschen, Haustier, noch Telefon sollen Sie behelligen, unterbrechen oder gar erschrecken.

Tragen Sie lockere und bequeme Kleidung und legen Sie Schmuck ab. Es ist gut, den Darm und die Blase vor dem Üben zu leeren und weder mit leerem noch mit vollem Magen Qi Gong zu praktizieren. Sie sollten sich in einer einigermaßen *harmonischen Verfassung* befinden, wovon auch die Übungsdauer abhängig ist, da es eine gewisse Zeit braucht, bis Sie entspannt und in geistiger Ruhe sind. Beachten Sie immer wieder, der wichtigste Gedanke ist die Übung selbst.

SCHLUSSBEMERKUNGEN

Empfindungen

Während des Qi Gong-Übens oder danach können verschiedene Empfindungen auftreten, diese entstehen, weil Qi im Körper bewegt wird. Solche Empfindungen können sein: Hitze, Wärme, Kälte, Schmerzempfinden, Taubheit, Zittern oder ein pulsierendes Gefühl an verschiedenen Bereichen des Körpers. Lassen Sie sich von diesen Vorgängen nicht durcheinanderbringen, dies alles sind normale Reaktionen, und Sie können ohne Bedenken weiterüben.

Wenn sich Auswirkungen von Stress, vernachlässigter Haltung, Krankheiten und täglichem Kopfzerbrechen angehäuft haben, können Sie sich auf zahlreiche höchst ungewöhnliche Empfindungen gefasst machen.

Wir kommen in Kontakt mit unserer »eingefrorenen« Wirbelsäule, die sich durch Steifheit hervortut. Auch unsere Muskeln bringen, hart und fest wie sie sind, nur angespannte und harte Bewegungen hervor. Starke Müdigkeit kann beim Üben entstehen. Dies kann Ausdruck der Entspannung, aber auch der Erschöpfung sein. Sie sollten dann eine kleine Pause einlegen. Wenn Anspannung und Schmerzen verspürt werden, bleiben Sie ruhig, wenn Qi den verkrampften Bereich durchströmt hat, wird sich dieser wieder lockern.

Wenn die zeitlupenartigen Bewegungen Sie nervös machen, dann üben Sie zunächst etwas schneller, bis Sie aus Ihrem gewohnten Tempo allmählich in einen langsameren Rhythmus hineinfinden, zwingen Sie sich nicht zur Ruhe.

Ihre Gedanken werden sich immer wieder verselbständigen und abgleiten, ärgern Sie sich nicht darüber, sondern kehren Sie gelassen wieder zur Übung zurück.

Das sind aber *Anfangsschwierigkeiten,* wie Sie bei allen übenden Verfahren immer wieder auftreten und oft mit den eigenen, inneren Widerständen zusammenhängen. Kein Mensch ist von Anfang an gerne bereit, sich auf ungewisse Veränderungen in seinem Körper einzustellen und in Kauf zu nehmen, dass dabei etwas »Wundersames« mit ihm geschieht. Bei Qi Gong passiert aber nichts Wundersames, sondern nur eine deutliche Entspannung und ein Abstand nehmen von den lästigen Gedanken.

Gähnen und Grummeln im Bauch sowie vermehrter Speichelfluss deuten auf Entspannung und Anregung des Verdauungssystems hin und sind sehr zu begrüßen. Schlucken Sie den Speichel, die »Jadeflüssigkeit« in Gedanken bis zum Dantien hinunter. Sie fördern damit die Umwandlung und Aufnahme des in der Nahrung enthaltenen Qi. Lassen Sie das Gähnen ausgiebig zu, es ist eine spontane Tiefatmung, die den gesamten Körper entspannt.

Vielleicht haben Sie auch plötzlich ein beglückendes, fröhliches, gelassenes Gefühl, ein Moment des anspruchslosen Glücks und der Leichtigkeit, genießen Sie es, denn wie selten sind solche Augenblicke.

Das Qi äußert sich entsprechend dem Zustand des Übenden. Alle diese Erscheinungen, gleich ob angenehm oder unangenehm, deuten darauf hin, dass das Qi positiv wirkt.

Wirkungen

Die Übenden, die regelmäßig üben, berichten alle über positive Wirkungen vom Qi Gong –, sie werden ruhiger und konzentrierter, fühlen sich leichter und beschwingter, kräftiger und jünger, sie können freier atmen und lernen sich zu entspannen. Sie erleben sich wieder als Ganzheit und entdecken ihre *Lebensfreude* wieder. Häufig wird erwähnt, der Schlaf sei tiefer geworden, Rücken- oder Gelenkschmerzen hätten nachgelassen, das Sehvermögen hätte sich verbessert und der Kreislauf stabilisiert.

Allgemein nimmt die Sensibilität für sich selbst zu. Wir lernen, unser Atempotential wahrzunehmen und es zu erschließen. Wir nehmen wahr, wie wir körperlich auf Ereignisse, die auf uns einwirken, reagieren. Die Übungen lehren uns, achtsamere und schonendere Haltungs- und Bewegungsweisen auszuführen und so einen sinnlosen und unnötigen Kraftaufwand zu vermeiden.

Wir werden sensibler für die Gefühle der Menschen in unserer Umgebung. Die charakterliche Entwicklung des Menschen wird positiv beeinflusst. Es werden neue ungewohnte Lösungswege gefunden, damit treten weniger Stressreaktionen auf, und das Wohlbefinden steigert sich.

Ein neues Lebensgefühl entsteht.

So große Wirkungen einer so sanften Methode?

Laotse sagt dazu: »Es gibt nichts Weicheres als das Wasser, aber nichts ist ihm in der Überwindung des Harten überlegen.«

FALLBEISPIELE

Alle Teilnehmer meiner Kurse, die regelmäßig üben, berichten ausnahmslos von positiven Veränderungen in ihrem Leben. Diese Veränderungen sind sehr unterschiedlich, so unterschiedlich, wie die Beschwerden, die die Teilnehmer am Anfang des Kurses haben.

Auch der Zeitraum in dem geübt wird bis die Wirkung des Übens eintritt, ist sehr unterschiedlich.

- Eine 54-jährige Frau, die seit 16 Jahren unter Schlafproblemen litt, und diese auch schon erfolglos mit den verschiedensten Therapien zu behandeln versucht hatte, berichtete nach ihrer ersten Qi Gong Stunde, dass sie die ganze Nacht durchgeschlafen habe. Sie übt jetzt seit 4 Jahren regelmäßig in meinen Kursen und auch zu Hause und schläft seitdem fast jede Nacht ohne Unterbrechung.
- Eine 46-jährige Frau, die seit 8 Jahren über unregelmäßig auftretenden Schwindel klagte, und bei der die verschiedensten Ärzte keinen organischen Befund feststellen konnten, übte in meinen Kursen 4 Jahre lang ohne eine Besserung zu verspüren. Sie blieb nur deshalb dabei, weil sie selbst die Verantwortung für ihre Gesundheit übernehmen wollte. Nach 4 Jahren kam sie zu mir und sagte nur einen Satz:»Es fängt an zu wirken«. Sie ist nun weitere 2 Jahre in meinem Kurs und übt natürlich zu Hause, und sie kann sich an den letzten Schwindelanfall nicht mehr erinnern.
- Ich habe Qi Gong vor 12 Jahren kennengelernt und fühlte mich sofort in den weichen und fließenden Bewegungen wohl. Kurz danach hatte ich einen Bandscheibenvorfall, was für mich trotz meiner erst 24 Jahre, gar nicht so ungewöhnlich war. Ich habe verschiedene Haltungsschäden und schon in jungen Jahren schwer körperlich gearbeitet, somit kannte ich Rückenschmerzen und Blockierungen schon zur Genüge. Ich habe zu der Zeit noch in der Krankengymnastik gearbeitet und konnte mir selbst mit meinen Übungen bei meinem Bandscheibenvorfall nicht helfen, was meine Einstellung zur schulmedizinischen Therapie nachhaltig veränderte. Da probierte ich die gerade erst erlernten Bewegungen des Qi Gong aus, und sie verschafften mir schmerzfreie Momente; inzwischen jedoch ein stetiges Wohlgefühl im gesamtem Rücken. Ich habe 2 Töchter im Alter von 5 und 8 Jahren und hatte bei beiden Schwangerschaften keine Rückenprobleme. Außerdem habe ich keine Kreislaufprobleme mehr, keine kalten Füße und meine chronische Sehnenscheidenentzündung im rechten Handgelenk ist verschwunden. Ich bin innerlich ruhiger und ausgeglichener und bin sehr dankbar dafür, Qi Gong im richtigen Moment kennengelernt zu haben.

Gesund oder krank?

In der Tradition Chinas bedeutet *Gesundheit innere Harmonie und ganzheitliche körperliche und seelische Ausgewogenheit.*

Viele Menschen unserer Kultur setzen Gesundheit mit der Abwesenheit von Krankheit und Gebrechen gleich, wobei die Ursache für Krankheit häufig als allein von außen verursacht erlebt wird. Jedes Kranksein enthält aber eine Botschaft, die mit den Geschichten zu tun hat, von denen wir vergessen haben, dass wir selbst ihre Autoren sind.

Wenn wir krank geworden sind, ist eine der Geschichten sichtbar bzw. fühlbar geworden, nicht eingebildet, sondern ganz real schmerzend.

Hinzu kommt, dass sich unsere Vitalität im Laufe des Lebens erschöpft. Wenn wir geboren werden, ist unser Körper gefüllt mit Energie. Doch wir werden älter, und die Vitalität erschöpft sich, wenn wir nichts tun, um diesen Prozess umzukehren.

Mit der Entwicklung von Wissenschaft und Technik hat sich besonders im Westen die Geisteshaltung des modernen Menschen radikal verändert. Von jenem natürlichen Menschen der Urgemeinschaft, der aufs engste mit der Natur verbunden war, hat er sich zum gesellschaftlichen und zivilisierten Menschen entwickelt. Damit hat er aber auch die Beziehung zu der Ganzheit der Natur verloren, indem er bewusst oder unbewusst mehr und mehr auf die Anpassung an den Rhythmus der Natur verzichtet und diesem sogar zuwidergehandelt hat. So hat sich der moderne Mensch auch seiner eigenen Natur entfremdet und die Identifikation mit seinem Körper verloren: er spürt seine Füße nur, wenn sie schmerzen. Die Folgen sind eine Menge von psychischen und physischen Krankheiten, treffend auch *Zivilisationskrankheiten* genannt. Der Mensch kann auf die Dauer nicht unbeschadet in einer solchen Naturferne existieren.

Wenn wir wirklich gesunden wollen, dann ist es wichtig, dass wir *Eigenverantwortung* für unsere Krankheit übernehmen und sie als Chance für eine Verbesserung unserer Lebenshaltung und Umstände ansehen. Das Gesunden ist eine sehr individuelle Angelegenheit, was für den Einen förderlich ist, belastet den Anderen. Manche Tätigkeiten, Nahrungsmittel, Heilweisen und Arzneien sind für diesen Menschen wirksam, für den nächsten schädlich.

Es gibt keine universal gültige Festlegung, was gesund ist. Nur immer wieder neue Bemühungen, das ganz persönliche Gleichgewicht der individuellen Gesundheit zu finden und wahrzunehmen, was der eigenen Natur entspricht. Werden Sie zum Fachmann bzw. zur Fachfrau für die eigene Gesundheit. Es gibt keinen Menschen, der so motiviert ist, Ihre Gesundheit zu erhalten, wie Sie selbst. Und wenn Sie sich nicht um sich selbst kümmern, wer sollte es dann tun?

Der wichtigste Schritt zur Selbstheilung besteht in erster Linie darin, zu sich selbst zu kommen, um so die innere Ruhe zu finden und dadurch sensibel und offen zu werden für *die Botschaft der inneren Stimme*. Ein Weg dahin ist Qi Gong.

»Kehre zurück zur Quelle und finde die Stille. Das ist der Weg der Natur« (Laotse).

Für Menschen, die mit den Philosophien chinesischer Medizin nicht vertraut sind, mögen die Wirkungen von Qi Gong an Magie grenzen und jene, die daran glauben, einfältig erscheinen. Die Übungen sind erstaunlich einfach, – doch kann es die Arbeit eines ganzen Lebens sein, sie zur Vollkommenheit zu bringen. Die Schwierigkeit besteht darin, eine solch einfache Übung regelmäßig zu praktizieren und sie mit Inhalt zu füllen. Wollen wir hoffen, dass mehr Menschen die Geduld aufbringen, das zu erkennen.

»Wenn nicht Du, wer dann. Wenn nicht jetzt, wann dann« (Laotse).

Literatur

Hempen, C.-H.: Chinesische Medizin. Seehamer Verlag GmbH Weyarn, Lizenzausgabe 1997

Jiao Guorui: Qi Gong Yangsheng Gesundheitsfördernde Übungen der T. C. M. Medizinisch Literarische Verlagsgesellschaft mbH Ülzen, 1. Aufl. 1988

Kaptchuk, T. J.: Das große Buch der chinesischen Medizin., Scherz Verlag, Bern, München, Wien für O.W. Barth Verlag, 2. Aufl. 1991

Kunkel, C.: Traditionelle Chinesische Medizin. Falken Verlag Niedernhausen, 1. Aufl. 1997

Lam Kam Chuen: Energie und Lebenskraft durch Chi Gong. Mosaik Verlag GmbH München, 1. Aufl. 1993

Olvedi U.: Das Stille Qi Gong. Scherz Verlag, Bern, München, Wien für O.W. Barth Verlag, 4. Aufl. 1998

Piontek, M.D.: Das Tao der Frau. Ariston Verlag Kreuzlingen, 2. Aufl. 1996

Reid H.: Wege zur Harmonie. Mosaik Verlag GmbH München, 1. Aufl. 1989

Schillings A., Hinterthür P.: Qi Gong Der Fliegende Kranich. Windpferd Verlagsgesellschaft mbH Aitrang, 2. Aufl. 1991

Schwarze M.: Qigong Gesund durch sanfte Bewegung. Gräfe und Unzer Verlag GmbH München, 2. Aufl. 1995

Temelie B.: Ernährung nach den Fünf Elementen. Joy Verlag GmbH Sulzberg, 15. Aufl. 1992

Wilhelm R.: Laotse Tao te King. E. Diederichs Verlag München, Sonderausgabe 1998

Yan Zhao: Selbstheilung durch chinesische Medizin. Droemersche Verlagsanstalt Th. Knaur Nachf. München, 1. Aufl. 1996

Autorin und Kontakte

Petra Böker
Gymnastiklehrerin, Bewegungstherapeutin,
Rückenschul- und Qi Gong-Lehrerin
Stünkels Hof 39
30855 Langenhagen

Medizinische Gesellschaft
für Qi Gong Yangsheng e.V.
Herwarthstr. 21
53115 Bonn

Zentrum für wissensch. Weiterbildung der Carl
von Ossietzky Universität
Postfach 2503
26111 Oldenburg

Netzwerk Taijiquan und Qigong e. V.
Eppendorfer Landstr. 164
20251 Hamburg

Die Rosen-Methode
Körperarbeit nach Marion Rosen

GABRIELE ROHRER-KUMLIN UND JULIANE KNOOP

»Wenn du das hervorbringst, was in dir ist,
Wird dich das, was du hervorbringst, retten.
Wenn du nicht hervorbringst, was in dir ist,
Wird dich das, was du nicht hervorbringst,
zerstören.«

(GNOSIS, JESUS IM THOMAS-EVANGELIUM)

Die Rosen-Methode wurde von der in die USA emigrierten deutschen Körpertherapeutin Marion Rosen Ende der 50er Jahre entwickelt. Die inzwischen 87-jährige Pionierin baute ihre Arbeit auf der Tradition der Atem- und Entspannungsarbeit von Elsa Gindler auf. Grundlage ist das Zusammenspiel von Muskelverspannungen, Atem und Emotionen. Diese Arbeit ermöglicht durch eine Kombination von sanfter, achtsamer Berührung und einfühlsamer verbaler Begleitung tiefe Entspannung, die das Tor zu verborgenen Gefühlen öffnet und neue Lebensfreude weckt. Sie führt zu größerem Vertrauen in die eigenen Fähigkeiten und ermöglicht einen tieferen Zugang zu sich selbst.

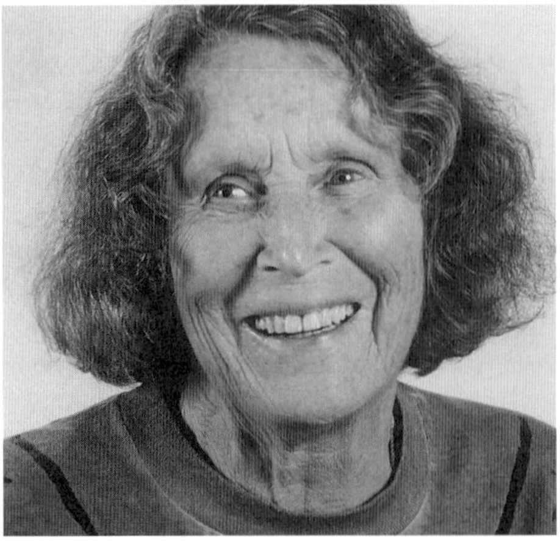

ENTSTEHUNGSGESCHICHTE

Marion Rosens Begeisterung für Bewegung, Tanz und Körpertherapie führte sie 1936 zu der Atem- und Entspannungstherapeutin und Gindler-Schülerin Lucy Heyer in München. Ihr Ehemann Dr. Gustav Richard Heyer war Psychoanalytiker und zugleich Schüler und Kollege von C. G. Jung. Hauptanliegen des Ehepaars Heyer war es, die Atem- und Entspannungsarbeit in die Jung'sche Psychoanalyse zu integrieren. Gemeinsam erzielten sie große Erfolge. Menschen aus ganz Deutschland suchten ihre Hilfe. Marion Rosen absol-

Abb. 18.1: Marion Rosen

vierte ein zweijähriges Praktikum bei Lucy Heyer.

Zusammen übernahmen die beiden Frauen den körperorientierten Teil (Atemarbeit) der therapeutischen Behandlungen. In der sich daran anschließenden Analyse mit Dr. Heyer kamen die Patienten schneller und intensiver mit ihren Gefühlen in Kontakt und konnten in kurzer Zeit die therapeutische Begleitung beenden.

Lucy Heyer bezeichnete Marion Rosen als ihre begabteste Schülerin. Der Samen für die spätere Rosen-Methode wurde in dieser Zeit gesät.

Während der NS-Zeit war Marion Rosens Familie wegen ihrer jüdischen Abstammung gezwungen, Deutschland zu verlassen. Bevor sie sich endgültig in den USA niederließ, studierte Marion Rosen Physiotherapie in Schweden. Nach Erhalt ihres amerikanischen Visums emigrierte sie nach Kalifornien, setzte ihr Studium der Physiotherapie an der Mayo Klinik fort und arbeitete viele Jahre in einem großen Krankenhaus in Oakland, Kalifornien. Sie verwendete hier das bei Lucy Heyer Erlernte.

Mehr und mehr begannen der Atem und die verbale Begleitung in den Vordergrund ihrer Arbeit zu rücken, denn sie beobachtete bei den PatientInnen, wie ihre Gefühlsäußerungen eine direkte Auswirkung auf ihr Atemmuster hatten. Sie begann, in den Behandlungen Fragen zu stellen, teilte mit, was sie im Körper an Veränderungen beobachtete und mit ihren Händen spürte. Die PatientInnen redeten über das, was sie gerade fühlten, sprachen über Kindheitserinnerungen und ihre Konflikte. Marion Rosen bemerkte, dass sich die verspannte Muskulatur löste, sobald den unterdrückten Gefühlen Ausdruck verliehen wurde. Sie wurde allmählich dafür bekannt, dass ihre PatientInnen schneller gesundeten als andere, weil sie die Psyche mit einbezog. Im Laufe der Zeit entwickelte sie auf diese Weise ihre eigene Methode, die in erster Linie auf praktischer und persönlicher Erfahrung beruhte. Nach vielen Jahren anstrengender Krankenhausarbeit setzte sie ihre Arbeit in privater Praxis fort. Sie hatte zu dem Zeitpunkt bereits den Ruf, Menschen mit psychosomatischen Leiden helfen zu können, denn ihr war längst bewusst dass die Geschichte einer Person im Körper gespeichert liegt, und dass Körper und Geist miteinander verbunden sind.

Ärzte, Psychotherapeuten und Orthopäden schickten PatientInnen zu ihr.

Marion Rosen arbeitete 35 Jahre lang auf diese Weise. Sie ahnte damals noch nicht, dass die Saat aufgegangen war und ihre Arbeit in einer eigenen Schule weite Verbreitung finden sollte. 1980 entstand dann der erste Ausbildungslehrgang, dessen AbsolventInnen einige Jahre später das heutige *Rosen Institute* in Berkeley, Kalifornien, gründeten.

Seit 1992 gibt es auch in Deutschland ein Zentrum der Rosen-Methode in Bühl/Baden, wo die Co-Autorin Juliane Knoop Ausbildungskurse in Zusammenarbeit mit LehrerInnen aus den USA anbietet.

PHILOSOPHIE DER ROSEN-METHODE

Unser Körper spricht seine eigene Sprache durch die Art, wie wir uns bewegen, wie wir stehen, sitzen, arbeiten usw. Er spiegelt wider, wie wir uns in unseren Gefühlen, Sicht- und Verhaltensweisen organisiert haben. Ohne es zu wollen oder auch nur zu ahnen, geben wir ein Bild von unserem Innenleben, ohne ein einziges Wort gesagt zu haben. Wir haben gelernt, unser Verhalten anzupassen, um geliebt und anerkannt zu werden. In einer schmerzlichen und erschreckenden Situation spannen wir automatisch die Muskeln an und verkürzen die Atmung, um die Gefühle abzuwehren. Mit der Zeit formen uns solche Reaktionen und unsere Erlebnisse physisch und psychisch, vielleicht sogar mehr als unsere genetischen Veranlagungen. Viele unserer körperlichen Beschwerden sind die Folge dieser unbewussten Kontraktionen der Muskeln und des Muskelgewebes. Sie erhalten eine Vielzahl von Namen, Haltungsschäden, krummer Rücken, Stress, Arthritis, Asthma usw. Wir realisieren nicht, dass wir uns von diesen Leiden befreien könnten, wenn wir die Ursache wüssten.

Die Rosen-Methode trennt nicht zwischen einem physischen Problem, den Emotionen oder Erinnerungen, die darin verankert sind, dem damit verbundenen psychologischen Befinden und dem Hinführen zur Selbsterfahrung. Darum gilt sie als psychospirituelle Körperarbeit. Wir erleben durch die Rosen-Methode, wie Gedanken und Gefühle in unserer physischen Struktur fest verankert sind.

»Wer bin ich?«, ist die Kernfrage dieser Methode.

So wurde das folgende Wort aus dem Thomas-Evangelium Marion Rosens Motto dieser Arbeit: »Wenn du hervorbringst, was in dir ist, wird dich das, was du hervorbringst, retten. Wenn du nicht hervorbringst, was in dir ist, wird dich das, was du nicht hervorbringst, zerstören.«[1]

Es bringt Marion Rosens Überzeugung zum Ausdruck, dass unsere verdrängten Teile und unsere verspannten Muskeln gegen uns arbeiten. Sie verursachen Einschränkungen und Krankheiten. Es entstehen physische Spannungsbarrieren zwischen uns selbst und dem Unterbewusstsein, die zu einem falschen Selbst oder zu einer Geisteshaltung führen, die die Sicht des authentischen Ichs verdeckt. Wenn diese Spannungsbarrieren ins Bewusstsein gebracht und aufgelöst werden, können sie zur Lebensquelle werden und eine Wandlung herbeiführen von der Person, die wir zu sein glauben, zu der Person, die wir wirklich sind. Diese Bewusstwerdung nennt Marion Rosen den eigentlichen Wachstumsprozess. Geht man durch diesen Wachstumsprozess, werden die aufgegebenen Teile in uns Stückchen für Stückchen zurückerobert. Es gibt keine Barrieren mehr zwischen unserer inneren Erfahrung und unserem äußeren Selbstausdruck. Das Grundprinzip ist Entspannung (Nichts-Tun). Sie ermöglicht eine Öffnung und eine Kontaktaufnahme mit dem Unbewussten. Dadurch wird uns bewusst, was mit uns geschieht. Im Nicht-Tun geben wir unsere Kontrolle auf und lassen eine andere Kontrolle geschehen, nämlich die des Körpers, des unbewussten autonomen Nervensystems. Nichts muss zurückgehalten oder unterdrückt werden.

Sowohl die Praktizierende (Behandelnde) als auch die KlientIn (Behandelte) tragen während einer Sitzung dazu bei, dass dieser Zustand eintreten kann. Hierbei spielen die Hände der Praktizierenden eine bedeutende Rolle. Ihre primäre Funktion ist es, Kontakt mit der Verspannung herzustellen, zu lauschen, zu hören, zu halten, wo die KlientIn festhält. Die Hände folgen sanft dem Atem und der Muskelverspannung und fungieren so als Container und Reflektor dessen, was im Körper geschieht. Sie kommunizieren mit dem Unterbewusstsein, das durch Öffnen reagiert – sowohl durch die an die Oberfläche kommenden Gefühle, Bilder, Gedanken, Wahrnehmungen und Einsichten als auch durch veränderte Atembewegungen. Teile des Körpers, die für die KlientIn taub schienen, werden zum Leben erweckt.

Wesentlich dabei ist die völlige Präsenz, Stille und Geduld der Praktizierenden. Sie ist ganz bei sich selbst und zugleich bei der KlientIn, um deren authentisches Selbst hinter den Barrieren zu spüren. Wird dieses Selbst wahrgenommen, kann es zum Ausdruck gebracht und verbal unterstützt werden.

Der verbale Kontakt, der immer nur reflektierend und nie forschend ist, dient dazu, tiefer in die Erfahrungen vorzudringen und das, was schließlich ans Licht kommt, zu verarbeiten. Die Geist/Körper-Einheit kann dabei tief empfunden werden. Der Atem kann wieder freier fließen, da der Innenraum sich weitet. Ein inneres Glücksempfinden und Kraft sind die Folge.

---

1 Aus: Gnosis. Das Evangelium nach Thomas, Kap. 70.

DIE BERÜHRUNG IN DER ROSEN-METHODE

»Loving touch is the most powerful resource that human beings possess.«

(MARION ROSEN)

Wie Untersuchungen ergeben haben, ist die Berührung von großer Bedeutung für das Wachsen und Heranwachsen aller Lebewesen, ähnlich wie das Bedürfnis, Schutz zu suchen oder Nahrung aufzunehmen. Wird Berührung verwehrt, hat dies Unterentwicklung und Krankheit zur Folge. Die Verhaltensentwicklung des Menschen ist gestört, es besteht ein Unvermögen, mit anderen Menschen eine Verbindung aufzunehmen.[2] Berührung heilt.

Die Berührung der Rosen-Methode ist sanft, zuweilen jedoch auch fest und tiefgreifend. Es ist ein mitfühlendes Berühren. Der KlientIn wird volle Aufmerksamkeit zuteil. Die Hände der Praktizierenden verweilen an den sichtbaren oder auch nur fühlbaren Verspannungen der KlientIn über einen längeren Zeitraum.

Es ist ein Warten ohne Erwartung.

Diese Gegenwärtigkeit gibt der KlientIn Raum, sich auf die Berührung einzulassen. In der Gegenwärtigkeit dieser Berührung liegt die Kraft, Dinge zu lassen, wie sie sind. Es ist, als ob eine Gewissheit körperlich spürbar wird, die Gewissheit, angenommen zu sein, unabhängig davon, welche Persönlichkeitsstruktur sichtbar wird, welcher Kampf sich innerlich abspielt, welche Maske aufgesetzt wurde. Nur so kann ein Sich-Öffnen möglich sein, die Bereitschaft sich selbst zu ergründen und zu finden.

Zuweilen besteht die Berührung aus Halten – Gehaltenwerden. Die Praktizierende versucht jedoch immer wieder, den Verspannungen zu begegnen gemäß ihrer Stärke und Tiefe. Dies geschieht durch Gegendruck, eine Berührung, die alle Teile der Hände miteinbezieht: entweder nur den Daumen, die Fingerspitzen oder aber den Handballen.

Oftmals benutzt die Praktizierende ihr eigenes Körpergewicht, um einer starken Verspannung mit entsprechend angemessenem Druck zu begegnen. Dies ermöglicht der KlientIn, sich ihrer Verspannungen bewusst zu werden. Dann weicht die Sanftheit der Berührung einer kraftvollen Bewegung der Hände, die dann mit tieferen Schichten kommunizieren.

Die Praktizierende verwendet beide Hände, so als ob in ihnen alle Sinnesorgane vereinigt wären. Die Hände tasten, spüren, hören, riechen. Sie halten dort inne, wo sie Verfestigungen bemerken und warten lange, bis sich im Atemmuster, im Gesichtsausdruck oder in der Hautfarbe etwas verändert. Diese Informationen werden an die KlientIn zurückgegeben, verbal und auch mit den Händen. Sowohl die KlientIn als auch die Praktizierende werden sich dabei ihrer Körper bewusst, so dass sich ein direkter Bezug zur Realität wieder einstellen kann.

Der Verlauf des Atems ist wie ein Wegweiser für die Berührung, ein roter Faden,

---

2 Montagu, A.: Körperkontakt, S. 22ff

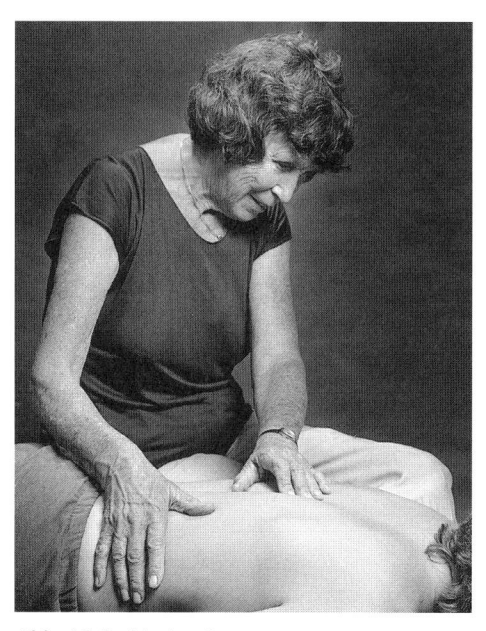

Abb. 18.2: Marion Rosen

dem gefolgt wird. Eine Reise ins Unbekannte.

In der Ausbildung zur »Rosen Praktizierenden« ist das Erlernen der »Rosen-Berührung« ein Schwerpunkt.

Die Fähigkeit, mit einer Berührung auch gleichzeitig einen Kontakt zur KlientIn herzustellen, ist nicht selbstverständlich, denn es sind nicht nur die Hände, die berühren. Das ganze Sein ist beteiligt. Die Berührung geht von der Mitte, vom Herzen aus und fließt weiter in die Arme und schließlich in die Hände. Es ist ein Kreislauf, der Offenheit und Präsenz verlangt, sowie die Bereitschaft, für den anderen mit Empathie da zu sein, Mut zu haben, sich einzulassen und Intimität zu ertragen, sich hinzugeben und von der KlientIn leiten zu lassen.

So ist z. B. eine der zu erlernenden Fähigkeiten, mit den Händen in einen Dialog treten zu können, um dann der Antwort des Körpers mit Berührung und verbaler Interaktion zu folgen.

Die Rosen-Methode verfolgt in ihrer Berührung keine Absicht. Es entsteht eine Atmosphäre von Übereinstimmung und Frieden, wodurch die KlientIn die Chance erhält sich anzunehmen.

Atmung und Muskulatur

Freie Atmung ist angeboren und erfolgt durch eine uneingeschränkte Bewegung des Zwerchfells. Die Atmung ist nicht das Ergebnis eines Tuns oder einer Anstrengung. Sie kommt und geht. Wird die Zwerchfellbewegung aus irgendeinem Grund eingeschränkt, übernehmen andere Muskeln seine Funktion. Die Atmung wird in diesem Fall sehr anstrengend und kann im Extremfall alle Muskeln von Schultern, Hals und Kiefer anspannen. Werden diese Hilfsmuskeln zur Atmung eingesetzt, ist ihre eigentliche Aufgabe (geben, nehmen, strecken, tragen, drehen, heben, kauen) eingeschränkt, was zu erheblichen Schmerzen führen kann.

Das Zwerchfell, unser größter Atemmuskel, »teilt« uns in zwei Hälften. Es bildet den Boden des Brustkorbes und das Dach des Bauchraumes. In der dritten oder vierten Schwangerschaftswoche wird es beim Fötus im Nackenbereich gebildet. Mit dem Wachstum des Embryos senkt sich das Zwerchfell. Herz und Lungen befinden sich oberhalb des Zwerchfells, Leber, Magen und Milz direkt unterhalb. Die Bewegung des Zwerchfells beeinflusst den Rhythmus des Herzens, der Lungen und des Verdauungssystems. Deshalb ist das volle Bewegungsspektrum des Zwerchfells (ca. 1,25 cm) wichtig, um die kontinuierliche Bewegung der Eingeweide aufrechtzuerhalten. Im Gegensatz zu den meisten Muskeln bewegt das Zwerchfell keinen Knochen. Die Bewegung ist wie eine Welle. Die Ruheperiode nach der Ausatmung ist Teil dieses Rhythmus'. Entspanntes Atmen ist einatmen, ausatmen, Ruhepause. Der Kreislauf wiederholt sich von selbst.

Dennoch kann die Funktion des Zwerchfells zu einem gewissen Grad gesteuert werden. So können wir z.B. aus verschiedenen Gründen die Luft anhalten, bewusst oder unbewusst.

Unser Gemüt, unsere Gefühle und unser körperliches Befinden werden durch die Atmung beeinflusst. Die Anspannung eines Körperteils bringt gleichzeitig eine Anspannung des Zwerchfells mit sich, wodurch Bewegung und Atmung eingeschränkt werden. Lässt die Spannung nach, entspannt das Zwerchfell. Wenn wir uns selbst nicht mehr zusammenhalten müssen, bewegen wir uns nicht nur leichter, sondern unser Fühlen und Denken fließen ineinander über, sodass das ganze Potential unserer Erfahrung, unserer Fähigkeiten und unseres Wissens genutzt werden kann.

Das Atemmuster eines Menschen ist so individuell wie sein Fingerabdruck. Da unsere Atmung sowohl willkürlich als auch unwillkürlich geschieht, sehen wir in der Rosen-Methode die Atembewegung als Brücke zwischen dem Bewusstsein und dem Unterbewusstsein.

Indikationen

Die Rosen-Methode beugt Krankheiten vor und stärkt das Immunsystem. Sie ist für Menschen geeignet, die sich selbst besser kennenlernen und verstehen möchten. Sie unterstützt so den Prozess der Selbsterforschung und des persönlichen Wachstums. Sie hilft bei Verspannungen, Stress, Kopf-, Nacken- und Rückenschmerzen sowie bei Erschöpfungs- und Ermüdungszuständen. Die Arbeit wird häufig in Verbindung mit einer Psychotherapie empfohlen.

Kontraindikationen

Die Rosen-Methode ist nicht geeignet bei schweren psychosomatischen Erkrankungen, bei Psychosen oder bei Suizidgefährdung.

Wirkungsweise

Die Arbeit fördert die Bewusstwerdung von körperlichen Verspannungen und Störungen. Durch die Hinwendung nach innen können verdrängte Gefühle wieder gefühlt und gezeigt werden.

Der Atemrhythmus und die Atembewegung werden vertieft, die Innenräume erweitert, die Vitalität geweckt.

»Bei der Rosen-Methode geht es darum, sich wiederzufinden und die Wandlung zu vollziehen von der Person, die wir meinen zu sein, zu der Person, die wir wirklich sind.«
(MARION ROSEN)

Verlauf einer Sitzung der Rosen-Methode

Eine Sitzung dauert zwischen 50 und 60 Minuten. Die KlientIn liegt zugedeckt auf einer Massageliege. Die Praktizierende steht oder sitzt daneben. Öl wie bei einer Massage wird nicht verwendet. Die Behandlung wird in der Regel am Rücken begonnen. Sanft gleiten die Hände der Praktizierenden über den ganzen Rücken, um die verspannten Bereiche zu erforschen. Sobald die KlientIn sich auf diese erste Berührung einlassen kann, wird jeweils die Körperstelle, an der die Praktizierende arbeitet, aufgedeckt. Langsam und vorsichtig wird Druck angewandt, um dem Widerstand der verspannten Muskeln zu begegnen. Eine Hand ertastet und spürt die Verspannung, während die andere ruhig bleibt und lauscht. Die Praktizierende beobachtet dabei aufmerksam etwaige Veränderungen des Atems und der Verspannungen. Diese Veränderungen signalisieren in der Regel ein emotionales Loslassen. An dieser Stelle kann die Praktizierende mit einer kurzen Anmerkung wie z. B. »Ja«, oder der Frage »Was empfinden Sie gerade?« der KlientIn anzeigen, dass sie eine Veränderung bemerkt hat. Die Praktizierende versucht nicht, die Bedeutung solcher Veränderungen zu interpretieren, sondern hilft der KlientIn lediglich, sich selbst wahrzunehmen. Auf diese Weise kann Unbewusstes bewusst werden. Die KlientIn wird aufmerksam auf ihre Gedanken und Gefühle, die sonst unbeachtet vorbeihuschen.

Marion Rosen hat außer der Einzelarbeit, wie oben beschrieben, auch eine Bewegungsarbeit entwickelt, »The Rosen Method of Movement«. Sie besteht aus Bewegungs- und Dehnübungen, die den natürlichen, freien Atem unterstützen. Sie erweitern den Bewegungsspielraum und verbessern die Haltung sowie die Flexibilität. Die TeilnehmerInnen erfahren, wie das Spüren ihrer Gefühle mit dem Prozess des Entspannens in Verbindung steht.

Ich erlebe eine Sitzung der Rosen-Methode

Ein Klient berichtet
Ich fühlte mich müde und erschöpft an jenem Tag, als ich die Praxis von Frau K. aufsuchte. Ihre Adresse wurde mir vom Deutschen Zentrum für Rosen-Methode in Bühl/Schwarzwald genannt. Ich hatte erst kurz zuvor von dieser in Deutschland noch relativ unbekannten Methode gehört und wusste nicht, was mich erwartete. Ich war vertraut mit

einigen Körpertherapien und war neugierig. Der Schlüssel dieser Arbeit sei der Atem, erklärte Frau K. Wichtig sei, den Atem in seiner natürlichen Bewegung zu belassen, ihn nicht zu steuern oder zu forcieren. Ein flacher, rauher, zerklüfteter Atem sei genauso aufschlussreich wie ein tiefer, voller, rhythmischer Atem. Der Atemrhythmus und die Atembewegung seien ein Spiegel meiner Haltung dem Leben gegenüber, meiner Lebensbedingungen und -erfahrungen. Der Atem reagiere unmittelbar und sensibel auf alle äußeren und inneren Einflüsse, auf jede Bewegung und Berührung, auf jeden Gedanken und jedes Gefühl.

Ich erzählte Frau K., wie erschöpft ich war, dass ich zuviel Kaffee trank, zuviel arbeitete und unter ständigem Druck stand. Sie wies mich darauf hin, dass während einer Sitzung Erinnerungen an die Oberfläche treten könnten und versicherte mir dabei, dass immer mein körperliches und emotionales Wohlbefinden im Vordergrund stände. Wir bräuchten über nichts zu sprechen, womit ich mich nicht wirklich wohl fühlte. Sie bat mich dann, mich bis auf meinen Slip zu entkleiden, vorausgesetzt, ich sei damit einverstanden.

Sie ging aus dem Zimmer, um mich beim Ausziehen allein zu lassen. Nach ein paar Minuten kam sie wieder zurück und bat mich, mich auf den Bauch zu legen. Sie schob ein Kissen unter meine Füße, damit ich mich besser entspannen konnte, dann deckte sie mich mit einer leichten Decke zu. Ich war nun vom Nacken bis zu den Füßen zugedeckt und fühlte trotzdem die Hände von Frau K. deutlich, als sie behutsam über meinen ganzen Rücken strich, als würde sie Falten glattstreichen. Mein Rücken schien sich unter ihren Händen zu dehnen. Obwohl die beiden Hände sich in verschiedene Richtungen bewegten, schienen sie miteinander zu kommunizieren, so als wäre eine Hand auf Forschungsreise und die andere auf Lauschstation. Die Hände von Frau K. glitten sanft weiter, und ich spürte plötzlich Verspannungen in meinem unteren und mittleren Rücken. »Ja« sagte sie, denn ihre lauschenden Hände hatten ihr bereits signalisiert, was ich wahrgenommen hatte.

Langsam nahm sie die Decke von meinem Rücken und arbeitete nun direkt auf meiner Haut. Ihre Hände bewegten sich feinfühlig und geschmeidig. Durch ihren gezielten Druck und ihre bewusst langsame Berührung nahm ich meine verspannten Bereiche mehr und mehr wahr. Ich konnte nun klarer den Unterschied von einer Körperstelle zur anderen spüren. Durch ihre Berührung wurden meine Muskeln entlastet und nahmen keine Schutzhaltung ein. Mein Bewusstsein tauchte immer tiefer, und mir schien, es durchdrang viele Gewebeschichten, bis es auf einen Schmerz stieß, den ich als sehr alt empfand, so alt wie ich an Jahren bin. Frau K. ermutigte mich mit den Worten: »Ja, das ist gut. Bleiben Sie bei diesem Gefühl.« Ich fühlte, wieviel Widerstand in den Rückenmuskeln steckte, wie sehr diese Muskeln auf der Hut sein mussten all die Jahre über. Normalerweise dachte ich über meinen Rücken nicht nach. »Aus den Augen, aus dem Sinn«, wie das Sprichwort lautet, doch nun, als Frau K.s Hände so lange auf ihm verharrten, wurden mir die Verspannungen darin plötzlich bewusst. Ich erzählte Frau K., was ich fühlte. Mir war klar, wie sehr ich mich verkrampfte, um mich zu schützen. »Ich habe den Eindruck, dieser Teil Ihres Körpers möchte mich nicht durchlassen. Vielleicht können Sie spüren, worum es bei diesem Festhalten geht?« fragte sie. »Angst«, antwortete ich. »Ich ziehe meine Muskeln aus Angst zusammen.« Doch wovor? Ich konnte keine bestimmte Angst ausmachen, lediglich ein Gefühl der Unsicherheit, ein Gefühl mich schützen zu müssen oder nicht für mich sorgen zu können. Normalerweise verband ich Schmerz mit Verletzung oder Unrecht, das jemandem geschehen war. Ich konnte mich nicht erinnern, geschlagen oder misshandelt worden zu sein, so dass ich mich panzern musste. Dieser Schutzmantel, so spürte ich, schien eher aus einem Mangel entstanden zu sein, einem Mangel an Liebe, einem Gefühl, nur geliebt worden zu sein, wenn ich ein guter, ein perfekter Junge war. Wohl wissend, dass ich nicht perfekt sein konnte, war ich zum Ungeliebt-Sein verurteilt. Diese Erkenntnis weckte eine abgrundtiefe Traurigkeit in mir, die mich überwältigte. Beim Bewusstwerden dieser Erkenntnis floss plötzlich mein Atem freier und tiefer. Ich atmete tief und lange aus. Ich hatte das Gefühl, mein Selbstbild eines schlechten Jungen und meine Angst, ungeliebt zu sein, auszuatmen und loszulassen. Mir wurde klar, wie willkürlich die Begriffe gut und schlecht waren, wie Stempel, die man jemandem aufdrückte. Es war in Ordnung, wie ich war. Ich konnte nicht weniger und nicht mehr sein. Diese Erkenntnis schien mir mehr Raum zu geben, Raum, ich selbst zu sein, Raum, tiefer atmen zu können. Ich spürte, wie mein Rücken sich weitete.

Frau K. bewegte ihre Hände seitlich entlang meines Rumpfes und schob sie unter meinen Brustkorb. Ich spürte dadurch die Verbindung zwischen der Rücken- und Bauchmuskulatur, und wie die Enge des Rückens sich nach vorne ausbreitete. Die großen Rückenmuskeln fühlten sich wie lange Greifarme an, die sich um mich wickelten. Dadurch wurde mein Zwerchfell eingeengt und der Atem entsprechend auch. Bisher hatte ich noch nie realisiert, wie stark dieses Festhalten meine Person und mein Leben beeinflusste. Sie legte ihre Hände auf die feste Oberfläche meines Rückens und verstärkte den Druck auf die harte Muskulatur. Das Bild von tektonischen Platten, die sich unter den Meeren bewegen, stieg in mir an dieser Stelle auf. Meine Muskeln fühlten sich wie Felsen an. Doch immerhin ließen sie sich bewegen und entspannen. Der Druck konnte losgelassen werden. Frau K. untermalte dies mit einfachen, doch festen Bewegungen ihrer Handflächen. Sie kehrte zu der Mitte meines Rückens zurück. Ihre Daumen glitten nun auf und ab durch das dicke, seilähnliche Gewebe entlang der Wirbelsäule. Sie hielt mich dort, wo ich festhielt, und ich spürte plötzlich, wie es langsam losließ, so als wären die Gewebefasern eines Stück Stoffes auseinandergezogen worden, um mehr Platz zu schaffen.

Frau K. bat mich, mich umzudrehen und mich auf meinen Rücken zu legen. Sie schob das Kissen unter meine Knie und deckte mich bis zu den Hüften zu. Ihre Hände bewegten sich zuerst sanft und behutsam auf meinem Zwerchfell, später tiefer, so dass ich deutlich mein Festhalten spüren konnte. Wieder empfand ich ein Angstgefühl, welches Bruchstücke von Erinnerungen aus der Kindheit hochbrachte. Sie ergaben jedoch kein ganzes Bild. Ich versuchte, tief in die Verspannungen hinein zu atmen, was Frau K. veranlasste, mich darauf hinzuweisen, dass ich meinem Atem freien Lauf gewähren und ihn nicht forcieren solle. Sie erklärte mir, dass ich so Entspanntheit machen würde. Ihre Hände gingen zu meinen Schultern über in ein festes Getragenwerden, und ich konnte spüren, wie mein Halten an der Vorderseite der Schultern meinen Atem zu beeinträchtigen schien. »Ich spüre so viel Vitalität in Ihnen, doch mir scheint, Sie versuchen Ihren Atem zu kontrollieren, um ihn auszudehnen. Lassen Sie ihn natürlich fließen und kommen und gehen, wie er will. Sollten Sie Angst haben, nicht genügend Luft zu bekommen, holen Sie einfach Luft«, schlug Frau K. vor. Ich versuchte, in meinen Körper hineinzuhören, ob er mir was sagen konnte. Frau K. unterstützte mich, indem sie den Druck ihrer Hände an dieser Stelle erhöhte. Ich nahm ihren festeren Druck deutlich wahr. Er half mir, mir über mein Festhalten bewusst zu werden. Ich achtete auf meine Atmung. Sie war nicht voll und entspannt, sondern kurz und flach. Mein kontrolliertes Atmen drückte eine vorgetäuschte Gemütsruhe aus und verdeckte hinter einer Fassade meinen inneren Aufruhr und meine wirklichen Gefühle. Ich war so sehr in meinen Gewohnheitsmustern gefangen, dass ich gar nicht loslassen konnte. Mir wurde klar, wie eng und zugeschnürt mein Brustkorb war, und die Luftzufuhr dadurch litt. Ich erinnerte mich an eine Erstickungsszene in einem Film, den ich kürzlich gesehen hatte, und ich erlebte sie, als ging es um mich, um mich als Kind, dessen Verlangen nach Liebe nicht erfüllt wurde.

In Bruchteilen von Sekunden strömte ein Gefühl tiefer Dankbarkeit zu leben durch mich. Mein Brustkorb wurde freier und erlaubte meinem Atem tiefer einzudringen. Gleichzeitig spürte ich wie die Verspannung meiner Brustmuskulatur nachließ. Mein Brustkorb weitete sich, und ich atmete tief durch – nicht kontrolliert, sondern spontan. »Ja«, sagte Frau K. wieder und auf meine Frage, warum sie das sagte, beschrieb sie mir genau das, was ich soeben innerlich erlebt und gefühlt hatte.

Sie beendete ihre Arbeit, indem sie sich an mein Kopfende setzte. Eine ihrer Hände hielt meinen Nacken, die andere legte sie auf mein Brustbein. Ganz langsam nahm sie ihre Hände weg und deckte mich wieder mit dem Laken und der Decke zu. Sie bat mich, ein paar Minuten zu ruhen, bevor ich mich wieder ankleidete und verließ das Zimmer.

Das war eine neue Erfahrung für mich. Ich fühlte mich leicht und tief entspannt, gleichzeitig ruhig und mir ganz nah. Ich war im Einklang mit meinem Körper.

Anstatt mich in einem Schwebezustand wegdriften zu lassen, hatte Frau K. mich ermutigt, mehr in meinem Körper zu sein, meine Kurzatmigkeit und meine Schmerzen wahrzunehmen. Dieser Erfahrungsprozess und diese Erkenntnis öffneten neuen Raum in mir.

FALLBEISPIELE

Fall 1
Eine Klientin, Anfang 40, fühlte sich am ganzen Körper verspannt und hatte oft Schmerzen im Nacken- und Schulterbereich. Auch ihr Kiefer war festgehalten. Sie erzählte, sie sei völlig überfordert mit der Pflege ihrer Mutter und Schwiegermutter. Nebenbei erwähnte sie, sie habe über Jahre nicht mehr geweint, was sie als qualvoll empfand. Als ich die Muskulatur zwischen ihren Schulterblättern erst sanft, dann fester berührte, begann sie leicht zu zittern. Ihr Gesichtsausdruck veränderte sich, sie sah wie ein etwa 7-jähriges, sehr trauriges Mädchen aus. Auf die Frage, was sie gerade empfinde, erzählte sie mir vom Tod ihres Vaters, als sie 8 Jahre alt war. Sie durfte ihn weder im Sterbebett sehen, noch zu seiner Beerdigung gehen. Man erwartete von ihr, das tapfere, kleine Mädchen zu sein, das nicht weint. Seither hatte sie sich nicht mehr erlaubt zu weinen. Während sie sprach, löste sich ihre Nacken- und Schultermuskulatur unter meinen Händen. Eine einzelne Träne rollte herunter. Zwei Wochen später kam sie wieder. »Soviel geweint wie in den letzten Tagen habe ich noch nie«, sagte sie halb traurig, halb glücklich.

Fall 2
Ein Klient, Anfang 50, kam über einen längeren Zeitraum zu mir. Er klagte wenig über körperliche Beschwerden, doch wirkte er unzufrieden und unerfüllt in seinem beruflich sehr erfolgreichen Leben. Er lebte allein, eine Beziehung zu einer Frau über einen längeren Zeitraum war ihm bisher noch nie möglich gewesen. Die Verbindungen brachen immer nach einigen Monaten abrupt ab. Während unserer Arbeit sprach er kaum. Meine Berührung an den verspannten Muskeln in der Mitte seines Rückens bewirkte, dass er allmählich in einen tieferen Kontakt zu sich selbst kam. Im Gewahrsein seiner Gefühle lernte er sich neu kennen und war bereit, auch das, was schmerzhaft war, zu fühlen und verbal auszudrücken. Wenig später begegnete er einer Frau, die seinem früheren Ideal gar nicht entsprach, doch entstand eine Partnerschaft, die ihn erfüllte und ihm Raum ließ, weiter zu wachsen.

Fall 3
Schilderung einer Klientin: Die Rosen-Arbeit war für mich ein Weg tiefgreifender, heilender und erlösender Erfahrungen. Nach einem Sturz, der 10 Jahre zurücklag, bei dem ich zwei Rückenwirbel gebrochen, aber keine spürbaren Schmerzen zurückbehalten hatte, hatte sich um mein Becken und meinen gesamten Rücken bis zum Nacken ein festes Paket gelegt, das mir in den Jahren danach

Beschwerden bereitete, die niemand auf den Sturz zurückführte. In der Berührung der Hände gab das Gedächtnis meines Körpers Bilder frei, die mich verstehen ließen, dass mein Körper zu meiner Rettung einen Schutzpanzer um sich gelegt hatte. Es fühlte sich an wie ein Korsett. Ich hatte Migräne, zeitweise eine Blockade der Beine, und ich wurde depressiv. Ich fühlte mich oft wie gelähmt, obwohl mir gerade das bei dem Sturz erspart blieb. Ganz langsam konnte ich Kontakt mit meiner Seele finden und bei jeder Behandlung einen Teil dieses Korsetts auflösen. Nach und nach gab mein Körper auch andere Bilder frei, Bilder traumatischer Erfahrungen, die mich in meiner Kindheit geprägt hatten. In einer begleitenden Psychotherapie war es mir nicht gelungen, zu diesen Quellen vorzudringen. Ich erkannte, dass mein Körper als Hüter des Gedächtnisses meiner Seele ein viel weiserer Führer zu verborgenen Schmerzen ist, als der Weg, den mein Wille und mein Verstand bisher gewiesen hatten. Als mit der einfühlsamen Unterstützung der Rosen-Praktizierenden die in meiner Seele verborgenen Schmerzen endlich erhört wurden, spürte ich ein körperliches Gefühl tiefer Erlösung, das bei manchen Sitzungen wie die Ahnung eines neuen freieren unbeschwerten Lebens war. Es war, als habe meine Seele darauf gewartet, wirklich berührt zu werden. Und das geschah nun endlich mit diesen leichten Berührungen der Hände. Langsam konnte die an den blockierten Stellen festgehaltene Energie wieder in mein Leben fließen. Das hat mir mit 45 Jahren geholfen, beruflich und privat neue, erfülltere Wege zu gehen.

Literatur

Claire, T.: Bodywork, S.167–179, 1. Auflage, Morrow & Co.Inc., New York, N.Y. 1995
Heyer-Grote, L. (Hrsg.): Atemschulung als Element der Psychotherapie, Wissenschaftl. Buchgesellschaft, Darmstadt 1970
Johnson, D.H.: Bone, Breath & Gesture, Practices of Embodiment, S.51–64, 1. Auflage, North Atlantic Books, Berkeley, CA. 1995
Juhan, D.: Körperarbeit. Die Soma-Psyche-Verbindung. Ein Lehrbuch, Knaur Verlag, München 1992
Keleman, S.: Dein Körper formt dein Selbst. Kösel Verlag, München 1980
Mayland, E. L.: Rosen Method. An approach to wholeness and well-being through the body. Copyright by E.L. Mayland, 10th printing, 1999
Montagu, A.: Körperkontakt, 5.Aufl., Klett-Cotta Verlag, Stuttgart 1988
Neidhöfer, L.: Intuitive Körperarbeit, 1.Aufl., Transform Verlag, Oldenburg 1991
Rosen, M. & Brenner, S.: The Rosen Method of Movement (Berkeley, CA: North Atlantic Books, 1991). Einziges Buch von Marion Rosen, welches ihre Philosophie, Informationen und Fotos zu ihrer Bewegungsarbeit zeigt
Wooten, S.: Touching the Body – Reaching the Soul – How Touch Influences the Nature of Human Beings. Taos Mountain Press.Santa Fe, New Mexico. 2nd printing 1997
Zeitler, P. (Hrsg.): Erinnerungen an Elsa Gindler, Uni-Druck, München 1991

Autorinnen und Kontakte

Die Autorinnen sind Praktizierende der Rosen-Methode in Deutschland. Beide haben ihre Ausbildung bei Marion Rosen am Rosen Institute in Berkeley, Kalifornien, absolviert. Juliane Knoop ist von dort autorisierte Ausbilderin in Deutschland. Gabriele Rohrer-Kumlin arbeitet in eigener Praxis in Berlin.

Deutschland

Deutsches Zentrum für Rosen-Methode
Juliane Knoop, Dipl. Pädagogin
Panoramastrasse 24
77815 Bühl/Baden
Tel.: 07223/25 04 60
Fax: 07223/25 01 81
www.rosenmethode.de
Email: rosenmethode@yahoo.de

Gabriele Rohrer-Kumlin
Rosen-Methode Berlin
Jagowstrasse 9
10555 Berlin
Tel./Fax: 030/39 74 95 15
www.touchmovarts.com
Email: KumlinGabriele@aol.com

Über das Deutsche Zentrum sind weitere Adressen von Praktizierenden in anderen Städten Deutschlands erhältlich.

USA

Rosen Method: The Berkeley Center
825 Bancroft Way
Berkeley, CA 94710
Tel: 001-510-845-6606
Fax: 001-510-8458114
http://www.rosenmethod.com/berkschool.htm
Email: rosenmethod@batnet.com

Weitere Zentren der Rosen-Methode gibt es in New York, New Mexico, South Carolina, Australien und Kanada sowie in Europa (Schweden, Dänemark, Norwegen, Finnland, Frankreich, Schweiz und Russland).

Ausbildungsmöglichkeiten

Um die Rosen-Methode praktizieren zu können, ist eine fünfjährige Ausbildung erforderlich. Diese beinhaltet ein dreijähriges Studium von 500 Unterrichtsstunden sowie einer zweijährigen Praktikantenzeit und schließt mit einem Zertifikat ab. In Deutschland wird die Ausbildung berufsbegleitend angeboten. Sie umfasst mehrere Wochenendseminare und über 3–4 Jahre verteilte 8-tägige Intensivkurse mit jeweils anschließender zweijähriger Praktikantenzeit.

Nähere Einzelheiten sind über das Zentrum für Rosen-Methode in Bühl/Baden zu erfahren.

19

Sophrobiodynamische Entspannung

ELISABETH MARIA BÜRGE

EINFÜHRUNG

Die Sophrobiodynamische Entspannung ist eine ganzheitliche Behandlungsmethode, die ein psycho-physisches Gleichgewicht anstrebt. Der Mensch wird als physische und psychische Einheit gesehen. Die Arbeit an der Psyche ist mit körperlichem Tun verbunden.

Die Biodynamische Sophrologie wird als Kunst der Lebensgestaltung definiert. Sie ermöglicht dem Anhänger dieser Kunst, sich in Freiheit seiner psychosomatischen Einheit bewusst zu werden und sie in die Hand zu nehmen, um in zunehmender Harmonie und Echtheit zu leben.

HISTORISCHER ABRISS

Die Sophrobiodynamische Entspannung hat sich aus der Sophrologie entwickelt. Die Sophrologie wurde um 1960 vom kolumbianischen Neuropsychiater Caycedo, der in Barcelona praktiziert, in Zusammenarbeit mit mehreren Ärzten, die sich für hypnotische und ähnliche modifizierte Bewusstseinszustände interessierten, begründet. Die Sophrologie kann als Synthese zwischen östlichen und westlichen Entspannungstechniken definiert werden. Wichtige westliche Elemente kommen aus der Phänomenologie von Binswanger und dem Autogenen Training von Schultz. Aus dem Orient stammen Aspekte des Yoga, Buddhismus und der Zen-Philosophie.

Der Sophrobiodynamischen Entspannung liegt die Phänomenologie der Wahrnehmung von Merleau-Ponty zugrunde. Die Zusammenarbeit von Hubert, Zahnchirurg in Paris, mit dem Psychiater Lowen im Bereich bioenergetischer Techniken hat die weitere Entwicklung der Biodynamischen Sophrologie stark geprägt.

Gamba, Arzt für Innere Medizin und Allergologie, Direktor der Schule für Sophrobiodynamische Entspannung in Genf, und Hubert verfolgen das Ziel, die Sophrobiodynamische Entspannung in die existierenden Strukturen des Gesundheitswesens einzubauen – ohne mystische Tendenzen. Die Sophrobiodynamische Entspannung hat so die offizielle Anerkennung der Fachgruppe der Ärzte für Innere Medizin und Psychiatrie in Genf gewonnen. Auch die schweizerische Akademie für psychosomatische und psychosoziale Medizin anerkennt heute die Vereinigung der Sophrobiodynamischen Ärzte. Der

Respekt der medizinischen Ethik ist eine unerlässliche Voraussetzung für die Anerkennung der Sophrobiodynamischen Entspannung in medizinischen Fachkreisen und garantiert den Schutz des Patienten.

WICHTIGE GRUNDLAGEN DER SOPHROBIODYNAMISCHEN ENTSPANNUNG

Die Sophrobiodynamische Entspannung strebt einen modifizierten Zustand des Bewusstseins an. Die geforderte Konzentration führt zu einem Abschirmen nach außen und einem Versinken in sich selbst.

Dieser in sich versunkene Zustand ermöglicht eine Diskussion mit dem eigenen Wesen auf allen drei Ebenen, der physischen, der psychischen und der geistigen Ebene. Im Gedächtnis sind alle Ereignisse in einer symbolischen Sprache gespeichert, die jedem Individuum eigen ist. In diesem »Gespräch« mit seinem eigenen Wesen, mit seinem Gedächtnis können die gespeicherten Elemente so, wie sie registriert worden sind, bestätigt werden. Vergleichbar mit dem Computer besteht auch die Möglichkeit, diese gespeicherten Ereignisse zu dedramatisieren und in einer neuen, weniger schmerzlichen Form im Gedächtnis einzutragen. Diese Eintragung erfolgt in einer symbolischen Sprache während der paradoxen Schlafphase, die durch REM (rapid eye movement = schnelle Augenbewegung) charakterisiert ist.

Folglich kann ein solches Gespräch dazu dienen, die eigene Vergangenheit schrittweise zu verarbeiten. Es kann auch für eine Beeinflussung des Ist-Zustands benützt werden oder ein bestimmtes Verhalten (Soll-Zustand) für die Zukunft programmieren.

Die Sophrobiodynamische Entspannung fördert durch ihre Basistechnik, die basale Sophronisierung, solche Verarbeitungsprozesse von Ereignissen der Vergangenheit. Das Ziel dieser Technik ist, das Individuum in diesen Bewusstseinszustand zwischen Wachsein und Schlafen zu versetzen. Dieser Zustand wird als sophronischer Zustand bezeichnet.

Basale Sophronisierung

Die basale Sophronisierung ist der Auftakt zu jeder Sophrobiodynamischen Entspannungstherapie. Sie besteht aus zwei Phasen. Die erste dient der muskulären und die zweite der mentalen Entspannung. Diese zunehmende Entspannung wird durch die Zwerchfellatmung wesentlich unterstützt. Das Individuum erreicht den sophronischen Zustand, der das Gespräch mit seinem Wesen auf der körperlichen und psychischen Ebene erlaubt.

In diesem Zustand gibt es zwei Aktivierungsformen, die eine eher meditationsähnlich, das heißt in absoluter Ruhe des Körpers, im Schweigen, die andere über dynamische Bewegung mit zwischengeschalteten Ruhephasen. Beide Formen sind entdeckender Natur, das Individuum möchte sich besser kennenlernen, mehr Authentizität erreichen und dadurch an Harmonie im Leben gewinnen.

NUTZEN DER SOPHROBIODYNAMISCHEN ENTSPANNUNG

Die Unfähigkeit des Menschen, banalem wie dramatischem Stress mit harmonischer Ausgewogenheit zu begegnen, ist eine häufige Ursache für seine Erkrankung. Der Persönlichkeitstyp bestimmt die verhaltensmäßigen und damit auch biologischen Reaktionsweisen eines Individuums.

In karikierender Weise lassen sich 3 Persönlichkeitstypen unterscheiden:
- Die dominante Persönlichkeit, der extrovertierte Mensch, der sich durch Aktivität kennzeichnet. In ihrer frühkindlichen Entwicklung glaubten diese Menschen, dass sie um Liebe und Anerkennung hätten ringen müssen, oder sie mussten dies tatsächlich. Ihr autonomes Nervensystem zeigt ein Überwiegen der Sympathikusaktivität. Dadurch bedingte Einflüsse treffen das kardiovaskuläre

System mit Krankheiten wie Herzinfarkt und Bluthochdruck.
- Die untergeordnete Persönlichkeit, der introvertierte Mensch, der sich zurückzieht, verkriecht. In ihrer frühkindlichen Entwicklung glaubten diese Menschen, dass sie die Hoffnung auf Liebe und Anerkennung aufgeben hätten, oder sie hatten sie tatsächlich aufgegeben. Ihr autonomes Nervensystem zeigt ein Überwiegen des Parasympathikus. Asthma, Magenbeschwerden sind dafür typische Erkrankungsbeispiele.
- Die ausgewogene Persönlichkeit ist bei Menschen anzutreffen, die überzeugt sind, die Zuneigung der Mitmenschen zu besitzen. Die Aktivität des sympathischen und parasympathischen Nervensystems ist ausgeglichen.

Das Gleichgewicht der Aktivität der beiden antagonistischen Systeme des autonomen Nervensystems ist anzustreben. Die einseitige Überaktivität kann zu Stresszuständen, später zu Funktionsstörungen und schließlich zu organischen Veränderungen führen.

Die Sophrobiodynamische Entspannung kann ein probates Mittel sein, um diesen Circulus vitiosus des ungut verarbeiteten Stresses aufzubrechen. Je nach Diagnose ist eine zusätzliche medikamentöse Behandlung unerlässlich.

Indikationen

Es lassen sich drei Gruppen von Indikationen unterscheiden: die therapeutische, die pädagogische und die prophylaktische Indikation.

Therapeutische Indikationen: Bei funktionellen Störungen, psychosomatischen Erkrankungen, bei psychischen Störungen wie Angstzuständen, Phobien.

Pädagogische Indikationen: Zur Vorbereitung optimaler Verhaltensweisen in Form eines Konditionierens nach hypnoseähnlichen Prinzipien, z. B. zur Examens-, Geburts-, Operations-, Sterbevorbereitung, in der Rehabilitation, in der Ergo- und Physiotherapie zum Wiedererlernen einer motorischen Fähigkeit, zur Unterstützung des Heilungsprozesses; zur Überwindung einer Sucht.

Prophylaktische Indikationen: Als Persönlichkeitsschulung für eine bessere Lebensqualität durch Gewinn an Harmonie, innerem Gleichgewicht und damit Erreichen eines besseren Umgangs mit dem Stress.

Kontraindikationen

Absolute Kontraindikationen – abgesehen von einem inkompetenten Therapeuten, der sich selbst nicht ausreichend kennt, ungenügende Supervision gehabt hat oder der durch ein übertriebenes Helfersyndrom oder Machtstreben dem Patienten schadet – gibt es nicht. Im Folgenden werden Situationen aufgeführt, in welchen auf eine sophrobiodynamische Entspannungstherapie besser verzichtet wird oder die Therapie speziell an die jeweilige Gegebenheit angepasst werden muss.

Relative psychologische Kontraindikationen

Das bewusste Atmen und das Entspannen des Körpers ist nie kontraindiziert. Jedoch ist die Zustimmung des Interessenten für eine Sophrobiodynamische Entspannungstherapie unerlässlich. Eine bewusste oder unbewusste Ablehnung führt mit Sicherheit zum Misserfolg.

Ein mentaler Entwicklungsrückstand, Infantile Zerebralparese sowie Psychosen verlangen eine spezifische Anpassung der Techniken und einen entsprechend psychotherapeutisch ausgebildeten Therapeuten. Unter diesen Bedingungen kann der Einsatz der Sophrobiodynamischen Entspannung nützlich sein.

Relative somatische Kontraindikationen

Somatische Gründe sind auch keine absoluten Kontraindikationen. Sie erfordern eine entsprechende Anpassung. Das bewusste Atmen, das Entspannen des Körpers und sich für die Zukunft positiv einzustellen, ist nie kontraindiziert. Somatische Behinderungen verlangen eine spezifische Anpassung der Techniken der Sophrobiodynamischen Entspannung und einen verordnenden Arzt.

Es bleibt zu betonen, dass jede sophrobiodynamische Anwendung im medizinischen Sektor eine genaue ärztliche Diagnose verlangt und beim gesunden Menschen die Zustimmung seines Hausarztes.

Somatische Kontraindikationen
- *Erkrankungen des zentralen Nervensystems:* Hirnaneurysma, kurzzeitig zurückliegender Hirninfarkt, Schwindel, Neuralgien (schwere Migräne, Trigeminusneuralgie), Epilepsie
- *Augen:* Netzhautablösung, Glaukom
- *Bewegungsapparat:* akute Entzündungs- oder Verletzungszustände
- *Atemwege:* Asthma (keine explosive Ausatmung), schwere Ateminsuffizienz
- *Herz-Kreislauf-System:* schwere Angina pectoris, schwere Herzrhythmusstörungen, unkontrollierter Bluthochdruck, schwere Hypotonie, Venenthrombose
- *Verdauungsapparat:* Sphinkterinsuffizienz, schwere Hernien
- *Harnwege:* Blaseninkontinenz

Voraussetzungen

Jeder Mensch, ob Kind, junger oder älterer Mensch, kann an einer sophrobiodynamischen Entspannungsbehandlung teilnehmen, vorausgesetzt, dass er eine solche Entspannung wünscht, um damit ein bestimmtes Ziel zu erreichen. Der sophrobiodynamische Therapeut erstellt seinen Befund und lernt die Persönlichkeit, die Erwartungen und Ängste seines Gegenübers kennen. Entsprechend wird er die Techniken und Vorgehensweise wählen.

Im sogenannten Vertrag zwischen dem sophrobiodynamischen Therapeuten und dem Interessenten werden Ziel, notwendige Zeit, Anzahl der Behandlungen und der finanzielle Teil geregelt. Dieser Vertrag wird in bestimmten Abständen erneuert oder beendet. Der Interessent muss folglich die vereinbarte Zeit zur Verfügung haben, bereit sein, sich auf sich selbst zu konzentrieren und sich mit sich selbst auseinanderzusetzen und die Möglichkeiten der finanziellen Regelung haben. Diesen Vertrag kann er jederzeit mit Begründung abbrechen oder eine Änderung wünschen.

In der Zeit zwischen den wöchentlichen Behandlungen ist es von Vorteil, wenn er versucht, in den Therapiesitzungen Gelerntes anzuwenden. Dazu gehören zum Beispiel die Atemtechnik, das mentale Training, die Verbindung der Atmung mit dem mentalen Training, das Entspannen eines Körperabschnittes oder des ganzen Körpers sowie Bewegungsübungen. Es ist nicht möglich, dafür Rezepte anzubieten. Dieses Heimprogramm baut sich während der Behandlungen auf und ist individuell abgestimmt.

Die äußeren materiellen notwendigen Voraussetzungen sind ein ruhiger Raum mit genügend Möglichkeiten, sich zu bewegen, sei es für Einzel- oder für Gruppenbehandlungen von 6–8 Teilnehmern von 45–60 Minuten Dauer. Wird im Liegen gearbeitet, sind Matten erforderlich, für sitzende Ausgangsstellungen Stühle mit Lehne.

PRAXISTEIL

Techniken der Sophrobiodynamischen Entspannung

Die Techniken der Sophrobiodynamischen Entspannung kommen im sophronischen Zustand zur Anwendung. Sie werden daher *intrasophronische Aktivierungen* genannt. Es gibt drei Arten von intrasophronischen Aktivierungen:
- die *hauptsächlich zudeckenden Aktivitäten*, dazu bestimmt, eine Situation zu kontrollieren,
- die *willkürlich aufdeckenden Aktivierungen*, dazu bestimmt, eine aktive Entdeckung von sich selbst zu machen. Sie haben psychotherapeutischen, kognitiven oder analytischen Charakter. Die Durchführung dieser Techniken ist ausschließlich ausgebildeten Psychotherapeuten vorbehalten.
- Die *edukativ aufdeckenden Aktivierungen* haben ein psychisches und körperliches Gleichgewicht des Individuums zum Ziel.

Die zudeckenden Techniken

Diese Techniken werden zudeckend genannt, weil der Übende mit Hilfe des Therapeuten und im Rahmen des Vertrags lernt, sein Verhalten zu kontrollieren, sei es generell oder für ein bestimmtes Ereignis. Das gewünschte Verhalten wird ins Gedächtnis eingeprägt. Bei der Vermittlung der zudeckenden Techniken leitet der Therapeut den Übenden in diesem Sinne an. Die zudeckenden Techniken sind stark von den Prinzipien der Hypnose geprägt. Ihr hauptsächliches Mittel ist die Suggestion. Sie streben eine Beeinflussung des Verhaltens an. Ihre Wirkungsweise ist mit der eines Medikaments vergleichbar. Sie beeinflussen Symptome, ohne sich um ihre Ursache zu kümmern. Sie werden vornehmlich zudeckend genannt, obwohl auch diese Techniken entdeckende Elemente enthalten, allein schon durch die obligat vorausgehende basale Sophronisierung und das Erreichen des sophronischen Zustands.

Die progressive Sophroakzeptanz oder die positive Sophroantizipation

Sie hat zum Ziel, ein gewünschtes Verhalten auf der körperlichen, mentalen und emotionalen Ebene im Gedächtnis des Übenden zu verankern. Um dies zu erreichen, visualisiert und erlebt der Übende die Situation in allen Details und sieht und erlebt sich selbst mit dem gewünschten Verhalten. Die Situation wird so zusammen mit dem gewünschten Verhalten im Gedächtnis registriert. Das Verhalten wird gleichsam vorprogrammiert und funktioniert wie ein konditionierter Reflex.

Auf diese Weise verhalten wir uns im Alltag öfter, als wir es annehmen. Unser Verhalten ist weitgehend konditioniert, unbewusst, automatisiert und die Freiheit des Agierens und Reagierens dadurch sehr stark eingeschränkt.

Die positive Sophroantizipation ist eine der wichtigsten Techniken der Sophrobiodynamischen Entspannung. Ihre entdeckende Vorgehensweise führt zur Erkenntnis der ungünstigen Verhaltensmuster. Damit enthält sie die spezifischen zwei Pole der Sophrobiodynamischen Entspannung: das Lernen des Aufdeckens/Entdeckens und die Suche nach einem besseren Befinden.

Es ist klar, dass die Technik des Vorprogrammierens regelmäßig wiederholt werden muss, damit dieser reflexmäßige Gebrauch auch funktioniert, wenn die Situation Realität wird. Diese Technik dient dazu, die Fähigkeiten des Individuums optimal einsetzbar zu machen und ein Blockieren oder Verharren in anderen ungünstigen Verhaltensweisen zu verhindern.

Die aufdeckenden Techniken

Zu den *edukativ aufdeckenden Techniken* zählen:
– das modifizierte Autogene Training
– die Sophrodynamik des Sports
– die biodynamische Entspannung.

Die biodynamische Entspannungstechnik

Sie ist die wichtigste edukativ aufdeckende Technik der Sophrobiodynamischen Entspannung. Es handelt sich um eine biodynamische Technik, inspiriert vom Yoga und Zen. Zudem ist sie von der Bioenergie von Lowen und von der Vegetotherapie von Reich beeinflusst. Das Individuum wird sich seiner psychosomatischen Einheit bewusst, die es in physischen, geistigen und emotionalen Antworten in einer symbolischen Sprache wahrnimmt. Es ist ein Weg, der zu einer zunehmenden Harmonie führt.

Die biodynamische Entspannung hat folgenden Aufbau:

1. Stufe: Die Aktivierungen sind vor allem physisch. Das Individuum nimmt seinen Körper wahr, seine physische und instinktmäßige Wirklichkeit.

2. Stufe: Die Aktivierung ist mental, eine Arbeit der Sinne in bezug auf die intellektuelle, affektive und symbolische Dimension.

3. Stufe: Sie ist eine meditative Annäherung an die metaphysische Welt.

4. Stufe: Diese Etappe hat die Integration der 3 vorausgegangenen Stufen zum Ziel.

Im Wahrnehmen seines Wesens erlebt sich der Übende sowohl in angenehmen Entspannungszuständen sowie in unangenehmen Spannungs- und Angstzuständen. Er lernt sich selbst kennen, so wie er ist, und nicht so wie er sein möchte, oder so wie er denkt, dass die Anderen ihn sehen. Diese Auseinandersetzung mit sich gibt jedem Menschen die Mittel und das Ziel, besser mit sich umzugehen und an Selbstvertrauen zu gewinnen. Das Individuum lernt so auch die eigenen Möglichkeiten kennen, um sich vor Stress zu schützen. Es ist naheliegend, dass dies ein langsamer, unermüdlicher Prozess ist, eine progressive Entwicklung zum besseren Verständnis und Umgang mit sich selbst – dank einer umfassenderen Kenntnis der eigenen physischen und psychischen Realität.

Was der biodynamischen Entspannungstechnik ihren speziellen Wert gibt, ist, dass das Individuum immer nur Inhalte erlebt, für die es bereit ist, wenn der Therapeut das Individuum in seinem gewählten Rhythmus kompetent begleitet. Diese Inhalte erlebt das Individuum, ohne dadurch in unerträglichem Maß destabilisiert zu werden.

Die Besonderheit der biodynamischen Entspannung beruht in der Tatsache, dass einerseits die mehrheitlich symbolischen Antworten sich in den drei Dimensionen, der mentalen, physischen und emotionalen Dimension, äußern und andrerseits im postsophronischen Gespräch zwischen dem Übenden und dem Therapeuten aufklärend durchgearbeitet werden.

Der postsophronische Dialog

In der ersten Phase des postsophronischen Dialogs muss der Therapeut die Dinge, die dem Übenden bewusst geworden sind, und die er äußert, wertfrei empfangen, eventuell dedramatisieren, relativieren, besonders, wenn die Erlebnisse schmerzlich waren, oder sie bestätigen, wenn sie einem positiven Eingriff entsprachen. Der Therapeut macht dabei den Übenden auf die symbolische Bedeutung des Erlebten aufmerksam. Er unterstützt das Individuum auf seiner Suche nach den eigenen Antworten. Er muss sie als Ziel der Sophrobiodynamischen Entspannung bestätigen, da das Reden darüber die erwünschten Neuentscheidungsprozesse und damit das Streben nach Authentizität ermöglicht.

Für den postsophronischen Dialog stützt sich der Therapeut auf die Informationen der ausführlichen sophrobiodynamischen Befunderhebung. Sie gibt dem Therapeuten ein vertieftes Wissen über die Persönlichkeit des Übenden und dessen Verbote, die er sich durch seinen persönlichen Lebensweg gegeben hat oder geben musste. Das ermöglicht dem Therapeuten, die wahrscheinlichen Reaktionen des Übenden während der sophrobiodynamischen Entspannungssitzungen vorauszusehen und ihm zur Seite zu stehen, wenn er sich diesen Schwierigkeiten, diesen auferlegten Verboten, nähert.

Die Haltung des Therapeuten hat in diesem Dialog eine Schlüsselfunktion und verlangt eine hohe Kompetenz, damit die Begleiterrolle positiv erfüllt wird. Zwischen dem Therapeuten und dem Übenden besteht eine therapeutische Beziehung. Der Therapeut ist Begleiter, Katalysator, er ist nicht da, um gutzuheißen oder zu verurteilen, er stellt nicht die Projektion des idealen Ichs dar. Diese transferentielle Beziehung hat der Übende verinnerlicht; sie entwickelt sich progressiv in Richtung der eigenen Auflösung. Der Therapeut gibt so dem Übenden die Macht, sich selbst Eltern zu sein, im normgebenden und gleichzeitig auch im ernährenden Sinn.

FALLBEISPIELE

Die folgenden Beispiele dienen der konkreten Darstellung, wie die sophrobiodynamischen Techniken zur Anwendung kommen. Es ist klar, dass die Sophrobiodynamische Entspanung eine Technik ist, die jeder Therapeut durch seine Persönlichkeit und berufliche Aktivität und Stellung prägt. Die hier aufgeführten Beispiele stammen aus meinem beruflichen Alltag als Physiotherapeutin und als Lehrerin.

*

<u>Herr X. (1. Fallbeispiel):</u>
Herr X. ist ein 23jähriger Physikstudent, der schon seit längerer Zeit physiotherapeutisch wegen Verspannungen der Nackenmuskulatur und damit verbundenen Migräneanfällen behandelt wird. Die Physiotherapie hat jedoch kaum Erfolg gehabt. Die Migräneanfälle treten mehrmals pro Woche auf, hindern den Patienten am Studieren. Die Medikamenteneinnahme nimmt ständig zu.

Es ist Februar. Der Patient kommt zur ersten Behandlung. Einen Termin zu finden erwies sich als äußerst schwierig, denn Herr X. sagt, er müsse in die Vorlesungen, in die Nachbesprechungen, in die Praktika – er hätte keine Zeit, aber man müsse etwas für seine Beschwerden machen. Es hätte zwar alles keinen Sinn; er könne sich nicht konzentrieren, er bekäme sowieso höchstens nur die Hälfte im Unterricht mit, und er wisse auch nicht, wie er sitzen solle.

Wie vereinbart kommt Herr X. pünktlich zur Sitzung. Er wirkt sehr nervös, ist dauernd in Bewegung, auch der Blickkontakt ist unruhig. Er meint, er habe im Moment Kopfschmerzen, und bis heute Abend habe er wieder eine Migräne und könne deswegen einmal mehr nicht lernen.

In Anbetracht der angespannten Lage erkundige ich mich, ob er die Unterlagen über die Sophrobiodynamische Entspannung habe lesen können, und ob er dazu vielleicht die eine oder andere Frage habe. Die Frage verneint Herr X., und ich schlage vor, dass wir jetzt gemeinsam die Ziele der verordneten Behandlungsserie von 12 Mal festlegen.

Herr X. erzählt, dass Anfang Juli die Examen stattfinden. Er sei im vergangenen Jahr durch das erste propädeutische Examen gefallen. Er hätte zwar sehr viel gearbeitet, aber wäre doch nicht genügend vorbereitet gewesen, und während des Examens hätten ihn alle Fähigkeiten verlassen; er hätte nichts von sich geben können. Er würde es dieses Jahr sicher auch nicht schaffen. Er könne nicht lernen, er sei unfähig, sich zu konzentrieren. Der Grund seien die gesundheitlichen Probleme, die Migräne, die Nackenbeschwerden. Es sei auch so viel Materie, es sei unmöglich. Seine Kollegen seien schon viel weiter mit Studieren. Ihnen würde alles viel leichter fallen. Seine Eltern möchten, dass er das Examen besteht, besonders seiner Mutter sei viel daran gelegen.

Beim Zuhören fallen mir die vielen negativen, selbstzerstörerischen Aussagen, der vernichtende Vergleich mit anderen, in der gleichen Situation sich befindenden jungen Menschen und der Ärger über sich selbst auf. Zudem fällt mir seine in sich zusammengesunkene, asymmetrische Haltung auf, mit einem stark nach vorn geschobenen Kopf.

Herr X. ist schmal, mittelgroß, wirkt übermüdet, mit viel Spannung in der Nackenmuskulatur. Die Beobachtung der körperlichen Erscheinung und der Haltung von Herrn X. weist darauf hin, dass sein Leben ihm nicht erlaubt hat, seine rechte und linke Körperhälfte harmonisch zu entwickeln und zu erleben und damit ein ausgewogenes Gleichgewicht der verschiedenen Ebenen, der körperlichen, psychischen und geistigen zu finden.

Den Befundfragebogen gebe ich Herrn X. mit, mit der Bitte, ihn das nächste Mal ausgefüllt in die Sitzung zu bringen. Die im Anschluss stattfindende Behandlung erfolgt im Liegen; eine basale Sophronisierung und das Visualisieren einer erfolgreich bestandenen Situation. Im anschließenden Gespräch bleibt Herr X. wortkarg; er wirkt der Sache gegenüber eher skeptisch.

Die Ziele der Sophrobiodynamischen Entspannungstherapie: die Konzentration fördern, das Lernverhalten strukturieren, die Sitzhaltung verbessern.

Die dafür geeigneten Techniken: die positive Sophroantizipation für die Konzentration und das Lernverhalten, die basale Sophronisierung und das modifizierte Autogene Training für die Schulung des Körperschemas und der positiven Beeinflussung der Haltung.

Als Heimübung empfehle ich Herrn X., immer wieder tief durchzuatmen, wenn ihn beim Studieren die Konzentration verlässt oder das Zuhören Probleme machen würde.

Beim nächsten Mal bringt Herr X. den Befundbogen ausgefüllt mit. Herr X. beschreibt seine Mutter als umsorgend, gegenwärtig, seinen Vater als in sich gekehrt, still, seine fünf Jahre jüngere Schwester als übermäßig selbstsicher.

Die Erziehungsprinzipien wertet er als geeignet, besonders viel Gewicht würden seine Eltern auf die Ausbildung legen. Für Hobbyaktivitäten steht der Sport und in künstlerischer Richtung das Musikhören.

Die Informationen aus dem Befund lassen eine sich selbst verneinende Persönlichkeit vermuten. Während der sophrobiodynamischen Sitzungen sind sich selbst ablehnende Reaktionen zu erwarten. Im postsophronischen Gespräch wird es daher besonders wichtig sein, viel Wert auf die Berechtigung zu existieren, Raum zu beanspruchen, seine Aggressivität ausdrücken zu dürfen, zu legen.

Die Sophrobiodynamische Entspannungsbehandlung besteht aus einer basalen Sophronisierung, dem Visualisieren einer beherrschten Situation, einer Erfolg vermittelnden Situation und anschließend einer detaillierten positiven Antizipation für das Lernen abends und am Wochenende. Im postsophronischen Dialog ist Herr X. gesprächiger. Er sei nicht fähig gewesen, eine Situation, die er gut meistern würde, zu visualisieren – er hätte keine gefunden. Die vorgeschlagenen Lernmethoden hätten ihm gut gefallen, er hätte sie sehr gut nachvollziehen können. Ferner beklagt sich Herr X. erneut über seine Beschwerden – diesbezüglich hat sich nichts geändert. Die Aussagen nehme ich entsprechend den Regeln des postsophronischen Dialogs entgegen.

Die nachfolgenden Sitzungen verlaufen in ähnlicher Weise. Dazu kommt die Arbeit im Sitzen mit Beeinflussung des Körperschemas und der Haltung. Die ersten Sitzungen in dieser Ausgangsstellung sind beeindruckend. Trotz Sitz mit Lehne scheint Herr X. überhaupt keinen Halt zu haben.

Die Atmung ist das andere Element, das in jeder Sitzung intensiv geschult wird, auch in Verbindung mit kurzen Autosuggestionen. Dieses Mittel scheint dem Patienten tagsüber gut zu dienen. Herr X. sagt, er hätte weniger Beschwerden, nehme viel weniger Medikamente. Auch die Konzentration hätte sich gebessert.

Im weiteren Verlauf nehme ich als Ausgangshaltung das Stehen dazu, die Bewegungen der Wirbelsäule und des Kopfes um die drei Achsen, zum deutlichen Erleben der Haltung, der Stabilität, des Gleichgewichts. Die Rotationsbewegungen der Wirbelsäule, die um die Körperlängsachse stattfinden, machen deren vertikale, aufgerichtete, in sich stabilisierte Stellung besonders bewusst *(Abb. 19.1, 19.2)*.

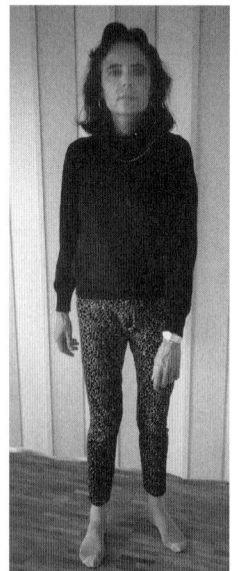

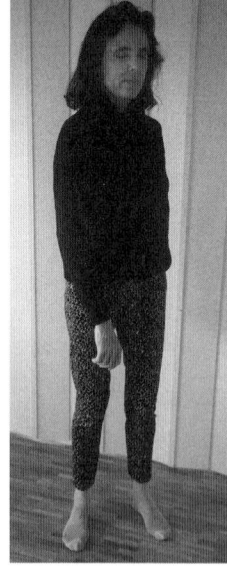

Abb. 19.1 und 19.2: Rotationsbewegungen um die Körperlängsachse: Die Arme schwingen dabei locker mit. 1–2 Minuten die Bewegung ausführen und gegen Ende ausklingen lassen. Die Atmung begleitet die Bewegung in ihrem Rhythmus

Die zweite Zwölferserie der Behandlungen benützen wir für die Vorbereitung des Examens (Sophroantizipation).

In den postsophronischen Gesprächen erwähnt Herr X. immer wieder den Schmerz als Hinderungsgrund für das Lernen. Der Kopfschmerz sei Schuld am Versagen. Auch der Vergleich mit den »Andern«, in dem er sich keine Chance gibt, bricht immer wieder durch. Doch zunehmend wird sich Herr X. dieser Dinge bewusst.

Zwischen den Examen machen wir nur kurze Sitzungen zur Entspannung und zur Konzentration auf Wunsch von Herrn X. Mitte Juli finde ich in meinem Briefkasten eine Karte: »Das Examen habe ich bestanden. Vielen Dank. Ich melde mich im nächsten Frühjahr für die Vorbereitung des nächsten Examens.«

*

Frau Y. (2. Fallbeispiel):
Eine 60jährige Frau, sehr sportlich und in der Administration tätig. Sie berichtet, die Schule habe sie viel Anstrengung gekostet. Daher seien auch Berufswahl und Aufstiegsmöglichkeiten gering geblieben. Sie liebe ihre Arbeit und leiste sie mit viel Engagement schon seit vielen Jahren. Von ihren Mitarbeitern sei sie sehr geschätzt. Sie ist seit 30 Jahren mit einem sehr sportlichen Mann mit einer erfolgreichen beruflichen Karriere verheiratet. Von sich selbst sagt sie, dass sie gerne viel rede, sich in Gesellschaft wohl fühle und das Alleinsein fürchte. Ihren Mann bewundere sie, weil er so selbständig und unabhängig sei. Sie fühlt sich abhängig, möchte aber nach außen die unabhängige, emanzipierte Frau darstellen.

Ihren Vater beschreibt sie als zurückgezogen, fleißig, spießbürgerlich; ihre Mutter als besorgt, interessiert, voraussehend; ihren jüngeren Bruder als ich-bezogen, kurzsichtig in seinen Handlungen. In der Erziehung hätten Ordnung und Geld eine sehr große Bedeutung gehabt, Reisen sei ein Luxus und andern Leuten vorbehalten gewesen. Bei den Gefühlen unterstreicht Frau Y. Abhängigkeit, Dienstfertigkeit. Bei den Gewohnheiten nehmen die sportlichen Aktivitäten sehr viel Raum ein. Frau Y. liebt die Malerei und Musik.

Frau Y. möchte die biodynamische Entspannungstherapie durchleben, um ausgewogen und in Harmonie mit sich und Andern zu leben. Sie sagt, es gäbe immer wieder Wochen oder sogar Monate während eines jeden Jahres, in denen sie ohne Lebensmut, ohne Motivation, ohne Interesse und Energie dahinvegetiere. Das Schlimmste in diesen Phasen sei die unendliche Langeweile, die sie empfinde. Sie hätte in diesen Phasen auch gar keine Belastungstoleranz. Die geringste Anhäufung von Arbeit oder der geringste Druck würde sie sofort in den Zustand von Panik und ziellose Hektik versetzen.

Die Informationen aus der Befunderhebung zeigen, dass Frau Y. zwischen der extro- und introvertierten Persönlichkeitsstruktur wechselt. Das gespaltene Erleben des eigenen Wesens verursacht Angst und Tendenzen der Abhängigkeit. Während der biodynamischen Entspannung sind Reaktionen dieser Art zu erwarten und entsprechend im postsophronischen Dialog aufzufangen.

Die erste Stufe der dynamischen Entspannung findet im Stehen statt. Zur Aufwärmung des Körpers und zur Kontaktaufnahme mit dem eigenen Ich dienen vertiefte Atemzüge. Dabei ist der Kopf eingeordnet *(Abb. 19.3)*, dann nach vorne *(Abb. 19.4)* und anschließend nach hinten *(Abb. 19.5)* geneigt.

Die basale Sophronisierung findet im Stehen statt. Betont wird die vertikale Stellung zwischen Erde und Himmel, zwischen Physis und Metaphysik, die Verbindung der Füße mit dem Boden, ihre Verwurzelung in der Erde und das Erleben des Gleichgewichts.

Das Erlernen der tiefen Atmung fällt Frau Y. sehr schwer. Sie hat öfter das Gefühl, dass der Atemfluss im Sternalbereich steckenbleibt. Das Erleben der tiefen Atmung war für Frau Y. ein richtig befreiendes Aha-Erlebnis. So ist die Atmung nach langem Training für sie ein wichtiges Mittel zur Wahrung der Ruhe, in Momenten, in denen Panik aufzutreten droht, geworden.

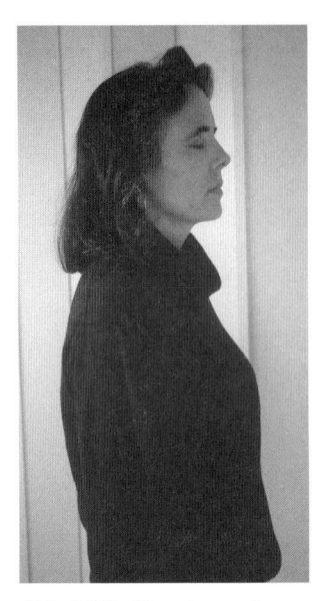

Abb. 19.3: Einordnung des Kopfes in die Körperlängsachse

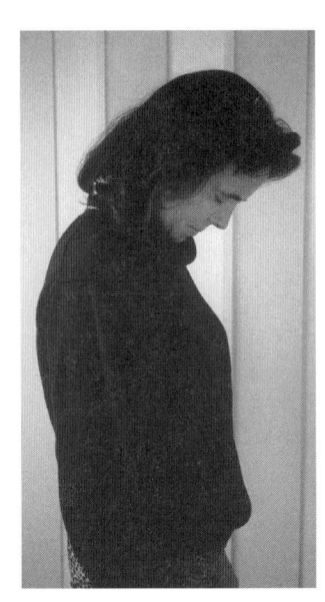

Abb. 19.4: Neigen des Kopfes nach vorn

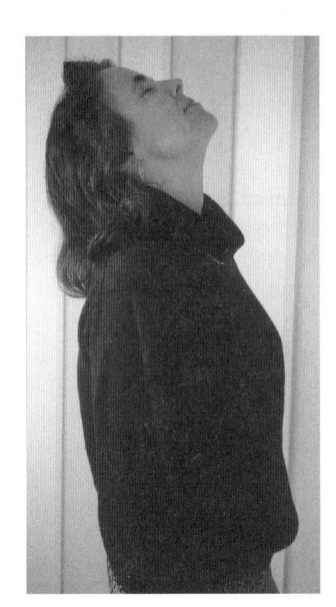

Abb. 19.5: Neigen des Kopfes nach hinten

Das Stehen fällt Frau Y. auch schwer. Sie hat wiederholt ausgeprägte Instabilitätsgefühle, und sie braucht viel Training, bis ihr das Loslassen im Stehen gelingt.

Da im postsophronischen Dialog die unzähligen Ängste von Frau Y. ständig im Vordergrund stehen, sind das Dedramatisieren, Relativieren und das Aufzeigen der Möglichkeit zur Neuentscheidung von zentraler Bedeutung.

Die erste Aktivierung besteht in einer tiefen Einatmung, Anhalten der Atmung, das Zuhalten der Nase mit beiden Mittelfingern, dabei neigt sich der Körper leicht nach hinten, und am Ende ein kraftvolles Ausstoßen der Luft vom Beckenboden aus, mit gleichzeitigem energischen Nach-vorne-Strecken der Arme *(Abb. 19.6 u. 19.7)*. Die Bewegungsabläufe werden mindestens 3mal wiederholt. In der anschließenden Ruhephase nimmt das Individuum die durch die Aktivierung geweckten Empfindungen, Gedanken wahr. Die forcierte Ausatmung hat eine große Bedeutung. Sie spricht das Becken an, das »authentische Sein« des Individuums.

Eine weitere Aktivierung betrifft die Schultermuskulatur. Dieser Bewegungsablauf vermittelt ein deutliches Gefühl des Loslassens. Frau Y. hat sehr verspannte Schultern. Den Bewegungsablauf macht sie nur sehr zaghaft. Die Übung besteht aus einer tiefen Einatmung, Anhalten der Atmung, die Schultern hoch und runter bewegen, die Luft vom Beckenboden aus ausstoßen. Diese Aktivierung wird mehrere Male wiederholt, um den beschriebenen Effekt zu erreichen *(s. Abb. 19.8 u. 19.9)*.

Die 2. Stufe der biodynamischen Entspannung dient dem Erleben des eigenen Bewusstseins, zuerst im Austausch mit dem eigenen Körper, dann mit Gegenständen, mit Orten, mit anderen Menschen. Diese Wahrnehmung lässt die Trennung zwischen Körper und Geist erfassen. Dieses Erleben macht deutlich, dass beide, Körper und Geist, gleichwertig sind, und dass die biodynamische Entspannung die wechselseitige Beeinflussung und Gleichgewichtung dieser beiden menschlichen Dimensionen anstrebt.

Dieser Teil der Sitzung ist Frau Y. angenehm. Sie hat in ihrem Haus Kunstgegen-

Fallbeispiele

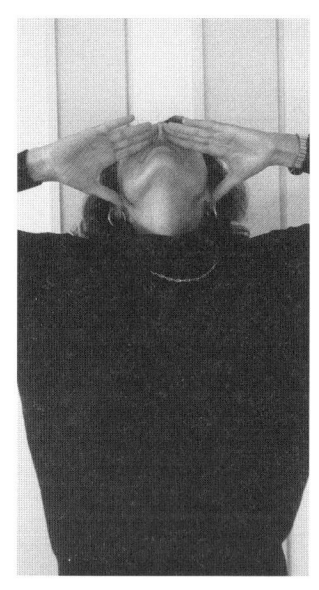

Abb. 19.6: Tief einatmen, die Einatemstellung halten. Langsam die Hände zur Nase bewegen, und diese mit den Zeige- und Mittelfingern zuhalten

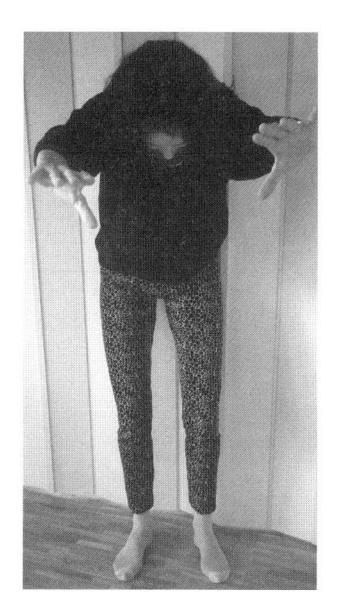

Abb. 19.7: Vom Beckenboden aus die Luft ausstoßen, und dabei kraftvoll beide Arme nach vorne strecken

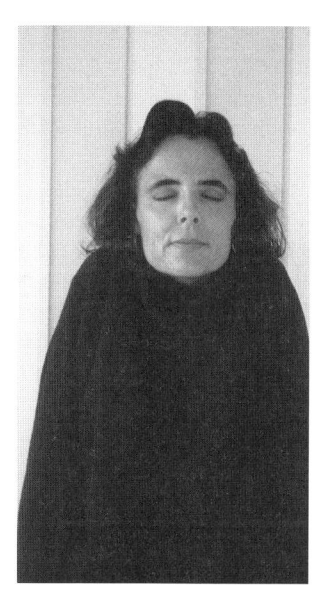

Abb. 19.8: Hochziehen der Schultern

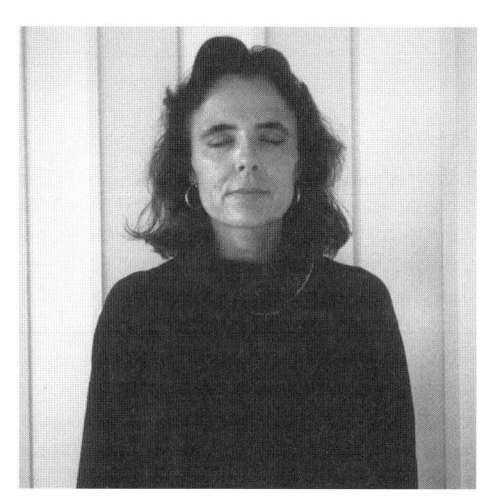

Abb. 19.9: Schultern nach unten bewegen

stände, die sie sehr schätzt und für die Visualisierung benützt.

Die nächste Aktivierung ist die eigene Betrachtung. Das Individuum stellt sich vor – im sophronischen Zustand –, dass es seinen Körper verlässt und ihn von außen betrachtet, aus der Nähe, aus der Ferne. Diese Reise geht weiter, an einen Ort, an dem das Individuum sich besonders wohl fühlt. Diesen Ort visualisiert es, erfährt ihn mit allen Sinnen; an diesem Ort lädt es sich mit Energie und kommt so – aufgeladen – wieder zurück, um seinen Körper wieder vollständig in Besitz zu nehmen. Jeder Körperabschnitt wird unter muskulärer Spannung wiederholt erlebt und danach der Körper in seiner Ganzheit.

Frau Y. ist ein Mensch mit viel Phantasie und Vorstellungsvermögen. Diese Etappe der dynamischen Entspannung scheint ihr weniger schwer zu fallen. Die Vorstellung, sich zu sehen, belustigt sie sehr. Belustigung ist manchmal ein Weg, etwas Schmerzliches eher ins Lächerliche zu ziehen und sich so zu schützen.

Beim 2. Teil der dynamischen Entspannung ist die Ausgangsstellung der angelehnte Sitz. Nach der basalen Sophronisierung erfolgt die Aktivierung über die Atmung, zuerst langsam, dann schnell. Im Anschluss erfolgt das Erleben der Sinne: das Sehen, Riechen, Hören, Schmecken und der Tastsinn. In jeder Behandlung wird ein Sinn erfahren.

Ich schlage Frau Y. vor, zunächst den Tastsinn zu erleben. Die Hände berühren den eigenen Körper, das Gesicht, die Haare, den Bauch, das Becken, die Beine bis zu den Füßen. In Abgrenzung dazu erfahren die Hände die Berührung mit der Stuhlfläche, mit den Stuhlbeinen. Sie nehmen dabei unterschiedliche Formen, Oberflächenstrukturen, Widerstände, Temperaturen wahr. Diese Wahrnehmungen lösen im Gedächtnis eine Vielzahl von Assoziationen aus.

Die nächste Etappe besteht aus dem Aussprechen eines Wunsches. Das Individuum steht auf und erlebt das Gleichgewicht, die Harmonie im Stehen und führt eine kleine positive Sophroantizipation durch. Der Abschluss erfolgt wie immer mit der Desophronisierung und dem Dialog.

Das Erleben des Tastsinnes erweckte in Frau Y. eine Vielzahl von Erinnerungen an ihre Tante. Ihrer Tante geht es gesundheitlich nicht gut, sie redet vom Sterben. Frau Y. erlebt den Alterungsprozess ihrer Tante, den drohenden Verlust; gleichzeitig sieht sie das eigene Altern und die damit verbundenen Probleme.

Die 3. Stufe der dynamischen Entspannung besteht vornehmlich aus meditativen Elementen. Sie verlangt die vollkommene Entspannung, damit der Mensch sich in seinem ursprünglichem Sein, im Hier und Jetzt, ohne Bezug zum Körper, zum Ort, zur Zeit, erleben kann. Sie ist die Erfahrung des Seins.

Die Ausgangsstellung ist zuerst der Stand für die basale Sophronisierung. Dann setzt sich das Individuum und findet das Gleichgewicht im aufrechten Sitz, ohne Lehne mit der geringstmöglichen Aktivität. Die Augen sind halbgeöffnet, um einen gewissen Kontakt mit der Umwelt aufrechtzuerhalten.

Eine gewisse Aktivierung stellt das Gehen im Atemrhythmus dar.

Dieser 3. Teil der dynamischen Therapie findet wenig Anklang bei Frau Y. Das Schweigen dabei empfindet sie als bedrückend und weckt das von ihr gefürchtete Gefühl der Leere, der Langeweile. Sie hat keine Bereitschaft, sich damit auseinandersetzen, denn es geht ihr zu diesem Zeitpunkt gut. Sie hat den Eindruck, das angestrebte Ziel erreicht zu haben. Wir führen abschließend einige Aktivierungen aus der ersten Stufe durch und schließen dann die Behandlung ab.

Die beiden Fallbeispiele sollen die Tätigkeit in der sophrobiodynamischen Entspannung veranschaulichen. Sie zeigen, dass dieses Mittel ein weitgehend nebenwirkungsfreies Vorgehen darstellt, das das Befinden und den Zustand vieler Menschen entscheidend verbessern kann.

Worte erlauben es, Dinge auszudrücken. Der Tonfall einer Stimme, die Haltung oder Bewegung eines Übenden – Elemente die gleich wichtig sind –, sie bleiben hier unbeschrieben. Die Sophrobiodynamische Entspannung ist die Kunst, das Leben zu gestalten. Man kann sie beschreiben, man kann den Text darüber verstehen; für ihr vollständiges Erfassen muss man sie erleben.

Literatur

GAMBA L., Comprendre La Sophrologie (Ecole de Sophrologie de Genève, 1990)

GAMBA L., La Sophrologie biodynamique : une nouvelle conception de la sophrologie médicale à l'usage des somaticiens, Bull. ARS 13/Mai 99 p.23–27

GAMBA L., L'effet thérapeutique des activations sophro-bio-dynamiques, Bull. ARS 12/janv. 99, p.14–17

GAMBA L., Le concept »bio-phénoménologique« de la relaxation sophro-bio-dynamique, Bull. ARS 14/Sept. 99 p.4–8

GAMBA L., La sophrologie, un »dialogue informatique« avec notre mémoire »existentielle«, Bull.ARS 3/déc.95, p.7–11

GAMBA L., La sophrologie, un dialogue informatique »avec notre mémoire« existentielle, Bull. ARS 6/janv.97

GAMBA L., La sophrologie, un »dialogue informatique« avec notre mémoire »existentielle«, Bull.ARS 4/mars 96, p.6–9

GAMBA L., La sophrologie, un »dialogue informatique« avec notre mémoire »existentielle«, Revue ARS/1997

HUBERT J.-P., Traité de Soprhologie, tome 1, Editions le Courrier du livre, Paris 1982

HUBERT J.-P., ABREZOL R., Traité de Sophrologie, tome 2, Editions le Courrier du livre, Paris 1985 et 1990

HUBERT J.-P., La relaxation dynamique, deuxième édition, Centre de Sophrologie de Paris, 1988

HUBERT J.-P., Lexique de Sophrologie et termes usuels, La Norière, 1984

SORET J., La conscience est-elle mesurable?, Bull.ARS 10/mai 98 p.4–8

Autorin und Kontakte

Elisabeth Bürge
école de physiothérapeutes
16, boulevard da la Cluse
CH-1205 Genève

Ausbildungsstätte:
Ecole de Sophro-bio-dynamique de Genève
Dr. L. Gamba
Directeur de l'E.S.G.
Boulevard du Carl Vogt 47
CH-1205 Genève

Association Romande de Sophro-bio-dynamique
A.R.S.
case postale 144
1211 Genève 8

20

Taijiquan – die elegante Entspannung

Rolf Krizian

EINFÜHRUNG

Was zieht bei uns im Westen Menschen so in den Bann, wenn sie sich mit anderen Kulturen und Vorstellungswelten beschäftigen?

Was ist für uns so faszinierend, und warum sind wir so berührt?

Vielleicht ist es die ewige Sehnsucht nach dem Ursprünglichen, Sinnlichen, Emotionalen, dem, was den Menschen ausmacht, wenn er nicht voller Hektik seinen Alltag »hinter sich bringt«, wenn er nicht voller Sorge ist, Erwartungen nicht erfüllen zu können, und wenn er versucht, seinen Wert als Mensch nicht über die Anhäufung von materiellen Gütern zu definieren.

So ein Weg ist lang, weil wir in unserer Kultur lernen zu verdrängen und uns abzulenken und nicht mehr mit »Zulassen« und »Betrachten« umgehen können. Wir sind Macher, keine Betrachter.

Im Laufe der Zeit haben wir uns angewöhnt, im körperlichen wie im psychischen Bereich Höchstleistungen zu vollbringen. Selbsterkenntnis durch Reflexion und Wahrnehmung gehört nicht zu unseren Stärken.

Trotzdem verspüren wir eine Sehnsucht in uns und sind gleichzeitig befremdet; wir haben das Gefühl, dass uns diese geheimnisvollen Aspekte, die fremde Kulturen subtil in sich tragen, fehlen. Diese Aspekte in uns selbst zu entdecken, bedeutet wertfreies Aufnehmen, Zulassen, Loslassen und neugieriges Experimentieren.

Wer will oder kann sich das heute schon leisten?

So rotieren wir weiter, erfüllen unser Soll, bis wir nicht mehr können. Wir leiden an innerer Unruhe oder Antriebslosigkeit, wir neigen zu Verspannungen – inneren und äußeren Verhärtungen und sehnen uns nach Ruhe und Ausgeglichenheit. Unser Gesichtsausdruck wirkt angespannt, unserer Körper ist nicht ausbalanciert, sondern wird oft angestrengt gehalten –, wir werden krank.

Der Volksmund kennt seit jeher die Auswirkungen auf unsere Haltung, Mimik und Gestik:

- den Kopf hängen lassen
- die Last der Welt ruht auf seinen Schultern
- von den Sorgen krumm geworden
- kein Rückgrat haben
- er/sie ist aus dem Gleichgewicht geworfen
- weiche Knie haben
- keinen festen Boden unter den Füßen spüren

- ein Gefühl als ob der Boden unter den Füßen weggezogen wurde
- ein Gesicht wie sieben Tage Regenwetter
- steif wie ein Stock.

Wenn wir früh genug erkennen, dass unsere Energie – im Taijiquan gebrauchen wir den Begriff »Qi« – schwindet, suchen wir verschiedenste Möglichkeiten der Entspannung. Abgehetzt kommen wir nach getaner Arbeit vielleicht auch zum Taijiquanunterricht und suchen eine Stunde Abschalten vom Alltag.

Taijiquan, die elegante Möglichkeit zur Entspannung, ist eine Kampfkunst und hat ihren Ursprung in China. Sie ist eine Bewegungsmeditation, die die Harmonisierung der eigenen Energie in der aktiven Auseinandersetzung mit der Umwelt zum Ziel hat.

Weiche, fließende Bewegungen im Einklang mit Atmung und Vorstellungskraft führen zu innerer Ruhe und Konzentration. Diese zeitlupenhaften Bewegungen lehren dem Bewusstsein entsprechend ausgleichende Verhaltensmöglichkeiten. Und mit der Zeit haben wir mehrere Perspektiven Stressoren erfolgreich auszubalancieren.

Taijiquan bietet die Möglichkeit, uns geistig und körperlich zu zentrieren. In der Mitte ruhen, selbst im hektischen Alltag, ist eine stabile Basis für eine höhere Flexibilität zur effektiven Bewältigung der alltäglichen Anforderungen.

GESCHICHTE

Genau lässt sich das Entstehungsdatum von Taijiquan nicht nachweisen. Als Synthese bekannter Kampfkunstsysteme und taoistischer Meditationsübungen ist es wahrscheinlich vor ca. 300 Jahren entstanden. In einem Zeitraum von ca. 3000 Jahren entstanden aber die Wurzeln, die Basis des Taijiquan: das chinesische Gesundheitssystem, mit seinen Heilverfahren (Akupunktur, Kräutermedizin, Moxibution, Massage, Gesundheitsübungen, auch Qi Gong genannt).

Der Legende nach entwickelte der Mönch ZHANG-SAN-FENG das innere Kampfkunstsystem Taijiquan. Er beobachtete den Kampf zwischen einer Schlange und einem Kranich und sah, wie der angreifende Kranich mit seinen harten Bewegungen und seinen Schnabelhieben immer wieder ins Leere stieß, da die Schlange die Richtung der Angriffe schnell erkannte und ausweichen konnte. Die Schlange besiegte zuletzt den Kranich. Nach den Beobachtungen von ZHANG-SAN-FENG musste die Schlange nicht ein einziges Mal Kraft aufwenden. Hierin erkannte der Mönch die Übertragung der taoistischen Philosophie in Bewegung, in Kampfkunst, eine innere Kampfkunst. Weg von dem »Schweiß und Keuchen« der äußeren Künste, die »der Schlange ständig Beine anmalte«, wie ein chinesisches Sprichwort überflüssiges Tun bezeichnete. Ein neuer Stil war begründet, der statt harten Schlägen und Stößen das Sanfte, Weiche und Langsame betonte.

Zunächst als geheime Familientraditionen an die Söhne weitergegeben, entwickelten sich hauptsächlich vier Stile. Der Chen- (Begründer), der Yang- (der am weitesten Verbreitete), der Wu- und der Sun-Stil. Später wurde Taijiquan öffentlich, schließlich sogar von der, zunächst ablehnenden, politischen Führung in Peking, 1952 als Beitrag zur Volksgesundheit anerkannt *(Vgl. Anders, F., 1996)*.

DER NAME

Der Name setzt sich zusammen aus »Taiji« und »Quan«. »Taiji« ist ein Begriff aus der alten chinesischen Philosophie, der soviel wie »das höchste Gesetz« bedeutet und »Quan« – wörtlich »Faust« – meint den Kampfkunstaspekt *(Abb. 20.1)*.

Heute stehen immer mehr Menschen im Osten wie im Westen in Parks und üben gemeinsam oder allein die verschiedenen Formen und Stile des Taijiquan.

Der Betrachter spürt, dass es für die Übenden dabei um etwas Anderes geht als Gymnastik oder Ästhetik in der Bewegung. Vielmehr ist zu spüren, dass es den Taiji-Praktizierenden um die Pflege einer inneren Einstellung geht, die versucht YIN und YANG zu balancieren. In der Theorie sind YIN und YANG

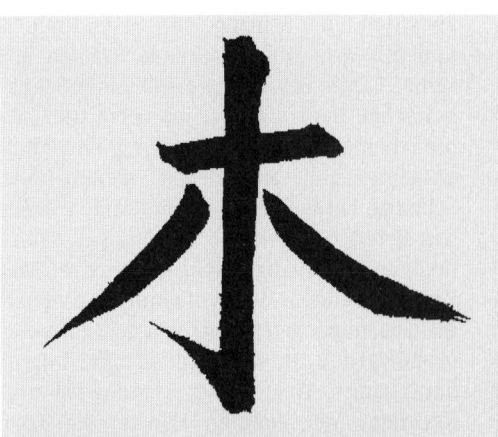

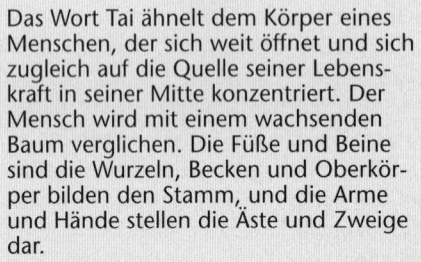

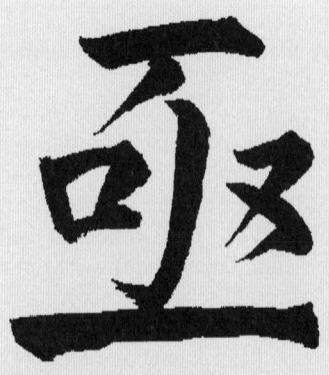

Das Wort Tai ähnelt dem Körper eines Menschen, der sich weit öffnet und sich zugleich auf die Quelle seiner Lebenskraft in seiner Mitte konzentriert. Der Mensch wird mit einem wachsenden Baum verglichen. Die Füße und Beine sind die Wurzeln, Becken und Oberkörper bilden den Stamm, und die Arme und Hände stellen die Äste und Zweige dar.

Das Wort Ji versinnbildlicht das ständige »achtsam-in-sich-hineinhorchen«, damit diese Art der Meditation in Bewegung unablässig vollkommener wird. Der Mensch darf nicht vergessen, bei sich zu bleiben, wenn er über sich hinauswächst und sich mit Himmel und Erde (oberer und unterer Querstrich) vereint. (Wie das Quadrat, das in einen Kreis übergeht.) Der Mensch soll sich ständig mit Himmel und Erde und seinem Zentrum austauschen und so seine Energie balancieren (unendliche Achterschleife).

(vgl. Huang, A., 1991)

Abb. 20.1

zwei dynamische Kräfte, die in uns wirken, vom Charakter her gegensätzlich, doch sich gegenseitig bedingend *(Abb. 20.2)*.

Taijiquan ist eingebunden in eine alte chinesische Lebensphilosophie, dem Daoismus.

Dem Begründer LAOTSE wird das Tao Te King zugeschrieben, ein Buch, das die Einheit von Mensch und Natur und den stetigen Wandel beschreibt. LAOTSE sieht nicht Dinge sondern Bewegungen: »Alles fließt«!

Kreis: Ganzes, Einheit, Taiji

Geschwungene Linien: System ständiger Wandlung

Schwarz: Yin, dunkel, weiblich

Weiß: Yang, hell, männlich.

In beiden Farben ist ein Punkt der anderen Farbe enthalten.

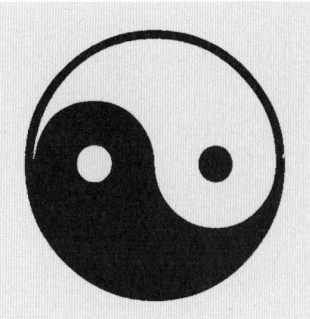

Abb. 20.2

- »Das Allerweicheste auf Erden überholt das Allerhärteste auf Erden.«
- »Auf der ganzen Welt gibt es nichts Weicheres und Schwächeres als das Wasser. Und doch in der Art, wie es dem Harten zusetzt, kommt nichts ihm gleich. Es kann durch nichts verändert werden.«
- »Dass Schwaches das Starke besiegt, weiß jedermann auf der Welt, aber niemand vermag danach zu handeln.« *(LAOTSE: Tao Te King, übersetzt von Richard Wilhelm).*

Durch Verhärtungen und Stagnationen, als Ausdruck von fehlender Flexibilität, werden Probleme geschaffen oder verfestigt.

PRINZIPIEN UND WIRKUNGEN

Körper, Geist und Seele ständig beweglich zu balancieren, ist die Essenz des Taijiquan.

Unter diesem Aspekt unterscheiden sich unsere Bedürfnisse nicht so sehr von denen der daoistischen Philosophen des alten China. Nur ist in der heutigen Zeit der tiefere Sinn für unser Dasein verlorengegangen. Der Mensch will die Natur mit technischem Wissen beherrschen. Nicht das Wesen der Dinge, sondern die Funktionalität interessiert ihn.

Daoistisch orientierte Menschen versuchen die Welt als Gesamtgefüge harmonisch in sich einzubinden. Die Natur einseitig auszubeuten führt unweigerlich in die Selbstzerstörung. Die Daoisten dagegen lernten von den Rhythmen und den Wandlungen der Natur. Der Schlüssel zum tieferen Verständnis war dabei eine natürliche Lebensweise und die meditative Innenschau.

Meditation beinhaltet allgemein Ruhe, Stille, Gelassenheit und Leere. Meditation ist auch das Bewusstwerden von persönlichen und gesellschaftlichen Zwängen. Das Praktizieren der inneren Kampfkunst Taijiquan als Bewegungsmeditation kann helfen, diese Zwänge zu überwinden und den Aufbruch in die persönliche Freiheit zu ermöglichen. Die inneren Kampfkünste haben die Erlangung von Angstfreiheit als letztendliches Ziel.

Die Bewegungsprinzipien im Taijiquan

- klare und stabile Körperstruktur in allen Positionen, die fließend und ohne Bewegungsunterbrechung miteinander verbunden werden
- jede Bewegung wird zu Ende geführt (läuft aber nie aus) und tritt wie selbstverständlich und ohne Unterbrechung in eine neue Bewegung ein
- die Kraft resultiert aus der Vorstellungskraft und wird ohne Anstrengung (absichtslos) entfaltet
- die Bewegung beginnt in den Füßen, wird im Zentrum koordiniert und breitet sich von dort in die Peripherie aus
- die Intention führt, und die Achtsamkeit begleitet beobachtend und vergleichend die Bewegung, sie soll nie »leer« sein
- der Atem soll ruhig, tief und fließend sein.

Die Wirkungsweisen des Taijiquan

Das tägliche Üben von Taijiquan hat kurz bis mittelfristig die Erweiterung der Körperbewusstheit zum Ziel. Im Einzelnen erhält der Praktizierende näheren Aufschluss:
- über den Spannungs- und Entspannungszustand einzelner Körperregionen
- über Spannungs- und Beweglichkeitsunterschiede der Körperseiten
- über Verspannungen und »Panzerungen«
- über den momentanen emotionalen Zustand (bestimmte Bewegungsweisen fallen mir heute leicht oder eher schwer)
- über die Konzentrationsfähigkeit und die Fähigkeit sich auf sich selbst einzulassen
- über die Emotionalität in der Bewegung (machen bestimmte Bewegungen aggressiv, kribbelig, ruhig oder eher ausgelassen?)
- über die Verwurzelung (Lebensstandpunkt)
- über das Gleichgewicht (Stressoren und Ressourcen in der Balance?).

Sensomotorische Wirkungsweisen
- Verbesserung der Körperbalance
- Verbesserung der Gelenkigkeit/Beweglichkeit
- Verbesserung der Bewegungsökonomie und -koordination
- Verbesserung des Körperverbundes in der Gesamtbewegung
- Verbesserung der Kraftwirkung und -entwicklung.

Didaktik des Taijiquan

Diejenigen, die sich für Taijiquan als Lebenssystem entschieden haben, nehmen sich viel Zeit für den Blick nach innen. So sind sie in der Lage, die Aufmerksamkeit gezielt auf körperliche Prozesse zu konzentrieren, und diese dann schneller und subtiler wahrzunehmen. Diese Konzentration sollte keine Anstrengung bereiten, denn nur in einem entspannten Zustand kann effektiv wahrgenommen werden. Dieser »spielerische« Prozess als gängiges Lebensprinzip entspricht dem daoistischen Denken: »Der Weg ist das Ziel«.

Der Taijiquan-Unterricht ist prozessorientiert. Es gibt kein endgültiges Lernziel, der Weg als solches ist das »Metaziel«. Für die Taijiquan-Schüler sind Teillernziele zur Überprüfung ihres Fortschritts wichtig. Die Taijiquan-Lehrenden sollten ihre Lehrziele offen machen und die Teillernziele im Konsens mit ihren Schülern definieren. Diese Transparenz ist die Basis für mündige und freie Schüler. Je mehr Eigenständigkeit im Lernprozess vorhanden ist, desto größer ist die Chance der Übertragbarkeit in den Alltag. Der Prozess wird in der Unterrichtsstunde erklärt. Den Schülern sollte Raum gelassen werden, ihre Erfahrungen mitteilen zu können.

Das motorische Lernen ist wichtig und steht anfangs scheinbar im Vordergrund, aber nur die Integration in den sozialen und psychischen Kontext der Schüler kann zu einer stabilen Lebensstiländerung beitragen.

Methodische Maßnahmen

● *Optische Maßnahmen der Demonstration*
Das Vormachen der Bewegung geht rasch in ein Begleiten und Mitmachen über (sobald der grobe Bewegungsablauf klar ist).

● *Verbale Maßnahmen*
Sie begleiten die Bewegungsführung. Bewegungsmerkmale werden formuliert. Zur besseren Verständlichkeit wird viel mit Bildern bzw. Motivafferenzen gearbeitet. Die Sprache muss sich dabei an etwas Erlebtes oder an Erinnerungen anlehnen können; Gefühle sollen vermittelt werden. Es entstehen innere Bilder.

Beispiel für Motivafferenzen:
- Gummistiefel aus dem Schlick ziehen
- Kopf wird durch einen Faden ins Lot gebracht
- Saugnäpfe befinden sich unter dem Fuß
- Hände rühren in Honig
- wie in Luft schwimmen.

● *Taktile Maßnahmen*
Im Taijiquan wird viel mit einem Partner geübt. Die taktilen Reize, die durch die Berührung des Partners vermittelt werden, sind wichtig für die Korrektur von Bewegungsmustern. Dieses Partnerfeedback ermöglicht auch für den Alltag den Einsatz von effektiven Bewegungsmustern.

Während des Praktizierens von Taijiquan dominiert das introspektive Denken. Besonders die verbalen Anweisungen (vor allem Motivafferenzen) führen zu subtilerem Bewegungsgefühl. Alles in Allem ist der Taijiquan-Schüler aufgefordert, beständig seine Persönlichkeit weiter zu entwickeln, durch eigene Erfahrungen eigene Antworten zu finden. Der Schüler soll durch das Üben zur Selbsterkenntnis gelangen und dadurch seine Selbstheilungskräfte aktivieren können, denn erst, wenn wir bewusst fühlen, was wir tun, können wir etwas ändern. Wenn psychische und physische Lebensmuster erkannt werden, können zum Beispiel verspannte Muskulatur losgelassen und verblockte, unbewegliche Gelenke geöffnet werden. Damit wird die Körperstatik durchlässiger für auftretende Kräfte. Diese Durchlässigkeit ist eine Metapher, um den Anforderungen des Alltags gelassener zu begegnen.

Der Schüler löst sich von externen Sollwertbestimmungen; belastet sich nicht mehr durch Maßstäbe wie gut und richtig.

Stattdessen ist eine Übung gelungen, wenn er sich ganz darauf einlassen kann.

Prinzipien des Übens

- Klare Position in den Übungen
- Entspannt, aber nicht schlaff
- Im gleichmäßigen Bewegungsfluss
- Mit Aufmerksamkeit (Bewusstheit).

Mit Hilfe der äußeren Formen im Taijiquan wird das »Innen« also entspannt, aufmerksam, verbunden und doch gelöst, aufgerichtet, voll und leer unterscheidend betrachtet. Die sich wiederholenden Bewegungen dienen als Quelle für Ruhe und Stille, die Basis der Besinnlichkeit.

Durch kontinuierliches Üben entwickelt der Schüler einen angemessenen Anspruch an sich selbst, und er spürt, dass Vieles, was ihm zunächst widersprüchlich erschien, miteinander vereinbar ist.

Nicht sich selbst durch unerfüllbare Erwartungen überfordern, sondern momentane Möglichkeit und Fähigkeiten erkennen und akzeptieren – das führt unweigerlich zur Entspannung, zur innerlichen Gelassenheit.

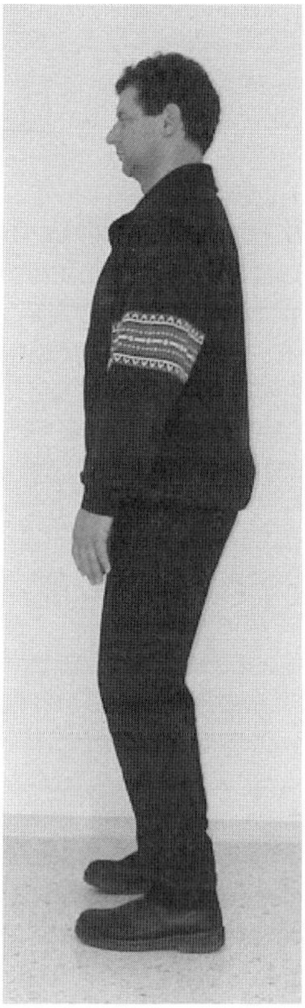

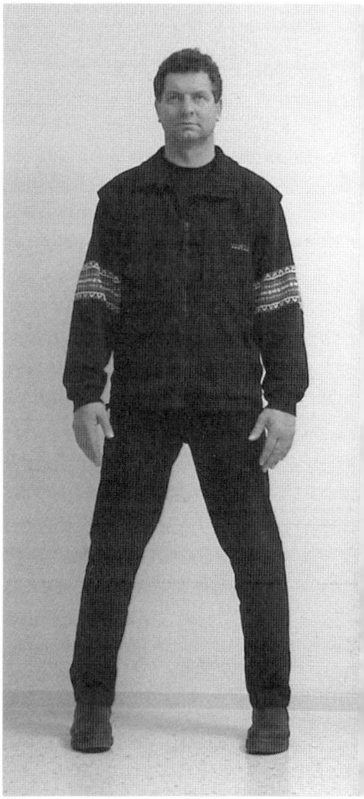

Abb. 20.3 und 20.4: Taijiquan-Basisposition von vorne und von der Seite

PRAXISTEIL

Taijiquan-Basisposition: »Stand des Bären«

Zur Vorbereitung auf die Zentrierung wird der »Stand des Bären« eingenommen *(Abb. 20.3, 20.4).*

Taijiquan-Basisposition: »Die Neun Tore« (Abb. 20.5)

Dabei stehen die Füße etwas mehr als schulterbreit und parallel. Das Körpergewicht ruht in der Fußsohlenmitte, das heißt, die beiden Fußsohlen sind gleichmäßig belastet und die Fußgelenke sind entspannt geöffnet (1. Tor). Über den Füßen stehen die Beine souverän und locker wie zwei Säulen. Die Knie- und Hüftgelenke sind durchlässig, entspannt gebeugt (2. und 3. Tor). Dabei bilden Fuß-, Knie- und Hüftgelenke von vorne betrachtet eine Linie. Das Becken kann sich frei bewegen, der Bauchraum ist entspannt, und der untere Rücken (LWS-Bereich als 4. Tor) wird zu den Füßen fallend losgelassen. Dadurch flacht sich die Lendenwirbelsäulenlordose ab, und die

Halsansatz als Tor 6

Schultergelenk als Tor 7

Zwischen den Schulterblättern als Tor 5

Ellenbogengelenk als Tor 8

Lendenwirbelsäule als Tor 4

Hüftgelenk als Tor 3

Handgelenk als Tor 9

Kniegelenk als Tor 2

Fußgelenk als Tor 1

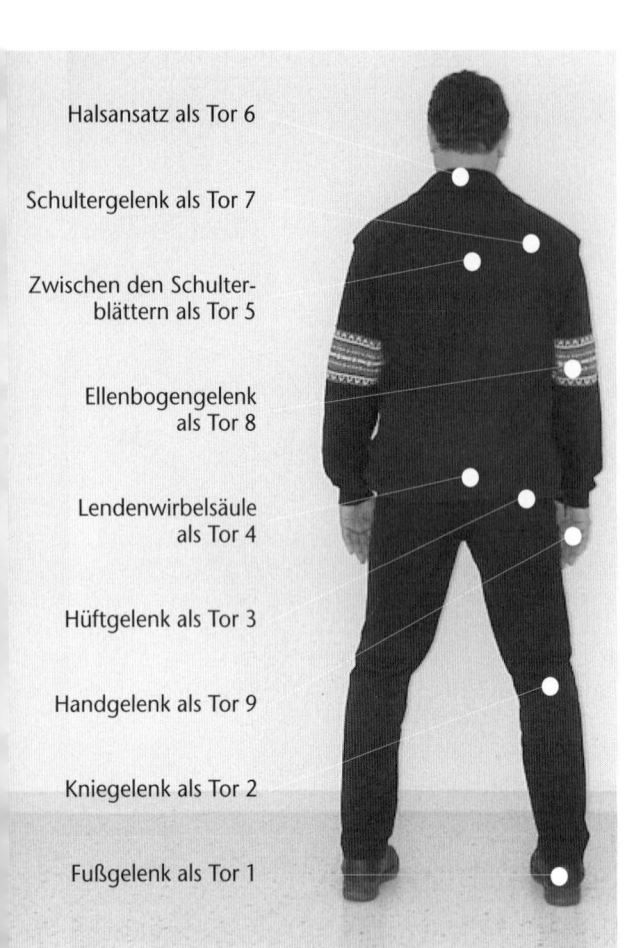

Abb. 20.5: *Taijiquan-Basisposition von hinten mit den »Neun Toren«*

Rückenmuskulatur wird auf natürliche Weise gedehnt. Der Brustkorb wird balancierend, schwimmend auf dem Bauchraum abgesetzt, so dass die Brustwirbelsäule ganz gerade aus der Lendenwirbelsäule herausfließen kann. Die Schulterblätter (5. Tor) werden gelöst und sinken nach unten in Richtung Gesäß. Infolgedessen kann sich der Brustbereich öffnen. Der Nacken (6. Tor) wird lang, frei und durchlässig, und der Kopf fließt gerade und frei schwebend wie ein gasgefüllter Ballon aus der Halswirbelsäule heraus. Die Schulter ruht locker auf dem Brustkorb. Die Arme hängen in den geöffneten Schultergelenken (7. Tor) wie losgelöste Taue. Die Ellbogengelenke (8.

Tor) sind frei und durchlässig und haben eine fallende Tendenz. Die Handgelenke (9. Tor) sind locker und offen. Die Finger hängen entspannt wie Bindfäden nach unten, so dass sich eine tastende, fühlende Aufmerksamkeit in den Händen ausbreiten kann. Durch das Öffnen dieser »Neun Tore« (Gelenke) wird der ganze Körper lotgerecht balanciert, wobei sich die bauch- und rückenwärtigen Kräfte im Gleichgewicht befinden. Dadurch wird die gesamte Muskulatur in eine gleichmäßige Spannung (Entspannung) gebracht und in den »Körperverbund« integriert. Diesen Vorgang bezeichnet man aus neurophysiologischer Sicht als normotonisierend.

Ziel dieser Basisposition ist die Herstellung eines Entspannungzustandes, der als Gegengewicht zu den Belastungen des Alltags empfunden werden soll. Erst in diesem Klima lassen sich neue Erfahrungen im motorischen, sozialen, emotionalen und kognitiven Bereich sammeln. Der »Stand des Bären« ist ein kinästhetischer Check-up, indem über die Fokussierung auf die »Neun Tore« ein emotional-motorischer Ist-Zustand ermittelt wird.

Aus dem »Stand des Bären« gehen wir in ein schnelles, elastisches Federn, dem sogenannten »Grooven«, über. Motorisches Ziel ist die Entwicklung einer Sprungkraft und einer lotgerechten Gesamtkörperelastizität. Die Vorstellung dabei ist, wie auf einem kleinem Minitrampolin zu springen, ohne dass die Füße den Kontakt zum Boden verlieren. Initiiert werden diese kleinen Bewegungen durch ein permanentes Loslassen und Entspannen im gesamten Körper, wobei die Hauptbewegung durch schnelle Beugungen im Hüftgelenk ermöglicht wird.

Taijiquan-Vorbereitungsübungen: Loosening Exercises nach Huang Sheng Shuan

Dieses Trainingssystem ist von Huang Sheng Shuan (1910–1992) entwickelt worden und umfasst fünf Übungen. In diesem Buch werden vier davon vorgestellt *(Abb. 20.6–20.12)*.

Erste Lockerungsübung

Die erste Übung trainiert besonders das Loslassen und die Wahrnehmung des spiralförmigen Energieflusses in und aus dem Boden heraus. Dabei wird klar zwischen Yin und Yang der Beine unterschieden (volles und leeres Bein). Der Fokus liegt beim Sinken auf dem Verbund des unteren Körpers (Beine und Becken). Wichtig ist auch die Beobachtung der Spiralenergie frei fließend durch die geöffneten Gelenke: Hüfte, Knie und Fuß.

Beobachtungsschwerpunkte
(s. Abb. 20.6– 20.7)
- Beruhige und konzentriere Deinen »Mind« auf die inneren und äußeren Körperbewegungen.
- Drehe das Zentrum (dantian) kontinuierlich im gleichen Tempo, durch exaktes und simultanes Hüfte-Öffnen und Schließen (Innen- und Außenrotation simultan in beiden Hüftgelenken) bei abwechselnder Gewichtsverteilung auf die Füße (volles und leeres Bein).
- Ausatmen und entspannen, sinken und dabei die Aufmerksamkeit auf den vollen Fuß lenken während der spiraligen Drehung zur Seite.
- Einatmen und zentrieren, steigen (nur »inner movement« d. h. der KSP bleibt auf einer Höhe) und lenke die Aufmerksamkeit zu dem höchsten Punkt des Kopfes (»bahui«) während Du Dich ins Zentrum zurückdrehst.

Abb. 20.6: Konzentriere Deinen »mind«

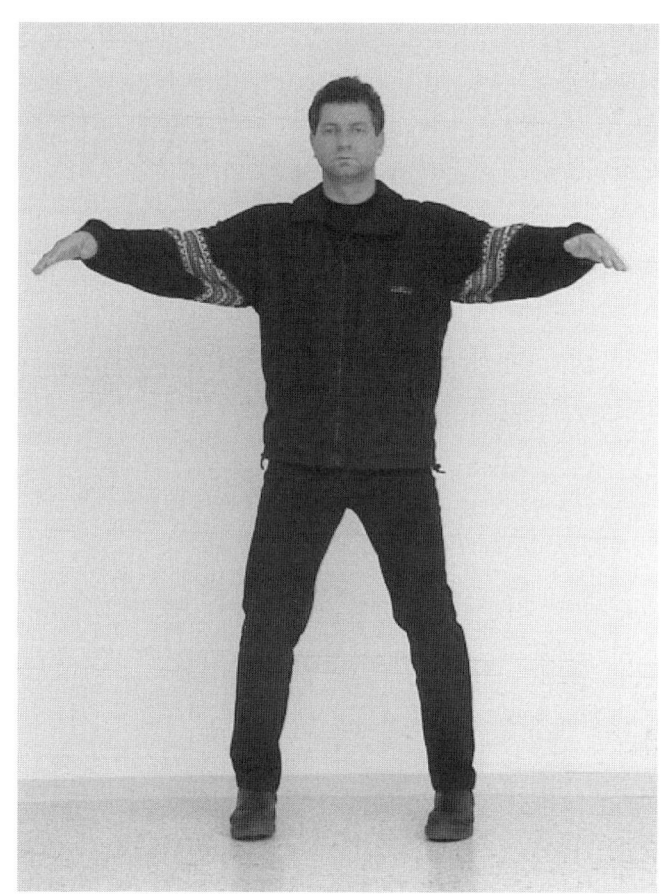

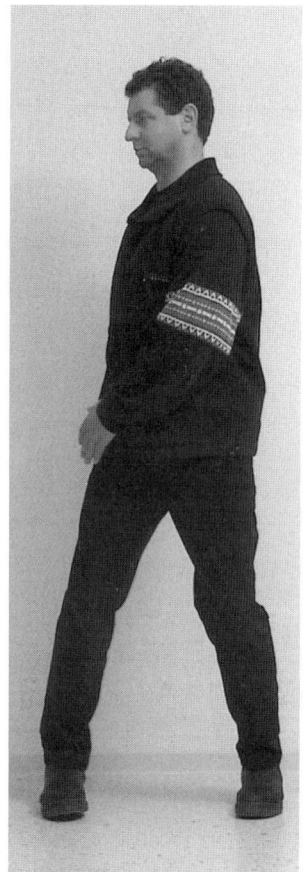

Abb. 20.7: Drehe das Zentrum

- Die Beinachsen bleiben sowohl im vollen sowie im leeren Bein stabil, muskulär gesichert, so dass Hüftgelenk, Kniegelenk und Fußgelenk bei jeder Bewegung von vorne betrachtet genau auf einer Linie übereinander stehen.
- Während die Arme auf dem halben Weg gestiegen sind, sinken die Schulterblätter Richtung Gesäß.
- Während der gesamten Übung ruhen die Balancepunkte fußmittig (die Punkte sind wie ein Siegel im Sand und verrutschen nicht).

Zweite Lockerungsübung

Die zweite Übung trainiert das Steigen und Sinken mit einem konsequenten Öffnen und Schließen besonders des Oberkörpers. Besondere Aufmerksamkeit liegt auf dem Verbund der Lenden-, Brust- und Halswirbelsäule.

Beobachtungsschwerpunkte
(s. Abb. 20.8 und 20.9)
- Ausatmen, lenke deine Aufmerksamkeit während des Sinkens zu den Füßen.
- Einatmen, lenke die Aufmerksamkeit während des Steigens wieder zum höchsten Punkt des Kopfes.
- Während des Sinkens den unteren Rücken exzentrisch lang werden lassen, die Schulterblätter sinken, so dass sich die Brust öffnet; der Nacken streckt sich durch den nach oben treibenden Kopf.
- Achte auf eine natürliche, lotrechte Aufrichtung und bleibe besonders beim Steigen zentriert.

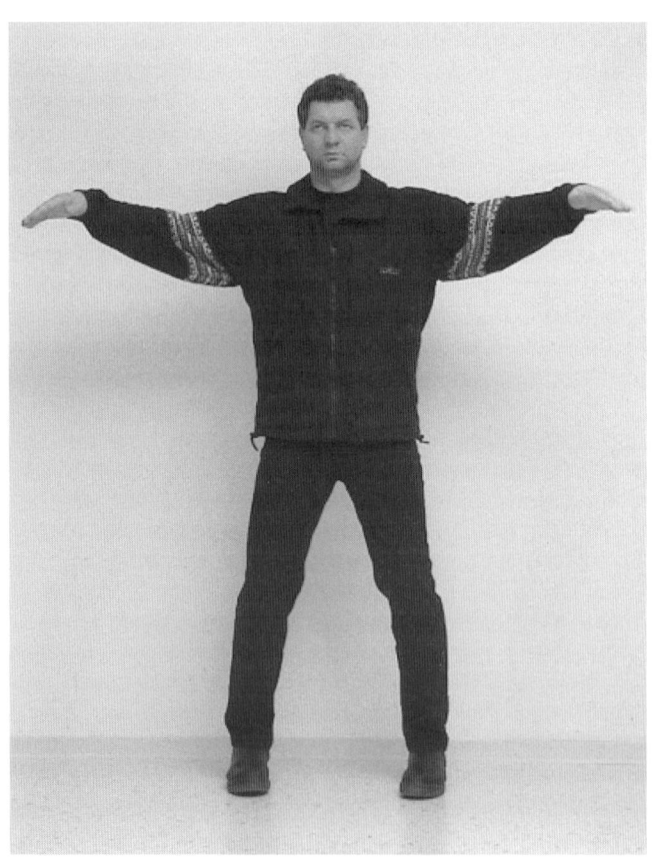

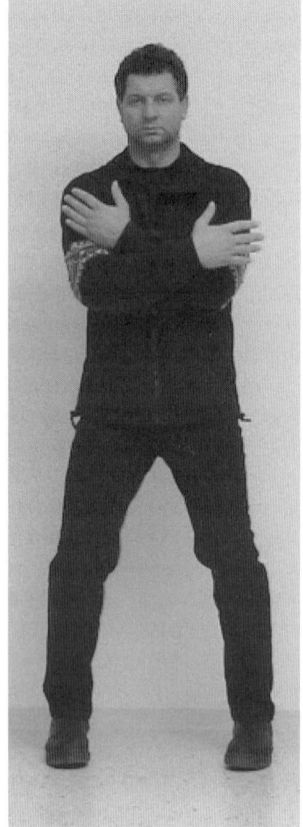

Abb. 20.8 und 20.9: Steigen und Sinken

- Der Druck des Bodens in den Füßen steigert sich während des Sinkprozesses kontinuierlich. Die äußere Bewegung wird schwächer (sie stoppt, damit die innere Bewegung stärker werden kann).

Dritte Lockerungsübung

Die dritte Übung trainiert die spiralförmige, vom Becken ausgehende Energie, dabei bewegt sich immer der untere Körper zuerst und führt den oberen Körper. Der obere Körper führt die Arme, während die spiralförmige Energie vom Boden in die Fingerspitzen zirkuliert.

<u>Beobachtungsschwerpunkte</u>
(s. Abb. 20.10 und 20.11)
- Die Bewegungsimpulse kommen vom Boden (Punktum Fixum Fuß) und werden vom Zentrum spiralförmig umgewandelt, während der Kopf an einer Stelle ruht.
- Entspanne den Schultergürtel auf der rechten Seite, wenn der rechte Arm auf Höhe des rechten Hüftgelenkes ist, so dass der rechte Arm »gefüllt« gerade hochschwingen kann.
- Während der Ausatmung die Aufmerksamkeit in den spiralförmig belasteten Fuß lenken.
- Während des Einatmung, lass' Deine Aufmerksamkeit spiralförmig vom Fuß in Dein Zentrum zurückkehren.
- Die Beinachsen bleiben sowohl im vollen sowie im leeren Bein stabil, muskulär gesichert, so dass Hüftgelenk, Kniegelenk und Fußgelenk bei jeder Bewegung von vorne betrachtet genau auf einer Linie übereinander stehen.

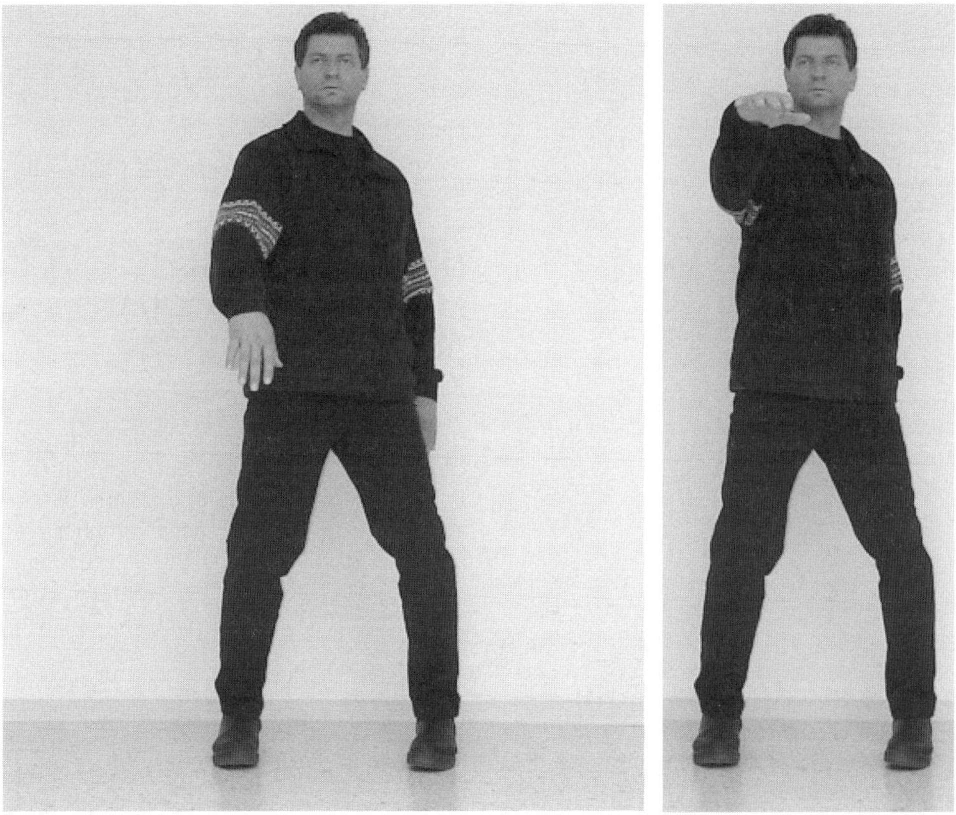

Abb. 20.10 und 20.11: Training der spiralförmig vom Becken ausgehenden Energie

• Diese Übung trainiert die Kreuzkoordination, da sie das kontralaterale Bewegungsmuster der natürlichen Gehbewegung widerspiegelt.

Vierte Lockerungsübung

Die vierte Übungsreihe trainiert die Phasen des vertikalen Taiji-Kreises, um die »Jing-Energie« zu generieren (»die elastische Kompressionsenergie als innere Bewegung«). Ein besonderer Aspekt ist die klare Unterscheidung zwischen der Bewegung des »Minds«, der inneren Bewegung (Jing-Energie) und der äußeren Bewegung (Körperbewegung); nach dem Motto: »Der Mind führt das Qi, und das Qi führt den Körper«.

Beobachtungsschwerpunkte
(s. Abb. 20.12)
• Vollziehe den Taiji-Kreis in einem ruhigen und kontinuierlichen Bewegungstempo.

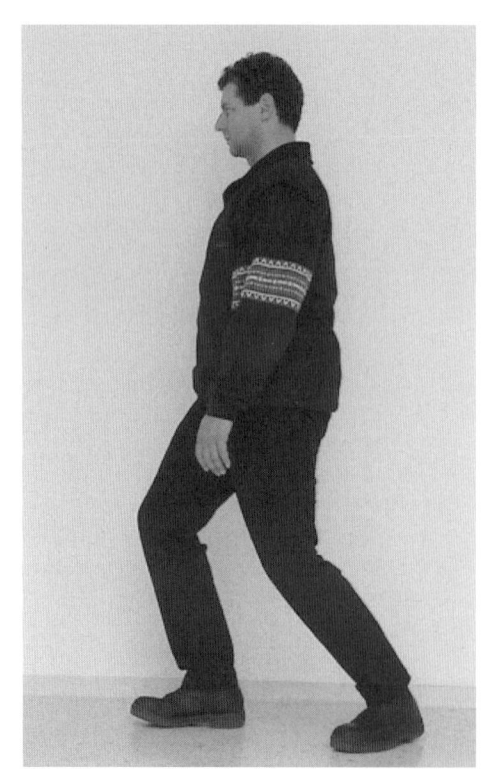

Abb. 20.12: Training des vertikalen Taji-Kreises

• Lass' Deine Aufmerksamkeit durch den Körper steigen (Energie kommt vom Vorderfuß).
• Bringe Deine Aufmerksamkeit während des Sinkens in den hinteren Fuß.
• Den »Mind« leeren – Stille und Leere und den Körper im Dantian zentrieren (schließen); dies ist die stabilste Position »center equilibrum«. Hinterer Fuß ist belastet/voll – vorderer Fuß ist unbelastet/leer. Das Zentrum ruht in der räumlichen Mitte (zwischen den Füßen) – in der emotionalen Mitte (awareness like a big bubbel around the middel Dantian).
• Visualisiere von dort aus (middel Dantian) das goldene Licht zu einem vor Dir liegendem Zielpunkt (strong intention = Yi); fühle genau, wie weit Deine Energie trägt. Lass' die Aufmerksamkeit vom hinteren komprimierten Fuß in Form eines goldenen Lichtstrahls durch den Körper nach oben in die Hände fließen. Lass' dann die Welle (Jing-Energie) folgen (wait till arms move by the energy).
• Bringe Deine Aufmerksamkeit zurück zu Deinem Vorderfuß (settle down to the front foot).
• Verbinde den unteren Körper (realign the lower body) und den oberen Körper.

DIE BEWEGUNGS-MEDITATION TAIJIQUAN ALS ENTSPANNUNGS-KONZEPT

Das menschliche Gehirn weist verschiedene Gehirnströme auf, je nachdem, ob ich mich – im leichten Schlaf, – im entspannten Wachzustand, – im aktiven, oder gar im angestrengten Zustand befinde. Die Gehirnströme von Zen-Mönchen wurden während ihrer Meditation (im Sitzen) gemessen. Es zeigte sich, dass ihre Gehirnströme während der Meditation den Gehirnströmen (theta-Wellen) des leichten Schlafes entsprechen. Auch erfahrene »Taiji-Übende« können, während sie üben, in einen ähnlich tief entspannten Zustand gelangen. Daher wird Taijiquan auch als Bewegungsmeditation bezeichnet. Diese

Fähigkeit, sich von einer Sekunde auf die andere, von einem Zustand absoluter Erregung in einen entspannten Wachzustand selbst zu versetzen, wird durch regelmäßiges Üben vertieft und kann daher auch als generelle Fähigkeit im Alltag genutzt werden. Darauf aufbauend entwickeln sich bei den »Taiji-Übenden« Werte, wie *Gelassenheit* und *Durchlässigkeit.* Diese Konzentrationsfähigkeit auf den Alltag bezogen bedeutet nicht, dass sich geistige Klarheit und Wachheit einstellen. Der Alltag als Übung ermöglicht, dass viele Situationen im Leben, die sonst als Stress oder Belästigung, nun als Herausforderung empfunden werden. Die innere Kampfkunst Taijiquan bedeutet einen Gewinn an Flexibilität und Sinnesschärfe. Lebensereignisse werden aus verschiedenen Perspektiven betrachtet. So eröffnen sich mehrere Wege zur Erreichung der persönlichen Ziele. Dieser Gewinn an Wahlmöglichkeiten löst »Starrheit« auf und lässt ein Fließen zu. So ist Taijiquan eine praktische Lebensphilosophie, die den Übenden in die Lage versetzt, seine Emotionen erfolgreich zu balancieren.

Literatur

Anders, Frieder: Taichi, Hugendubel München 1996

Huang, Al Chung-liang: Tai-Ji: In der Bewegung zu Harmonie und Lebensfreude finden, Gräfe und Unzer München 1991

Kelly, Patrick: Tai Ji secrets, G&H Publications Oakland 1995

Kobayashi, Toyo & Petra: T'ai Chi Ch'uan, Irisiana München 1995

Lowenthal, Wolfe: Es gibt keine Geheimnisse, Professor Cheng Man-ch'ing und sein Taijiquan, Kolibri Verlag Hamburg 1997

Man-ch'ing, Cheng: Dreizehn Kapitel zu Tai Chi Ch'uan, Hugendubel München 1993

Metzger, Wolfgang & Zhou, Peifang: Richtig Taijiquan, Die kurze Peking Form, Rororo München 1990

Institut für Bewegungslehre und Bewegungsforschung (Hrsg.): Wenn der Rücken streikt, Prolog-Verlag Kassel 1994

Song, Zhijan, T'ai-chichuan: Die Grundlagen, Piper München, 1991

Song, Zhijan: Die Formenlehre, 1991, Piper München

Waysun, Liao: Die Essenz des T'ai Chi, 1995, Shambhala Publications München

Autor und Kontakte

Rolf Krizian
Diplomsportlehrer, Lehrer für Taijiquan
Hohenlohestraße 38
74638 Waldenburg
Tel.: 07942 / 941404
Fax: 07942 / 941403
Email: Rolf.Krizian@t-online.de

Adressen von qualifizierten Lehrerinnen und Lehrern können beim Autor angefordert werden.

21 Trager-Arbeit

Asitta Tabatabai und Renata Vogelsang

EINLEITUNG

»Nicht physische Sperren engen die Ausdrucksmöglichkeit des Körpers ein, sondern Denkmuster beschränken sie. Es ist der »mind«, der die Körperabläufe lenkt, ohne dass wir uns dessen bewusst sind« (*Trager* und *Hammond*, 1991).
Können Sie Fahrrad fahren? Kennen Sie jemanden, der über vierzig ist und überzeugt davon ist, er könne niemals im Leben lernen, Fahrrad zu fahren? Glauben Sie dieser Person? Und wann glauben Sie, wird dieser jemand – falls Sie ihn dazu bringen, sich auf ein Fahrrad zu setzen – doch noch lernen, es zu fahren? Ich behaupte, in dem Moment in dem er durch Erleben seinen negativen Glauben in Frage stellt.

Die Methode, die ich Ihnen im Folgenden vorstelle, lehrt Sie und Ihre Klienten, ihre fixen Vorstellungen von Bewegung in Frage zu stellen, um so die Tore für neue Bewegungserlebnisse zu öffnen.

TRAGER® Psychophysische Integration und MENTASTICS® Bewegungsschulung sind das Lebenswerk von Dr. Milton Trager. Er entwickelte die Methode aufgrund seiner persönlichen Erfahrungen als Boxer, Tänzer und Akrobat und vertiefte sein Wissen zunächst durch eine Ausbildung zum Physiotherapeuten und später durch ein Medizinstudium. Er praktizierte zwanzig Jahre auf Hawaii, bevor er sich dazu entschloss, seine Methode bekannt zu machen und an Schüler weiterzugeben (*Liskin*, 1996).

1997 verstarb Dr. Milton Trager in seinem 88. Lebensjahr. Er hinterließ sein Werk den Lehrern, die für die Qualitätssicherung und die Weiterentwicklung der Trager-Methode zuständig sind.

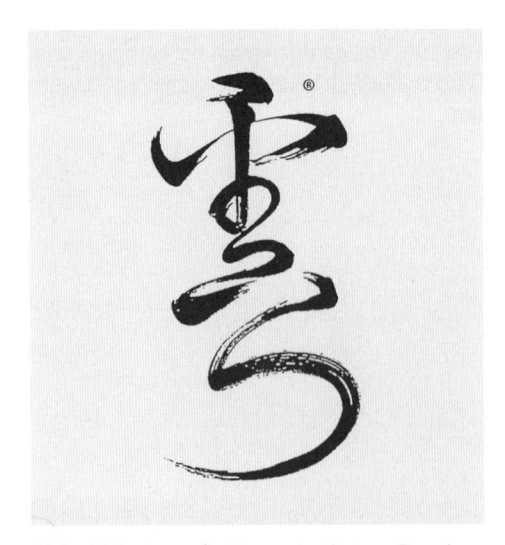

Abb. 21.1: Logo des Trager Institutes »Dancing Cloud«

Wirkungsweise

Viele Faktoren spielen bei der Neu- und Wiedererlernung von Bewegung eine Rolle. Wie die Doppelbedeutung des Wortes »Haltung« zeigt, sind es äußere und innere Geschehnisse, die uns Menschen individuell formen. So ist auch die Wirkung der TRAGER®-Arbeit eine doppelte. Im Sinne eines ganzheitlichen Wohlbefindens wird auf Körper und Geist eingewirkt. Wobei »Geist« im Sinne des lateinischen »mens« bzw. des englischen »mind« zu verstehen ist. Hier im »mind« liegt die Ursache jeder schmerzhaften Haltung und jeder übermäßigen Einschränkung.

Einige Erkenntnisse aus der jüngeren Wissenschaft erhärten die Behauptung all jener Komplementäransätze, die stets davon ausgingen, dass Körper und Gehirn als untrennbare Einheit funktionieren. Candace B. Pert, Ph.D., hat in ihrer wissenschaftlichen Arbeit über die Neuropeptide (*Pert*, 1999) den Boden für die Erforschung dieser Zusammenhänge gelegt.

Kurz zusammengefasst liest man bei Pert, dass wir über 300 Neuropeptide mit differenzierter Reaktionsweise in unserem ganzen Körper verteilt finden, die wie kleine Gehirne Informationen in einem Netzwerk austauschen, welches das Nerven-, Endokrine- und Immunsystem miteinander verbindet. Die Rezeptoren der Neuropeptide sind nicht nur an den Synapsen tätig, sondern finden sich überall an der Nervenmembran. Pert kommt zu dem Schluss, dass die Informationen auch ein immaterielles Substrat enthalten, welches der »mind« ist. Die materielle (Körper) und die immaterielle (mind) Ebene stehen in dauernder Kommunikation zueinander, um im Einklang miteinander wirken zu können. Zur weiteren Erforschung dieser Beziehungen hat sich der Zweig der Psychoneuroimmunologie gebildet.

ERLERNEN VON BEWEGUNG IM GEHIRN

Felder für das Erlernen und Ausführen von Bewegung finden sich in zwei verschiedenen Gehirnbereichen. Das Kleinhirn, das nach langer Zeit der Forschung als Zentrum der Koordination und Feinabstimmung der Motorik, als »Kontrollzentrum«, definiert wurde und die Großhirnrinde, welche die Grobmotorik durch Lernen entwickelt und in einen Automatismus überführt. Das Kleinhirn ist gemeinsam mit dem Rückenmark der ältere Hirnanteil. Es speichert alle Informationen unserer Urahnen, welche durch Überwindung der Schwerkraft den aufrechten Gang entwickelt haben. Es ist sozusagen Träger der Idee. Daneben werden vom Augenblick der Geburt an individuelle Erfahrungen jedes Menschen in der Großhirnrinde gespeichert, im sensorischen Anteil des Cortex und nicht im motorischen, wie man vermuten würde.

Abgesehen von den neueren Erkenntnissen aus der Forschung über die Wirkung der Neuropeptide kann man davon ausgehen, dass für die Aufnahme und Weiterleitung eines Empfindungsreizes das zentrale und das periphere Nervensystem zuständig sind. Um eine Gebärde oder einen Bewegungsablauf wiederholen zu können, erinnern wir uns daran, wie sie sich angefühlt haben. Erst diese Erinnerung macht es uns möglich, zwei identische Bewegungen zu erzeugen. Solche Empfindungserfahrungen werden in zusammenhängenden Gruppen gespeichert, welche man sensorische Engramme nennt. Will ich eine Handlung zweimal identisch ausführen, erinnere ich mich demnach daran, wie es sich anfühlte, als ich sie zuletzt ausführte, und setze die motorischen Systeme anhand dieser durchlaufenen Empfindungen in Gang. Und zwar sämtliche Empfindungen aller Körperregionen während der gesamten Dauer der Handlung. Das Kleinhirn nimmt automatisch die Feinkorrekturen vor. Es erhält sowohl den motorischen Befehl der gewünschten Bewegung, als auch sensorische Meldungen aus allen Körperteilen über die tatsächliche Bewegung. Anhand dieser Informationen nimmt das Kleinhirn die nötigen Feinabstimmungen vor, so dass eine Bewegung so fließend und weich wie möglich abläuft. Es sorgt für die harmonische Umsetzung eines Vorhabens in eine reale koordinierte Bewegung. Körperliche Einschränkungen werden hierbei stets berücksichtigt.

Da sensorische Engramme immer dort entstehen, wo wir stufenweise etwas lernen, besteht auch die Gefahr, dass wir destruktive Bewegungsabläufe integrieren. Dauernde Bewegungseinschränkungen haben Schonhaltungen und Fehlbelastungen zur Folge, welche wiederum als sensorische Engramme gespeichert werden. Während die älteren Hirnsysteme zunächst nur solche Verhaltensmuster in den genetischen Code aufgenommen haben, die für das Überleben der Gattung unabdingbar waren, erhielten wir durch Entwicklung und Anwendung des sensorischen Kortex die Möglichkeit, uns den jeweils gegebenen Situationen anzupassen und uns über die älteren genetisch gespeicherten Reaktionen hinwegzusetzen. Wir wurden so anpassungs- und wandlungsfähiger. Gefährlich wird es, wenn wir nur noch aufgrund traumatischer Erfahrungen reagieren. Integrieren wir über längere Zeit Bewegungsabläufe, welche z. B. Schmerz vermeiden sollen, besteht die Gefahr einer Abnutzung, was wiederum zu Schmerz führt, den wir erneut durch eine Haltungskorrektur zu vermeiden suchen. Ein Teufelskreis wird in Gang gesetzt, bei dem sich das ältere und das neuere Hirnsystem konträr gegenüberstehen. Der Kortex verlässt sich nur auf seine gespeicherten Erfahrungen, während der Körper verzweifelt ein Symptom nach dem anderen erzeugt, um den Kortex auf sein Fehlverhalten aufmerksam zu machen. Es muss eine Kommunikationsebene gefunden werden. Ein ausgewogener Rhythmus zwischen Statik und Dynamik, d. h. zwischen Aufrichtung und Fortbewegung.

Der Teufelskreis kann durchbrochen werden, wenn dem sensorischen Kortex durch Erfahrung neuer Empfindungsabfolgen die Möglichkeit gegeben wird, neue Engramme zu schaffen, welche ihm ein Gefühl von Wohlbefinden und Bewegungsfreiheit vermitteln. Diese Abfolge muss wiederholt und durch Übung verankert werden. Und genau hier setzt die TRAGER®-Methode an.

DIE METHODE

Die Methode teilt sich auf in Tischarbeit, MENTASTICS® und Reflex Response. In allen Bereichen Grundvoraussetzung ist die Vermittlung von HOOK-UP. Eine Sitzung dauert zwischen einer und anderthalb Stunden.

Hook-up

»Hook-up ist wie in einem riesigen Meer von Wonne baden« meinte Dr. Trager (*Trager* und *Hammond,* 1991), doch wie erklärt man das? Kennen Sie das »Wu wei« aus dem Tao, das Handeln durch Nichteingreifen, durch Geschehen lassen? (*Fischer*, 1992) oder die Achtsamkeit des ZEN? Dr. Trager zog zur Erklärung jeweils Erfahrungen aus der Transzendentalen Meditation bei. Demnach soll der Zustand von Hook-up einem Zustand im erweiterten Bewusstsein gleichen. Es ist ein Zustand hellwacher Aufmerksamkeit, der Verbindung schafft. Es ist ein Moment des Wohlbehagens, der Stille, wo man aufhört festzustellen und zu handeln, sondern einfach verweilt und staunend wahrnimmt. Es ist ein Zustand größter Lernbereitschaft, ein fragender, lauschender Zustand, ein Augenblick größtmöglicher Freiheit, da man in der Frage ruht und die Antwort nicht kennt, sondern sie entstehen lässt.

Das Erlernen von Hook-up ist von zentraler Bedeutung in der Ausbildung für TRAGER®-PraktikerInnen. Was man an sich erfahren hat, kann man Anderen als Gefühl schenken. Und das Erfahren von Gefühlen ist das Herz der ganzen TRAGER®-Arbeit.

Tischarbeit

Wohlbehagen ist das oberste Gebot für die TRAGER®-Arbeit. Der/die KlientIn ist eingebettet in ein Meer angenehmer Empfindungen. Sowohl der Raum als auch PraktikerInnen vermitteln Wärme, Weichheit, Geborgenheit, Weite und Freiheit.

Zu Beginn der Sitzung erfolgt eine kurze Anamnese sowie eine Betrachtung der Klienten. Die Sitzung soll den individuellen Bedürfnissen der Behandelten entsprechen und nicht schematisch ablaufen. So wird einmal am ganzen Körper und ein andermal nur an Teilbereichen gearbeitet.

Es werden keine zusätzlichen Hilfsmittel wie Öle oder Musik verwendet.

Die KlientInnen entscheiden, ob sie angezogen bleiben oder sich bis auf die Unterwäsche ausziehen wollen. Dann werden sie je nach Bedürfnis zugedeckt und nach weiteren Wünschen gefragt. Kissen? Wärme? etc.

Verbaler Kontakt wird während der Sitzung aufrechterhalten, weil das Befinden der Behandelten während der Sitzung als Maßstab für deren Verlauf gilt.

Aber auch PraktikerInnen müssen sich wohl fühlen, denn sie können nur übertragen und hervorrufen, was sie in sich tragen. Sie verwenden MENTASTICS®, um sich an ihr eigenes Wohlbefinden zu erinnern und geben diese Gefühlserfahrung im Hook-up an die KlientInnen weiter.

Mit weichen warmen Händen wird das Gewebe der KlientInnen erforscht. Was könnte leichter sein? Was könnte weicher sein? Was könnte freier sein? Diese Fragen führen die PraktikerInnen in ihrer Suche nach neuen Sinneserfahrungen für ihre KlientInnen. Diese erleben in tiefer Entspannung wiegende, rollende und Länge vermittelnde Wellenbewegungen. Im Vertrauensverhältnis zwischen PraktikerInnen und KlientInnen soll die Kontrolle des Tagesbewusstseins überwunden werden, damit sich das Unterbewusstsein den neuen Erfahrungen öffnen kann *(Abb. 21.2)*.

Die Hände der PraktikerInnen sind wie ausgestreckte Fühler, die sowohl Informationen erhalten als auch Gefühle vermitteln, wie sich das Gewebe der KlientInnen noch anfühlen könnte.

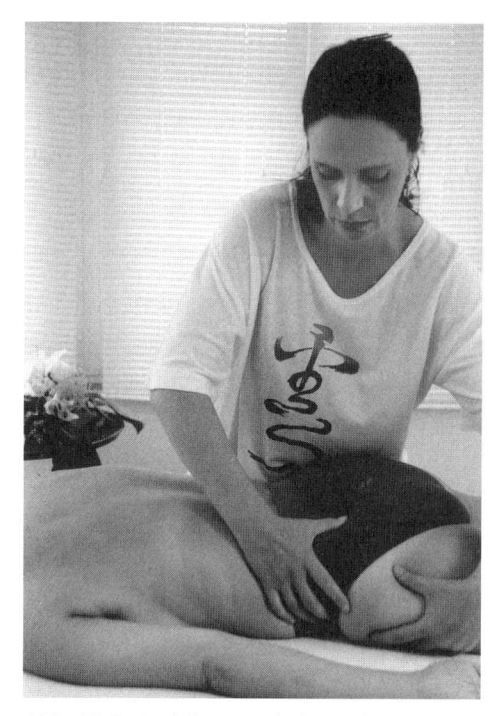

Abb. 21.2: *Praktikerin und Klientin bei der Tischarbeit (Foto Verena Scheidegger, Basel, 1996)*

Alle Bewegungen entstehen im ganzen Körper der PraktikerInnen und nicht aus der Muskelkraft ihrer Oberarme.

Im Zentrum steht die Suche nach dem Gewicht (z. B.: Wie schwer ist dieses Bein?). Gewöhnlich beginnt eine Sitzung in der Rückenlage am Kopf und am Nacken, danach wird an den Beinen, den Füßen, am Bauch und an den Schultern gearbeitet.

Anschließend dreht sich der/die KlientIn auf den Bauch. Es wird wiederum an den Beinen, am Becken, am Rücken, an den Schultern und den Armen bewegt. Am Schluss wird nochmals in der Rückenlage am Kopf und am Nacken gearbeitet, um die Veränderungen wahrnehmen zu können. Ist es den KlientInnen nicht möglich zu liegen, werden alternative Positionen gefunden. Nach einer Ruhephase werden die KlientInnen mit Hilfe von MENTASTICS® zurück ins Tagesbewusstsein geführt.

Mentastics

»Lass'die Bewegung geschehen. Bemühe dich nicht« (*Trager* und *Hammond*, 1991).

So verführerisch es sein mag, sich den Händen der PraktikerInnen zu überlassen, ein Neuerlernen erfordert Übung und eigenen (mühelosen) Einsatz. Nur bewusste Wahrnehmung der Veränderungen und Wiederholung einer Bewegung führen zur Verankerung der neuen Bewegungsabläufe.

Das Wort »MENTASTICS« entstand aus der Verschmelzung der Worte »mental« und »gymnastics«. Die Bewegung, die aus dem »mind« entsteht.

Mit diesen Übungen lernen KlientInnen in einer fragenden Haltung ihren Körper zu erforschen und Bewegungen ohne Krafteinsatz entstehen zu lassen. MENTASTICS® vertiefen das Hook-up und befreien den Geist von vorgefassten Meinungen. Die Erfahrung zeigt dem Körper, dass auch eine andere Form der Bewegung schmerzfrei möglich ist. Alles wird in Frage gestellt: Wie schwer ist mein Arm eigentlich? Wie lang kann mein Bein sein? Wie leicht kann ich nach einem Sprung landen? Ich erfahre die Umkehr dessen, was ich zu wissen glaube, denn das, was ich weiß, macht mich krank. Der Mensch lernt, sich der Schwerkraft hinzugeben und seinen Körper neu zu erfahren.

Nach einer Sitzung können wir mit Hilfe der MENTASTICS® alle wohligen Erfahrungen verankern. Sie geben uns ein Werkzeug in die Hand, unabhängig von einem Therapeuten selbst verantwortlich auf die Suche nach mehr Wohlbefinden zu gehen. Gemachte Erfahrung können in Erinnerung gerufen und neue Bewegungen kreativ erforscht werden. Wir lernen, uns bewusst mühelos zu bewegen (s. Übungsteil S. 337 ff).

Reflex Response

Neben dem entspannenden Teil gibt es in der TRAGER®-Arbeit auch reflexstimulierende Bewegungen, Reflex-Response genannt. PraktikerInnen wirken hier auf spezielle Art auf untertonisierte Muskeln ein, um sie zu straffen und zur Aktivität anzuregen.

Dabei wird zunächst der Bewegungsspielraum erforscht. Wie fühlte es sich an, als der/die KlientIn die Bewegung noch alleine ausführen konnte? Danach werden die nötigen Muskelgruppen durch spezielle Refleximpulse spielerisch stimuliert.

Die schrittweise Eigenerfahrung ermöglicht es dem Körper, neu auf eine alte Situation zu reagieren.

Dr. Trager hat seine Methode zu Anfang vor allem in der Arbeit mit an Polio erkrankten Kindern entwickelt. Spannung, Entspannung sowie Restimulierung brachliegender Muskelgruppen waren daher in seiner Arbeit stets von gleicher Wichtigkeit.

Das Erlernen von Reflex Response ist integrierter Bestandteil der Trager®-Ausbildung.

Indikationen

Die TRAGER®-Methode schult jede Person individuell, Bewegungen bewusster wahrzunehmen. Mit Hilfe neuer sensueller Erfahrungen finden wir Auswege aus der »Falle« eingefahrener starrer Bewegungsabläufe. Unfall, Alltagsstress, schlechte Bewegungsgewohnheiten führen oft zu Haltungsfehlern, die wiederum Schmerzen aller Art erzeugen. Rücken-, Nacken-, Hüft-, Kopfschmerzen und Migräne seien als einige wenige Beispiele genannt. Die aktive und passive Erfahrung einer leichten, schmerzfreien und anmutigen Haltung hilft dabei, den Teufelskreis alter Bewegungsgewohnheiten zu durchbrechen. Die wiederholte Erfahrung neuer leichter Bewegung führt zu einer allmählichen Umschulung des neuromuskulären Systems. Das Modell dieser neuen Erfahrungen wird im Unterbewussten gespeichert und ist dadurch allzeit abrufbar.

TRAGER® hat sich zur Behandlung folgender Krankheiten besonders bewährt (*Hoch*, 1998): Verletzungen des Bewegungsapparates als Folge von Sport- und Verkehrsunfällen, Haltungsfehler, Rückenschmerzen, Behandlung von Krämpfen, krampfhaften Zuckungen, Steifheit, Unbeholfenheit als Folge neuromuskulärer Störungen, bei Kinderlähmung, Geburtstraumata, Parkinson, Muskelschwund; zur Rehabilitation nach Schlaganfall und bei multipler Sklerose; zur Erlernung von schmerzfreier Bewegung bei Polyarthritis und Arthrose; bei Spannungskopfschmerzen sowie allgemein zum Stressabbau.

Die TRAGER®-Methode wurde auch zur Steigerung der sportlichen Leistung von Weltklasse-Athleten eingesetzt.

Die TRAGER®-Arbeit ergänzt sich gut mit einer laufenden psychiatrischen bzw. psychologischen Behandlung. Sie stärkt das Selbstwertgefühl und erhöht das Körperbewusstsein.

Kontraindikationen

Grundsätzlich ist die TRAGER®-Methode so sanft und individuell angepasst, dass es kaum Einschränkungen für die Anwendung gibt. Selbst nach akuten Zuständen wie Bandscheibenvorfall ist TRAGER® in der Heilungsphase zur Stabilisierung sehr hilfreich. Ebenso sind MENTASTICS® ideale Bewegungen, um eine Änderung der Haltung zu vertiefen, neue Sicherheit zu gewinnen und somit Rückfälle zu vermeiden.

In einigen Fällen soll dennoch auf TRAGER® ganz oder teilweise verzichtet werden:
- Bei entzündlichen Prozessen soll TRAGER® generell nicht angewendet werden.
- Speziell nicht nach frischen chirurgischen Eingriffen an Gelenken, frischen Verletzungen wie Muskel- oder Sehnenzerrungen, verstauchten Gelenken oder Knochenbrüchen sowie bei Thrombophlebitis.
- Von sehr erfahrenen PraktikerInnen und unter fortlaufender ärztlicher Aufsicht darf TRAGER® aber selbst in Fällen von metastasierendem Krebs sowie bei Nervenverletzungen wie nach Bandscheibenvorfall zur Anwendung kommen.
- Vorsicht geboten ist immer, wenn ein Patient blutverdünnende Mittel einnimmt. Ebenso dürfen bei schwangeren Frauen gewisse Bewegungen nicht ausgeführt werden.

PRAXISTEIL

Seitliche Gewichtsverlagerung

Stell' die Füße hüftbreit auseinander und entspanne die Knie. Fühle den Kontakt Deiner Fußsohlen mit der Erde.

Verlagere Dein Gewicht von einem Fuß auf den andern.

Bleibe mit den Füßen auf dem Boden.

Kannst Du fühlen, wie der Druck in einem Fuß stärker wird?

Wenn Du zum anderen Fuß zurückpendelst, wird der Druck dort größer?

Kannst Du die Leere fühlen in dem Fuß, der kein Gewicht trägt?

Pendle von einem Fuß auf den anderen, und fühle diesen Wechsel von Gewicht und Leere in Deinen Füßen. Es gibt nichts zu tun, keine Anstrengung, sei einfach mit der Wahrnehmung dieses Wechsels beschäftigt.

Wie fühlt es sich nun an, wenn Du Deiner Ferse erlaubst, sich etwas anzuheben, sobald Dein Fuß das nächste Mal leer ist? Bleibe beim Nichtstun, die Ferse kommt einfach mit in Bewegung.

Und wie kann nun das Pendeln sein, damit sich der Fuß noch etwas höher hebt? Stell' einfach die Frage und überlasse Deinem Körper die Antwort.

Nun lass' Deinen leeren Fuß sich einen kurzen Moment vom Boden lösen und lass' ihn wieder dorthin zurücksinken, wo er sich von selbst hinbewegt.

Und nun dasselbe mit dem anderen Fuß ... und mit dem anderen ... und mit dem anderen ...

Kannst Du fühlen, dass Du Dich so ganz mühelos vorwärts bewegen kannst?

Das ist ebenfalls eine Variante des Gehens.

Armpendeln

Stell' die Füße wieder hüftbreit auseinander und entspanne die Knie. Lass' die Arme und Schultern locker hängen, der Kopf sitzt bequem auf den Schultern.

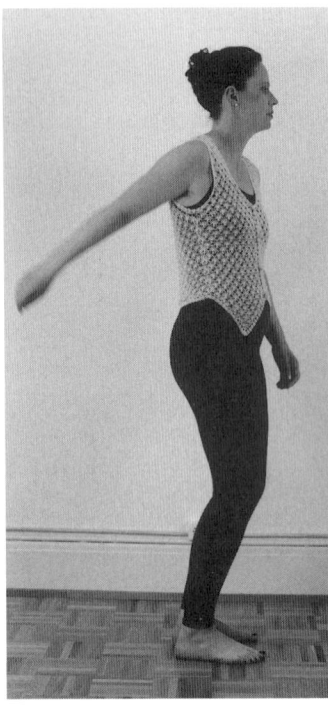

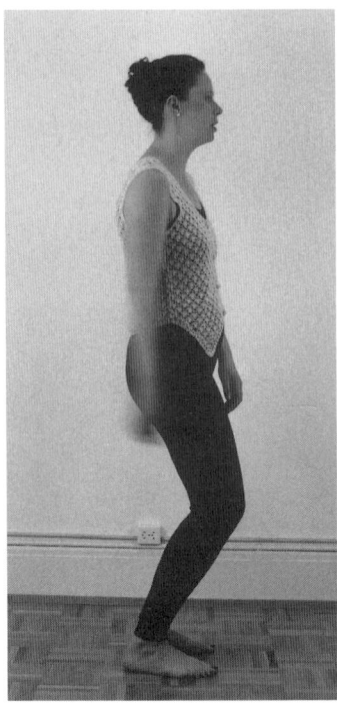

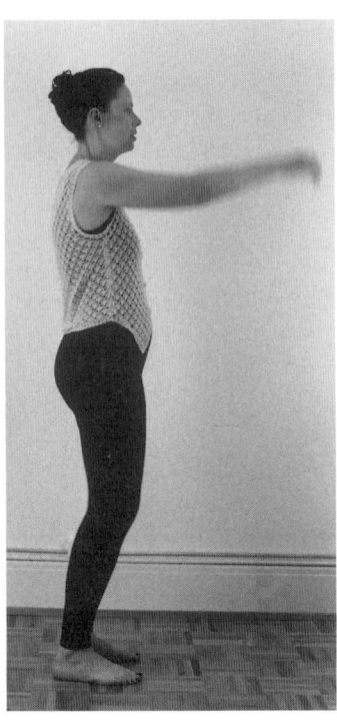

Abb. 21.3–5: Sanfte Pendelbewegungen mit dem Arm (Fotos Urs Widmer; Basel 1998)

Fühle das Gewicht Deiner Arme. Wie schwer sind eigentlich Deine Arme, wenn sie hängen?

Verlagere das Gewicht wieder auf einen Fuß, bleib' dort, und fühle das Gewicht des Armes, der nun vom Körper etwas weiter nach außen hängt. Wie schwer ist Dein Arm jetzt?

Lass' diesen Arm nun ganz sanft vor und zurück pendeln. Spürst Du eine Anspannung im Arm, so lass' die Bewegung kleiner werden. Wie fühlt sich ein müheloses Armpendeln an? Dein Körper kann es Dir zeigen.

(Abb. 21.3–21.5)

Du kannst die Bewegung langsam auspendeln lassen. Sie klingt von selbst aus.

Nun fühle den Unterschied zwischen den beiden Seiten und lass' danach den anderen Arm pendeln.

Armschwingen

Stell die Füße wieder hüftbreit auseinander und entspanne die Knie dabei. Die Arme und Schultern hängen locker an den Körperseiten.

Es gibt beim Entspannen nichts zu tun, das Gewicht Deiner Arme strebt von selbst gegen die Erde. Überlasse sie einfach der Schwerkraft.

Deine Arme beginnen sanft zu schwingen, mühelos, so dass sie sich leicht um Deinen Körper legen. Es ist das Gewicht Deiner Arme, das die Bewegung entstehen lässt. Du folgst einfach diesem Gewicht.

Lass' die Bewegung größer werden, die Arme steigen höher und schwingen nun etwa auf Schulterhöhe. Deine Augen folgen dem hinteren Arm. Die Füße bleiben auf dem Boden. Wenn Du willst, kannst Du jeweils eine Ferse sich heben lassen.

Dein gesamter Körper begleitet die Bewegung, lässt sich mitziehen vom Gewicht der Arme.

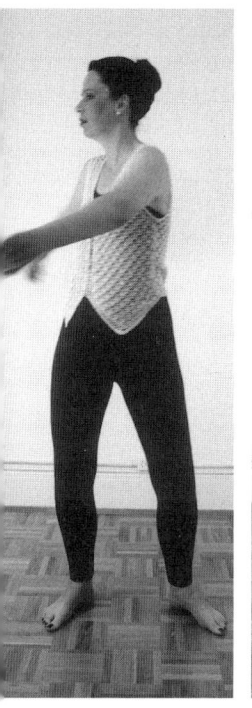

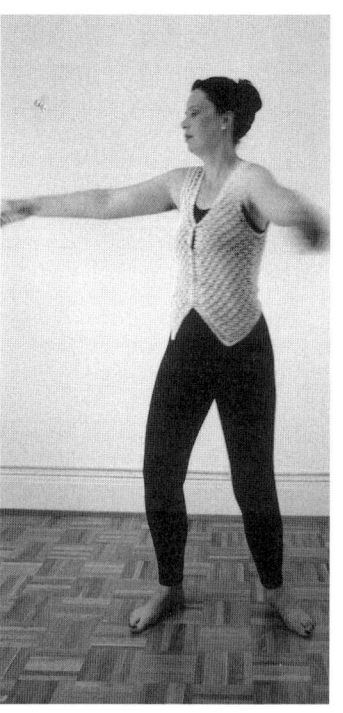

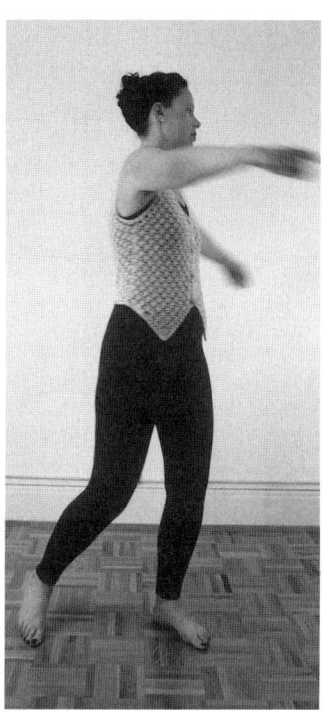

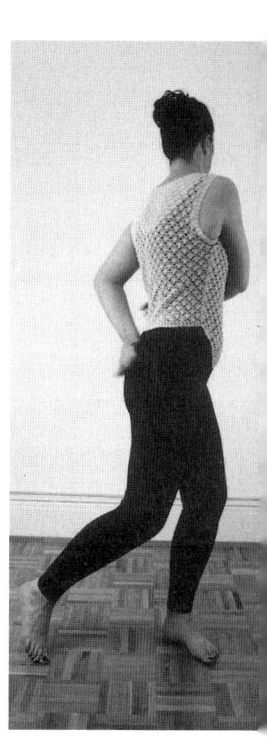

Abb. 21.6–9: Horizontale Armschwünge (Fotos Urs Widmer, Basel 1998)

In Deinem Körper entsteht eine Spirale.

Fühle, wie sich Dein Brustkorb weitet und frei wird, es ist, als ob Deine Arme an der Wirbelsäule ansetzen würden.

Kannst Du fühlen, wie weich und kraftvoll dieses Schwingen wird? Lass' es einfach entstehen, mühelos und köstlich *(Abb. 21.6 bis 21.9)*.

Das Gewicht von Kopf und Händen

Stütze Deine Ellbogen bequem auf einen Tisch oder im Sitzen auf Deine Knie. Dann lass' Dein Gesicht ganz weich in Deine Hände sinken. Fühle das Gewicht Deines Kopfes in Deinen Händen.

Kannst Du die Weichheit fühlen, die von Deinem Gesicht ausgeht? Und fühle, wie weich Deine Hände sein können!

Genieße diesen feinfühligen Kontakt mit Dir selbst. Lass' Dein Gesicht und Deine Hände miteinander verschmelzen.

Das Gewicht kannst Du überall in Deinem Körper fühlen, zum Beispiel auch in Deinen Händen. Überall und jederzeit.

Erforsche das Gewicht Deiner Hände, im Bus, im Auto an der roten Ampel, bis sie grün wird, beim Fernsehen …, einfach immer, wenn Deine Hände nichts tun müssen *(Abb. 21.10)*.

FALLBEISPIELE

I. Eine ganz normale Langzeitgeschichte
J.T., geb. 1955, starker Rundrücken und Skoliose.

J.T. muss mit acht Jahren zum ersten Mal in die Physiotherapie. Diagnose: starker Rundrücken, eine leichte Skoliose, stark verkürzte Oberschenkelmuskulatur. Während der nächsten acht Jahre wurde ihr vom Arzt – ein Spezialist auf seinem Gebiet – abwechselnd ein- bis zweimal wöchentlich Physio-

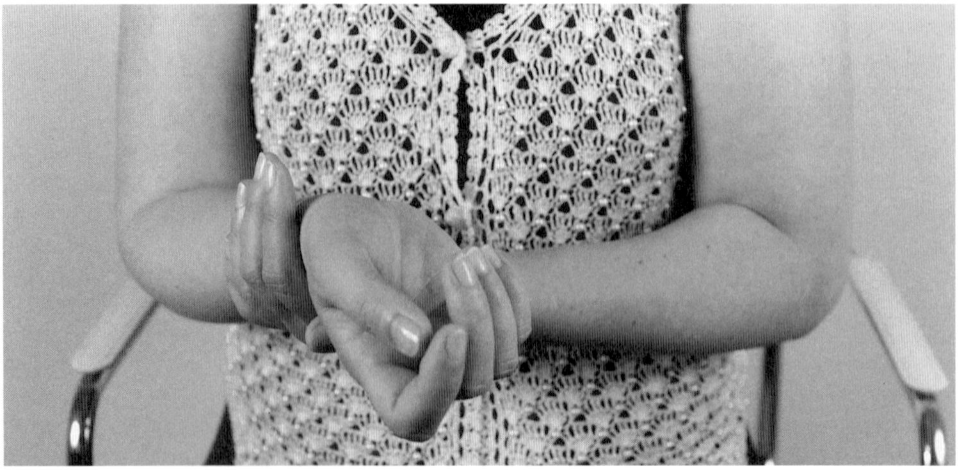

Abb. 21.10: *Das Gewicht Deiner Hände (Foto Urs Widmer, Basel 1998)*

therapie oder Schwimmen verordnet. Im Laufe der Jahre wurde zusätzlich ein Beckenschiefstand diagnostiziert, der mit einer Schuherhöhung korrigiert wurde. Nach zwei Jahren wurde das Thema Beckenschiefstand wieder fallengelassen, die Schuhe hatten wieder beidseitig gleich hohe Sohlen.

Sie schwamm gerne, ging aber nur sehr ungern in die Physiotherapie. Denn dort wurde alles probiert, um ihre Muskulatur zu dehnen und ihren Rücken in die gewünschte Form zu bringen. Der Druck, täglich eine halbe Stunde Übungen machen zu müssen, ließ sie regelrecht erlahmen. Jegliche Motivation, etwas für sich selbst zu tun, kam ihr abhanden. So begleitete sie während ihrer Kindheit und Pubertät das Gefühl, nicht in Ordnung, ja eigentlich krank zu sein. Irgendwann wurden die Therapien dann abgesetzt, und J.T. hatte – mit Rundrücken und Skoliose – endlich ihre ersehnte Ruhe vor dem »Ganzen«. Sie war nun überzeugt davon, nie mehr Hilfe von außen zu benötigen.

Rund zehn Jahre später, in einer Lebenskrise, fing sie mit Körperarbeit an. Bioenergetik, Rolfing, Atemtherapie sind nur einige der Methoden, die sie im Laufe der Jahre intensiv und neugierig betrieb. Sie begann, sich in ihrem Körper wohler zu fühlen, was auch psychische Veränderungen mit sich brachte. Doch der Rundrücken, die Skoliose, die Muskelverkürzungen blieben. Nach sechs Jahren hatte sie genug von den Methoden und den Schmerzen, denen sie immer wieder ausgesetzt war. Das kannte sie aus der Physiotherapie. Sie wollte etwas Sanftes, etwas zum Ausruhen, etwas Liebevolles.

Per Zufall las sie über TRAGER. Das schien ihr genau das Richtige. Sie nahm regelmäßig Sitzungen und lernte dabei ein Wohlbefinden kennen, das ihr zeigte, dass sie, genauso wie sie war, in Ordnung war. Veränderung konnte in der Sanftheit, im Nichtmüssen stattfinden. Ihre Schmerzgrenze wurde respektiert, und sie konnte sich in ihrem Rhythmus entwickeln und verändern. Sie lernte MENTASTICS, die sie mit Begeisterung und großer Lust am Experimentieren und Wahrnehmen des eigenen Körpers ausführte: bei der Arbeit, an der Bushaltestelle, beim Gehen durch die Stadt, beim Zusammensein mit ihrem Kind oder mit Freunden – einfach überall. Und im Laufe des ersten Jahres wurde eine Aufrichtung ihres Körpers sichtbar, die sie vorher nie gehabt hatte: Der Tonus in ihrem Körper veränderte sich, ihr Gang wurde leichter und ganz langsam, beinahe unmerklich veränderte sich die Ausrichtung ihrer Wirbelsäule. Welch eine Freude nach all den Jahren des Misserfolgs und des Müssens!

J.T. ist heute Körpertherapeutin und Workshop-Leiterin und lebt ausschließlich von dieser Arbeit. Selbstverständlich ist die fortlaufende Wandlung in ihrem Körper noch nicht abgeschlossen, und wird es auch nie sein. Noch immer verändert sich ihre Haltung, doch geht sie seit langem gelöst aufrecht. Noch immer ist die Skoliose fühlbar, und möglicherweise wird sich dieser Teil der Wirbelsäule nie mehr ganz richten. Die Oberschenkel- und Beckenmuskulatur hat sich im Laufe der Jahre so gelöst, dass sie sich damit sehr normal und wohl fühlt. Sie fühlt Freude in sich, wenn sie daran denkt, dass dieser Körperprozess sie ein Leben lang begleiten wird.

Ihre Begeisterung über die Sanftheit und Effizienz von TRAGER hat in den zehn Jahren, in denen sie die TRAGER-Methode anwendet, nicht abgenommen.

II. Schleudertrauma
G.C., geb. 1950
Vor seinem Unfall war G.C. – wie er von sich selbst sagt – ein geselliger, aktiver Mensch, der sich wohl fühlte in seinem Körper und einen guten Bezug zu ihm hatte. Er liebte seinen Beruf als Betreuer in einer psychiatrischen Anstalt und war seinen verantwortungsvollen Aufgaben, die er dort übernahm, gut gewachsen. In seiner Freizeit unternahm er viel, spielte Saxophon und trat gelegentlich auch öffentlich auf.

Unverschuldet wird er im November 1989 auf dem Arbeitsweg in einen Autounfall verwickelt. Er erleidet ein starkes Schleudertrauma und wird ins Spital eingeliefert. Im Nacken, Rücken und an den Extremitäten ist sein Gefühl stark beeinträchtigt, und er kann sich kaum mehr bewegen. Nach ein paar Stunden bessert sich sein Zustand. Er bekommt einen Kragen zur Stütze des Halses und darf nach Hause. Während des nächsten Monats liegt er beinahe ausschließlich. Er wird betreut von seiner Hausärztin und einem Physiotherapeuten. Er hofft, dass alles bald ein Ende hat und wieder Normalität in sein Leben eintritt. Er ist sich der Schwere der Unfallfolgen nicht bewusst.

Aus Angst, seine Arbeitsstelle zu verlieren, und auch weil er einfach wieder ein normales Leben führen will, beginnt er nach drei Monaten wieder »voll« zu arbeiten. Er merkt, dass er seine Arbeit, die ihm vorher spielend von der Hand ging, kaum oder nicht mehr bewältigen kann: Die Stresstoleranz ist niedrig, er hat Konzentrations- und Körperfühlstörungen, kann sich zwischendurch schlecht erinnern und phasenweise verschlechtert sich seine motorische Koordination. Außerdem hat er dauernd Schmerzen. Grundsätzlich fühlt er seinen Körper als einzelne Stücke und nicht mehr als Einheit, und die Angst auseinanderzufallen, wenn ihm jemand zu nahe kommt, ist groß. Die Leistung am Arbeitsplatz zu erbringen, ist eine solche Anstrengung, dass er in seiner gesamten Freizeit liegen muss, um sich zu erholen. Nach zwei Jahren kann er am gleichen Arbeitsplatz für vorläufig weitere zwei Jahre auf 50% reduzieren. Währenddessen schlittert er, ohne es richtig zu bemerken, in eine tiefe Depression.

Von einer Kollegin wird er auf den Schleudertrauma-Verband in Zürich aufmerksam gemacht, bei dem er sich meldet und sich einer neuen Serie von Untersuchungen unterzieht.

Mit einem Computertomogram kann festgestellt werden, dass seine Konzentrations- und Erinnerungsschwächen auf eine leichte Hirnschädigung infolge des Unfalls zurückzuführen sind. Neben der bereits regelmäßigen Physiotherapie, die seine Körperhaltung stabilisiert, wird ihm eine psychiatrische Betreuung vorgeschlagen, die er akzeptiert. Er nimmt eine hohe Dosis Antidepressiva, was seine psychische Situation stabilisiert.

Rund sechs Jahre nach seinem Unfall trifft er auf TRAGER. Er nimmt wöchentlich Sitzungen und sagt jetzt nach eineinhalb Jahren Erfahrung Folgendes darüber: Die häufigen Kopfschmerzen hätten sich stark vermindert, die Schlafstörungen, die ihn seit Jahren begleiteten, hätten sich nach den Sitzungen für 1–2 Tage vermindert, er nehme sich bewusster wahr und fühle sich wieder als Einheit in seinem Körper, er könne die Antidepressiva um die Hälfte reduzieren, was bewirke, dass er wacher sei. Er könne seine Grenzen besser wahrnehmen und akzeptieren und dadurch auch seine Kräfte besser einteilen. Er sei sich selber mehr zugewandt und selbstbewusster geworden. Die einfühlende Berührung ist Heilung für Körper und Seele. Mit MENTASTICS kann er sich mehr Weichheit und Wohlbefinden zur Verfügung stellen und die wohltuenden Gefühle während der TRAGER-Sitzung wieder abrufen. Die Physiotherapie hat er im Einverständnis mit dem Therapeuten abgesetzt.

G.C. sagt, er sei auf dem Weg, irgendwann in der Zukunft seine Antidepressiva absetzen zu können, und könne sich vorstellen, eventuell sogar wieder schmerzfrei zu werden.

III. Beidseitige Hüftluxationen

K.R., geb. 1941

K.R. hatte von Geburt an beidseitig luxierte Hüften, die bereits im Kindesalter korrigiert wurden. Mit 11 Jahren luxierte die rechte Hüfte erneut und musste operativ saniert werden. Kurz darauf brach sie sich das rechte Bein am Oberschenkel und musste für lange Zeit einen Gips tragen, was zur Folge hatte, dass das rechte Bein in der Pubertät nicht schnell genug mitwachsen konnte und von da an 8 cm kürzer war als das linke. Mit diesem Dilemma wuchs sie auf, bis sie im Alter von 25 Jahren eine operative Korrektur vornehmen ließ. Die linke Hüfte wurde zunächst in der Kugel verändert und dann verkürzt, während das rechte Bein verlängert wurde.

3 Jahre lang unterlag sie dem Korrekturprozess – Operation, Korrektur, Therapie, Operation usw. – und litt dauernd unter Schmerzen. Vor allem die Therapie beschreibt sie als sehr schmerzhaft. Mit 45 Jahren erfuhr sie erneut eine Korrektur. Die rechte Hüfte wurde im Kindesalter im falschen Winkel eingefügt, was dazu führte, dass das rechte Knie aus der Statik glitt. Nach der Korrektur war aber plötzlich das rechte Bein zu lang, welches zeitlebens zu kurz gewesen war. Dies musste durch das Tragen einer Sohle ausgeglichen werden.

1993, mit ca. 52 Jahren, lernte sie die TRAGER-Methode kennen. Sie erhielt regelmäßig Sitzungen und begann zugleich die Ausbildung beim TRAGER-Institut.

1995 brauchte sie bereits keine Einlagen mehr, um die Längendifferenz auszugleichen.

1996 waren ihre Beine auf einmal gleich lang.

Heute, mit 57 Jahren, kann sie besser gehen denn je. Die größte Freude macht ihr, dass sie einfach in einen normalen Schuhladen gehen und sich Schuhe wie jede andere Frau kaufen kann. Sie hat gelernt, ihren Körper neu zu erfahren und mit den verschiedenen Muskelspannungen zu spielen. Dieses neue Körpergefühl schenkt ihr Freude und hilft ihr, sich ohne Angst und Hemmung zu bewegen. An TRAGER® hat sie vor allem die ganzheitliche, leichte, spielerische Art begeistert und, dass es eine schmerzfreie, sanfte und belebende Arbeit ist.

Sie hat erfahren, dass sie mit ihren Beinen laufen kann und nicht die Kraft ihrer Schultern gebrauchen muss. Ihre linke Hüfte ist heute autonom beweglich, und selbst ihr hohles Kreuz ist flacher geworden. Ein angenehmes Nebenprodukt der Behandlungen. Als sie einmal zufällig in einem Hotel an der Rezeption ihr Spiegelbild wahrnahm, hätte sie sich beinahe nicht wiedererkannt. Da stand eine Frau mit geradem Rücken, den Kopf erhoben und nicht nach vorne geneigt wie bisher.

Allgemein hat TRAGER auf ihren gesamten Bewusstseinszustand eingewirkt. Sie hat gelernt, ihren Körper zu verstehen und mit ihm umzugehen. Sie ist heute selbst TRAGER-Praktikerin.

IV. Aussagen über die Wirkung von TRAGER-Behandlungen

L.D., ca. 30jährig:

Mein Rücken war so verspannt, dass er sich auch beim Liegen, Sitzen oder bei bewussten Entspannungsübungen nicht mehr entspannte. Betroffen war vor allem die Kreuzgegend und der Schulterbereich, da ich häufig meine zwei kleinen Kinder tragen musste, die 4 Jahre und 20 Monate alt waren. Ich fühlte mich ganz grundsätzlich psychisch und physisch sehr gefordert und angespannt. Nach fünf TRAGER-Behandlungen war die permanente Verspannung vollständig verschwunden.

R.L., knapp 70jährig:
Ich fühlte mich müde und abgespannt und war auf der Suche nach mehr Gelassenheit und Harmonie in meinem Leben. Auch schmerzte mich nachts seit Jahren meine linke Schulter mit einer Ausstrahlung in den Hinterkopf. Zudem wollte ich nach einer Augenoperation (Glaukom) etwas finden, das meinen Augendruck stabil halten konnte. Nach der ersten Behandlung verspürte ich kaum eine Wirkung, doch nach der zweiten war ich voller Energie und Lebenslust. Ich gehe nun im Abstand von 1–2 Monaten zur Behandlung. Mein Augendruck ist stabil, und die Schmerzen in der Schulter sind verschwunden. Zusätzlich tut es mir so gut, mich den feinfühligen Händen meiner Praktikerin zu überlassen. Zuhause kann ich mich jederzeit hinlegen und den angenehmen Zustand wieder zurückholen.

K.L., 62jährig:
Ich habe Schmerzen in der Schultergegend und dadurch schlafen mir manchmal der Arm und die Hand ein. Durch meinen Weichteilrheumatismus bin ich zudem steif im Becken und habe dadurch große Schmerzen beim Gehen. Seit ich TRAGER-Behandlungen nehme, bin ich in meinem ganzen Körper weicher, leichter und lockerer. Mir hilft TRAGER ganzheitlicher und schneller als früher andere Methoden. Ich bin sehr froh, dass ich in der TRAGER-Arbeit das richtige für mich gefunden habe.

C.P., 58jährig:
Ich litt regelmäßig unter Kreuzschmerzen, Migräne und zeitweise schmerzte mein linker Ellbogen (»Tennisarm«). Heute bin ich meist beschwerdefrei. Während und nach jeder TRAGER-Behandlung bin ich vollkommen entspannt. Noch Tage danach fühle ich mich leichter und beweglicher.

Literatur

Fischer, Th.: Wu wei, die Lebenskunst des Tao, Rowohlt Taschenbuch Verlag GmbH, Reinbek bei Hamburg 1992

Hoch, Mark L.: Arizona Center for Health and Medicine, Phoenix (Arizona). Übersetzung von Walter Graf in Trager News 3/98

Liskin, J.: Moving Medicine, The Life and Work of Milton Trager, M.D.: 1. Aufl., Station Hill Press, NY 1996

Pert, Candace B.: Moleküle der Gefühle. Körper, Geist und Emotionen, Rowohlt, Reinbek bei Hamburg 1999

Trager, M. mit Guadagno Hammond, C.: Meditation und Bewegung, TRAGER Mentastics, Sphinx Verlag, Basel, 1991

Trager, M. mit Guadagno Hammond, C.: Meditation und Bewegung, TRAGER Mentastics (Taschenbuch), Heyne, München 2000

Autorinnen und Kontakte

Asitta Tabatabai
Renata Vogelsang

Wo erhalte ich weitere Auskunft über Trager® und/oder eine Liste der Praktizierenden?

Weltweit wird die Sicherung einer hohen Arbeitsqualität von Landesverbänden überwacht, die alle dem amerikanischen Dachverband unterstehen. In der Schweiz ist der TVS für die Lizenzierung und Qualitätssicherung zuständig. Nähere Auskünfte erhalten Sie unter folgenden Adressen:

TRAGER®-Verband Schweiz
Gaby Grünig-Läubli
Minervastrasse 144
CH-8032 Zürich
Tel. (+41) 1 422 82 56
Email: trager@bluewin.ch, Web: www.trager.ch

TRAGER® Verband Deutschland
Barbara Reeg-Blech
Unterscheibenrain 6
D-78166 Donaueschingen
Tel. (+49) 771 920 38 960
Email: tvd@t-online.de, Web: www.trager.de

TRAGER®-Verein Österreich
Anneliese Klotz
Ruthnergasse 58/27/3
A-1221 Wien
Tel./Fax (+43) 1-290-09-09
Email: trager@surfeu.at, Web: www.trager.at

Universal Healing Tao – ein System zur Selbstheilung nach Meister Mantak Chia

ANNETTE KEHR-BURKHARDT

GESCHICHTLICHES

Der Wunsch nach einem langen Leben in vollkommener Gesundheit und seelischem Frieden ist so alt wie die Menschheit. Im alten China waren es die taoistischen Meister, die ihr ganzes Leben diesem Streben widmeten. Sie lebten oft jahrzehntelang in der Einsamkeit der Berge. In enger Verbundenheit mit der Natur entwickelten sie Übungen, Techniken und Weisheiten, die sie nur Schülern, die sich dessen würdig erwiesen, in kleinen Schritten weitergaben. So entstand in vielen Jahrtausenden eine Fülle von Wissen um die energetischen Vorgänge im menschlichen Körper und das Zusammenwirken von Körper, Geist und Seele.

Für die Taoisten* ist die Grundvoraussetzung für spirituelles Wachstum ein gesunder, starker und ausgeglichener Körper. Einen Zuwachs an Energie erreichten sie vor allem durch die Kultivierung ihrer Sexualkraft. Die hierfür entwickelten Techniken sind für uns heute, in unserer modernen Kultur, von unschätzbarem Wert für die Entspannungs- und Körpertherapie.

Mantak Chia ist als Sohn christlicher chinesischer Eltern in Thailand aufgewachsen. Schon als Siebenjähriger wurde er auf die Geheimnisse taoistischer Meister aufmerksam gemacht. Während seiner Kindheit und sein ganzes bisheriges Leben hindurch hat er dieses Wissen ständig erweitert. So lernte er bei vielen berühmten Meistern Aikido, Yoga, Tai Chi, Kundalini-Yoga, buddhistische Boxtechniken, Tai Boxen, verschiedene unbekannte Varianten der Kundalini-Praxis, Techniken des »Stählernen Körpers«, Kung Fu, geheime Shaolin-Techniken, verschiedene Techniken der Heilbehandlung und der Energieübertragung.

Später interessierte er sich sehr für die modernen Naturwissenschaften und studierte auch zwei Jahre westliche Medizin. So lernte er die Lebens- und Denkweisen von Menschen in der westlichen Welt besser kennen und verstand gleichzeitig die Wirkungsweisen der Heilungsenergien in den taoistischen

---
* auch »Daoisten« geschrieben

Praktiken auch aus diesem Blickwinkel. Dabei drängte ihn zunehmend die Erkenntnis, dass in der sich wandelnden Zivilisation auf dieser Erde nicht nur die alten taoistischen Traditionen und die Art ihrer Überlieferung immer weniger Platz finden würden. Auch der moderne, vor allem der westliche Mensch erschien ihm schlecht gerüstet, um noch mit sich und seiner Umwelt in Harmonie zu leben. Die zunehmende Missachtung der Natur und der menschlichen Würde sind nur ein Indiz dafür. Selbst die in großem Wohlstand lebenden Menschen sind in zunehmend schlechtem psychischen und physischen Zustand.

So entstand in dem jungen taoistischen Meister Mantak Chia der große Wunsch, die Geheimnisse der taoistischen Lehren auch dem modernen Menschen zugänglich zu machen. Er entwickelte das System des *Universal Healing Tao* (auch *Tao Yoga** genannt), indem er die Weisheiten Jahrtausende alter taoistischer Traditionen mit den Erkenntnissen der westlichen Medizin verband. Sein eigentliches Verdienst aber ist es, aus der Vielfalt von z. T. verschlüsselten Weisheiten sehr einfache und schnell erlernbare Übungen entwickelt zu haben. Das Healing Tao, wie es Meister Chia lehrt, beinhaltet eine logische Abfolge von Übungsschritten, die es uns ermöglicht – auch ohne Rückzug in die Einsamkeit – dieses System zu praktizieren und die gewonnene Entspannung, Kraft und innere Harmonie in unserem beruflichen und familiären Alltag zu nutzen.

INDIKATIONEN

Mit dem System des Healing Tao werden die natürlichen Körperfunktionen gestärkt und harmonisiert. So ist das Praktizieren der Übungen eine wirkungsvolle Vorbeugung gegen Krankheit und unterstützt eine ursächliche Heilung.

---

* Der Begriff »Tao Yoga« entstand bei der Übersetzung des ersten Buches von Mantak Chia durch den Verleger. Er ist irreführend insofern, als Yoga aus der indischen Tradition stammt.

Indikationen sind insbesondere: Herz-Kreislauf-Erkrankungen, rheumatische Erkrankungen, Krebsleiden, Immunschwäche, Stress, psychosomatische Erkrankungen, Essstörungen, Frauenleiden, Sexualstörungen, Verdauungsbeschwerden, Depressionen, psychische Ermüdung, Trauma – und Schockerlebnisse, vorzeitige Alterung.

ANSPRÜCHE AN DIE ÜBENDEN

Grundsätzlich gibt es keine. Wenn die eine oder andere Übung wegen körperlicher Einschränkungen nicht ausgeführt werden kann, stehen in den meisten Fällen Ersatzübungen zur Verfügung, die eine vergleichbare Wirkung erzielen. Erfahrungen aus der Behindertenarbeit liegen der Autorin nicht vor. Eine gewisse geistige Vorstellungsmöglichkeit ist für die selbständige Ausführung der Übungen notwendig.

Einige Übungen sind auch schon für Kinder geeignet. Es gibt ein schönes Kinderbuch zu den »Sechs Heilenden Lauten« (U. Schubert und W. Neutzler 1992).

Während der Schwangerschaft und bei akuten bzw. bei schweren körperlichen oder psychischen Erkrankungen sollten die Übungen nur in Zusammenarbeit mit einem Therapeuten ausgeübt werden.

Voraussetzungen:
Hilfsmittel sind nicht notwendig.

Das Healing Tao ist an jedem Ort zu jeder Zeit ausführbar.

Die Übenden sollten bequeme, lockere Kleidung tragen.

DER ENTSPANNUNGSASPEKT DES HEALING TAO

Bei vielen anderen Entspannungstechniken beruht der Entspannungseffekt auf einer einfachen Muskelrelaxation. Wird lediglich die Muskulatur entspannt, so entsteht meist gleichzeitig eine Ermüdung und Passivität, die auch zu Antriebslosigkeit und psychischer Ermüdung, bis hin zu depressiver Verstimmung führen kann. Als Reaktion darauf kommt es dann schnell wieder zu einer Anspannung und Verspannung. Hier fehlt eine gleichzeitige Stärkung der Vitalität, die alten Chinesen nennen es Chi, die Lebenskraft (häufig auch Qi geschrieben).

Die Entspannungswirkung des Healing Tao ist vielfältig. Wie wir im Folgenden sehen werden, entsteht sie aus der Lösung der Ursachen der Spannungen und der gleichzeitigen Pflege unserer Vitalität durch bewusstes Erzeugen und Lenken unserer Lebenskraft.

Yin, die bewahrende Kraft, und Yang, die handelnde Kraft, gehören beide zum Wesen des Menschen. Die Eine lässt uns empfangen, die Andere befähigt uns, aktiv zu sein, z. B. uns bei Gefahr zu schützen. Ein Ziel der Übungen des Healing Tao ist es, die beiden Kräfte in uns in Einklang zu bringen und einen mühelosen Wechsel zwischen diesen beiden Zuständen zu ermöglichen. Für den Alltag bedeutet das, bei Anforderungen sehr wach und leistungsfähig zu sein, ohne dass der Körper auf Stressreaktionen zurückgreifen muss, bei Ruhepausen dann schnell und tief regenerieren zu können.

DIE LEBENSKRAFT CHI

Im Mittelpunkt des Systems des Healing Tao steht die Lebenskraft, chinesisch: Chi. Die Taoisten glauben, dass jeder Mensch mit einer bestimmten Ausstattung an Chi (dem ererbten Chi) auf diese Welt gekommen ist. Ein Mensch mit einer starken, frei sprudelnden Lebenskraft erfreut sich völliger Gesundheit und Vitalität. Mit dem Alter, bei Stress und Krankheit nimmt die Lebenskraft ab. Wenn sie ganz entweicht, stirbt der physische Körper.

Unsere Chi-Ausstattung ist vergleichbar mit einer finanziellen Erbschaft. Wir haben zwei Möglichkeiten damit umzugehen: Wir können davon leben und uns weiter keine Gedanken machen, bis das Kapital aufgebraucht ist. Oder aber wir investieren es in eine gute Anlage, dort mehrt sich das Kapital stetig, und irgendwann können wir mühelos allein von den Zinsen leben. So ist es auch mit der Lebenskraft. Haben wir erst einmal gelernt, diese Energie zu spüren und in unserem Körper zu bewahren, dann ist es sehr einfach mit diesem Energievorrat immer mehr Lebenskraft zu erzeugen und zu speichern.

Wie schützen wir uns vor dem Verlust an Lebenskraft? Wie können wir ihr Energieniveau erhöhen?

DIE SECHS HEILENDEN LAUTE

Im taoistischen System haben alle Gefühle ihren Ursprung in den Organen. Die Tugenden wie Liebe, Freundlichkeit, Mitgefühl, Offenheit usw., aber auch die eher belastenden Emotionen (hier »negativ« genannt) wie Angst, Wut, Ungeduld und Sorgen, die für unser Überleben genauso wichtig sind. Befinden sich die positiven und negativen Emotionen im Gleichgewicht, fließt die Lebenskraft harmonisch durch den Körper und die Organe.

Das Leben in unserer zivilisierten Welt ist oft hektisch. Wir sind ständig mit Anforderungen konfrontiert. Ob im Beruf oder im Straßenverkehr, der Alltag erfordert permanente Aufmerksamkeit und anhaltende Reaktionsbereitschaft auf eine Fülle von Reizen. Selbst abends vor dem Fernseher, wo wir vermeintlich entspannt im Sessel sitzen, bleibt unser Körper noch in Alarmstellung, weil wir mit unserer Aufmerksamkeit in dem spannenden Film leben und nicht im angenehm warmen Wohnzimmer. So strömen viele negative Emotionen auf uns ein oder werden in uns geweckt. Sie zehren an unserer Lebenskraft, so dass unser Körper mit weniger Energie und einer niedrigeren Schwingung auskommen muss.

Die Taoisten ordnen die unterschiedlichen Emotionen bestimmten Organen in unserem Körper zu: Wut und Ärger werden z. B. der Leber zugeordnet (»ihm ist eine Laus über die Leber gelaufen«, sagt man in unserem Sprachgebrauch). Trauer und Depression setzen sich in der Lunge fest (»er ist etwas schwach auf der Brust«). Mit Hilfe der Übungen der Sechs Heilenden Laute wandeln wir in unseren Organen übermäßige negative Emotionen in positive um und nutzen diese zur Stärkung unserer Lebenskraft.

Im System der chinesischen Medizin geht man davon aus, dass Umweltverschmutzung, schlechte Nahrung, Verletzungen, Überanstrengungen und psychische Probleme zu einer Disharmonie (z. B. Überhitzung, Stagnation, Energiemangel) in einem oder mehreren Organen führen kann. Damit wird das Zusammenspiel aller Organe im Körper gestört, was schließlich zu Schwäche und Krankheit führt.

Beim Praktizieren der »Sechs Heilenden Laute« geben wir mittels einfacher Armbewegungen den Organen Raum und bringen sie durch spezielle Laute zum Schwingen. In Verbindung mit der richtigen Haltung und Bewegung regen wir den Energiefluss zu den Organen an. Bei der Ausatmung leiten wir übermäßige Hitze, Kälte oder Druck aus dem Körper hinaus. Der Energiefluss wird harmonisiert und die Emotionen ausgeglichen.

DAS INNERE LÄCHELN

Die Bewältigung unseres Alltages erfolgt heute im Wesentlichen auf der geistigen Ebene. Es ist sehr schwierig geworden, das Überangebot an Informationen in eine für uns »verdaubare« Form zu bringen. So haben wir gelernt, als Schutz vor emotionaler Überforderung unseren Geist von unserem Körper zu trennen. Das heißt aber auch, dass wir die feinen Signale unseres Körpers nicht mehr wahrnehmen, dass der Energiefluss blockiert, der Körper einseitig belastet wird und Verspannungen entstehen. Wenn wir dann Schmerz spüren, senden wir oft negative Gedanken in den schmerzenden Körperbereich: Ärger, weil es uns zu unpassender Zeit schmerzt, Sorgen, weil wir fürchten, dass eine schlimme Krankheit daraus entstehen könnte o. Ä. Dabei braucht unser Körper eigentlich gerade jetzt unsere liebevolle Zuwendung, um die Spannungen zu lösen und sich zu regenerieren.

Mit der Übung des Inneren Lächelns lernen wir, mit dem Inneren unseres Körpers Kontakt aufzunehmen, so dass die Einheit zwischen Körper, Geist und Seele wieder spürbar wird. Mit unserem Lächeln, der heilenden Kraft der Liebe, stärken wir unsere lebenswichtigen Organe, Drüsen, Knochen, Faszien, das Gehirn, unseren ganzen Körper von innen her. Spannungen lösen sich, sodass wir durchlässiger werden und mehr Energie aus den unerschöpflichen Quellen der Natur in uns aufnehmen können.

Mit der Meditation des Inneren Lächelns schaffen wir uns gleichzeitig einen vertrauten Ort, an dem wir immer zu Hause sind und jederzeit Ruhe und Besinnung finden können, ganz gleich, wo auf dieser Welt wir uns befinden: den Tempel unseres eigenen Körpers.

EISENHEMD CHI KUNG

Das »Eisenhemd Chi Kung«* bildet den Kampfkunstaspekt im System des Healing Tao. Ziel ist eine gute strukturelle Ausrichtung des Körpers, in dem das Chi frei fließen kann und Raum geschaffen wird für die Ausdehnung der Organe. Die Übungen fördern eine gute Körperhaltung und helfen dabei, uns in der Erde zu verwurzeln, um einen stabilen Stand zu bekommen. Von außen einwirkende Kräfte können wir ungehindert durch die Körperstruktur direkt in die Erde ableiten und gleichzeitig Kraft aus der Erde in uns hoch leiten, um so der äußeren Kraft zu widerstehen. Diese Fähigkeit überträgt sich auch auf unsere Reaktionen im Alltag. Wir lernen Stress nicht mehr in uns festzuhalten, sondern abzuleiten. Gleichzeitig üben wir, uns für belebende Kräfte zu öffnen und sie in uns aufzunehmen. Wir erhalten dadurch auch einen stabileren »Stand im Leben« und eine überzeugendere Ausstrahlung.

---

* auch Qi Gong geschrieben

Zusätzlich können wir mit den Übungen des Eisenhemd Chi Kung den Energievorrat im Körper vermehren. Mit bestimmten Atemtechniken erhöhen wir den Chi-Druck in den Organen und Körperhöhlen. Durch die allgemeine Anregung des Stoffwechsels kommt es auch zu einer Anregung der sexuellen Energie, der schöpferischen und heilenden Kraft in uns, die in den höheren taoistischen Meditationstechniken in spirituelle Energie umgewandelt werden kann.

Auf der geistigen Ebene lernen wir mit den Übungen des Eisenhemd Chi Kung das Chi zu zentrieren und zu verdichten. Dadurch können wir die Lebensenergie kontrollieren, so dass sie sich im Körper nicht zerstreut oder uns verloren geht. Verdichtetes gesammeltes Chi können wir mit unserer Aufmerksamkeit durch die Meridiane im Körper überall dahin führen, wo es gebraucht wird.

Nach jeder Übung wird die Energie in das Nabelzentrum zurückgeführt (s. u. »Chi im Nabel einsammeln«), wo sie einfach und sicher gespeichert werden kann und unseren Vorrat vermehrt. Vor dem intensiven Üben des Eisenhemd Chi Kung sollte man sich mit dem »Kleinen Energiekreislauf« vertraut machen.

DER KLEINE ENERGIE-KREISLAUF

Die Arbeit mit dem Chi, kann sehr kraftvoll und wirksam sein. Wenn wir viel Energie im Körper aufbauen, kann es passieren, dass sie beispielsweise zu heiß wird und in den Kopf steigt oder sich im Herzen staut. Das kann u.U. sehr großen Schaden anrichten. Die Kundalini-Psychose ist ein Beispiel für solch einen unkontrollierten Energieaufbau. Deshalb war es Mantak Chia so wichtig, das streng gehütete Geheimnis des Kleinen Energiekreislaufes lehren zu dürfen, denn diese Übung macht die Arbeit mit Energie nicht nur wirkungsvoller, sondern auch sehr viel sicherer.

Die alten taoistischen Meister, die sich in Abgeschiedenheit lang anhaltend auf die körperlichen und geistigen Auswirkungen der Energieströme in ihrem Körper konzentrieren konnten, fanden heraus, dass es zwei Hauptbahnen gibt, in denen ein besonders starker Energiestrom fließt. Sie beginnen am Damm (Perineum, das ist die Mitte zwischen Scheide bzw. Hoden und After). Eine Bahn (das »Dienergefäß«) führt über die vordere Mittellinie des Körpers aufwärts und zwar über Nabel, Magen, Herz, Kehle. Die zweite Bahn (das »Lenkergefäß«) verläuft über die hintere Mittellinie des Körpers und zwar über Steißbein, Iliosakralgelenk, die Wirbelsäule hoch zum Hinterhaupt und über den Scheitelpunkt wieder vorn hinunter zum oberen Gaumen *(s. Abb. 22.14, S. 360)*.

Die Zunge bildet die Verbindung zwischen den beiden Energiebahnen. Berührt die Zunge den Gaumen hinter den oberen Schneidezähnen, dann kann die Energie in einem geschlossenen Kreis die Wirbelsäule hinten hinauf und über die Vorderseite des Körpers hinunter fließen. Die Bahnen und Energiezentren des Kleinen Energiekreislaufs entsprechen Meridianen und Punkten in der chinesischen Akupunktur. Es sind Zentren, in denen ein erhöhter Energiefluss gemessen werden konnte (G.H. Eggetsberger, Institut für angewandte Biokybernetik und Feedbackforschung, Wien 1997).

Das Zirkulieren im Kleinen Energiekreislauf bewirkt eine gleichmäßige Verteilung der Energie in alle Organe und höheren Energiezentren (im indischen System »Chakren« genannt). Es verhindert und löst energetische Staus und trainiert gleichzeitig die Konzentration unseres Geistes und das Kontrollieren der Lebenskraft durch unsere Aufmerksamkeit.

Die Meditation des Kleinen Energiekreislaufs bildet damit auch die Grundlage für die höheren taoistischen Techniken, mit denen wir zusätzliche Energie im Körper erzeugen und verfeinern.

DIE SEXUALKRAFT, UNSERE STÄRKSTE ENERGIEQUELLE

Die hier beschriebenen Basistechniken des Healing Tao dienen in erster Linie der Entspannung, der Stärkung und Gesundung unseres Körpers. Wenn wir gelernt haben, unsere Lebenskraft zu führen und zu bewahren, können wir in den höheren Techniken des Healing Tao dazu übergehen, uns zusätzliche Quellen der Energiegewinnung zu erschließen.

Mit Hilfe bestimmter Techniken kann man sich bewusst mit den Kräften des Universums, das heißt der Sterne und des Planetensystems und mit der kosmischen Energie, der Energie der uns umgebenden Natur verbinden. Auch das Beten zu einem Gott im Himmel in den verschiedenen Religionen oder in anderen Meditationssystemen das lange, vertiefte Sitzen oder Chanten hat diesen Zweck des Sich-Öffnens für höhere Energien.

Damit wir das empfangene Energieniveau halten und nutzbringend verwenden können, ist es bei den höheren taoistischen Praktiken wesentlich, die aufgenommene Energie bewusst in den Körper zu führen, zu verfeinern und sicher zu speichern. Nach den Erfahrungen der Taoisten können wir große Mengen an Energie nur in den Organen, den Knochen und speziell der Wirbelsäule speichern. Je mehr Energie ein Mensch gewinnt, um so wichtiger wird es, dass er sie nicht nur kanalisieren kann, sondern dass auch seine Gefühle und Ziele »rein« sind, denen die Energie zufließt. Deshalb finden wir auf allen Stufen des Systems immer wieder verfeinerte Techniken, um die Emotionen weiter zu reinigen.

Die wichtigste Energiequelle im System des Healing Tao ist die Sexualenergie. In den meisten Religionen und vielen Meditationssystemen wird diese Kraft eher unterdrückt und Enthaltsamkeit als Voraussetzung für spirituelle Entwicklung gefordert. Mantak Chia propagiert eine freudvolle Sexualität. Er sieht in der Sexualkraft die stärkste Kraft des Menschen und eine schöpferische Kraft, denn mit ihr können wir neues Leben zeugen. Wird sie unterdrückt, mischt sie sich mit negativen Gefühlen, und es kommt leicht zu plötzlichen Entladungen, z. B. in Form von sexuellen Exzessen oder Übergriffen, wie sie von Mönchen, Nonnen usw. in allen Religionen immer wieder berichtet werden.

So ist es zum Einen wichtig, die Sexualität von negativen Gefühlen wie Stress, Gier, Angst, Wut, Sorgen usw. zu befreien, damit diese starke Kraft nicht die negativen Gefühle in uns verstärkt und Lebensenergie entzieht. Zum Anderen müssen wir auch die Sexualkraft vor Verlust schützen. Nach Ansicht der alten Taoisten verlieren Frauen während der Menstruation viel Energie. Beim Mann entstehen Energieverluste vor allem bei zu häufiger Ejakulation (Samenerguss im Orgasmus). Mit den Praktiken der »Heilenden Liebe« lernen wir die Sexualenergie zu konservieren. Wir verbinden sie mit der Liebe des Herzens, transformieren sie und führen sie schließlich unseren Organen und Drüsen zu. Das erhöht die sexuelle Freude und schenkt uns gleichzeitig einen reichen Vorrat an Energie, den wir zur Selbstheilung und Verjüngung nutzen können.

Die Kräfte des Universums, der Natur und der Sexualität sind Energiequellen, die allen Menschen zugänglich und dazu noch unerschöpflich sind. Wenn wir lernen, sie in unserem eigenen Körper zu nutzen, führt uns das zu großer Unabhängigkeit und Freiheit!

DER NATURWISSENSCHAFTLICHE WIRKUNGSNACHWEIS

Für Mantak Chia ist es ein großes Anliegen, die Wirksamkeit seiner Energiearbeit auch mit den Methoden der modernen westlichen Naturwissenschaften nachzuweisen. Natürlicherweise gibt es wenig allgemeines Forschungsinteresse für diese Arbeit, denn wenn das System des Healing Tao funktioniert, führt das zu weniger Konsum in allen Lebensbereichen und zu sehr viel persönlicher Unabhängigkeit, Qualitäten, die per se keine Lobby haben. Auch werden Forscher, die auf diesem Gebiet Pioniergeist zeigen, sehr schnell ins wissenschaftliche Abseits gedrängt.

Dennoch sucht Mantak Chia immer wieder den Kontakt vor allem zur westlichen Medizin, und es gibt einige interessante Forschungsergebnisse. Im Wiener Institut für angewandte Biokybernetik und Feedbackforschung wurde beispielsweise anhand von Messungen der ultralangen Potentiale (ULP) nachgewiesen, dass Schüler von Mantak Chia durch Lenkung ihrer Aufmerksamkeit willkürlich Energie sammeln und im Körper führen können.

Dort wurden auch bei Mantak Chia selbst Messungen durchgeführt, während er Übungen aus dem Healing Tao praktizierte. Dabei konnten bei ihm Werte für seine elektrische Gehirnaktivität gemessen werden, die einem Zustand tiefster Entspannung entsprechen, während er sich gleichzeitig angeregt mit seinen Untersuchern unterhielt. Darüber hinaus konnte er innerhalb von Sekundenbruchteilen einen Wechsel in höchste Erregung und Anspannung vollziehen, ohne jegliche Stresssymptome zu zeigen.

Das gleiche Phänomen trat bei EEG-Messreihen in Los Angeles 1996 auf. Nach den für den Wachzustand üblichen Beta-Wellen konnte Chia innerhalb kürzester Zeit willkürlich Alpha- und Theta-Wellen erzeugen, die bisher nur im Tiefschlaf oder bei tiefen Meditationszuständen gemessen wurden. Chia dagegen war völlig wach und konnte Fragen beantworten.

In einer anderen Untersuchung wurde der Hautwiderstand gemessen, den Mantak Chia in Sekundenschnelle von 6000 Ohm (dies entspricht dem Wert in einem Zustand tiefster Apathie) auf 60 Ohm (Erregung, die normalerweise zu Herzfunktionsstörungen führt) willkürlich senken und genauso wieder steigern konnte. Im Vergleich dazu ist es einem Leistungssportler nach ca. 6 Monaten regelmäßigen Übens am Biofeedbackgerät möglich, einen Wechsel zwischen 200–300 Ohm innerhalb von 10–15 Minuten zu vollziehen.

Die höchsten elektrischen Gehirnaktivitäten traten bei Mantak Chia während der Übung »Das große Emporziehen« (»Multiorgasmus« aus »Tao Yoga der Heilenden Liebe«) auf, die wie Ekstase erlebt wird. Dabei waren die Werte für die rechte und linke Gehirnhälfte auf diesem hohen Niveau fast vollständig ausgeglichen. Während der gesamten Messzeit stiegen aber die Stressparameter Pulsfrequenz und Muskeltonus nicht an; bei einem gewöhnlichen Orgasmus zeigen sich genau die entgegengesetzten Messwerte.

Laut Institut für angewandte Biokybernetik und Feedbackforschung entstehen ab einem bestimmten Energieniveau – das von Mantak Chia weit überschritten wurde – physische Veränderungen im Gehirn, wie Neubildungen von Synapsen, Proteinveränderungen in der Gehirnsubstanz und die Aktivierung brachliegender Anteile des Gehirns. Vielleicht liegt hier der Schlüssel für die Erschließung und das Erleben anderer Bewusstseinsebenen.

Auf dem Gebiet der energetischen Phänomene ist noch wenig wissenschaftlich-technisches Wissen vorhanden. Dennoch wird in allen Kulturen und Religionen von solchen Phänomenen berichtet. Doch wenn wir das Healing Tao praktizieren, spüren wir sehr schnell die heilsame Wirkung – auch ohne wissenschaftliche Erklärungen. Die in die Übungen investierte Zeit wird bald vielfach zurückfließen durch ein geringeres Schlafbedürfnis, höhere Effizienz bei der Arbeit und vor allem ein besseres Lebensgefühl.

PRAXISTEIL

DIE ÜBUNG DER SECHS HEILENDEN LAUTE

Vorbereitung: Setzen Sie sich in Ausgangsposition (s. S. 353) auf einen Stuhl. Legen Sie die Hände locker auf die Oberschenkel, die Handinnenflächen nach oben gerichtet.

Spüren Sie mit geschlossenen Augen in das zugeordnete Organ hinein. Um das jeweilige Organ besser wahr zu nehmen, können Sie sich auch seine Beschaffenheit und Funktion vorstellen. Öffnen Sie dann die Augen, und beginnen Sie mit dem entsprechenden Laut. Wiederholen Sie jeden Laut zweimal oder auch öfter.

Neben der Vorstellung der Farben, können Sie auch die Qualitäten der Jahreszeiten nutzen, um den Transformationsprozess zu unterstützen.

1. Der Lungenlaut

Laut: Sss ... (stimmlos)
Farbe: Silbrig-Weiß
Negative Emotionen: Trauer, Depression
Positive Emotionen: Mut, Rechtschaffenheit (Aufrichtigkeit, auch sich selbst gegenüber)
Jahreszeit: Herbst; kühl und trocken

Atmen Sie tief in Ihre Lunge ein. Heben Sie dabei die Arme vor dem Körper nach oben, und folgen Sie den Händen mit dem Blick. Auf Augenhöhe drehen Sie die Handinnenflächen langsam um 180 Grad zur Decke. Dann atmen Sie auf den Ssss – Laut aus und heben dabei die Hände weiter über den Kopf. Die Arme bleiben rund, die Ellenbogen zeigen zur Seite. Sie schauen mit geöffneten Augen zur Decke. Wenn Sie vollständig (aber ohne Druck) ausgeatmet haben, spüren Sie einen kurzen Moment zwischen Aus- und Einatem. Schließen Sie nun die Augen, und führen Sie die Arme langsam vor dem Körper hinunter. Dabei zeigen die Handinnenflächen zu den Lungenflügeln. Legen Sie die Hände wieder auf den Oberschenkeln ab.

Lächeln Sie in Ihre Lunge, und spüren Sie alles Düstere und Traurige darin – und wie es umgewandelt wird in Mut und Aufrichtigkeit. Mit Ihrem Lächeln fördern Sie die Energiebewegung, lassen Mut und Rechtschaffenheit in der Lunge wachsen. Stellen Sie sich vor, wie Sie ein strahlend weißes Licht einatmen, das sich in der ganzen Lunge ausbreitet. Spüren Sie auch die Kühle und Trockenheit des Herbstes. Damit unterstützen Sie den Umwandlungsprozess.

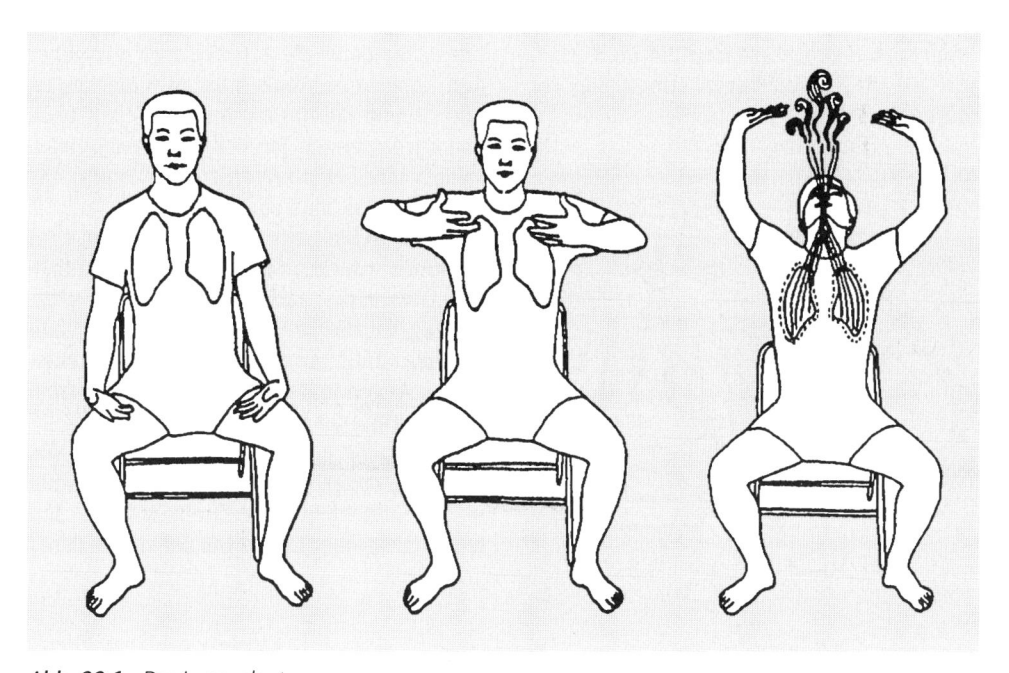

Abb. 22.1: Der Lungenlaut

Praktizieren Sie diesen Teil nicht als Suggestion oder Affirmation, sondern spüren Sie in das Organ hinein, und lassen Sie die Bilder einfach entstehen.

Öffnen Sie nun die Augen, und wiederholen Sie diese Übung noch zweimal. Versuchen Sie den Laut auch einmal ohne Stimmeinsatz, ganz leise zu machen.

2. Der Nierenlaut

Laut: Ooooh ... wie Kerze ausblasen, Wehen des Windes. Versuchen Sie auch ein Tschoooh ..., (das Tsch ohne Druck!)
Farbe: leuchtendes Blau
Negative Emotionen: Angst, Stress
Positive Emotionen: Sanftheit, Zuversicht, Vertrauen
Jahreszeit: Winter; kalt und nass (aber nicht eiskalt)

Schließen Sie die Beine, indem Sie Knie und Füße aneinander stellen. Atmen Sie tief ein, holen Sie dabei mit den Armen nach hinten aus, und führen Sie die Arme in einem Bogen nach vorn. Beugen Sie sich dabei vor, und umschließen Sie mit Ihren Händen die Knie. Die Arme sind gestreckt, so dass Sie im Rücken, dort wo die Nieren liegen, einen Zug verspüren.

Nun schauen Sie mit geöffneten Augen nach vorn und atmen auf den Oohh-Laut aus. Beim Ausatmen ziehen Sie die Bauchdecke nach hinten ein, als wollten Sie die Nieren ausdrücken.

Beachten Sie wieder eine kleine Pause zwischen Aus- und Einatem. Schließen Sie dann die Augen, und kommen Sie wieder zurück in die Ausgangsposition. Spüren Sie in Ihre Nieren hinein. Erfüllen Sie Ihre Nieren mit einem Lächeln. Fühlen Sie, wie Angst und Stress sich umwandeln und Raum schaffen für Sanftheit und Zuversicht. Das Einatmen eines leuchtend blauen Lichtes in die Nieren unterstützt die Umwandlung.

3. Der Leberlaut

Laut: Schschsch ...
Farbe: Grün
Negative Emotionen: Wut, Ärger, Neid
Positive Emotionen: Freundlichkeit, Großzügigkeit
Jahreszeit: Frühling; feucht und warm

Lassen Sie die Arme neben dem Körper hängen. Atmen Sie tief in Richtung Leber ein, und führen Sie dabei die Arme seitlich hoch über den Kopf. Verschränken Sie nun die Finger, und drehen Sie die Handinnenflächen nach oben. Jetzt lehnen Sie sich leicht nach links, so dass Ihre Leber mehr Raum bekommt. Sie schauen nach oben zur Decke.

Während Sie langsam auf den Schsch-Laut ausatmen, drücken Sie den rechten Handballen etwas stärker nach oben, so dass ein leichter Zug auf die Leber ausgeübt wird. Wenn Sie vollständig ausgeatmet haben, schließen Sie die Augen und führen die Hände langsam seitlich hinunter in die Ausgangsstellung.

Lächeln Sie in Ihre Leber, und spüren Sie, wie Wut, Ärger, Neid umgewandelt werden in Freundlichkeit und Großzügigkeit. Ein leuchtend grünes Licht kann dabei Ihre Leber erfüllen.

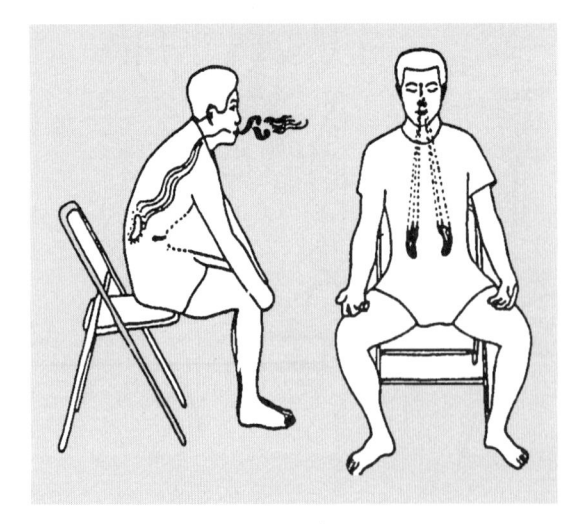

Abb. 22.2: Der Nierenlaut

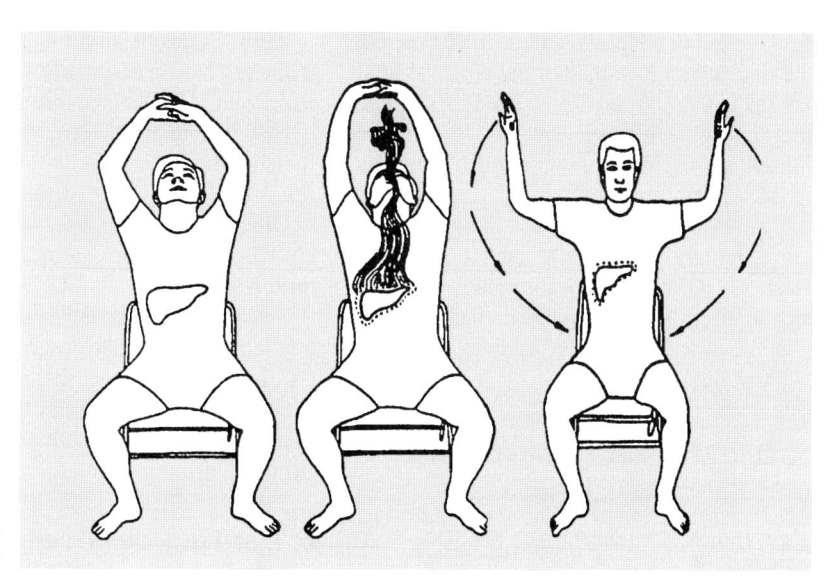

Abb. 22.3: Der Leberlaut

4. Der Herzlaut

Laut: Haaah … (wie seufzend; zwischen O und A)
Farbe: Rot
Negative Emotionen: Hast, Ungeduld, Hass, Grausamkeit

Positive Emotionen: Liebe, Glück, Freude
Jahreszeit: Sommer; heiß und trocken

Die Bewegung beim Einatmen ist die Gleiche wie beim Leberlaut. Dieses Mal lehnen Sie sich aber nach rechts, um dem Herzen Raum zu geben. Atmen Sie wie bei einem tiefen

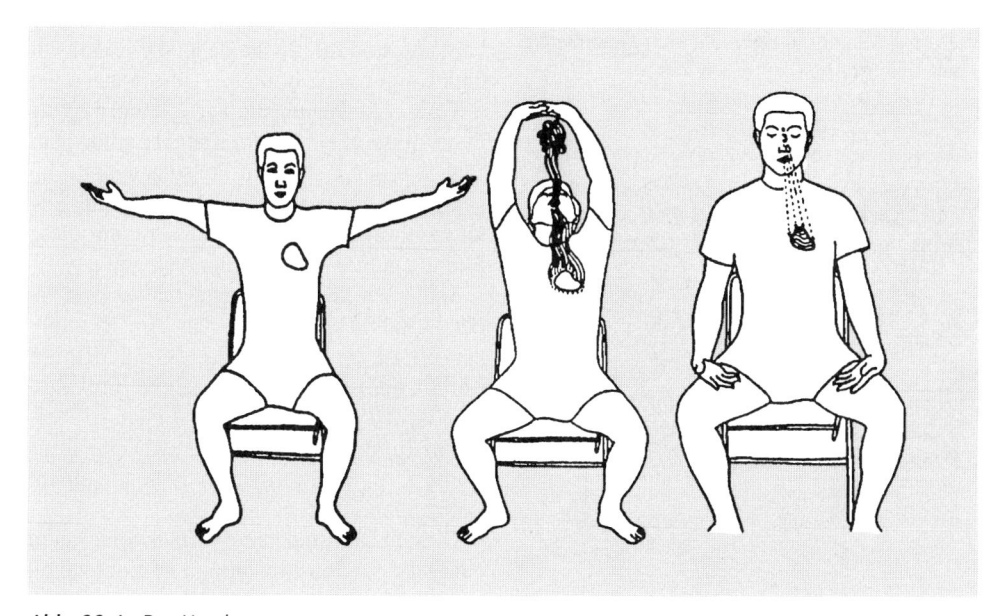

Abb. 22.4: Der Herzlaut

Seufzen auf den Haah-Laut aus, und drücken Sie den linken Handballen dabei etwas stärker nach oben. Wenn Sie vollständig ausgeatmet haben, schließen Sie die Augen und führen die Hände langsam seitlich hinunter in die Ausgangsposition.

Spüren Sie in Ihr Herz, und lassen Sie dort ein leuchtend rotes Licht sich ausbreiten. Hass, Ungeduld und Grausamkeit wandeln sich in Ihrem Herzen und geben Raum frei für Liebe, Glück und Freude. Lächeln Sie dieser Umwandlung zu.

5. Der Milzlaut (Magen, Milz und Bauchspeicheldrüse)

Laut: Huuchh ... (das Ch wie bei ach)
Farbe: Gelb
negative Emotionen: Sorgen, Unsicherheit
positive Emotionen: Offenheit, Fairness
Jahreszeit: Spätherbst, Altweibersommer; ausgeglichen, neutral

Atmen Sie tief ein, und legen Sie dabei Ihre Fingerspitzen unterhalb des linken Rippenbogens, etwas seitlich rechts auf den Magen.

Atmen Sie nun auf den Huchh-Laut aus, und pressen Sie dabei Ihre Fingerspitzen in Richtung Magen. Beugen Sie sich gleichzeitig etwas nach vorn.

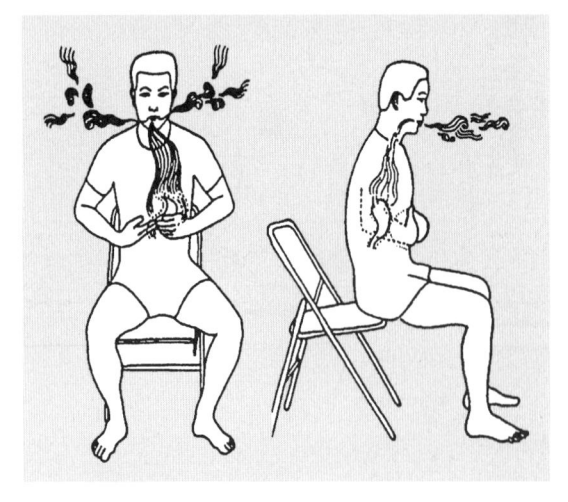

Abb. 22.5: Der Milzlaut

Wenn Sie vollständig ausgeatmet haben, schließen Sie die Augen und legen Ihre Hände wieder auf die Oberschenkel.

Lächeln Sie in Magen, Milz und Bauchspeicheldrüse. Spüren Sie, wie dort alle Sorgen und Unsicherheit umgewandelt werden in Offenheit und Fairness – alles ist möglich! Ein leuchtend gelbes Licht lässt die drei Organe erstrahlen.

Bei der ersten Wiederholung dieses Lautes pressen Sie die Finger etwas weiter links unter den Rippenbogen Richtung Bauchspeicheldrüse (in der Mitte des Körpers). Bei der zweiten Wiederholung pressen Sie ganz links zur Milz hin.

6. Der Laut des Dreifachen Erwärmers

Laut: Hiii ... (Mundwinkel zur Seite ziehen)
Keinen Farben, Emotionen oder *Jahreszeiten* zugeordnet.

Dieser Laut wird am besten im Liegen ausgeführt. Sie können ihn aber auch im Stehen machen. Atmen Sie tief ein, und heben Sie dabei die Hände am Körper entlang bis in Kopfhöhe. Drehen Sie nun die Handinnenflächen nach unten. Atmen Sie auf den Hiii-Laut aus, und führen Sie dabei die Hände vor dem Körper ganz hinunter. Unterstützen Sie mit dieser Bewegung die Vorstellung, dass Sie überschüssige Hitze oder Kälte, zu trübe oder zähe Energie durch die Fußsohlen und Fingerspitzen aus dem Körper hinausleiten. Die kühle, freundliche Mutter Erde nimmt diese Energie gern auf und wandelt sie um.

Schließen Sie Ihre Augen, und senden Sie ein strahlendes Lächeln – von den Haarspitzen bis zu den Zehenspitzen – durch Ihren Körper. Spüren Sie, wie jede Zelle Ihres Körpers lächelt und aus der Erde heilende Energie in Ihren Körper fließt. Jede Zelle Ihres Körpers vibriert in Ihrem Lächeln und einem glänzenden Licht.

Diesem Laut sind keine Farben, Emotionen oder Jahreszeiten zugeordnet. Er dient vor allem dem Temperaturausgleich zwischen den drei Körperzonen Kopf und Brust, Oberbauch

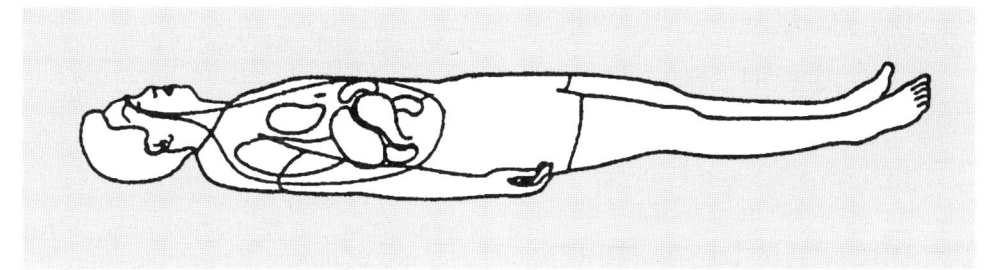

Abb. 22.6: Der Laut des Dreifachen Erwärmers

und Unterleib. Bei Schlafstörungen können Sie ihn auch im Bett so oft wiederholen, bis Sie wirklich zur Ruhe gekommen sind.

Bei der Übung der Sechs Heilenden Laute zeigt sich die Reinigung der Organe oft durch Gähnen, Aufstoßen oder auch leicht abgehende Blähungen. Häufig wird auch ein verstärktes Durstgefühl bemerkt oder eine erhöhte Ausscheidung von Schweiß, Urin usw., manchmal sogar mit Nierensteinabgang. Für Alle, die andere Formen von Meditation, Kampfkunst oder Sport praktizieren, bei denen sich leicht übermäßige Hitze im Organismus entwickelt, bringt diese Methode auch wohltuende Wirkungen.

DIE SITZHALTUNG BEI DER TAOISTISCHEN MEDITATION

Tragen Sie lockere Kleidung, und setzen Sie sich auf den Stuhlrand. Bei den Männern sollten die Hoden frei hängen, denn sie sind ein wichtiges Energiezentrum.

Stellen Sie die Füße in Hüftbreite fest auf den Boden. Sitzen Sie aufrecht mit entspannten Schultern. Stellen Sie sich vor, eine goldene Schnur würde Ihren Kopf am Scheitelpunkt leicht nach oben ziehen und tragen, das Kinn ist nach hinten angezogen. Legen Sie die Handinnenflächen aufeinander in den Schoß. Wenn es für Sie bequemer ist, können Sie

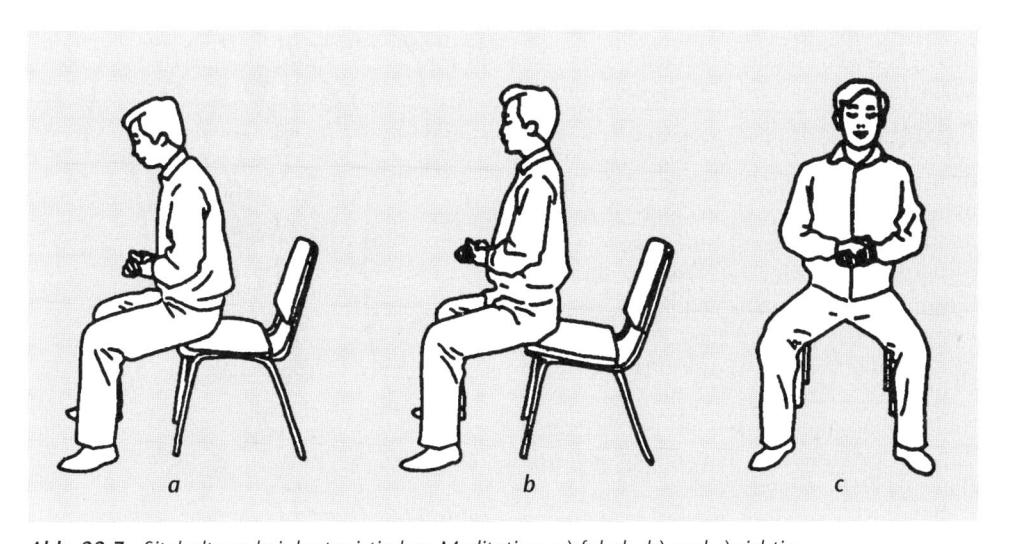

Abb. 22.7: Sitzhaltung bei der taoistischen Meditation; a) falsch, b) und c) richtig

ein Kissen unter die Hände legen *(Ausgangsposition)*.

Sie sitzen ohne Anstrengung. Lassen Sie den Atem kommen und gehen, und schließen Sie die Augen. Die Zunge liegt locker am Gaumen hinter den oberen Schneidezähnen.

DIE ÜBUNGEN DES INNEREN LÄCHELNS

1. Vorbereitung

Nehmen Sie die oben beschriebene Sitzhaltung (s. o.) ein.

Massieren Sie zunächst den Punkt zwischen den Augenbrauen leicht mit einem Finger. Reiben Sie danach die Hände aneinander, bis sie warm geworden sind, und halten Sie die Handteller hintereinander vor diesen Punkt (ohne Berührung). So entspannen Sie Ihre Stirn und aktivieren den Punkt zwischen den Augenbrauen.

Gehen Sie zurück in die Ausgangsposition.

2. Lächeln in die Hauptorgane und Drüsen (vordere Körperlinie)

Stellen Sie sich ein wunderschönes Bild vor, vielleicht eine Landschaft mit einem See und Bäumen, einen Sonnenuntergang oder einfach eine strahlende Sonne, ein Bild, das Sie wirklich lächeln lässt.

Lassen Sie nun die lächelnde Energie dieses Bildes durch den Punkt zwischen den Augenbrauen *(Drittes Auge)* in Ihre Stirnmitte fließen. Füllen Sie damit Ihre Augen an, und lassen Sie sie weiter zu Nase und Wangen fließen. Das Lächeln umspült Ihre *Kiefer* und entspannt Ihre *Gesichtsmuskeln.* Heben Sie Ihre Mundwinkel leicht an zu einem Lächeln.

Wenn Sie spüren, wie sich Ihr Kopf und die Kiefer entspannen, lassen Sie die lächelnde Energie weiterfließen, und fühlen Sie, wie *Hals* und *Nacken* weit werden.

Führen Sie dann Ihre Aufmerksamkeit und Ihr Lächeln zu Ihrer *Schilddrüse* und *Nebenschilddrüse.* Hier werden wichtige Hormone produziert, und nach dem chinesischen System befindet sich dort die Begabung zum Sprechen. Lächeln Sie in dieses Zentrum, und spüren Sie, wie es sich öffnet und frei wird unter dieser Energie.

Lassen Sie Ihr Lächeln weiterfließen zur *Thymusdrüse,* sie liegt unter dem oberen Ende des Brustbeins. Lassen Sie Ihre Thymusdrüse unter Ihrem Lächeln erblühen.

Spüren Sie, wie von ihr aus lächelnde Energie zum Herzen strömt. Danken Sie Ihrem Herzen für seine unermüdliche Pumpleistung, mit der es den Körper mit Blut versorgt und dafür, dass es Sie nicht eine Sekunde im Stich lässt.

Gehen Sie dann weiter zu Ihrer *Lunge,* und füllen Sie Ihre Lungenflügel bis in die feinen Lungenbläschen hinein mit Ihrem Lächeln und Ihrer Liebe. Spüren Sie, wie sie dabei weicher, feuchter und durchlässiger wird.

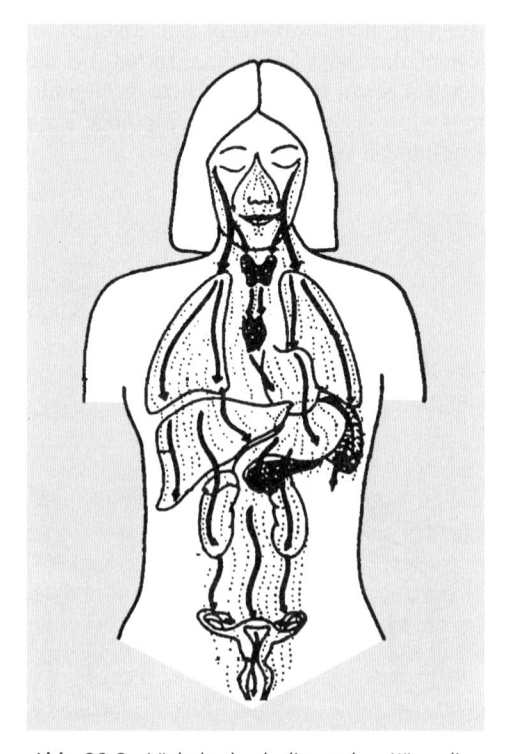

Abb. 22.8: Lächeln durch die vordere Körperlinie – Hauptorgane und Drüsen

Lassen Sie Ihr Lächeln weiterfließen nach rechts unter den Rippenbogen, wo Ihre Leber liegt. Dieses Organ ist ein »Hochleistungszentrum« zur Verarbeitung und Speicherung von Nährstoffen sowie zur Entgiftung und Ausscheidung. Danken Sie Ihrer Leber für diese so wichtige Arbeit, und lassen Sie sie in Ihrem Lächeln erstrahlen und sich ausdehnen.

Nun lassen Sie ihre lächelnde Energie in Ihre *Bauchspeicheldrüse* weiterfließen. Sie liegt in der Mitte Ihres Bauches, etwas über Hüfthöhe und erstreckt sich nach links. Sie produziert Verdauungsenzyme und das blutzuckerregulierende Insulin. Erfüllen Sie Ihre Bauchspeicheldrüse mit Ihrem Lächeln und Ihrer Dankbarkeit.

Gehen Sie mit der Energie Ihres Lächelns weiter nach links unterhalb der Rippen zur Milz, und danken Sie Ihrer *Milz* dafür, dass sie Ihre Abwehrkräfte stärkt.

Führen Sie Ihre lächelnde Energie dann weiter zu Ihren *Nieren,* die am Rücken unterhalb der Rippen, rechts und links von der Wirbelsäule liegen. Baden Sie Ihre Nieren in Ihrem Lächeln, um sie beim Filtern und Regulieren Ihrer Körperflüssigkeiten und beim Ausscheiden von Abfallstoffen zu unterstützen. Lächeln Sie auch in Ihre *Nebennieren,* die auf den Nieren sitzen und wichtige Hormone produzieren. Vielleicht schenken sie Ihnen als Dank einen kleinen Adrenalinstoß.

Ihr Lächeln fließt nun weiter hinunter zu Ihren *Sexualorganen.* Frauen lächeln in ihren Ovarpalast. Dieses Zentrum umfasst die Eierstöcke (ca. 8 Zentimeter rechts und links unterhalb des Nabels), dazwischen, etwas tiefer in der Mitte gelegen, die Gebärmutter und darunter die Scheide. Das Sexualzentrum der Männer ist der sogenannte Samenpalast. Er liegt ca. 4 Zentimeter oberhalb der Peniswurzel im Bereich der Prostata und der Samenbläschen. Männer lächeln dort hinein und in ihre Hoden. Lassen Sie Ihre Sexualorgane in Ihrer Liebe und Ihrem Lächeln erstrahlen, und schließen Sie Freundschaft mit ihnen, um nicht durch unerwünschte Triebe von ihnen getrennt zu werden. Danken Sie Ihren Sexualorganen für die starke, schöpferische Kraft, die von ihnen ausgeht.

Gehen Sie nun zurück zum Punkt zwischen den Augenbrauen und Ihrem wunderschönen Bild aus der Natur. Führen Sie Ihr Lächeln den gleichen Weg durch die vordere Linie Ihres Körpers noch einmal schneller. Dort, wo Sie noch Spannungen spüren, können Sie verweilen und so lange hineinlächeln, bis sie sich auflösen. Achten Sie darauf, dass Ihr Lächeln wirklich frei bleibt, nicht angestrengt wird oder Ihr Licht sich verdüstert.

Während Sie mit Ihrem Lächeln durch die Körperlinien wandern, können Sie so oft, wie es Ihnen hilfreich erscheint, zum Punkt zwischen den Augenbrauen zurückkehren, um sich erneut mit Ihrem Bild, der Quelle Ihres Lächelns und Strahlens, zu verbinden. Kehren Sie danach auf den begonnenen Weg durch die Körperlinien – sehr rasch – zurück, und zwar zu der Stelle, an der Sie zuletzt verweilt haben.

3. Lächeln in das Verdauungssystem (mittlere Körperlinie)

Verbinden Sie sich wieder mit der lächelnden Energie Ihres Bildes aus der Natur vor dem Punkt zwischen den Augenbrauen. Sie atmen diese Energie ein und lassen sie in Ihren *Mund* fließen. Bewegen Sie die Zunge um die Zähne, um Speichel zu erzeugen. Vermischen Sie ihn mit der lächelnden Energie zu einem kostbaren Elixier, und schlucken Sie dies sehr aufmerksam hinunter.

Folgen Sie dem Speichel mit Ihrem Lächeln die *Speiseröhre* hinunter zum Magen, der links unterhalb des Brustbeins liegt. Danken Sie Ihrem Magen für seine wichtige Verdauungstätigkeit, die er uns auch nicht versagt, wenn wir ihn manchmal mit schlechter Nahrung überfordern. Spüren Sie, wie er sich unter Ihrem Lächeln entspannt und beruhigt.

Führen Sie Ihre Aufmerksamkeit und Ihr Lächeln weiter durch den Dünndarm, der ca. 4 Meter lang in der Mitte des Bauches verläuft. Danken Sie Ihrem *Dünndarm* für die Aufnahme lebenswichtiger Nährstoffe,

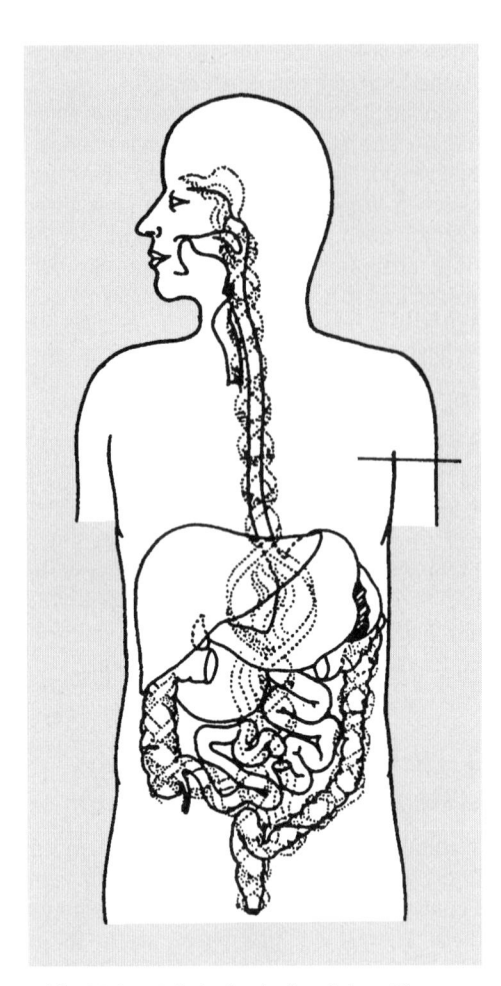

Abb. 22.9: Lächeln durch die mittlere Körperlinie – das Verdauungssystem

die Ihnen Kraft und Gesundheit schenken, und lassen Sie ihn in lächelnder Energie erstrahlen.

Nun fließt Ihr Lächeln weiter durch den *Dickdarm,* der rechts unten im Unterleib beginnt, hochsteigt bis zur Leber und von dort aus quer über den Leib verläuft, bevor er links absteigt und s-förmig zum After führt. Kleiden Sie den Dickdarm und den *After* mit Ihrer lächelnden Energie aus, und danken Sie ihnen für das Ausscheiden der Abfälle, was Ihnen Sauberkeit, Frische und Leichtigkeit vermittelt. Spüren Sie eine angenehme Wärme und Ruhe in Ihrem Dickdarm.

Verbinden Sie sich nun wieder mit Ihrem wunderschönen Bild aus der Natur, und lächeln Sie noch einmal schneller durch diese Körperlinie, um verbliebene Spannungen aufzuspüren und zu lösen.

4. Lächeln in Gehirn und Wirbelsäule (hintere Körperlinie)

Gehen Sie vor wie beim Lächeln durch die zwei anderen Körperlinien. Lassen Sie die lächelnde Energie durch den Punkt zwischen den Augenbrauen in Ihren Kopf fließen. Spüren Sie, wie die Drüsen dort aktiviert werden, und wie Ihr Gehirn sich mit goldenem Licht erfüllt und ausdehnt.

Führen Sie Ihr Lächeln langsam durch alle Bereiche Ihres Gehirns und dann Wirbel für Wirbel die Wirbelsäule hinunter bis zum Kreuzbein und Steißbein. Spüren Sie dabei, wie die Zwischenwirbelscheiben weich und elastisch werden, sich ausdehnen und wachsen.

Am Schluss dieser Meditation sammeln Sie jedes Mal die Energie, das Chi, im Nabel ein (s. u. S. 357).

Am Anfang benötigt die Übung des Inneren Lächelns etwas Zeit, um sich den Ablauf einzuprägen und den Weg des Lächelns durch die Körperlinien zu bahnen. Später reichen 10–15 Minuten aus, und Sie werden schnell spüren, wie jede Zelle Ihres Körpers unter Ihrem Lächeln strahlt und vitalisiert wird. Die Atmung vertieft sich und beruhigt das ganze Körpersystem. Wenn Sie diese Meditation oft geübt haben, können Sie Ihr Lächeln durch alle drei Linien gleichzeitig gleiten lassen. Spüren Sie die Energie wie einen Wasserfall des Lächelns durch den ganzen Körper fließen.

Es empfiehlt sich, das Innere Lächeln gleich morgens zu praktizieren. Wenn wir den Tag beginnen, indem wir uns selbst und unseren Körper lieben, dann ist das die beste Voraussetzung, um entspannt und mit guten Gefühlen den Menschen, mit denen wir arbeiten, zu begegnen. Auch an den Reaktionen gie im Nabelzentrum* einzusammeln, wo sie einfach und sicher gespeichert werden kann.

Übung:
1. Legen Sie Ihre Handflächen übereinander auf den Nabel.
2. Konzentrieren Sie Ihre Aufmerksamkeit auf das Nabelzentrum (hinter dem Nabel, ca. 4 Zentimeter unter der Haut).
3. Kreisen Sie in spiralförmiger Bewegung 36mal nach außen, lassen Sie dabei die Spirale nicht größer werden als bis zum

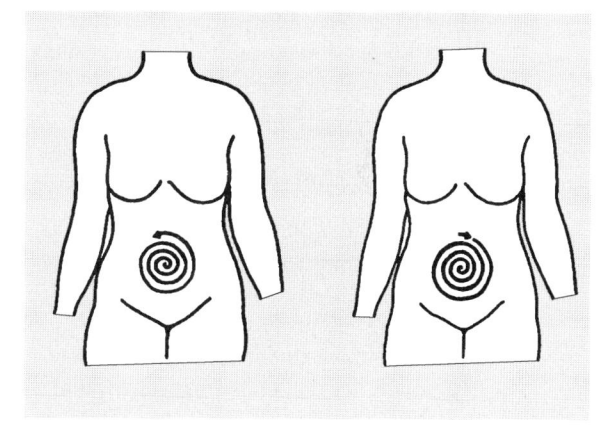

Abb. 22.11a: Chi im Nabel einsammeln für Frauen

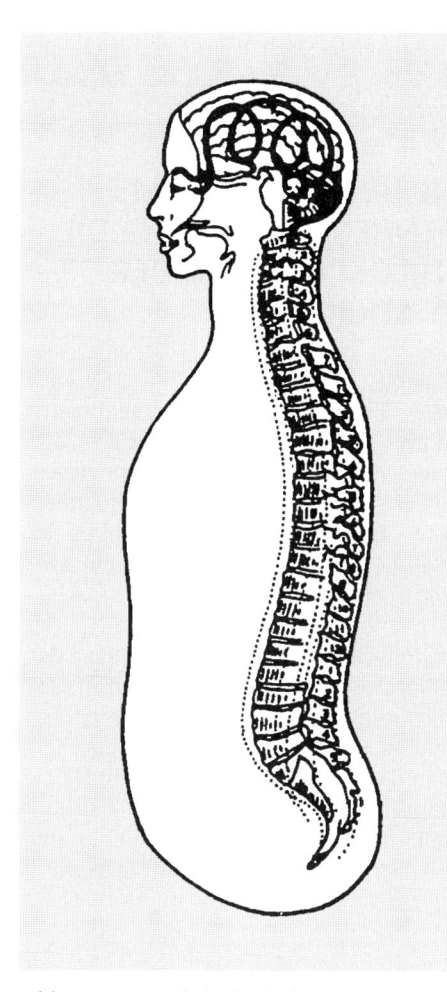

Abb. 22.10: Lächeln durch die hintere Körperlinie – Gehirn und Wirbelsäule

Ihrer Mitmenschen werden Sie erleben, wie sich Ihre Ausstrahlung verändert hat. So geht von dieser Übung auch eine große psychische Wirkung aus.

DAS CHI IM NABEL EINSAMMELN

Die meisten unangenehmen Nebenwirkungen der Meditation entstehen, wenn sich Energie im Kopf oder im Herzen staut. Deshalb ist es sehr wichtig, nach jeder Übung die Ener-

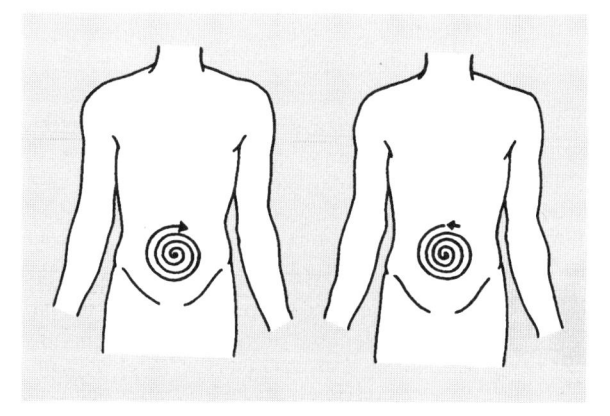

Abb. 22.11b: Chi im Nabel einsammeln für Männer

* entspricht dem »Tan Tien« oder »Hara« etc.

Zwerchfell oben und zum Schambein unten. Frauen beginnen die Spirale nach unten rechts, das heißt gegen den Uhrzeigersinn, wenn wir uns eine Uhr auf den Bauch gemalt vorstellen. Männer beginnen die Bewegung nach unten links, also in entgegengesetzter Richtung.
4. Danach kreisen Sie 24mal in die Gegenrichtung und lassen die Spirale wieder kleiner werden – zurück zum Nabel.
5. Zum Schluss lassen Sie Ihre Hände auf dem Nabel ruhen und spüren nach.

Mit der Energie, die Sie jetzt noch in Ihren Händen spüren, können Sie Bereiche in Ihrem Körper stärken, die Ihre Zuwendung gerade besonders benötigen. Legen Sie Ihre Hände dort einfach auf.

NIERENATMUNG

Bevor Sie nun mit den Übungen des Eisenhemd Chi Kung beginnen, stärken Sie zunächst Ihre Nieren. Sie stehen in enger Verbindung zu unserer Sexualenergie und werden geschwächt durch Angst und Stress – Emotionen, die der Kraft entgegenwirken.
- Stehen Sie aufrecht, die Knie leicht gebeugt, die Füße parallel und etwas weiter als schulterbreit auseinander.
- Legen Sie die Handflächen auf die Nierengegend.
- Schließen Sie die Augen, und spüren Sie in Ihre Nieren hinein.
- Reiben Sie dort mit den Händen, bis Sie ein wohliges warmes Gefühl in diesem Bereich haben.
- Lassen Sie nun die Hände dort ruhen, und erfüllen Sie Ihre Nieren mit einem strahlenden Lächeln.
- Mit dem Einatem saugen Sie neue Kraft bis in die Nieren und spüren dabei, wie sich die Nierengegend unter Ihren Händen ausdehnt.
- Beim Ausatem lassen Sie diese Energie sanft in die Nieren fließen und spüren eine weitere Ausdehnung der Lendenmuskulatur unter Ihren Händen.
- Atmen Sie sanft und tief, und füllen Sie so Ihre Nieren mit stärkender Energie.

- Versuchen Sie, sich dieses Gefühl der Fülle zu bewahren, wenn Sie mit den folgenden Übungen beginnen.

EINE ÜBUNG AUS DEM EISENHEMD CHI KUNG: DIE SCHILDKRÖTE UND DER WASSERBÜFFEL

Schildkröte:
Machen Sie nun lockere Fäuste, und halten Sie Ihre Unterarme parallel so vor dem Körper, dass die Ellenbogen nach unten zeigen, die Fäuste nach oben und die Handinnenflächen zum Körper gewandt sind. Der Rücken ist gerade und das Kinn leicht nach hinten eingezogen.

Gehen Sie nun etwas tiefer in die Knie. Aus dem Hüftgelenk heraus beugen Sie dann den geraden Oberkörper so weit nach vorn, bis er parallel zum Boden ist. Die Augen blicken nach unten. Legen Sie nun die Ellenbogen innen an die Kniespitzen, und drücken Sie die Knie nach außen *(s. Abb. 22.12)*:

Spüren Sie die Verwurzelung mit der Erde durch die Fußsohlen, und atmen Sie locker in

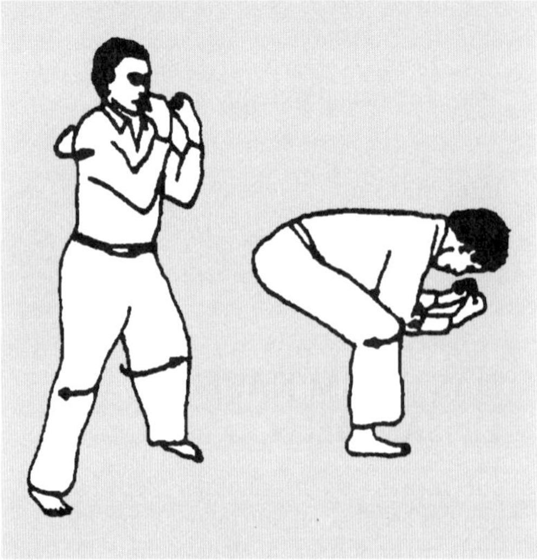

Abb. 22.12: Die Schildkröte

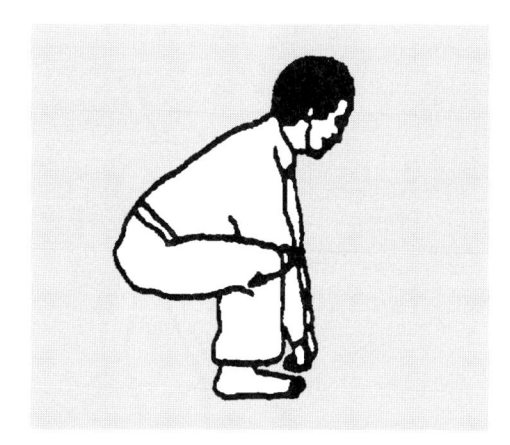

Abb. 22.13: Der Wasserbüffel

die Nieren ein und aus. Diese Stellung versuchen Sie möglichst lange zu halten, ohne sich zu sehr anzustrengen.

Wasserbüffel:
Nun senken Sie das Gesäß und lassen die Arme locker zwischen den Beinen herunterhängen, die Augen blicken jetzt nach vorn. Wichtig: Wirbelsäule und Kopf bleiben gerade, Kinn eingezogen. Dabei atmen Sie mit der sogenannten Büffelatmung: Beim Einatmen lassen Sie die Bauchdecke sich locker ausdehnen, und beim Ausatmen stoßen Sie die Luft kräftig hinaus, indem Sie die Bauchdecke kurz und kräftig, ruckartig einziehen.

Anschließend Kopf und Wirbelsäule locker nach vorn hängen lassen und langsam Wirbel für Wirbel aufrichten. Zum Abschluss spüren Sie den Energiezuwachs im ganzen Körper, konzentrieren Sie sich auf Ihren Nabel, und sammeln Sie dort ausgiebig die Energie ein.

DIE MEDITATION DES KLEINEN ENERGIEKREISLAUFS

Vorbereitung:
Vor jeder Meditation ist es gut, den Körper zu lockern und uns auf das längere Sitzen in der Stille vorzubereiten. Dafür gibt es im Healing Tao eine Vielzahl von Übungen. Hier zwei Beispiele:

1. Das Ausschütteln
Stehen Sie in schulterbreitem Stand mit leicht gebeugten Knien. Schütteln Sie in dieser Haltung mit lockerem Becken den ganzen Körper aus. Sanft oder fester, wie es Ihnen angenehm ist, schütteln Sie die Schultern, Arme, Hände, Zwerchfell ... Lassen Sie alles los, auch den Kopf und Nacken. Stellen Sie sich vor, wie alle Spannung aus Ihnen herausgeschüttelt wird und von der (kühlen, freundlichen) Erde aufgenommen und umgewandelt wird. Schütteln Sie, so lange es Ihnen gut tut. Lassen Sie das Schütteln dann weniger werden, bis Sie nur noch diese innere Vibration bis tief in die Knochen wahrnehmen und genießen.

2. Der Kranichhals
Sitzen Sie in der Ausgangsposition (s. S. 353, Sitzhaltung bei der taoistischen Meditation) auf dem Stuhlrand. Neigen Sie nun den gestreckten Oberkörper nach vorn, und schieben Sie dabei das Kinn vor – wie der Kranich den Hals, wenn er nach Nahrung pickt. Dann ziehen Sie das Kinn an die Brust, so dass der Nacken gedehnt wird, und kommen Sie mit rundem Rücken wieder zurück in die Sitzposition. Machen Sie diese Übung leicht und locker wie eine Welle in der Wirbelsäule. Kreisen Sie auf diese Weise einige Male auch in umgekehrter Richtung. Der Kranichhals dehnt und lockert die gesamte Wirbelsäule.

Meditation:
- Nehmen Sie nun die Sitzhaltung der taoistischen Meditation ein (s. S. 353).
- Verbinden Sie sich mit einem Bild, das Sie wirklich lächeln lässt und führen Sie dieses durch die vordere, mittlere und hintere Körperlinie. Nehmen Sie die innere Entspannung wahr.
- Nun lassen Sie die Energie zum *Nabel* fließen und sammeln sie dort so lange ein, bis etwas spürbar wird, z. B. Wärme, Fülle.
- Lenken Sie nun Ihre Aufmerksamkeit – und damit auch das Chi – vom Nabel zum *Sexualzentrum, dem Ovar- bzw. Samenpalast* (ca. eine Handbreite unter dem Nabel), und

lassen Sie dort die Energie mit Ihrer Aufmerksamkeit kreisen. Wenn Sie fühlen, dass sich in diesem Zentrum genug Chi gesammelt hat, führen Sie es mit Ihrer Aufmerksamkeit hinunter zum *Perineum,* und lassen es dort kreisen.

- Im nächsten Schritt ziehen Sie das Perineum leicht an, so als wollten Sie das Tor dort verschließen. Dann ziehen Sie auch die Muskulatur des Afters leicht an und führen – mit einer unmerklichen leichten Bewegung des Körpers nach vorn – die Energie in die Wirbelsäule. Konzentrieren Sie sich nun auf das Energiezentrum am *Steißbein,* indem Sie mit Ihrer Aufmerksamkeit die Energie dort kreisen lassen.
- Mit einem neuen Atemzug führen Sie die Energie zum nächsten Zentrum, dem *Tor des Lebens.* Das ist der Punkt gegenüber dem Nabel.
- Aktivieren Sie auf diese Weise auch den *T-11*-Punkt (elfter Brustwirbel), den *Punkt gegenüber dem Herzen,* den *C-7 (siebter Halswirbel),* das *Jadekissen* (an der Schädelbasis) und dann den *Scheitelpunkt,* und führen Sie so die Energie bis zum *Punkt zwischen den Augenbrauen.*
- Die *Zunge* sollte während der gesamten Übung locker am oberen Gaumen hinter den Schneidezähnen liegen, damit der kleine Energiekreislauf geschlossen ist und die Energie durch die Zentren an der Vorderseite des Körpers hinunter zum Nabel fließen kann.
- Führen Sie also Ihre Aufmerksamkeit nun zum *Kehlzentrum,* um diesen Punkt zu aktivieren, dann weiter zum *Herzzentrum,* danach zum *Solarplexus* und schließlich zurück in Ihr *Nabelzentrum.*
- Wenn Sie die Energie in den Zentren gut spüren, können Sie diese miteinander verbinden, indem Sie mit Ihrer Aufmerksamkeit den Chifluss durch die Zentren hindurch auf den Bahnen des Kreislaufs führen. Ist der Kleine Energiekreislauf geschlossen, können Sie das vielleicht an einem leichten Kribbeln in der Zunge, am Gaumen oder durch Fülle im Mund spüren;

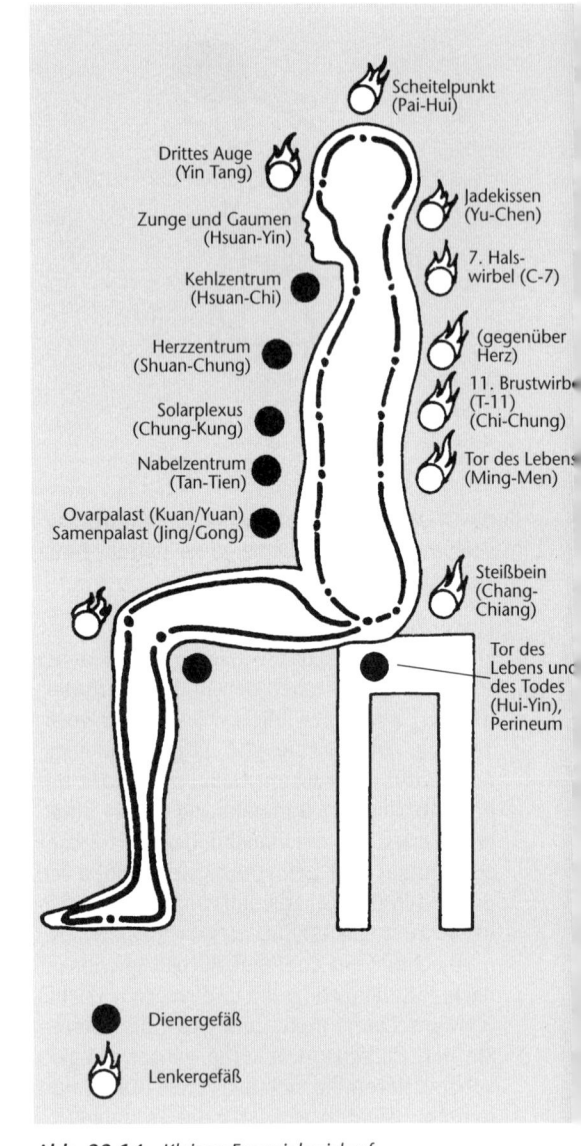

Abb. 22.14: Kleiner Energiekreislauf

die Empfindungen sind sehr unterschiedlich.

- Am Schluss der Übung sollte die Energie jedes Mal im Nabel eingesammelt werden (s. o.).

Sie können die Aktivierung der Energiezentren erleichtern, indem Sie diese mit einem Finger leicht massieren. Sollte ein Punkt schmerzen oder undurchlässig erscheinen, so ist es gut, an dieser Stelle etwas zu verweilen und in ihn hineinzulächeln. Das löst mit der Zeit die Blockaden auf. Entstehen unangenehme Gefühle wie Druck oder übermäßige Hitze, so gehen Sie gleich weiter zum nächsten Punkt und reiben die Zunge etwas fester am Gaumen, die Energie sollte dann rascher zum Nabel geführt werden.

Dies ist eine vereinfachte Darstellung der Meditation des Kleinen Energiekreislaufs. Bevor Sie diese Meditation intensiv üben, und um die Energie wirklich zum Fließen zu bringen, sollten Sie sich detaillierter über die Bedeutung der einzelnen Zentren und die Wirkung der Energie dort informieren (z. B. in den Büchern von Mantak Chia, s. Literaturverzeichnis).

Die Technik des Zirkulierens der Energie im Kleinen Energiekreislauf wird in Basiskursen des Healing Tao ausführlich geübt. Mit Hilfe von geführten Meditationen werden die einzelnen Punkte auf den Bahnen des kleinen Kreislaufs aktiviert und miteinander verbunden. Sie lernen dort auch die Öffnungen, durch die uns Energie verloren geht, zu verschließen. Das Fließen der Energie wird dann schnell spürbar.

Die Übungen sind vergleichbar mit der Installation von elektrischem Licht. Es bedarf zunächst der Geduld und technischer Anleitung, um Wände aufzuklopfen, Kabel zu verlegen, Abzweigdosen zu setzen usw. Ist diese Arbeit erst einmal getan, dann können wir mit nur einem Fingerdruck den Schalter bewegen, und schon brennt das Licht, wann immer wir es wollen.

So verhält es sich auch mit dem Kleinen Energiekreislauf. Haben wir mit den einzelnen Energiezentren erst einmal Kontakt aufgenommen, und ist der Weg des Kreislaufs gebahnt, frei von Blockaden, dann kann die Energie dort ungehindert fließen. Wir brauchen nur unsere Aufmerksamkeit dorthin zu lenken, um dies auch zu spüren.

Literatur

Das Innere Lächeln, die Sechs Heilenden Laute und Chi-Selbstmassage in: Mantak und Maneewan Chia: Tao Yoga des Heilens. Ansata-Verlag, Interlaken 1998, 5. Auflage

Der Kleine Energiekreislauf in: Mantak und Maneewan Chia: Tao Yoga. Ansata-Verlag, Interlaken 1996, 7. Auflage

Frauenübungen in: Mantak und Maneewan Chia: Tao Yoga der Heilenden Liebe. Ansata-Verlag, Interlaken 1986, 6. Auflage

Eisenhemd Chi Kung in: Mantak und Maneewan Chia: Tao Yoga Eisenhemd Chi Kung. Ansata-Verlag, Interlaken 1994, 4. Auflage

Männerübungen in: Mantak und Maneewan Chia: Tao Yoga der Liebe. Ansata-Verlag, Interlaken 1998, 8. Auflage

Vertiefung der Grundlagen und weiterführende Übungen in: Mantak und Maneewan Chia: Erwecke das Heilende Licht des Tao. Verlag Healing Tao Books; Thailand 1996

Nicht nur für Kinder: Schubert, Ursula und Neutzler, Wolfgang: Katharina und ihre Freunde aus dem Wu Chi. Resonanz-Verlag, Mannheim 1992

Autorin und Kontakte

Dipl. oec. troph. Annette Kehr-Burkhardt
Tao-Lehrerin und Heilpraktikerin
c/o VillaMed
Institut für Präventivmedizin, Naturheilverfahren und Natural-Anti-Aging
79856 Hinterzarten
Tel. +49 (0) 7652/9821-21
Fax: -22
E-mail: info@villamed.de
www.villamed.de

Mantak Chia c/o Tao Garden, 274 Moo 7
Doi Saket, Chiang Mai 50220
Thailand
Tel. +66 (53) 495 -596 bis -9, Fax –852
E-Mail: taogarden@hotmail.com
www.healing-tao.com

ZILGREI – aktiv gegen den Schmerz

Karl Goldhamer

ENTSTEHUNGSGESCHICHTE

ZILGREI wurde ab 1978 von dem deutschstämmigen amerikanischen Doktor der Chiropraktik Hans Greissing, der in Mailand lebt und praktiziert, auf Grund eines Erfahrungsberichtes einer seiner Patientinnen, der Italienerin Adriana Zillo, entwickelt. Schon als Mitdreißigerin litt Frau Zillo an sehr starken Schmerzen im Halswirbelsäulen- und Ischiasbereich. Sie nahm alle möglichen Therapieverfahren der Schul- und Alternativmedizin in Anspruch, doch nur die Behandlungen bei Dr. Greissing und Bauchtiefenatmung, die sie als Yogalehrerin sehr gut beherrschte, bescherten ihr eine länger andauernde Linderung ihrer Beschwerden. Eines Tages kam sie auf die Idee, ihre Yogaatmung mit Stellungen, in die sie Dr. Greissing bei seinen chiropraktischen Manipulationen gebracht hatte, zu kombinieren. Ihre Beschwerden ließen daraufhin rasch nach, und sie konnte sich auch künftig beim Wiederaufflammen der Schmerzen auf diese Weise selbst helfen. Bei einem erneuten Besuch bei Dr. Greissing berichtete sie ihm von ihrer Entdeckung, und Dr. Greissing überprüfte die Angaben von Frau Zillo einige Monate lang an seinen Patienten, bis ihm klar war, dass hier ein phantastisches neues Selbstbehandlungssystem geboren worden war. Die Methode erhielt dann den Namen ZILGREI (ZIL-lo + GREI-ssing). In den folgenden Jahren wurde die Methode von Dr. Greissing, aber auch von Ärzten an den orthopädischen Universitätskliniken in Pisa und Bologna, wo auch Studien über die Wirksamkeit von ZILGREI erarbeitet wurden, ständig weiterentwickelt und trat in Italien einen wahren Siegeszug an. Nach Deutschland kam ZILGREI Anfang der 80er Jahre des 20. Jahrhunderts; einer breiteren Öffentlichkeit wurde die Methode durch das 1985 erstmals erschienene Buch »Neue Hoffnung Zilgrei« bekannt. Von 1989 bis 1996 war ZILGREI im Rahmen der Gesundheitsförderung nach § 20 SGB V fester Bestandteil vieler Kursprogramme der gesetzlichen Krankenkassen.

WAS IST ZILGREI?

Zunächst einmal ist es keine Gymnastik, keine herkömmliche Physiotherapie, keine allgemeine Entspannungstechnik wie z. B. Autogenes Training, es ist auch kein Yoga und hat keine Ähnlichkeit mit der Progressiven Muskelrelaxation nach Jacobsen, sondern

ZILGREI ist eine sanfte, aber hocheffektive Selbstbehandlungsmethode vornehmlich für den Bewegungsapparat mit den – fast immer erreichbaren – Zielen Schmerzreduktion und Zunahme der Beweglichkeit. Es werden gleichermaßen Effekte auf die Muskulatur wie auf die Wirbelsäule, die peripheren Gelenke und ihre umgebenden Strukturen erzielt. Dabei basiert ZILGREI auf klaren und nachvollziehbaren physiologischen Wirkmechanismen.

ZILGREI besteht aus einer einzigartigen Kombination einer speziellen Atemtechnik und – besondere Ausführungsvarianten für Fortgeschrittene in der Methode einmal ausgenommen – einfachen Körperstellungen oder -bewegungen, die nach einem bestimmten System eingenommen bzw. durchgeführt werden.

FOLGENDE PRINZIPIEN KOMMEN BEI DER ANWENDUNG VON ZILGREI ZUM TRAGEN

ZILGREI-Standard-Atmung

Als Grundlage für die ZILGREI-Standard-Atmung (es gibt auch davon abweichende Atemvarianten) dient die Zwerchfell-Tiefenatmung (Bauchatmung) bzw. die sog. Vollatmung, bei der nicht nur das Zwerchfell, sondern auch die Atemhilfsmuskulatur mit eingesetzt wird. Frau Zillo stellte bereits gleich zu Anfang fest, dass sich ihre Wirbelsäule beim Ausführen der Bauchatmung automatisch mitbewegt. Durch den Zug des Zwerchfells an den oberen Lendenwirbeln nach ventral beim Einatmen verstärken sich Lenden- und Halswirbelsäulenlordose, beim Ausatmen flachen sich die Krümmungen wieder ab. Allein dadurch kommt es atmungsbedingt zu einer sanften Mobilisation der gesamten Wirbelsäule. Die ZILGREI-Standard-Atmung unterscheidet sich von der Bauchatmung dadurch, dass jeweils nach Ein- und Ausatmung für maximal 5 Sekunden eine Atempause eingelegt wird. Diese Pausen haben eine wichtige Funktion, auf die noch näher eingegangen wird. Ein sog. ZILGREI-Atem-Zyklus besteht aus Einatmung – Atempause – Ausatmung – Atempause. Normalerweise werden 5 solcher Atemzyklen nacheinander durchgeführt.

Die 3 Basis-Bewegungsebenen

Im ZILGREI-System wird fast ausschließlich nur auf den drei aus der Orthopädie bekannten Haupt- bzw. Basis-Bewegungsebenen gearbeitet. Am Beispiel der Wirbelsäule heißt das: Links-/Rechtsrotation – Horizontalebene, Ante-/Retroflexion – Sagittalebene (AP-Ebene) und Lateralflexion nach rechts und links – Frontalebene. Diese Festlegung hat weniger anatomisch-physiologische Gründe, sie dient vielmehr einer möglichst exakten und damit vergleichbaren Bewegung in beide möglichen Bewegungsrichtungen, was bei einer »Vermischung« der Bewegungsebenen nicht mehr gewährleistet wäre. Das Arbeiten auf den drei Basis-Bewegungsebenen betrifft sowohl die sog. Selbstuntersuchung, als auch die eigentliche Selbstbehandlung.

Die Selbstuntersuchung/der Test

Dieser Punkt unterscheidet ZILGREI deutlich von allen anderen dem Autor bekannten Selbsthilfemaßnahmen für den Bewegungsapparat. Zunächst wird der Wirbelsäulenabschnitt oder das periphere Gelenk festgelegt, der bzw. das getestet werden soll, dann die Bewegungsebene. Normalerweise wird stets, unabhängig von den individuellen Beschwerden, mit der HWS und der Horizontalebene begonnen, dann folgt die LWS, ebenfalls in der Horizontalebene. Die erste Selbstuntersuchung, die ein ZILGREI-Schüler lernt, klärt ab, inwieweit Symptome bei der Links- und Rechtsrotation der HWS auftreten. Der Schüler wird vom ZILGREI-Lehrer dazu angehalten, in aufrecht aber entspannt sitzender Position den Kopf zuerst langsam zu einer Seite zu drehen, dabei auf möglicherweise auftretende Symptome wie Schmerz, Muskelspannung, Parästhesien, Gelenkgeräusche, Bewegungseinschränkung und/oder Schwindel zu achten, den Kopf danach wieder in die Mittelstellung (Neutralposition) zu bringen und dort eine kleine Pause einzulegen, und anschließend den Kopf mit der gleichen Fragestellung zur anderen Seite zu drehen. Entscheidend ist, dass der Schüler einen Unterschied zwischen Links- und Rechtsrotation am Punkt der o. g. Symptome wahrzunehmen lernt, und sei dieser Unterschied auch noch so gering. Es geht, einfach ausgedrückt, nur darum, eine im Moment »bessere« und eine »schlechtere« Bewegungsrichtung ausfindig zu machen. Im Zweifelsfall fragt man nach der Bewegungsrichtung, die dem Schüler, aus welchen Gründen auch immer, »sympathischer« ist. Bis auf einige Ausnahmen ist es hingegen völlig uninteressant für die korrekte Ausführung einer ZILGREI-Selbstbehandlung, *wo* Symptome auftreten! Dieses einfache Prinzip der Selbstuntersuchung gilt für alle Wirbelsäulenabschnitte und Gelenke, ebenso wie für alle Bewegungsebenen, und ist vor *jeder* Selbstbehandlung durchzuführen. Eine Ausnahme stellen die wenigen sog. spezifischen Selbstbehandlungen dar, bei denen es keinen Test im obigen Sinne gibt, sondern eine Position, zu der keine vergleichbare Gegenposition existiert, eingenommen wird mit der Fragestellung, ob man sich in dieser Position wohl fühlt und schmerzfrei ist. Wenn dies gegeben ist, so kann die Selbstbehandlung durchgeführt werden.

Die Selbstbehandlung/Prinzip der Gegenseite

Nachdem durch die Selbstuntersuchung vom Schüler selbst eine angenehmere und eine unangenehmere Bewegungsrichtung ermittelt worden ist, wird die eigentliche Selbstbehandlung vorgenommen. Dazu, und das ist die zweite Besonderheit bei ZILGREI, wird in der einfachsten Ausführungsvariante der entsprechende Körperbereich (z. B. der Kopf) in die zuvor als angenehmer empfundene Stellung bewegt (Gegenposition zur symptomauslösenden Stellung), allerdings niemals bis in die Endstellung hinein, die der Schüler bei der Selbstuntersuchung hat einnehmen können. Dieser Punkt ist sehr wichtig, kann doch eine Nichtbeachtung meist entweder zur Erfolglosigkeit der ZILGREI-Selbstbehandlung, oder sogar zu einer vorübergehenden Beschwerdeverstärkung führen! In dieser Haltung, der sog. ZILGREI-Position, verbleibt der Schüler und führt parallel dazu 5 Atemzyklen ZILGREI-Standard-Atmung durch. Dies dauert ungefähr 2 bis 3 Minuten. Wenn man mag, gerade am Anfang ist aus Motivationsgründen dazu anzuraten, kann nach der Selbstbehandlung ein sog. Nachtest durchgeführt werden, der wiederum der bereits beschriebenen Selbstuntersuchung entspricht. Dabei bewegt man sich dann allerdings zuerst in die ZILGREI-Position, danach zur vorher »schlechteren« Seite. Oft, jedoch nicht immer, zeigt dieser Nachtest eine sofortige Besserung der jeweiligen Symptomatik. Dieser Nachtest hat noch eine weitere wichtige Funktion: Im Falle einer Verbesserung dient er dazu, der »Körperintelligenz« klarzumachen, dass ein Vermeiden von bestimmten schmerzauslösenden Haltungen oder Bewegungen nun nicht mehr nötig ist, und die alten Bewegungsmuster durch neue ersetzt werden können. Es findet so eine Art biokybernetische »Neuprogrammierung« statt.

Um es noch einmal klar herauszustellen: ZILGREI arbeitet immer nur (bis auf ganz wenige Ausnahmen) einseitig, immer nur im angenehmen Bereich der zuvor ausgetesteten symptomärmeren Bewegungsrichtung! Wenn man so will, ist ZILGREI die Kombination aus der eingangs beschriebenen Atemtechnik und einer therapeutisch modifizierten Schonhaltung. Es ist leicht zu verstehen, dass dieses Prinzip gerade den an chronischen Schmerzen leidenden Menschen sehr entgegenkommt, werden sie doch bei der ZILGREI-Methode niemals dazu aufgefordert, bis an die Schmerzgrenze oder gar darüber hinaus zu gehen, sondern genau das Gegenteil davon zu tun.

Es werden in aller Regel maximal 5 verschiedene Selbstbehandlungen hintereinander durchgeführt, und das höchstens 3 × pro Tag, in Abhängigkeit von der Stärke der jeweiligen Beschwerden oder auch nur zur Prophylaxe.

ZILGREI-Selbstbehandlungen werden im Sitzen, Stehen, Liegen und einigen »Sonderhaltungen« wie z. B. dem Vierfüßlerstand in normaler Alltagskleidung ausgeführt, deshalb kann man mit ZILGREI überall, z. B. auch am Arbeitsplatz oder während eines Spaziergangs, etwas gegen seine Beschwerden tun.

Bisher war nur die Rede vom Einnehmen bestimmter Körperhaltungen in Verbindung mit der ZILGREI-Standard-Atmung. Es gibt aber noch zahlreiche andere Ausführungsvarianten und Techniken, die der Autor an dieser Stelle nur namentlich erwähnen will, ohne sie näher zu beschreiben: dynamische Ausführung, indizierte Atmungsphase, Nodding-Technik, Antsyncon-Technik, Öffnen und Schließen von Gelenken, Gelenkkompression, assistierte Selbstbehandlungen, Keil-Techniken, kombinierte Selbstbehandlungen und der Einsatz von Wärme und Kälte.

Auch die Kombination von ZILGREI-Standard-Atmung mit dem Liegen auf einem speziellen, die Wirbelsäule sanft streckenden Schlafsystem soll als sehr wirkungsvolle Selbsthilfemöglichkeit nicht unerwähnt bleiben. Fast alle Selbstbehandlungen tragen übrigens Vogelnamen wie z. B. Schwan; dahinter steckt kein tieferer Sinn, die Begründer von ZILGREI entschlossen sich dazu wohl eher aus Gründen der besseren Einprägsamkeit der vielen verschiedenen Selbstbehandlungen.

Die Wirkmechanismen von ZILGREI

Effekte der Zwerchfelltiefenatmung

• Die Wirbelsäule bewegt sich bei der Zwerchfelltiefenatmung dergestalt mit, dass sie sich bei der Ausatmung streckt, womit sich die physiologischen Wirbelsäulenkrümmungen abflachen. Bei der Einatmung hingegen verstärken sich die physiologischen Wirbelsäulenkrümmungen durch den Zug des Zwerchfells an der oberen LWS nach ventral. So kommt es allein durch die Atmung zu sog. Mikrobewegungen der Wirbelgelenke im Sinne einer Mobilisation und einer leichten und gewünschten Reizsetzung im Bereich der Foramina intervertebralia.

• Durch die tiefe Zwerchfellatmung kommt es zu einer maximalen Entfaltung des Lungengewebes und zu einer erhöhten Sauerstoffsättigung des Blutes bzw. zu einer generellen Intensivierung des Gasaustausches mit vermehrter Abatmung saurer Valenzen.

• Es ergibt sich auch eine Wirkung auf die Bauchorgane im Sinne einer Endomassage mit der Folge, dass insbesondere die Entgiftungsorgane Nieren, Leber und Darm angeregt werden.

• Der Muskeltonus der quergestreiften Muskulatur im gesamten Körper wird beim Einatmen etwas erniedrigt und beim Ausatmen etwas erhöht. Allein durch die Atmung kommt es also zu einem Pumpeffekt auf die Gefäße, besonders auf Venen und Lymphgefäße. Stoffwechselschlacken und Gewebssäuren werden so besser abtransportiert.

• Eben durch diese Änderungen des Muskeltonus beim Atmen zeigt sich auch eine Wirkung auf die peripheren Gelenke: sie öffnen sich ein wenig beim Einatmen und schließen sich wieder beim Ausatmen. Wie bei den kleinen Wirbelgelenken sind diese kaum wahrnehmbaren Bewegungen unterstützend bei der Produktion der Synovialflüssigkeit.

• Beim Einatmen strömt das Blut eher zur Lunge und zum Herzen hin, beim Ausatmen geht der Blutfluss eher in die Peripherie, in die Muskulatur. Dies erklärt, warum man beim Ausatmen in allen Muskeln mehr Kraft hat.

• Auch der Blutdruck ist atemabhängig: er erhöht sich etwas beim Einatmen und sinkt wieder beim Ausatmen.

• Die tiefe Zwerchfellatmung beeinflusst sogar das vegetative Nervensystem im Sinne einer Vagotonisierung, was den allgemein entspannenden Effekt der ZILGREI-Standard-Atmung und die positive Wirkung bei sympathikoton unterhaltenen Schmerzzuständen erklärt.

Bedeutung der Atempausen

- Eine Hyperventilationstetanie wird durch die Pausen ausgeschlossen.
- Die Pause nach der Einatmung bringt mehr Zeit für den Gasaustausch – die Sauerstoffsättigung im Blut wird erhöht, Kohlendioxid wird vermehrt abgeatmet.
- Die Pause nach der Ausatmung führt zu einer nachfolgend vertieften Einatmung.
- Die Auswirkungen der Zwerchfelltiefenatmung auf die Wirbelsäule werden durch die Atempausen intensiviert.
- Durch die Atempausen kommt es zu einer Verstärkung des Pumpeffektes auf die Gefäße. Damit verbessern sich noch einmal die Durchblutungsverhältnisse.

Prinzip der Gegenseite

In und zwischen den Muskeln verlaufen die Gefäße (Arterien, Venen und Lymphgefäße). Verspannte, verkrampfte, verkürzte Muskulatur komprimiert die kleineren Gefäße, zuerst die Venen und Lymphgefäße, bei größerer Verspannung auch die Arterien. Die Folge ist, dass Gewebssäuren und Schlacken liegenbleiben und eine Sauerstoffmangelversorgung eintritt. Es kommt zum anaeroben Stoffwechsel mit der vermehrten Produktion von Milchsäure, der Schmerz und die Verspannungen nehmen noch mehr zu – ein Teufelskreis. Durch das Prinzip der Gegenseite werden die Antagonisten innerviert und somit die verspannten Muskelpartien, die Agonisten, entlastet. Durchblutung und Lymphabfluss können nun wieder besser vonstatten gehen, Schmerzen lassen nach. Selbstverständlich kommen auch noch neuro-muskuläre Prozesse zum Tragen, vor allem eine Reduktion der durch den Schmerz ausgelösten Gamma-Motoneuron-Feuerung.

Zusammenfassung

Die meisten dieser physiologischen Prozesse sind mehr oder weniger gut bekannt. Das Besondere an ZILGREI ist nun aber, dass zueinander passende Körpervorgänge optimal aufeinander abgestimmt werden und so eine synergistische Wirkung derselben erzielt wird! Nur dieser Sachverhalt erklärt, warum man mit ZILGREI so überaus gute Ergebnisse erzielen kann. Durch das Prinzip der Gegenseite – Einnehmen einer Stellung oder Durchführung einer Bewegung in die symptomärmere Bewegungsrichtung – werden zunächst die betroffenen Muskeln vor-entspannt und entlastet. Die ZILGREI-Atmung sorgt nun für eine verbesserte Ver- und Entsorgungssituation in diesen Muskeln, die das sauerstoffreiche Blut in einem hypertonen Zustand überhaupt nicht annehmen könnten. Die Verstärkung des Pumpeffekts auf die Gefäße durch die vertiefte Atmung plus Pausen unterstützt zusätzlich die Normalisierung der Stoffwechselsituation in der Muskulatur. Hinzu kommen noch die beschriebenen Effekte auf die Wirbelsäule und die peripheren Gelenke. Letztlich profitieren alle Gewebe, vor allem die des Bewegungsapparates, von den sanften Mobilisationen und der verbesserten Trophik.

Monolateralismus – funktionelle Beinverkürzung – Beckenschiefstand

Es ist Dr. Greissings großer Verdienst, die Auswirkung der Rechts- bzw. Linkshändigkeit beim Menschen auf die gesamte Körperstatik wohl erstmals in der Medizingeschichte in vollem Ausmaße erkannt zu haben. Er hat sich insbesondere sehr intensiv mit den Themen Beckenschiefstand und funktionelle Beinverkürzung – im ZILGREI-System »das scheinbar kürzere Bein« genannt – beschäftigt.

Die übliche Vorgehensweise von Orthopäden bei der Feststellung eines Beckenschiefstandes ist leider die, dass dem Patienten in aller Regel eine Sohlen-, oder noch schlimmer, eine Absatzerhöhung auf der Seite des »kürzeren Beines« verordnet wird. Die Regel ist leider auch, dass viele Patienten danach verstärkt Probleme bekommen. Warum ist das so? Unverständlicherweise ignorieren sehr viele Fachärzte für Orthopädie, obwohl sie es während ihrer Ausbildung gelernt haben müssten, die jederzeit mit einfachsten Mitteln nachprüfbare Tatsache, dass es sich bei einem Beinlängenunterschied in über 95% aller Fälle um eine funktionelle Beinverkürzung handelt, die ihre Ursache in einer Verwringung der beiden Darmbeine gegeneinander in der Sagittalebene hat. Dies wiederum kommt u. A. durch einen einseitigen Hypertonus oder eine einseitige Verkürzung derjenigen Muskulatur zustande, die dorsal an der Crista iliaca ansetzt (hauptsächlich M. quadratus lumborum, aber auch M. longissimus thoracis und M. longissimus lumborum) und damit das eine Darmbein hinten »hochzieht« (die Spina iliaca posterior superior als Bezugspunkt wandert nach anterior-superior).

Folge ist, dass sich auf dieser Seite die Hüftgelenkspfanne – die zumeist vor der ISG-Drehachse liegt – und damit auch das ganze Bein nach kaudal bewegen – dieses Bein erscheint nun länger, das andere Bein vergleichsweise kürzer, das Becken mit dem sich mittig darin befindlichen Kreuzbein als Basis der Wirbelsäule steht dann insgesamt schief. Hält dieser Zustand länger an, kommt es zu einer kompensatorischen Skoliose der Wirbelsäule, die ihrerseits eine Unzahl von Beschwerden nach sich ziehen kann. Durch Erhöhungen unter dem scheinbar kürzeren Bein wird die Beckenfehlstatik nur noch weiter fixiert und die muskuläre Balance vollends gestört, was sich über das System der Muskel- und Faszienketten bis in weit von der Ursprungsläsion entfernt liegende Bereiche auswirken kann.

Nur bei einer echten, also anatomischen Beinverkürzung darf – und muss auch – mit Sohlenerhöhungen gearbeitet werden. Zur Unterscheidung der beiden verschiedenen Arten von Beinverkürzung (es gibt natürlich auch Kombinationen) benötigt man lediglich ein Maßband, mit dem man bestimmte Referenzstrecken an Bein und Rumpf ausmisst. Im Zweifelsfall schafft eine Röntgenaufnahme des Beckens Klarheit, z. B. wenn man eine Hüftdysplasie vermutet.

Die Ursache für die ungleiche Entwicklung der zuvor genannten Muskeln ist zu finden in der Rechts- bzw. Linkshändigkeit des Menschen. Dr. Greissing nennt dies Monolateralismus. Da die meisten Menschen Rechtshänder sind, ist bei ihnen die linke o. g. Muskelgruppe fast immer stärker entwickelt, verspannt oder verkürzt. Ausnahmen von dieser Regel findet man aber häufig bei Rechtshändern, die eine überwiegend sitzende Tätigkeit ausüben. Wenn ein Rechtshänder etwas Schweres trägt oder vom Boden aufhebt oder sich beispielsweise auch nur mit der rechten Hand die Zähne putzt, spannt er zwangsläufig die zur aufrechten Haltung nötigen Muskeln seiner linken Seite mehr an, als die der rechten. Deswegen ist aus den vorgenannten Gründen meistens das linke Bein das scheinbar längere, das rechte Bein das scheinbar kürzere. Jeder, der seine Mitmenschen beim Gehen aufmerksam beobachtet, wird feststellen, dass mindestens jeder Dritte beim Belasten des rechten Beines etwas nach rechts »einknickt« bzw. wie in ein imaginäres Loch tritt – Folge des scheinbar kürzeren rechten Beines, verursacht durch die Rechtshändigkeit.

Die Selbstbehandlungsmethode ZILGREI »kümmert« sich adäquat um diese Problematik. Andere Maßnahmen, auch Chirotherapie, helfen auf Dauer nicht, zieht doch die unter größerer Spannung stehende Muskulatur der einen Seite das Darmbein recht schnell wieder in die Fehlstellung zurück. ZILGREI zielt in erster Linie auf die Beseitigung ungleicher Spannungsverhältnisse der paarig angelegten Muskeln ab, wobei es nicht um Kräftigung oder Aufbau wie bei speziellen krankengymnastischen Übungen geht, sondern um gezielte Entspannung bestimmter Muskeln. Im Falle einer funktionellen Beinverkürzung müssen also diejenigen Muskeln entspannt werden, die für die Verwringung der beiden Darmbeine gegeneinander verantwortlich sind. Welche das genau sind, ist für den ZILGREI-Ausübenden völlig unerheblich, da er ja nur eine Selbstuntersuchung auf evtl. vorhandenen Schmerz, andere Missempfindungen und/oder eine Bewegungseinschränkung vornimmt und danach die passende Selbstbehandlung für sich aussucht. Die Korrektur der Darmbeinverwringung geht so auf einfache Art und Weise in Minutenschnelle vor sich, ohne dass der ZILGREI-Ausübende überhaupt wissen muss, welches Bein denn nun scheinbar kürzer bzw. länger ist! Als Therapeut kann man sich aber von dem oft sofort sichtbaren Ergebnis der erfolgreich durchgeführten Selbstbehandlung überzeugen.

Die ZILGREI-Selbstbehandlungen Kranich, Ortolan oder Perlhuhn für die Bewegung im Iliosakralgelenk (ISG) in der Sagittalebene (Flexion/Extension), die Selbstbehandlungen Strandläufer und Eistaucher für die Bewegung im Hüft- und Iliosakralgelenk in der Horizontalebene (Endo-/Exorotation) und die Selbstbehandlung Seidenschwanz für die Frontalebene normalisieren in aller Regel Fehlstellungen und muskuläre Dysbalancen sehr schnell und sofort nachprüfbar. Da es durchaus vorkommen kann, dass die Situation am nächsten Tag genau umgekehrt ist, also das zuvor scheinbar kürzere Bein nun das längere ist, kann sich der ZILGREI-Ausübende durch das Prinzip der Selbstuntersuchung und -behandlung umgehend auf die veränderte Statik einstellen und entsprechend gegensteuern. Dazu benötigt er nach vorhergehendem gründlichen Unterricht keinen Therapeuten! Selbstverständlich müssen die passenden Selbstbehandlungen zur Korrektur einer funktionellen Beinverkürzung regelmäßig und immer wieder vorgenommen werden, da ja die eigentliche Ursache, der Monolateralismus, täglich aufs Neue gegeben ist und nicht beseitigt werden kann.

Die Thematik »Beckenfehlstatik« ist natürlich auch für die Entstehung und Behandlung von Cox-, Gon- und Sprunggelenksarthrosen überaus bedeutsam. Bei fortgeschritten degenerativen Prozessen wird die Anwendung von ZILGREI allein natürlich nicht ausreichen, die Methode kann aber jede andere Therapie wirkungsvoll unterstützen und insbesondere im präventiven Bereich eine unschätzbare Hilfe darstellen. Dies gilt für alle Beschwerden des Bewegungsapparates, die mit einer gestörten Trophik, muskulären Dysbalancen und einer daraus resultierenden Fehlstatik einhergehen.

Indikationen

Mit ZILGREI können sich u.a. folgende Krankheitsprozesse/Symptome zumeist sehr gut beeinflussen lassen, wenn z. T. auch nicht kausal wirkend, dann zumindest doch die Schmerzen reduzierend: funktionelle Beinverkürzung, Becken- und WS-Fehlstatik, Skoliosen leichteren bis mittleren Ausmaßes, muskuläre Dysbalancen, muskuläre Hypertonien, Neigung zu Wirbelsubluxationen, degenerative Prozesse der Wirbel- und anderer Gelenke, Osteoporose, Piriformis-Syndrom, Ischialgien, Lumbago, alle »WS-Syndrome«, nichtoperationsbedürftige Bandscheibenvorfälle, vertebragen bedingte Cephalgien und Neuralgien, Spannungskopfschmerz, z. T. auch vasomotorisch bedingte Migräne, Epicondylitis humeri, Periarthritis humeroskapularis, Karpaltunnelsyndrom, Sprunggelenksdistorsionen, Kiefergelenksstörungen, Schädelknochenverschiebungen.

Selbst Rheumatiker und an Fibromyalgie leidende Menschen können von ZILGREI enorm profitieren, trotz des bei diesen Erkrankungen akausalen Behandlungsansatzes. Positive Effekte können sich aber auch – hauptsächlich atmungsbedingt – auf folgende nicht-orthopädische Beschwerdebilder ergeben: Dysstress, Einschlafschwierigkeiten, Stuhlträgheit, Müdigkeit und Leistungsverlust, venöse und lymphatische Stauungen sowie kalte Extremitäten.

Sogar in der Schwangerschaft und bei der Geburt kann hervorragend mit ZILGREI gearbeitet werden (s. Literaturverzeichnis).

Im Prinzip kann gesagt werden, dass alle Erkrankungen des Bewegungsapparates, die bewegungsabhängig sind und bei denen Physiotherapie unterschiedlichster Art angezeigt ist, ein dankbares Betätigungsfeld für ZILGREI darstellen. Insbesondere Menschen mit chronischen Schmerzen der Muskulatur, der Wirbelsäule und der Gelenke, denen sonst oft nicht mehr zu helfen ist, oder die ihren Medikamentenkonsum drosseln wollen bzw. auf Grund der Nebenwirkungen verringern müssen, können durch diese Art der völlig ungefährlichen Selbsthilfe Linderung oder sogar Schmerzfreiheit erreichen. Selbstverständlich sollten vor der Selbstbehandlung mit ZILGREI durch die übliche klinische Diagnostik vor allem destruierende Krankheitsprozesse wie z. B. Sarkome, Knochenmetastasen, Osteomyelitis etc. ausgeschlossen werden, die auch sonst nicht in den Zuständigkeitsbereich der konservativen Orthopädie fallen würden, sowie viszerale Projektionsschmerzen. Generell ist dem an einem Erlernen von ZILGREI interessierten Menschen aus Gründen der Sorgfaltspflicht eine eingehende und dem aktuellen Stand der medizinischen Erkenntnisse entsprechende Abklärung der Beschwerdeursachen nahezulegen.

Zuletzt eine Anmerkung zur psychosomatischen Wirkung von ZILGREI. Bei dieser Methode lernen Menschen, ausschließlich das zu tun, was sie als angenehm empfinden. Für viele erfordert dies ein inneres Umlernen, da sie es eher gewohnt sind, bis an ihre Schmerzgrenze und darüber hinaus zu gehen. Bei der Ausübung von ZILGREI wird man aber nur dann mit größerem Wohlbefinden »belohnt«, wenn man dem Wunsch des Körpers nach Entlastung folgt. Durch diese für viele Menschen neue Art des Umgehens mit sich selbst ergeben sich dann oft auch Auswirkungen auf ganz andere Lebensbereiche; die Sensibilität für die eigenen Bedürfnisse nimmt im Ganzen zu, die Entwicklung der so häufig fehlenden Selbstliebe im nicht-narzisstischen Sinne wird gefördert.

Kontraindikationen

Allenfalls Erkrankungen, bei denen schon normale Alltagsbewegungen gefährlich sein können, wie z. B. Knochenkrebs, Knochentuberkulose, Glasknochenkrankheit, Extremformen der Osteoporose mit der Tendenz zu Spontanfrakturen, frische Knochenbrüche und Sehnenrupturen, stellen absolute Kontraindikationen dar. Eine relative Kontraindikation kann beim Vorliegen eines sehr hohen Blutdruckes oder eines Glaukoms bestehen.

Wechselwirkungen von ZILGREI mit anderen Verfahren

ZILGREI versteht sich als überaus wertvolle Ergänzung zu anderen therapeutischen Konzepten und Selbsthilfemaßnahmen und nicht als Konkurrenz. Die Methode »verträgt« sich mit allen anderen Bemühungen um eine Verbesserung des Gesundheitszustandes und kann diese sehr gut unterstützen. Eine besonders sinnvolle Kombination bei muskulo-skelettalen Erkrankungen ist dann gegeben, wenn zusätzlich zu ZILGREI noch Dehn- bzw. Stretching-Techniken und eine medizinische Trainingstherapie und/oder Funktionsgymnastik zur Anwendung kommen. Die Stärke von ZILGREI ist eindeutig die Ausbalancierung ungleicher Spannungsverhältnisse paarig angelegter Muskeln durch gezielte Entspannung, aber ZILGREI ist nicht in der Lage, verkürzte Muskulatur zu dehnen und insuffiziente Muskelgruppen zu kräftigen! Wenn diese drei vorgenannten Komponenten nacheinander durchgeführt werden, sollte die Reihenfolge idealerweise so aussehen: Entspannung mit ZILGREI – Stretching – Muskelaufbau/Training.

Dem schmerzgeplagten Patienten kann nur empfohlen werden, all das weiterzumachen, was ihm vorher schon gutgetan hat, aber eben auch nur das. Allerdings darf ZILGREI nicht mit anderen Methoden »vermischt« werden, z. B. kommen manche ZILGREI-Schüler auf die Idee, Yogastellungen mit der ZILGREI-Atmung zu verbinden. Eine vorübergehende Beschwerdezunahme ist dann meistens die unangenehme Folge.

Häufig ist es auch so, dass erst nach ZILGREI-Selbstbehandlungen andere wichtige Selbsthilfemaßnahmen wie z. B. Gymnastik in Angriff genommen werden können, die zuvor wegen zu großer Schmerzen inakzeptabel oder einfach undurchführbar waren. Gerade bei an Osteoporose Erkrankten konnten meine Fau und ich diese Beobachtung immer wieder machen.

Wer kann bzw. sollte ZILGREI erlernen?

Bis auf Menschen mit den unter »Kontraindikationen« angeführten Krankheitsbildern kann ZILGREI prinzipiell von allen Menschen erlernt werden, beginnend etwa mit dem 7. Lebensjahr. Nach oben gibt es theoretisch keine Altersbegrenzung, da auch körperlich sehr eingeschränkte Menschen mit ZILGREI gut arbeiten können. Unabdingbar ist allerdings ein hohes Maß an Konzentrations- und Aufnahmefähigkeit, ohne die ZILGREI nicht erlernt und richtig ausgeführt werden kann. Diese Eigenschaften sind leider bei vielen älteren Menschen nicht mehr gegeben, doch auch manch Jüngerer tut sich damit oft schwer. Ebenso problematisch gestaltet sich häufig die Arbeit mit Menschen, die eine ausgesprochen passive Einstellung zu ihrer Erkrankung und/oder eine negative psychische Grundhaltung haben. Ohne den festen Vorsatz, ZILGREI bei chronischen Schmerzen regelmäßig und möglichst mehrmals täglich eigenverantwortlich anzuwenden, ist das Erlernen der Methode nicht sinnvoll. Idealerweise sollte mit ZILGREI aber nicht nur beim Vorhandensein von Schmerzen gearbeitet werden, sondern schon vor der Entstehung von Beschwerden, also vorbeugend, und auch nachdem man durch ZILGREI-Selbstbehandlungen schmerzfrei geworden ist.

Besonders Menschen mit ständiger einseitiger Körperbelastung profitieren ungemein von ZILGREI, beispielsweise in folgenden Arbeitsbereichen bzw. Berufen: Büro- und EDV-Tätigkeit, Friseure, Zahnärzte, Masseure, Berufsmusiker, Berufskraftfahrer, Bauarbeiter, Maler und Tapezierer, Fliesenleger, Fließbandarbeiter, Kassierer, Verkäufer und Sportler. Gerade bei letzteren wird ZILGREI immer beliebter, bereiten sich doch mehr und mehr Sportler mit der Methode auf den Wettkampf vor und mildern die Folgen ihrer oft einseitigen Körperbelastung mit ZILGREI ab.

Wie kann ZILGREI erlernt werden?

Die einzig empfehlenswerte Art ist die, an einem Gruppen- oder Einzelunterricht bei einem ZILGREI-Lehrer oder ZILGREI-Therapeuten teilzunehmen, der von unserer Dachorganisation ausgebildet und zertifiziert worden ist. Ein autodidaktisches Vorgehen mit Hilfe der ZILGREI-Bücher (s. Literaturverzeichnis) ist nicht anzuraten, allenfalls zur Nacharbeit und Vervollständigung des in einem ZILGREI-Kurs erworbenen Wissens und Könnens. Die Gefahr, dass sich bei der Ausführung von ZILGREI Fehler und Unkorrektheiten einstellen, ist trotz der Einfachheit der Methode recht groß, wie meine Frau und ich leider auch bei unseren Kursteilnehmern und Einzelpatienten immer wieder feststellen müssen. Die ständige Kontrolle und Korrektur des Erlernten bis zum Ende eines Kurses oder Einzelunterrichtes und u. U. sogar in einem zeitlich begrenzten Rahmen darüber hinaus ist deshalb unverzichtbar. Die im Buchhandel erhältlichen Bücher über ZILGREI sind außerdem auf Grund ihres Aufbaus für einen Selbstunterricht ungeeignet, zudem enthalten sie leider etliche gravierende Fehler bei der Anleitung für einige Selbstbehandlungen, die, wenn sie so durchgeführt werden wie beschrieben, zu einer Beschwerdeverstärkung führen können. Von einer Durchführung der Selbstbehandlungen Möwe und Sperber für die HWS raten wir wegen des forcierten Charakters der jeweiligen Bewegungen sogar ausdrücklich ab.

Wer darf ZILGREI unterrichten?

Nur wer von »ZILGREI International« oder durch die »Deutsche ZILGREI Gesellschaft e.V.« ausgebildet und zertifiziert worden ist, darf ZILGREI Dritten zum Zweck der Selbsthilfe vermitteln. Die Qualifikation als Arzt,

Heilpraktiker, Physiotherapeut, Sportlehrer etc. allein berechtigt nicht zum ZILGREI-Unterricht!

Einige ZILGREI-Selbstbehandlungen in Wort und Bild

Die folgenden Beispiele für ZILGREI-Selbstbehandlungen sollen nur der besseren bildhaften Vorstellung der Methode dienen. Sie stellen auf keinen Fall eine Übungsanleitung dar! Zu sehen ist natürlich jeweils nur eine der beiden möglichen Haltungen bzw. Bewegungsrichtungen (ZILGREI-Position), über deren Einnahme die vorangegangene Selbstuntersuchung entscheidet. Wie den Bildern zu entnehmen ist, kann mit ZILGREI sogar am Strand gearbeitet werden, wenngleich ein Hocker oder Stuhl für die Selbstbehandlungen im Sitzen natürlich geeigneter ist als ein Stein!

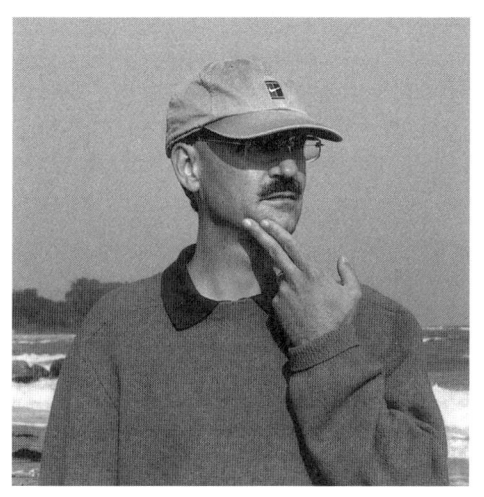

Abb. 23.1: Selbstbehandlung Schwan, HWS, Horizontalebene

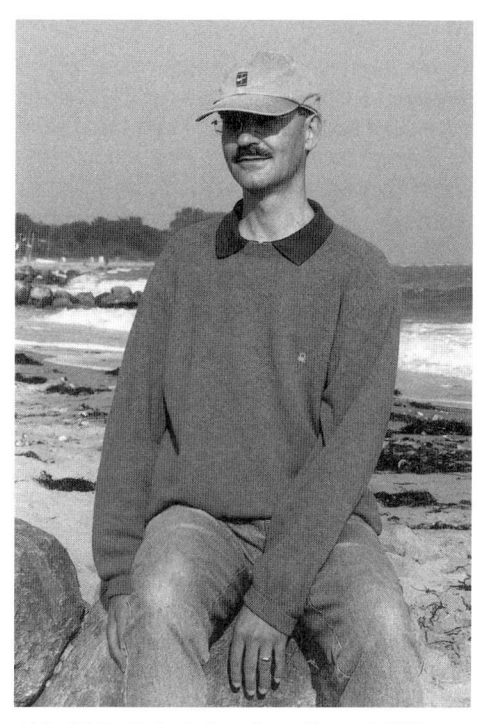

Abb. 23.2: Selbstbehandlung Eisvogel, LWS, Horizontalebene

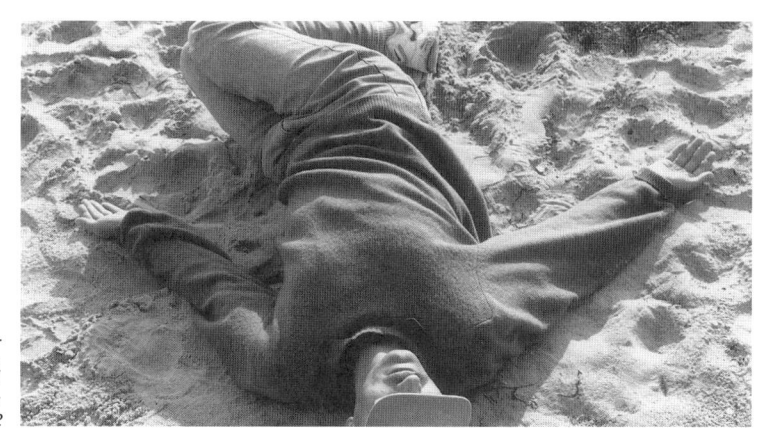

Abb. 23.3: Selbstbehandlung Adler, HWS und LWS, Horizontalebene

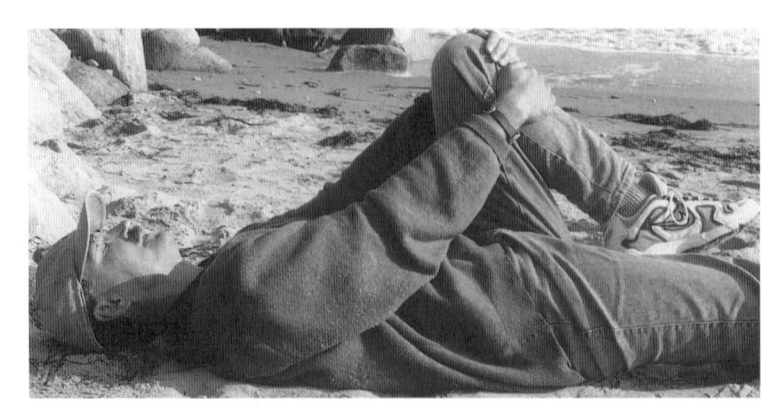

Abb. 23.4: Selbstbehandlung Perlhuhn Iliosakralgelenke, Sagittalebene

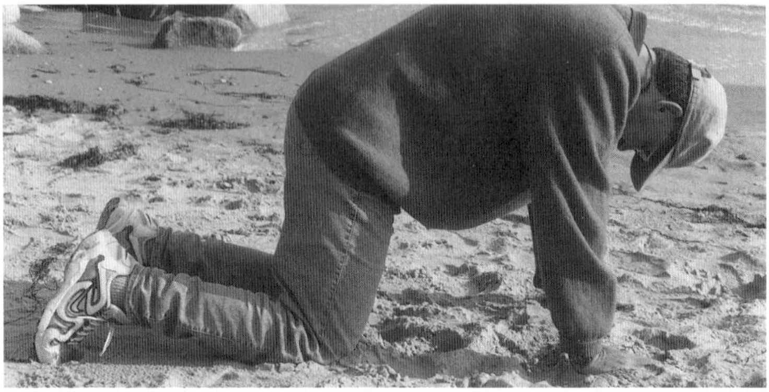

Abb. 23.5: Selbstbehandlung Krähe, LWS, Sagittalebene

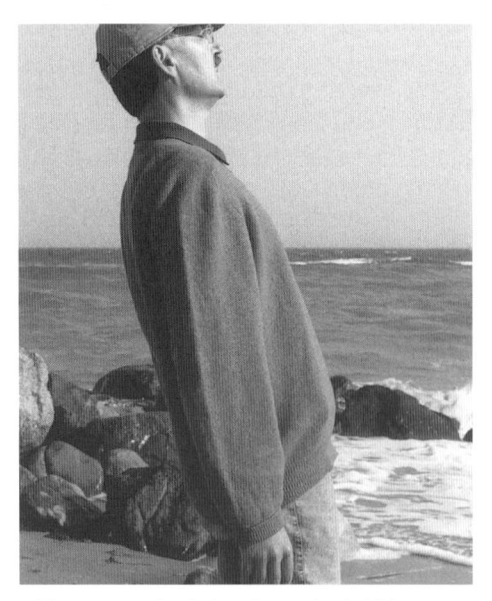

Abb. 23.6: Selbstbehandlung Blaukehlchen, LWS, Sagittalebene

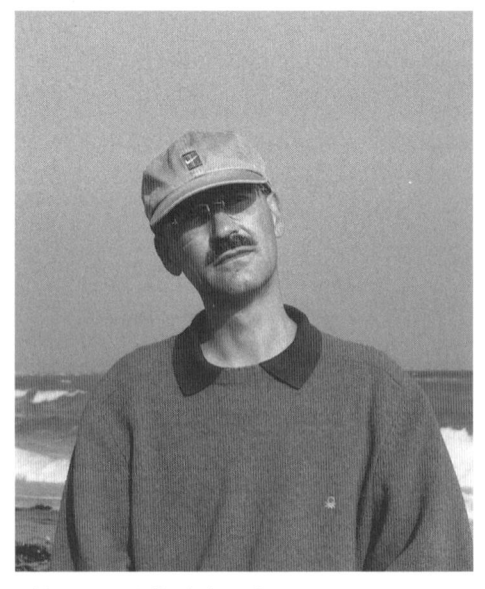

Abb. 23.7: Selbstbehandlung Rosenstar, HWS, Frontalebene

Fallbeispiele

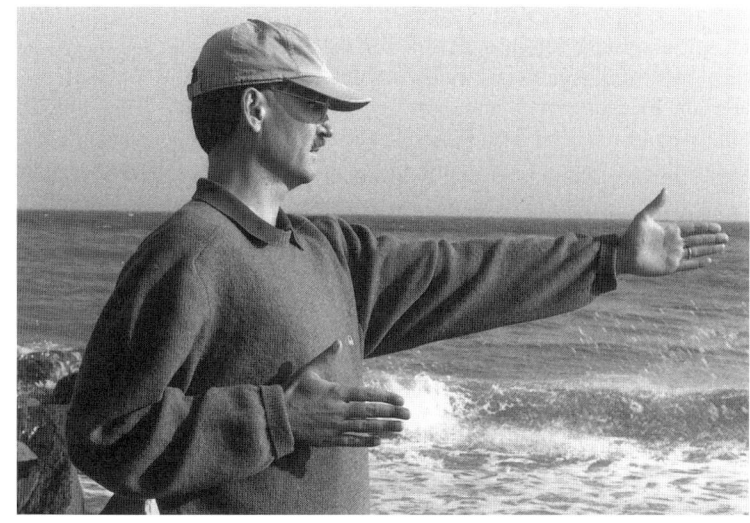

Abb. 23.8: Selbstbehandlung Schwalbe, BWS, Horizontalebene

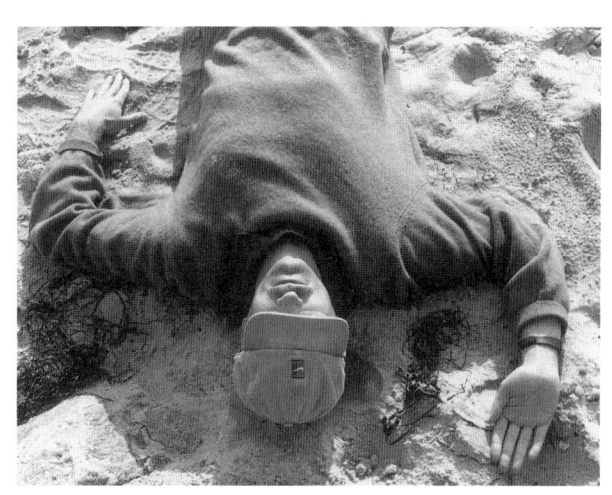

Abb. 23.10: Selbstbehandlung Tigerente, Schultergelenke, Horizontalebene

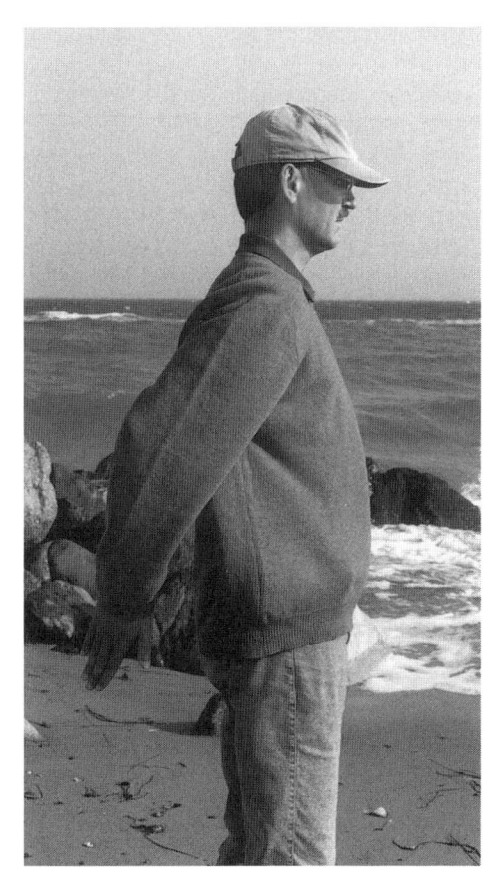

Abb. 23.9: Selbstbehandlung Kuckuck, Schultergelenke, Sagittalebene

FALLBEISPIELE

Aus der Arbeit mit über 1000 Kursteilnehmern und Einzelpatienten hat der Autor exemplarisch 3 Fälle ausgesucht, bei denen der Einsatz von ZILGREI-Selbstbehandlungen zu sehr guten Ergebnissen geführt hat.

- *Frau D. G.,* 46 Jahre alt, Bankkauffrau, leidet seit einem halben Jahr an einem Karpaltunnelsyndrom. Auch Hals- und Lendenwirbelsäule machen Probleme. Die Einnahme von Magnesium und krankengymnastische Behandlungen halfen nicht, nur das Rheumamittel Mobec linderte die Beschwerden; der Patientin wurde ärztlicherseits zu einer Operation geraten. Frau G. erlernte im Einzelunterricht die Selbstbehandlungen Schwan, Eisvogel, Perlhuhn, Kauz, Stieglitz, Gimpel, Blässhuhn, Tangare und die Techniken »Öffnen und Schließen von Gelenken« und »Komprimieren von Gelenken«. Parallel zum ZILGREI-Unterricht wurde initial mit Medikamenten aus Schlangen-Reintoxinen oral, parenteral und topisch therapiert. Frau G. arbeitet seit April 2000 regelmäßig 3 × täglich mit ZILGREI und nutzt pro Selbstbehandlungseinheit 5 verschiedene Selbstbehandlungen. Andere Verfahren oder Medikamente werden nicht mehr eingesetzt. Die Beschwerden, die das Karpaltunnelsyndrom verursacht hat, sind um 90% gebessert worden, die der Hals- und Lendenwirbelsäule um 75%. Die Patientin sagt über ZILGREI: »Meine Erfahrungen mit ZILGREI sind durchweg positiv. Durch ZILGREI bin ich um eine OP herumgekommen. ZILGREI hat für mich eine sehr entspannende Wirkung, und bei Beschwerden lindert ZILGREI sehr schnell«.

- *Frau I. L.,* 62 Jahre alt, selbstständige Geschäftsfrau, kommt in die Praxis mit rechtsseitigen Schmerzen in der Becken-Lendenregion, die bis in die Kniekehle ausstrahlen. Langes Stehen, wozu sie beruflich gezwungen ist, verschlechtert, Laufen bessert die Beschwerden. In der Krankengeschichte finden sich eine Bandscheibenoperation und Operationen rechts und links wegen Oberschenkelhalsbrüchen. Frau L. möchte wegen schlechter Erfahrungen keinen Orthopäden mehr konsultieren. Die verordneten Einlagen, von denen die rechte höher ist als die linke, trägt sie nicht, weil sie das Gefühl hat, dass sie dadurch nur noch stärkere Beschwerden bekommt. Bei der körperlichen Untersuchung zeigen sich ein Beckenschiefstand mit dem üblichen Rechtshänderbefund (rechtes Bein ca. 1 cm kürzer), eine rechtskonvexe LWS- und eine linkskonvexe BWS-Skoliose mit Torsion nach rechts. Die Iliosakralgelenke sind frei beweglich, allerdings sind die passiv durchgeführten Innenrotationen beider Hüftgelenke deutlich eingeschränkt, rechts mehr als links, was auch schon an der Fußstellung in Rückenlage abzusehen war. Die Dornfortsätze der LWS zeigen sich nicht druckdolent, aber die aktiv durchgeführte Anteflexion des Rumpfs wirkt schmerzauslösend. Der Lasèque-Test rechts ist positiv. Diagnose: Ischialgie mit Verdacht auf Piriformis-Syndrom. Entgegen der normalerweise üblichen Vorgehensweise beim ZILGREI-Unterricht wird Frau L. »im Schnellverfahren« die ZILGREI-Atmung vermittelt. Anschließend lässt der Autor die Patientin die Selbstbehandlungen Kranich und Strandläufer durchführen. Das Resultat ist frappant: Die Patientin ist völlig verblüfft über das sofortige Nachlassen der Schmerzen, die Ausstrahlung ins rechte Bein ist verschwunden, und bei der Nachkontrolle zeigt sich, zumindest vorübergehend, kein Beinlängenunterschied mehr. Erst am nächsten Tag beginnen sich die Beschwerden wieder aufzubauen. Der ZILGREI-Einzelunterricht wird – nun strukturiert – in der Folge fortgesetzt

- *Frau S. L.,* 42 Jahre alt, wissenschaftliche Assistentin an einer Fachhochschule, hat vor ca. 2 Jahren ZILGREI bei einer Lehrer-Kollegin im Rahmen von Gruppen- und Einzelunterricht kennengelernt. Sie nimmt an einem von meiner Frau und mir geleiteten Gruppenkurs der Rheuma-Liga Schleswig-Holstein e.V. für an Fibromyalgie Erkrankte teil, weil sie trotz guter Resultate mit ZILGREI der Meinung ist, dass ein wenig Auffrischung nicht schaden kann, und jeder ZILGREI-Lehrer den Unterricht doch auch etwas anders gestaltet und unterschiedliche Schwerpunkte setzt. Als Kind hatte sie eine juvenile Polyarthritis, die im Alter von 18 Jahren zum Stillstand gekommen ist. Mit 35 Jahren stellten sich Muskelschmerzen in der ganzen rechten Körperhälfte ein, vom Kopf bis zum Fuß. Zunehmend stören die auch tagsüber einschlafenden Hände. Besonders unangenehm sind starke Schmerzen in der rechten Schulter, die sich trotz des Einsatzes der Selbstbehandlung Kuckuck nicht bessern wollen. Im Kurs lernt Frau L. zusätzlich die vom Autor selbst entwickelte Schulter-Selbstbehandlung Tigerente für die Horizontalebene kennen. Sofort nach dem ersten Ausführen dieser Selbstbehandlung stellt sie beim Nachtest große Verbesserungen bzgl. des Schmerzes und der Bewegungseinschränkung fest. Nach nur wenigen Wochen des regelmäßigen Ausführens dieser Selbstbehandlung gibt Frau L. eine Schmerzreduktion von ca. 80% an, und sie geht auf Grund ihrer positiven Erfahrungen mit ZILGREI für andere Körperbereiche davon aus, dass sie auch bei der Schulter 100% erreichen wird.

ZUSAMMENFASSUNG

● Durch das Prinzip der Selbstuntersuchung können aus der Fülle der Selbstbehandlungen diejenigen herausgesucht werden, die besonders wirksam bzw. angenehm sind. Bis auf die sog. Basis-Selbstbehandlungen gibt es bei ZILGREI kein starres Übungsprogramm, das u. U. nur zusätzliche Beschwerden hervorrufen würde.
● Durch das Prinzip der Gegenseite werden die Selbstbehandlungen generell nur zur angenehmeren, schmerzfreien oder zumindest schmerzärmeren Seite bzw. Bewegungsrichtung hin ausgeführt. Gerade diese ZILGREI-Besonderheit macht die Methode für an starken Schmerzen leidende Menschen so akzeptabel.
● ZILGREI koordiniert in einzigartiger Weise die mit der ZILGREI-Atmung und dem Prinzip der Gegenseite in Gang gesetzten physiologischen Prozesse, die für sich allein genommen nur sehr begrenzt hilfreich sein können. Nur diese Kombination erbringt die so oft verblüffenden Wirkungen von ZILGREI, die sich häufig sofort nach den Selbstbehandlungen einstellen.

● Die Menschen, die ZILGREI konsequent und korrekt ausführen, haben eine sehr gute Chance, zunehmend unabhängiger von Ärzten und Therapeuten aller Art zu werden.
● ZILGREI »kümmert« sich als einzige Selbsthilfemethode optimal um die Problematik bei einer funktionellen Beinverkürzung.
● ZILGREI kann überall und mit geringem Zeitbedarf angewendet werden, selbstverständlich auch im beruflichen Alltag. Es werden weder Sportkleidung, noch – bis auf wenige Ausnahmen – irgendwelche Hilfsmittel benötigt.

Literatur

Goldhamer K.: Zilgrei – Aktiv gegen den Schmerz. Physiotherapie, Heft 2 (1999), S. 62–70

Greissing, H. / Rogers, C.: Neue Hoffnung Zilgrei; Mosaik Verlag, München 2000

Greissing, H. / Zillo, A.: Zilgrei gegen Kopf- und Nackenschmerzen; Mosaik Verlag, München 1992

Greissing, H. / Zillo, A.: Zilgrei gegen Rückenschmerzen; Mosaik Verlag, München 1991

Hollweg, W.: Zilgrei, Aktiv gegen den Schmerz; 3. Aufl., Verlag Ganzheitliche Gesundheit, Bad Schönborn 1998

Mader, J.: Wirksame Selbsthilfe gegen Schmerzen. Der Naturarzt, Heft 10 (1997), S. 15–22

Rogers, C.: Zilgrei für eine natürliche Schwangerschaft und Geburt; Mosaik Verlag, München 1994

Rogers, C.: Die Zilgrei-Methode. Dokumentation der besonderen Therapierichtungen und natürlichen Heilweisen in Europa, Bd. V, 2. Halbband, S. 893–919, VGM-Verlag, Lüneburg 1992

Autor und Kontakte

Karl Goldhamer
Heilpraktiker & ZILGREI-Therapeut
Bergstr. 2
24340 Eckernförde
Fon: 04351/879672
Fax: 04351/879895
Website: www.zilgrei-eckernfoerde.de
eMail: goldhamer@t-online.de

Kontaktadresse für die Vermittlung von ZILGREI-Lehrern, die Zusendung von Informationsmaterial sowie zur Beantwortung von Fragen bzgl. einer Ausbildung in der Methode:

ZILGREI Deutschland
Karin Fink, Amselweg 6
71088 Holzgerlingen
Fon: 07031/601039
Fax: 07031/601083
eMail: karin.fink@zilgrei.de
Website: www.zilgrei.de.

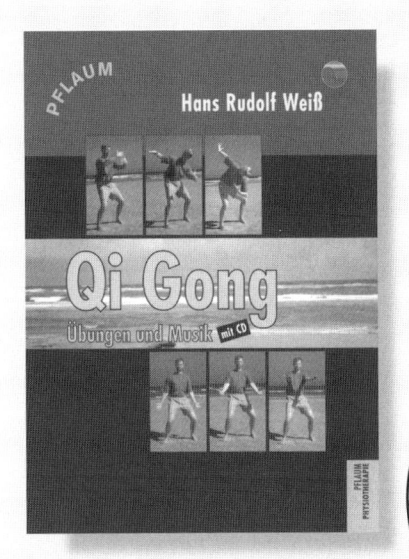

Eine dem Buch beiliegende CD mit Qi-Gong-Musik unterstützt die Effektivität der Übungen.

Hans Rudolf Weiß
Qi-Gong Übungen und Musik
120 Seiten mit 70 Abbildungen und 1 CD, kartoniert,
ISBN 3-7905-0791-1

„Der Autor ist Facharzt für Orthopädie, Facharzt für Physikalische und Rehabilitative Medizin, Chirotherapie und Physikalische Therapie. Vor dem Medizinstudium absolvierte er eine Krankengymnastikausbildung, später auch noch eine Akupunkturausbildung.

Dem Besuch zahlreicher Qi-Gong-Kurse bei Trainern in Deutschland folgten welche in New York und Seoul, Korea. Eigentlich sagt dieser Werdegang schon alles; **wenn sich ein derart Ausgebildeter solch einem Thema zuwendet, ist gewährleistet, daß schulmedizinisches Wissen und fernöstliche Weisheiten zu einer nutzbringenden Einheit verschmelzen**.

Diese Publikation trägt der Entwicklung Rechnung, daß sich die Krankengymnastik und Physiotherapie immer mehr ganzheitlich orientierten Therapieformen zuwendet und mechanistische Denkschemata, die oft nur um einzelne Muskeln oder Muskelgruppen kreisen, immer mehr verläßt.

Ein Buch für Physiotherapeuten/Krankengymnasten, Qi-Gong-Trainer, Patienten. Und für alle, die selber etwas für ihre Gesundheit tun wollen, ein hilfreicher Ratgeber."
(PROMED, Springer Verlag)

Richard Pflaum Verlag GmbH & Co. KG
Lazarettstr. 4, 80636 München
Tel. 089/12607-0, Fax 089/12607-333
http://www.pflaum.de/, email: kundenservice@pflaum.de

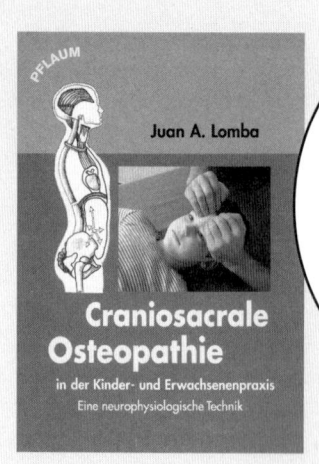

Juan Antonio Lomba
Craniosacrale Osteopathie in der Kinder- und Erwachsenenpraxis
Eine neurophysiologische Technik
200 S. mit 120 Abb., kartoniert
ISBN 3-7905-0825-X
☞ Gesicherte Erkenntnisse aus der eigenen Praxis und zahlreiche anschaulich dargestellte Grifftechniken eröffnen neue Therapieansätze.

Emanuel Sammut / Patrick Searle-Barnes
Osteopathische Diagnose
351 S. mit 78 Abb. und 34 Tabellen, kartoniert
ISBN 3-7905-0820-9
☞ Der manuell tätige Therapeut findet in diesem Buch einen praxisbezogenen systematischen Führer für die Untersuchung und Beurteilung seiner Patienten.

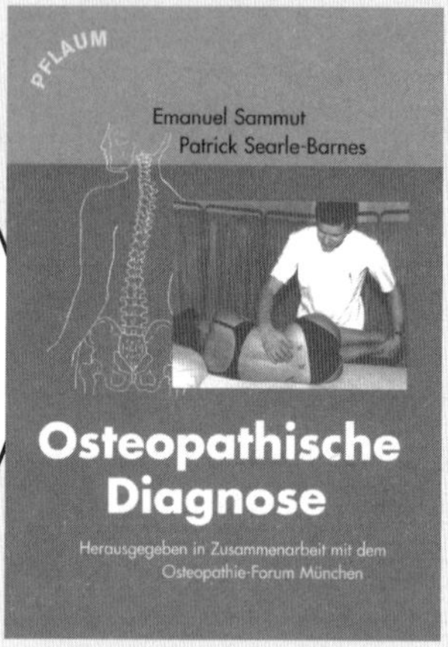

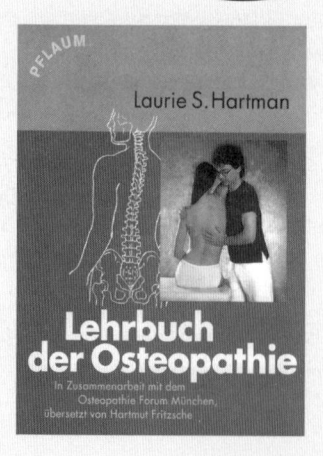

Laurie S. Hartman
Lehrbuch der Osteopathie
384 S. mit 467 Fotos, geb.
ISBN 3-7905-0753-9
☞ Traditionelle Therapieverfahren und neuere Entwicklungen ergänzen sich in diesem Buch zu einem umfassenden Kompendium der Osteopathie. In hervorragenden Fotos wird jeder einzelne Griff nachvollziehbar dargestellt.

Richard Pflaum Verlag GmbH & Co. KG
Lazarettstr. 4, 80636 München
Tel. 089/12607-0, Fax 089/12607-333
http://www.pflaum.de/, email: kundenservice@pflaum.de

Physiotherapie

Zeitschrift...

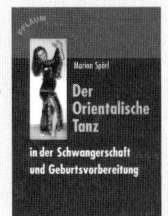

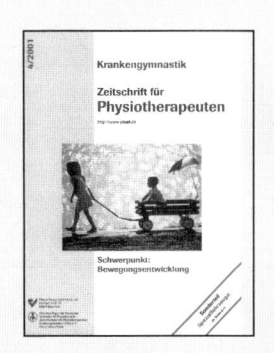

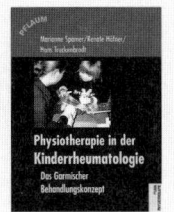

Bücher...

...Gewusst wie!

Internet

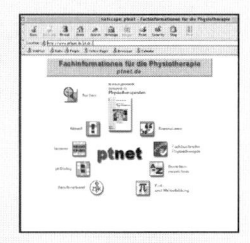

www.ptnet.de

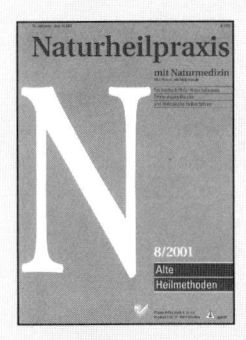

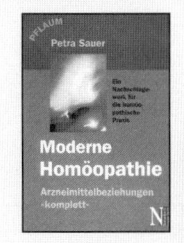

Naturheilkunde

Zeitschrift...

Bücher...

Internet...

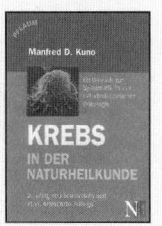

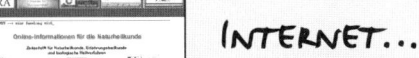

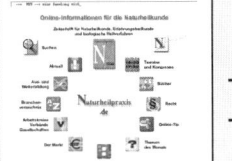

www.naturheilkunde.de

Richard Pflaum Verlag GmbH & Co. KG
Lazarettstr. 4, 80636 München
Tel. 089/12607-0, Fax 089/12607-333
http://www.pflaum.de/, email: kundenservice@pflaum.de